DR. TOM MICHAUD

VERLETZUNGSFREI LAUFEN

Bibliografische Information der Deutschen Nationalbibliothek
Die Deutsche Nationalbibliothek verzeichnet diese Publikation in der Deutschen Nationalbibliografie. Detaillierte bibliografische Daten sind im Internet über http://dnb.d-nb.de abrufbar.

Für Fragen und Anregungen
info@rivaverlag.de

Wichtige Hinweise
Dieses Buch ist für Lernzwecke gedacht. Es stellt keinen Ersatz für eine individuelle medizinische Beratung dar und sollte auch nicht als solcher benutzt werden. Wenn Sie medizinischen Rat einholen wollen, konsultieren Sie bitte einen qualifizierten Arzt. Der Verlag und der Autor haften für keine nachteiligen Auswirkungen, die in einem direkten oder indirekten Zusammenhang mit den Informationen stehen, die in diesem Buch enthalten sind.

Ausschließlich zum Zweck der besseren Lesbarkeit wurde auf eine genderspezifische Schreibweise sowie eine Mehrfachbezeichnung verzichtet. Alle personenbezogenen Bezeichnungen sind somit geschlechtsneutral zu verstehen.

1. Auflage 2022

Türkenstraße 89
80799 München
Tel.: 089 651285-0
Fax: 089 652096

Die englischsprachige Originalausgabe erschien 2021 bei Lotus Publishing und North Atlantic Books unter dem Titel *Injury-Free Running: Your Illustrated Guide to Biomechanics, Gait Analysis, and Injury Prevention. Second Edition*

Diese Übersetzung wird mit exklusiver Lizenz von North Atlantic Books und durch die Agentur Agence Schweiger veröffentlicht.

Übersetzung: Kristina Flemm
Redaktion: Melanie Schölzke
Umschlaggestaltung: Marc-Torben Fischer
Umschlagabbildung: Shutterstock/ lzf
Illustrationen: Tom Michaud
Layout: Katja Muggli, www.katjamuggli.de
Satz: Daniel Förster
Druck: Florjancic Tisk d.o.o., Slowenien
Printed in the EU

ISBN Print 978-3-7423-2149-7
ISBN E-Book (PDF) 978-3-7453-1927-9
ISBN E-Book (EPUB, Mobi) 978-3-7453-1926-2

DR. TOM MICHAUD

VERLETZUNGSFREI LAUFEN

Lauftechnik verbessern, Verletzungen vorbeugen und Beschwerden richtig behandeln

riva

Inhalt

Vorwort

Mein guter Freund, der Laufguru Dr. Tom Michaud, ist einer der inspirierendsten Wissenschaftler und Kliniker, die ich kenne. Er hat mein Leben verändert. Und ich teile seine Botschaft in meinem eigenen Buch *Run for Your Life*. Bei meiner Recherche für dieses war Dr. Michauds *Human Locomotion* das erste Buch, das ich las, um nicht zu sagen: studierte. Die Evolutionsbiologie bildet die Grundlage, um Gesundheit zu verstehen – wenn wir dieses Wissen haben, können wir besser nachvollziehen, warum jemand krank wird oder sich verletzt. Wir leben in einer Welt, die nicht zu unseren naturgegebenen Anlagen passt, wenn es um Bewegung, Schlaf und Essen geht. Dr. Michauds Ansatz steht in der Tradition bedeutender klinischer Forscher der Vergangenheit: Dieser Sichtweise nach sollte jeder Sportler und jeder Patient als Rätsel betrachtet werden, als Rätsel, das es zu lösen gilt. Dabei beginnt man mit den Bewegungsgrundlagen – mit dem Laufen und Gehen.

Vor einem halben Jahrhundert beschrieb der aus Oregon stammende Trainer und Nike Mitbegründer Bill Bowerman in seinem Buch *Jogging* »lockeres Laufen« als beste Möglichkeit, das Herz-Kreislauf-System und das Atmungssystem zu trainieren. Bowerman merkte auch an, für Einsteiger sei es ideal, abwechselnd zu gehen und zu laufen. Für Menschen, die gerade erst mit dem Fitnesstraining beginnen, ist das Laufen oftmals zu intensiv. Gehen ist der passende Einstieg für sie. Sind diese fitter, fordert das Gehen sie allerdings nicht mehr genug heraus. Auf dem Weg zum gesunden Lebensstil zahlt sich das Vermögen, schmerzfrei joggen zu können, aus. Man kann so fitter werden und wird immer mehr Zeit mit Joggen und weniger Zeit mit Gehen verbringen.

Die erste Ausgabe des hier vorliegenden Buchs ist zur Pflichtlektüre für alle Mitarbeitenden meines Laufbedarfgeschäfts Two River Treads geworden. Generell ist es für alle Laufsportbegeisterten und Kliniker, die sich mit dem Laufen auseinandersetzen, gemacht. In dieser zweiten Ausgabe führt Dr. Michaud die Grundlage, die Bowerman legte und der Millionen Amerikaner folgten, weiter aus. Bowermans *Jogging* war ein Bestseller, der sich über eine Million Mal verkaufte – vielleicht wird Dr. Michaud ähnlich erfolgreich sein. Wie es auch kommen mag – in jedem Fall gibt er eine wichtige Botschaft an Läufer: die, das Tempo zu drosseln, sich in allen Bereichen des Lebens auf die Grundlagen der Bewegung zu besinnen und Anatomie wie Physiologie zu berücksichtigen.

Auf meiner Laufreise bin ich Dr. Michaud viele Male begegnet. Auch mit 53 Jahren bin ich der Meinung, dass es nie zu spät ist, etwas Neues zu lernen und das Wissen mit anderen zu teilen. Selbst wenn ich inzwischen aufgrund meines Alters und neuer Prioritäten gemächlicher werde, ist es mir gelungen, seit 30 Jahren Marathons in unter drei Stunden zu laufen. Und das, während ich Vollzeit als Mediziner arbeite und nebenher Läufe organisiere; ganz zu schweigen von dem kleinen Laufladen, den ich besitze und führe. Einige Angebote meines Laufladens haben sich aus dem entwickelt, was ich von Dr. Michaud gelernt habe, darunter die Analyse der Fußkraft und -funktion sowie der Kraft und Bewegung.

Meine Marathonerfahrung hat mir im Rückblick neue Perspektiven aufs Laufen beschert. Heutzutage neigen viele dazu, auf dem Weg zum Erfolg Tricks und Kniffe anzuwenden. Ich stimme zu, dass dies eine schnelle Leistungssteigerung bewirken kann. Nur ist das letzte Wort damit noch nicht gesprochen, wenn wir auch langfristig gesund sein wollen und lebenslang laufen möchten. Viele Leute lesen etwas, schreiben etwas und stellen Behauptungen über etwas auf, was mit Blick auf kurzfristige Ergebnisse wahr ist. Aber sie laufen selbst gar nicht oder behandeln keine Läufer – manche mögen zumindest früher einmal Läufer gewesen sein.

Der mittlerweile verstorbene Dr. George Sheehan schrieb immer wieder: »Wir alle sind ein Experiment mit einem Teilnehmer.« Das stimmt, aber ich denke, man muss die Prinzipien der allgemeinen Gesundheit verstehen und wissen, wie man den Körper behandeln sollte, um dieses Experiment am Laufen zu halten. Seit meinen Fußoperationen im Jahr 2000 habe ich die Veröffentlichungen von Dr. Michaud gelesen, verinnerlicht und beachtet. Die meisten Befürworter von »Pain is gain« (auf Deutsch: »Nur mit Schmerz macht man Fortschritte«) können ihre Ansicht nicht mit eigenen Leistungsdaten oder Daten ihrer Klienten oder Sportler untermauern – und dies schon gar nicht, wenn es um längerfristige Erhebungen geht. Seit 2000 habe ich keinen Boston-Marathon verpasst (und seitdem hatte ich auch keine Laufverletzungen). Selbst bei extremen Wetterverhältnissen in manchen Jahren waren meine Zeiten beständig, wobei meine Leistungsfähigkeit altersbedingt nur geringfügig nachgelassen hat. Ich habe weit über 100 Marathons und viele Ultraläufe gefinisht und meine Knie nicht »kaputt gemacht« – ein Beweis für Dr. Michauds Lehre.

Was ist also das Geheimrezept von langfristig gesundem Laufen?

Seit 2015 bringen wir den Rekruten während der Grundausbildung bei der US Air Force bei, langsamer zu laufen, stärker zu werden und sich besser zu bewegen. Früher sahen sich die Flieger bei Läufen mit selbst gewähltem Tempo gezwungen, bei der Spitzengruppe zu bleiben. Oder sie sahen sich zumindest genötigt, in einer Gruppe zu sein, die schneller unterwegs war, als sie eigentlich hätten laufen sollen. Beim Militärfitnesstraining war es üblich, jeden Tag an die Grenzen zu gehen. Läufer ›dehnten‹ sich, lernten aber nie, sich zu bewegen. Diese Trainingsmethode führte zu unverhältnismäßig vielen Verletzungen des Haltungs- und Bewegungsapparates. Das Vorgehen drehen wir nun um und lernen die Prinzipien von Dr. Michaud, bevor wir das System mit Geschwindigkeit und Schnellkraft belasten. Nachdem ich selbst auf diese Weise trainiert hatte, führte ich im Alter von 50 Jahren einen VO_2max-Test durch, das heißt, ich testete meine maximale Sauerstoffaufnahme; mein Ergebnis lag bei 65 Milliliter in einer Minute pro Kilogramm Körpergewicht, das war der höchste Wert für alle Altersgruppen in dieser Militäreinrichtung, in der über 1000 Tests durchgeführt wurden. Wenn ich nach meiner Trainingsmethode gefragt werde, erkläre ich Dr. Michauds Prinzipien und danke ihm, dass er mir Mut gemacht hat, auf diese Weise vorzugehen.

Jeder hat das Geburtsrecht zu laufen. Dass beide Füße gleichzeitig in der Luft sind, hat etwas Magisches an sich. In meiner Community lehren wir diese Prinzipien durch unseren Laufladen bei jedem

»Von der Couch zum 5-Kilometer-Lauf«-Workshop und Laufeinsteiger-Seminar. Jedes Mal macht sich ein erleichtertes Lächeln auf den Gesichtern breit, wenn wir mit der Vorstellung aufräumen, Laufen müsse wehtun. Nehmen Sie dieses Buch und lesen Sie es – es wird Ihr Leben und das Leben anderer verändern, die ein aktives Leben auch im Alter führen möchten. Vielen Dank, Dr. Michaud.

Mark Cucuzzella, MD (Doktor der Medizin), FAAFP (Fellow of the American Academy of Family Physicians, auf Deutsch: verdientes Mitglied der amerikanischen Akademie von Allgemeinmedizinern)
Professor West Virginia University School of Medicine
Lieutenant colonel US Air Force (a. D.)
Renndirektor Freedom's Run
www.DrMarksDesk.com

Einleitung

Seit der Veröffentlichung der ersten Ausgabe dieses Buchs im Jahr 2013 wurden neue Techniken für die Behandlung und Prävention von Verletzungen entwickelt. Noch wichtiger ist, dass wunderbare neue Forschungsergebnisse gezeigt haben, dass es tatsächlich einen idealen Laufstil gibt. Vorherige Studien hatten nahegelegt, dass Läufer weniger effizient werden, wenn sie ihre selbst gewählte Schrittlänge oder -frequenz verändern müssen. Deshalb hatte man angenommen, dass Läufer die angeborene Fähigkeit besitzen, den für sie idealen Laufstil zu wählen. Die neueste Forschung zeigt, dass die Theorie »Läufer wählen selbst den besten Laufstil« nicht stimmt.

2017 werteten Wissenschaftler aus dem Vereinigten Königreich[1] ausführlich die Biomechanik und den Stoffwechsel von beinahe 100 Freizeitläufern aus. Sie zeigten so, dass sehr spezielle Veränderungen der Körperhaltung sie nicht nur effizienter beim Laufen machten, sondern ihnen auch schnelleres Laufen ermöglichen konnten. Ich persönlich bin der Meinung, dass diese Veränderungen des Laufstils auch das allgemeine Verletzungsrisiko senken. Eine Studie aus dem Jahr 2019 wies nach, dass langsamere Freizeitläufer, die verletzungsfrei bleiben möchten, mit dem Wechsel zu einer Lauftechnik ohne Flugphase, dem *Ground Running*, die Stoßintensität um 35 Prozent und die Belastung des Bewegungsapparats um 34 Prozent reduzieren[2]. Interessanterweise erhöht es die Stoffwechselrate der Läufer um fünf Prozent, wenn sie statt des konventionellen Laufens das Ground Running praktizieren. Das bestätigt: Ground Running ist eine hervorragende Möglichkeit, sowohl fit zu bleiben als auch Verletzungen zu vermeiden. Da es kaum Training erfordert, vom normalen Laufen zum Ground Running zu wechseln, lässt sich das Verletzungsrisiko mit wenig Aufwand (oder sogar ohne Aufwand) deutlich senken.

Da manche Teile dieses Buchs relativ technisch sind, befasst sich Kapitel 1 mit dem nötigen Wissen über Anatomie. Kapitel 2 erklärt, was während des Gehens und Laufens im Körper geschieht. Wie wichtig es ist, in den Muskeln und Sehnen Energie zu speichern und die Energie wieder an sie zurückzugeben, wird dabei immer wieder betont. Kapitel 3 geht auf neue Testverfahren ein, die man zu Hause durchführen kann, um das eigene Verletzungsrisiko zu ermitteln. Zudem gibt es einen Überblick zu den neuen Techniken, die der Verbesserung von Sehnenelastizität und Muskelkraft dienen. Die in diesem Buch vorgestellten Übungsroutinen helfen nicht nur, schneller zu laufen, sondern sollten auch dazu beitragen, Unfälle und Schäden zu vermeiden.

Ein vollkommen neues Kapitel wurde hinzugefügt. In diesem wird erklärt, wie man zu Hause seinen Laufstil professionell analysieren kann. Kapitel 4 geht auf alle notwendigen Aspekte der Laufanalyse ein und erläutert, wie man Schritt für Schritt einen von der Laufgeschwindigkeit abhängigen idealen Laufstil entwickelt. Darauf folgt Kapitel 5, ein aktualisiertes Kapitel über Laufschuhe. Immerhin haben in den letzten fünf Jahren eine Reihe innovativer Modelle die Branche komplett verändert. Unter anderem inspiriert von den frühen Minimalschuhen haben Laufschuhhersteller eine große Auswahl an interessanten Modellen auf den Markt gebracht – von den maximalistischen Hokas bis hin zu den ultraschnellen Nike Alphaflys, die in der Lage sind, Energie zu speichern und wieder abzugeben. Dabei wird verdeutlicht, dass man nicht 220 Euro für ein Paar Schuhe ausgeben muss, um schnell zu laufen und/oder Verletzungen zu vermeiden, es sei denn, man hat vor, einen Marathon in weniger als zwei Stunden zu finishen. Tatsächlich ist Komfort der entscheidende Faktor – er führt zur Verbesserung der Effizienz und hilft überdies, dass Verletzungen ausbleiben.

Das letzte Kapitel dieses Buchs, Kapitel 6, wurde ebenfalls angepasst, um die neueste Forschung zum Thema Verletzungsprävention wiederzugeben. Außerdem sind hier einige neue Behandlungsmethoden ergänzt. Beispielsweise zeigt eine großartige Studie von Sullivan et al., dass eine Schwäche der Zehenmuskeln und der Wadenbeinmuskeln (*Musculus fibularis longus*, *brevis* und *tertius*) hauptverantwortlich für die Entwicklung von *Plantarfasziitis* ist (Plantarfasziitis meint die Entzündung der Sehnenplatte an der Fußunterseite).[3] Bevor diese Studie veröffentlicht wurde, hatte niemand in Betracht gezogen, dass eine Schwäche der Wadenbeinmuskeln bei der Entstehung von Plantarfasziitis eine Rolle spielen könnte. Andere interessante Untersuchungen belegen, dass Läufer mit Beschwerden im Bereich der Kniescheibe schneller wieder trainieren können, wenn Fußübungen Teil ihrer Behandlung werden.[4] Außerdem wurde nachgewiesen, dass die Kräftigung des Schollenmuskels *(Musculus soleus)* entscheidend sein kann bei der Therapie und Verhinderung von Achillessehnenverletzungen. Der Abschnitt über Ermüdungsbrüche zeigt das Schritt-für-Schritt-Vorgehen, um nach einem solchen wieder mit dem Laufen zu beginnen. Und ebenfalls finden sich hier die neuesten Informationen zum Thema Ernährung. Einige überraschende Studien haben gezeigt, dass zu viel Vitamin D die Knochen schwächen kann[5] und dass *ketogene Diäten* (Diäten, die sich durch eine sehr kohlenhydratarme, dafür aber fettreiche Ernährung auszeichnen) mit einer schnellen Abnahme der Knochendichte in Verbindung stehen. Daher sollten sie vermieden werden.[6]

Es scheint, dass Sportmediziner in den letzten fünf Jahren mehr als je zuvor realisiert haben: Der beste Weg zur Leistungssteigerung und Prävention von Verletzungen besteht nicht darin, entzündungshemmend wirkende nicht steroidale Antirheumatika zu verschreiben und *Kortikosteroide* (Steroidhormone) in Sehnen zu injizieren (was schlechter ist als gar keine Behandlung). Stattdessen empfiehlt es sich, die Elastizität von Muskeln und Sehnen zu erhöhen, die neuromotorische Koordination zu verbessern, den idealen Laufschuh zu finden und den Laufstil zu entwickeln, der genau zu den biomechanischen Bedürfnissen passt. Im Gegensatz zu den Elite- und Freizeitläufern der 1980er- und 1990er-Jahre, die mit Medikamenten und ineffektiven Dehnübungen behandelt wurden, haben die Läufer von heute eigenen Zugang zu den neuesten Informationen. Dieses Wissen kann man nutzen, um mit ein bisschen Anstrengung noch lange schneller zu laufen und Verletzungen zu vermeiden.

KAPITEL 1

Überblick über Anatomie und dreidimensionale Bewegung

Für uns ist es selbstverständlich. Aber generell gilt: Auf zwei Beinen herumzulaufen ist eine äußerst ungewöhnliche Fortbewegungsweise. Von den mehr als 4000 Säugetierarten, die es heutzutage auf der Erde gibt, hat nur eine beim Gehen die aufrechte Haltung. Schon Plato bemerkte, dass unsere bevorzugte Art des Vorankommens eigenartig ist. Er bezeichnete die Menschen als die einzigen »federlosen Zweibeiner« (im alten Griechenland gab es nicht allzu viele Kängurus).

Der Grund, dass es 99 Prozent der Tiere auf diesem Planeten vorziehen, beim Gehen und Laufen alle vier Gliedmaßen zu benutzen, ist, dass die Fortbewegung auf zwei Beinen eine technische Herausforderung darstellt: Wenn der Fuß auf den Boden trifft, muss das gesamte Gliedmaß geschmeidig und flexibel sein, um Stöße zu absorbieren und sich an Unebenheiten im Gelände anzupassen. Kurz darauf wird von denselben Strukturen jedoch Steifheit gefordert. Nur so können sie den Beschleunigungskräften standhalten, die mit dem Vorwärtskatapultieren des Körpers einhergehen. Im Gegensatz dazu gönnen sich Vierbeiner den Luxus, Stöße mit den Vorderbeinen abzufangen, während die Hinterbeine als Stütze und zur Beschleunigung dienen (man denke an eine Katze, die auf einen Sims herauf- und wieder von ihm herunterspringt). Stoßdämpfung ist vor allem beim Marathon wichtig, denn die Füße von Langstreckenläufern berühren durchschnittlich 10 000-mal pro Stunde den Boden. Sie federn bei jedem Schritt das Zwei- bis Siebenfache des Körpergewichts ab. Im Laufe eines Marathons ergibt sich dadurch eine Kraft, die über 5 400 000 Kilogramm entspricht, die vom Körper abgedämpft werden müssen. Heute weiß man, dass schon ein kleiner Fehler in unserem Stoßdämpfungssystem zu Verletzungen führt. Die Kräfte, die mit der Vorwärtsbewegung des Körpers verbunden sind, sind sogar noch größer als diejenigen, die beim ersten Bodenkontakt wirken.

Um die komplexen strukturellen Interaktionen zu verstehen, die für die Stoßdämpfung und Beschleunigung verantwortlich sind, muss man nachvollziehen können, wie unsere Gelenke, Muskeln, Sehnen, Bänder und Knochen beim Gehen und Laufen interagieren. Da die meisten Läufer nicht mit Anatomie und klinischer Biomechanik vertraut sind, bietet der folgende Abschnitt einen bebilderten Überblick über alle wichtigen Muskeln, Sehnen, Bänder und Knochen, die am Laufen beteiligt sind. Die Darstellung führt bis auf die Zellebene, denn um Verletzungen vorzubeugen und die Fähigkeit zu Spitzenleistungen zu erhalten, muss man verstehen, wie sich unsere Gewebe reparieren und umbauen. (Beispielsweise speichern gesunde Muskeln und Sehnen Energie und geben diese wieder ab, um die Effizienz zu steigern und unsere Knochen zu entlasten.) Damit dieser Abschnitt verständlicher ist, werden die griechischen oder lateinischen Ursprünge der Bezeichnungen unserer Muskeln und Knochen aufgeführt. Die frühen Anatomen wollten nicht, dass Anatomie kompliziert ist, und benannten beinahe all unsere Muskeln und Knochen nach ihrer Form: Der *Musculus piriformis* oder birnenförmige Muskel sieht aus wie eine Birne, das *Os naviculare* oder Kahnbein erinnert an ein Schiff.

Auf den Anatomieabschnitt folgt eine Darstellung der Begriffe, mit denen die dreidimensionalen Bewegungen beschrieben werden. Anfangs erscheinen Begriffe wie *Dorsalflexion* (das Ausstrecken eines Körperteils in Richtung Rücken) oder *Eversion* (Heben der Außenseite des Fußes) vielleicht kompliziert, aber wenn man sie einige Male gelesen hat, gehen sie schnell in den eigenen Wortschatz über.

Zu guter Letzt fasst der abschließende Teil dieses Kapitels zusammen, was jeder Muskel tut, während wir laufen, und was passieren kann, wenn der Muskel schwach und/oder verkürzt ist. Auf all diese Informationen wird in den nachfolgenden Kapiteln ausführlicher eingegangen.

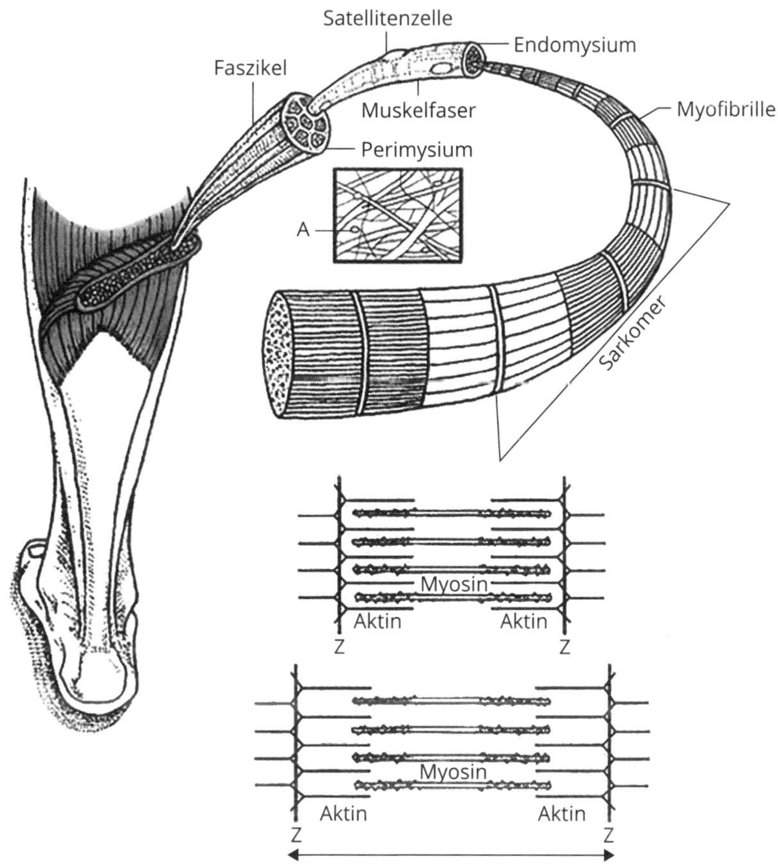

Muskelanatomie: In einem Querschnitt jedes Muskels findet man kleine *Kompartimente* (das Wort leitet sich ab vom lateinischen *compartiri* für »teilen «). Hier spricht man auch von *Faszikeln* oder von Faserbündel. Diese sind mit bloßen Augen sichtbar – man kennt sie in der tierischen Form beispielsweise, wenn man ein Steak durchschneidet. Bei den Fasern gibt es solche, die in das Bindegewebe, das sogenannte *Perimysium*, eingebettet sind. Das Perimysium ist eine Art von straffer Bindegewebshülle, die aus einer Mischung aus starken, stützenden Kollagenfasern und einem dehnbaren Protein, dem *Elastin*, besteht. Bei den Zellen innerhalb des Perimysiums handelt es sich um *Fibroblasten* (A), die als Hauptzellen der Haut die beschädigten Kollagen- und Elastinfasern reparieren und umbauen. Das Perimysium ist die Struktur, die wir durch Massagen und/oder mithilfe einer Faszienrolle zu dehnen versuchen.

An den Seiten der Fasern befinden sich Satellitenzellen, die Muskelfasern wieder aufbauen, wurden diese während des Sports beschädigt. Wie kurz erläutert werden wird, sind auch spezielle Sinneszellen, die Muskelspindeln, an die Seiten der Muskelfasern geheftet. Spindelzellen teilen unserem Nervensystem mit, wie schnell und in welchem Umfang sich jedes Gelenk konkret bewegt. Diese Information wird dann analysiert, um den *metabolischen Aufwand* – also den Aufwand für den Stoffwechsel – jedes Laufschritts zu berechnen und um Veränderungen vorzunehmen, die die Effizienz verbessern. Zu guter Letzt werden Fasern in Myofibrillen unterteilt, die aus den Proteinen Aktin und Myosin bestehen. Diese Proteine bewirken die Muskelkontraktion. Neue Forschungsergebnisse zeigen, dass Satellitenzellen aktiv werden, um den Umbau zu beschleunigen, wenn Muskeln in ihren gedehnten Positionen (wie unten in dieser Abbildung) trainiert werden. Dieses Wissen konnte genutzt werden, um Übungen zur Verbesserung der Laufleistung zu entwickeln.

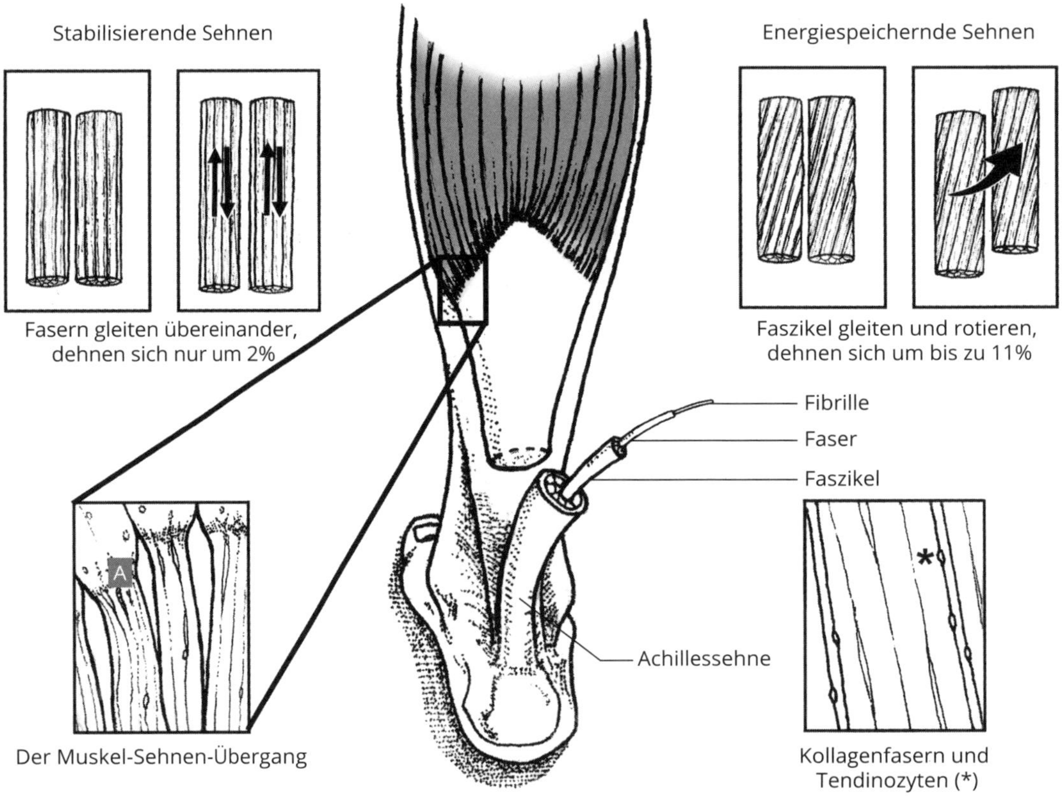

Sehnenanatomie: Wie Muskeln gliedern sich auch Sehnen in Faszikel, Fasern und Fibrillen, aber im Gegensatz zu Muskeln, die zu fast 80 Prozent aus Wasser bestehen, setzen sich Sehnen aus starken parallelen Kollagenfasern zusammen und enthalten nur sehr wenige Blutgefäße und kaum Wasser. Die begrenzte Durchblutung und der geringe Wassergehalt ermöglichen es Sehnen, sich wie Stahlseile zu verhalten: Ihre parallelen Fasern aus Kollagen Typ I können ohne den geringsten Schaden große Kräfte aushalten.

Neueste Forschungsergebnisse zeigen, dass es zwei vollkommen verschiedene Sehnenarten gibt: energiespeichernde Sehnen und stabilisierenden Positionssehnen. Die Positionssehnen kommen dort vor, wo eine hohe Kraftabgabe benötigt wird, wie in den Hüft- und Oberschenkelmuskeln. Werden diese Sehnen einer Dehnkraft ausgesetzt, gleiten die kleinen Fasern übereinander hin und her, wobei sie sich nur ein kurzes Stück bewegen. Dank dieses Vorgehens wird die vom Muskel erzeugte Kraft direkt durch die Sehne auf den Knochen übertragen. Im Gegensatz dazu sind bei den energiespeichernden Sehnen, die man beinahe ausschließlich unterhalb des Knies findet, die Faszikel leicht abgewinkelt zueinander angeordnet. Die Fasern hier können aufeinander gleiten und rotieren, um sich so bis zu elf Prozent zu dehnen. Dieses Vermögen zur plötzlichen Verlängerung ist extrem wichtig, um die Laufeffizienz aufrechtzuerhalten. Die sich dehnende Sehne speichert wie ein Flummi freie Energie und gibt diese wieder ab.

Die verbesserte Speicherung von Energie in den energiespeichernden Sehnen und die Rückgabe von Energie an sie erklärt, warum die schnellsten Marathonläufer der Welt die längsten Achillessehnen haben. Die Elastizität der energiespeichernden Sehnen verhindert auch Verletzungen, da sie Kräfte abdämpfen, die sonst auf den Muskel übertragen werden würden. Das schwache Glied bei der Kraftübertragung von der Sehne auf den Muskel ist der Muskel-Sehnen-Übergang. Hier treten am häufigsten Muskelfaserrisse auf, da die Schnittstelle zwischen Muskel und Sehne leicht reißt (A im Einsatzbild). So wie die Kräftigung von Muskeln in gedehnter Position die Muskelreparatur stimuliert, erhöht die Kräftigung von Sehnen in gedehnter Position die Sehnenflexibilität. Die Flexibilität der Sehnen zu maximieren, ist entscheidend, um Verletzungen zu vermeiden und ein altersbedingtes Nachlassen der Laufleistungsfähigkeit zu verhindern, da Sehnen mit dem Alter von Natur aus steifer werden. Mit speziellen Übungen und der richtigen Ernährung kann dem entgegengewirkt werden.

*Wenn eine Sehne verletzt wird, bauen kleine Reparaturzellen, die zwischen Kollagenfasern liegenden Tendinozyten oder Flügelzellen, die Kollagenfasern wieder auf.

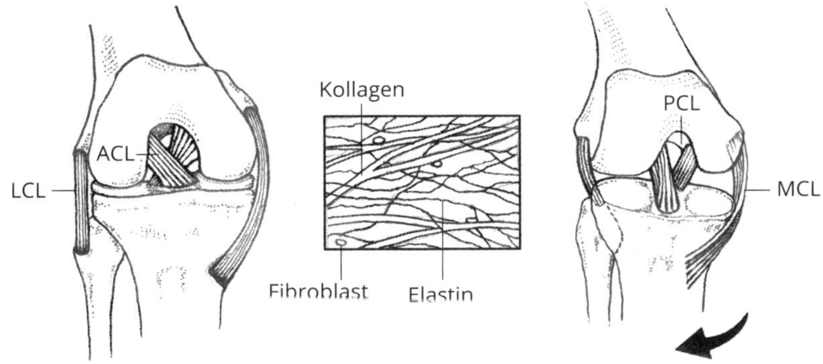

Bandanatomie: Während Sehnen Muskeln mit Knochen verbinden, verbinden Bänder benachbarte Knochen miteinander. Sie sind ähnlich wie Sehnen strukturiert, enthalten aber mehr Elastinfasern, was sie flexibler macht (Pfeil). Leider sind Bänder nicht so stark wie Sehnen – durch den höheren Elastingehalt neigen sie zum Reißen. (ACL = vorderes Kreuzband *[Ligamentum cruciatum anterius]*, PCL = hinteres Kreuzband *[Ligamentum cruciatum posterius]*, LCL = Knieaußenband *[Ligamentum collaterale laterale]*, MCL = Knieinnenband *[Ligamentum collaterale mediale]*)

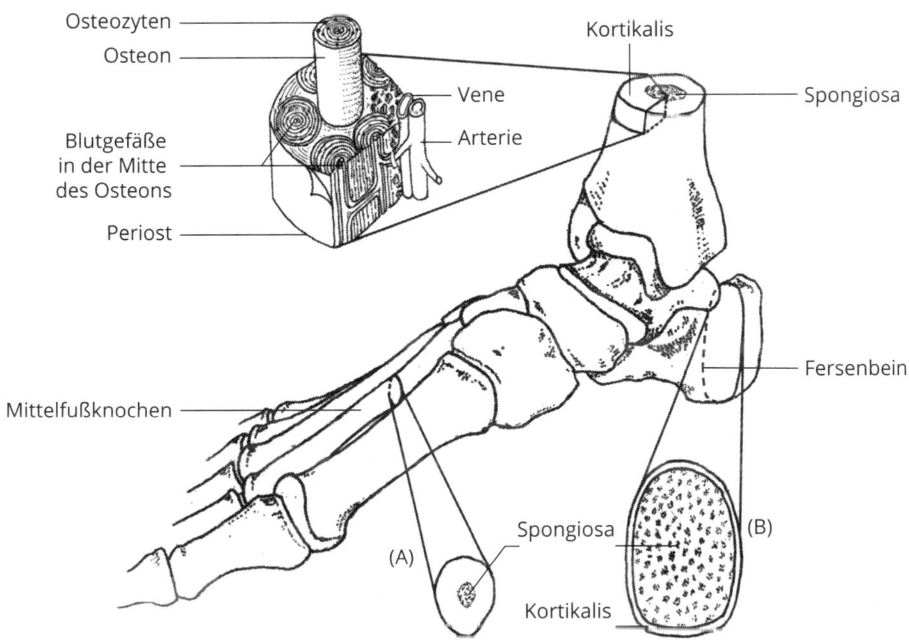

Knochenanatomie: Knochen bestehen aus zwei verschiedenen Arten von Knochengewebe: der *Kortikalis* und der *Spongiosa*. Die Kortikalis ist eine kompakte Schicht Knochengewebe, während die Spongiosa schwammartig ist. Die grundlegende funktionale Einheit der Kortikalis ist das *Osteon*, wobei dieser Baustein des Knochengewebes von kleinen Blutgefäßen durchzogen ist. Überall im Osteon findet man *Osteozyten*, das sind die Knochenzellen, die für die Reparatur und den Umbau von Knochen wichtig sind. Die Kortikalis, die vom schmerzempfindlichen *Periost* (Knochenhaut) umgeben ist, ist äußerst stark und widersteht Biegekräften wie ein Stahlrohr. Im Gegensatz dazu ist die Spongiosa weicher und mit kleinen Kammern durchsetzt, die die Produktion von roten Blutkörperchen ermöglichen.

Das Verhältnis von Kortikalis und Spongiosa hängt von den Belastungen ab, denen der Knochen ausgesetzt ist: Knochen, die hohe Biegekräfte erfahren, wie die Mittelfußknochen, bestehen beinahe ausschließlich aus Kortikalis (A). Im Gegensatz dazu sind Knochen, die Stöße abdämpfen, wie das Fersenbein (B), hauptsächlich aus weicher Spongiosa gemacht. Dadurch können sie sich wie ein Polster ausdehnen und Erschütterungen abfedern.

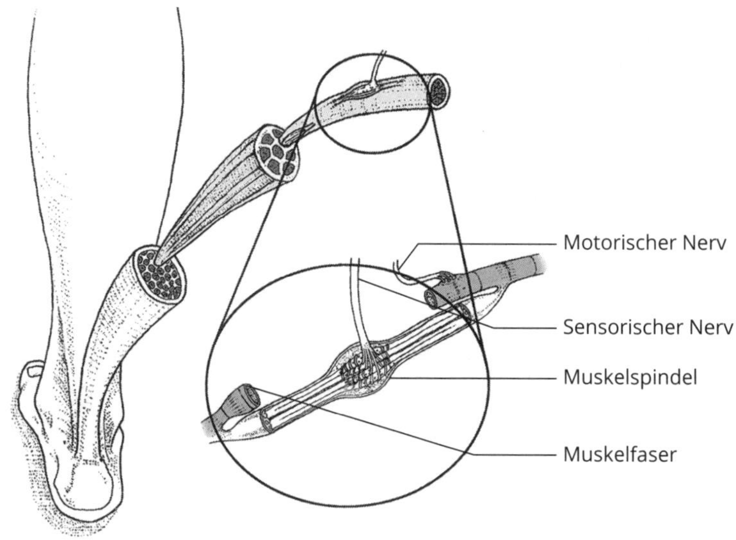

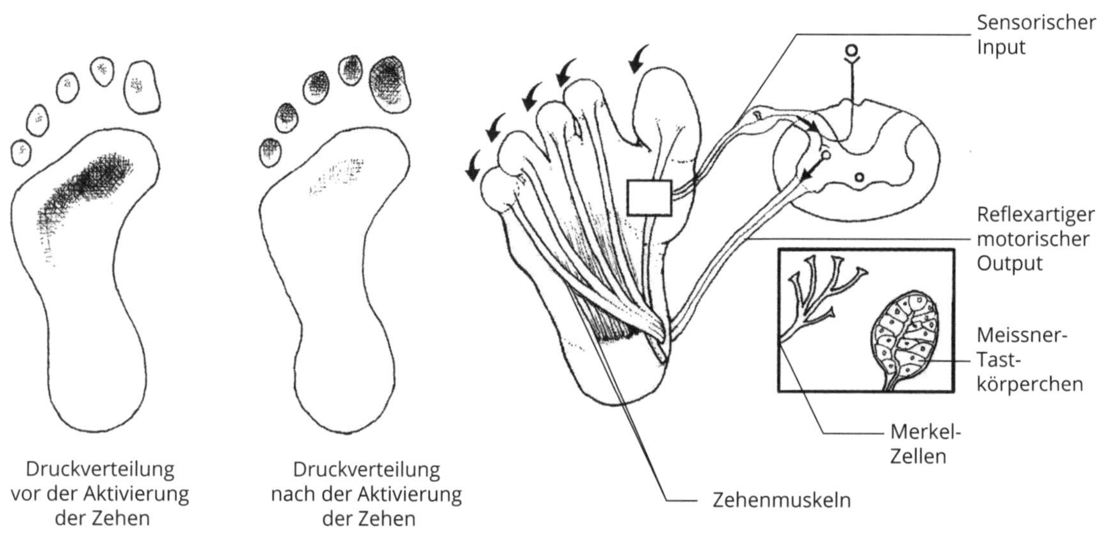

Sensorische Nerven der Muskeln und Haut: An den Seiten von Muskelfasern, umgeben vom *Epimysium* (also von der aus lockerem Bindegewebe bestehenden Schicht, die unterhalb der Faszie liegt), befinden sich Muskelspindeln, die dem zentralen Nervensystem genau mitteilen, wie schnell die Muskeln aktiviert werden und was sie während des Laufens tun. Eine Kontraktur, das heißt eine Verkürzung im Perimysium, kann die Informationsweitergabe der Spindeln verhindern, was das Verletzungsrisiko erhöht. Die Haut an der Fußsohle spielt zudem eine wichtige Rolle bei der Verletzungsprävention. Spezielle Rezeptoren, die sogenannten *Meissner-Tastkörperchen* und *Merkel-Zellen*, liefern Informationen zur Druckübertragung entlang der Fußsohle. Wird in einem Bereich zu viel Druck ausgeübt, aktiviert dies die Hautrezeptoren. Sie erzeugen dann eine reflexartige Kontraktion von Muskeln, um speziell das Areal zu entlasten, das zu sehr beansprucht wird. Falls beispielsweise unter dem Vorfuß übermäßiger Druck ist, sorgen die Hautrezeptoren dafür, dass die Zehenmuskeln nach unten gezogen werden – der Druck wird dadurch über einen größeren Bereich verteilt (Einsatzbild). Interessanterweise wurde nachgewiesen, dass Fußmassagen und Fußmobilisation die Empfindlichkeit der Sinnesrezeptoren in der Fußsohle erhöhen, was die Leistungsfähigkeit steigern und zur Verletzungsprävention beitragen kann.

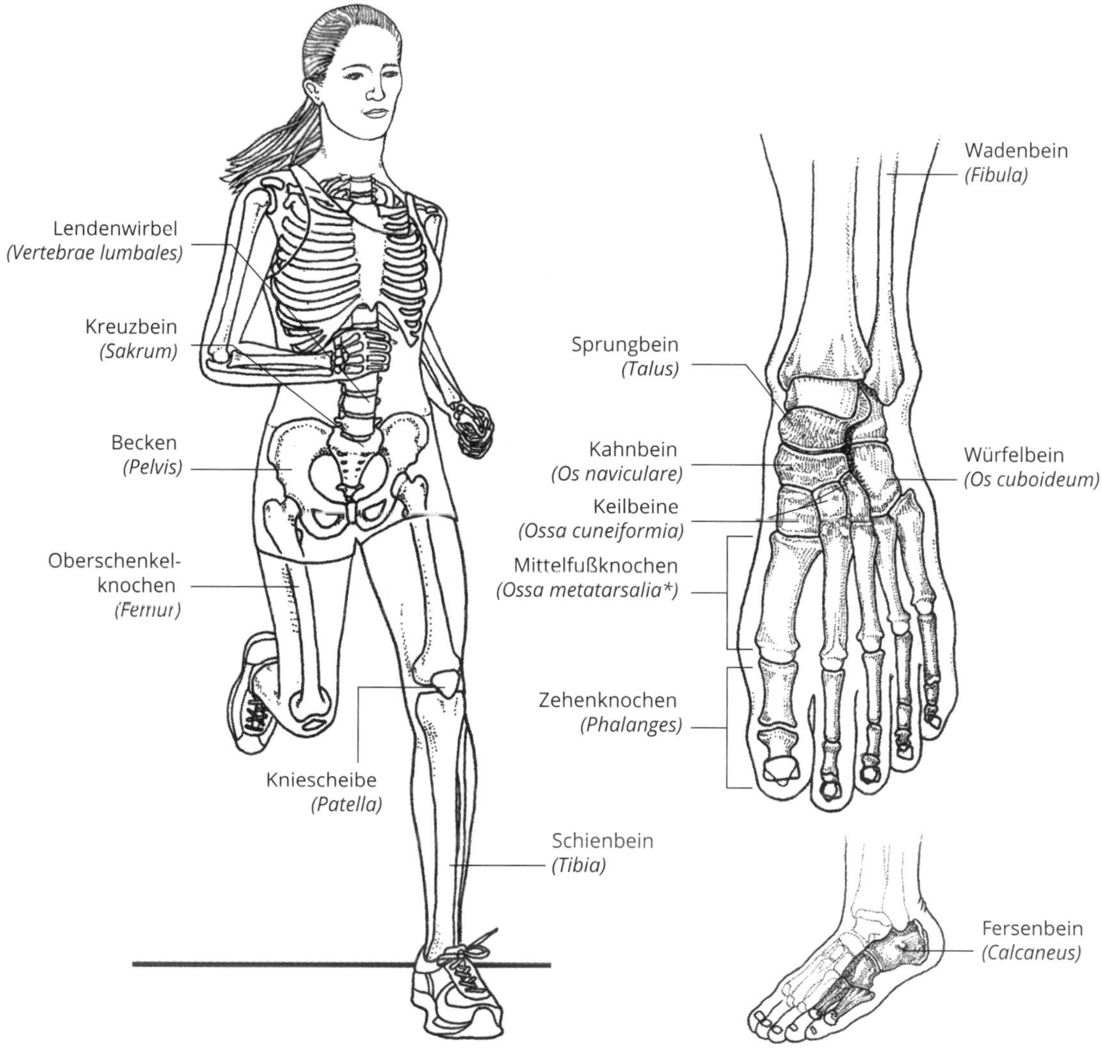

Skelettanatomie

*Die Fußwurzelknochen sind die Fußknochen, die hinter den Mittelfußknochen liegen: Fersenbein, Sprungbein, Würfelbein, Kahnbein und die Keilbeine. Die lateinische Bezeichnung *Ossa tarsalia* leitet sich ab vom lateinischen Wort für »flache Oberfläche«.

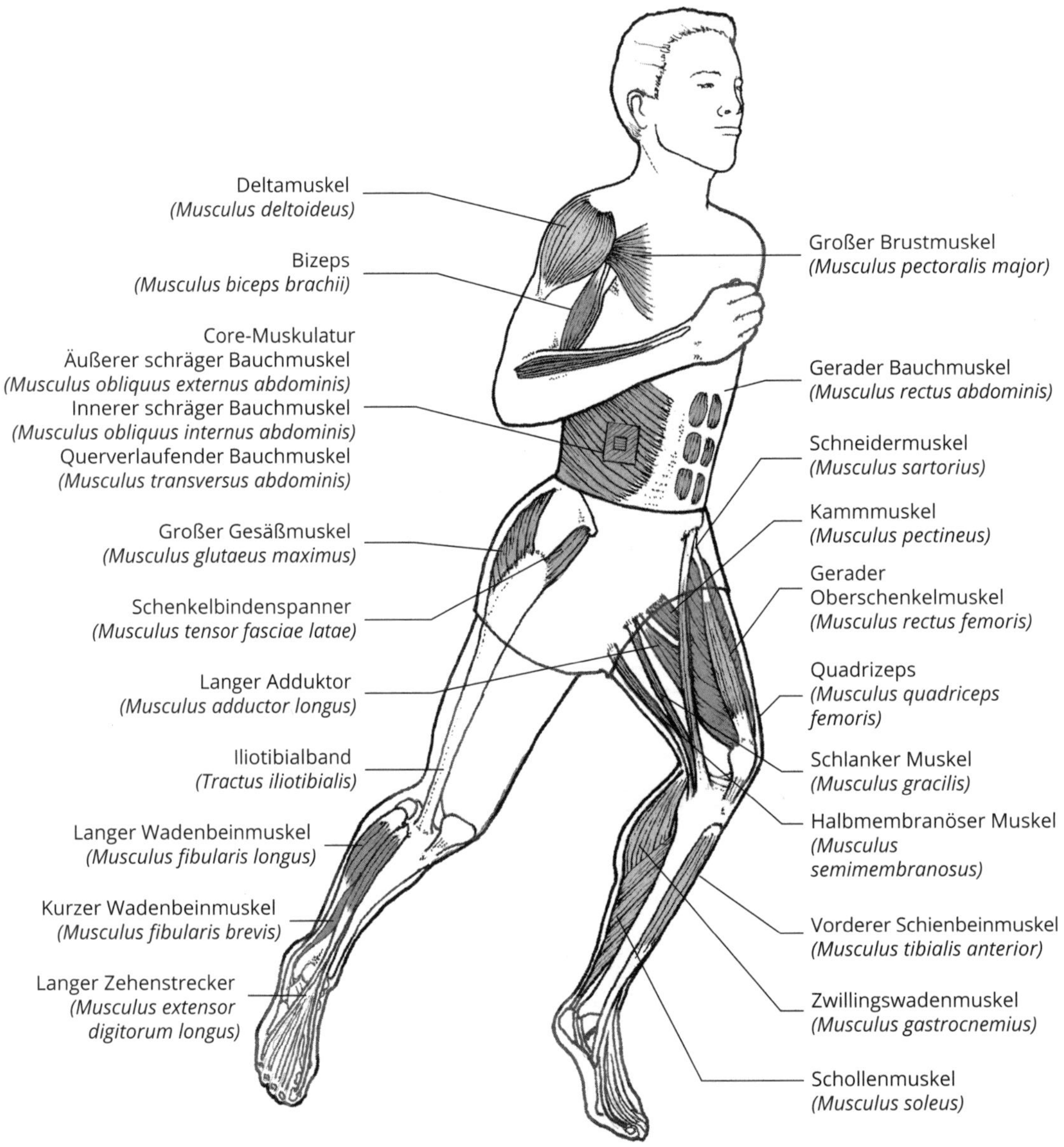

Muskelanatomie (Vorderansicht)

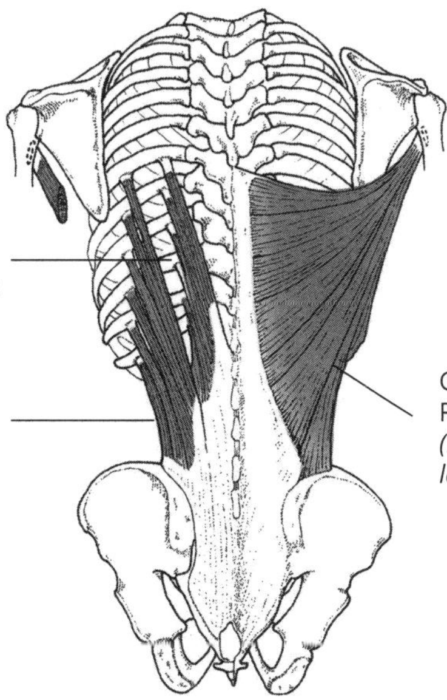

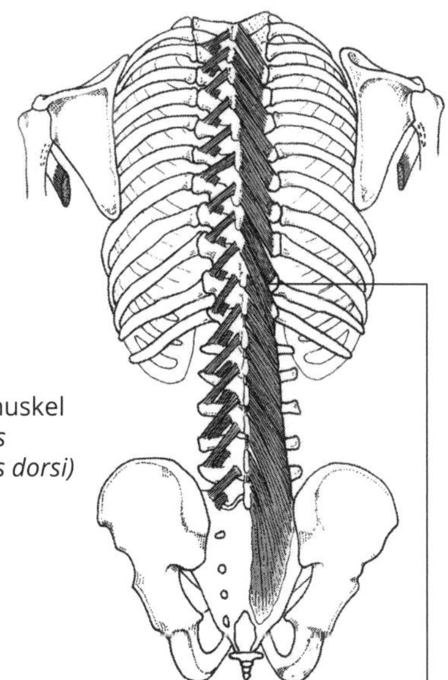

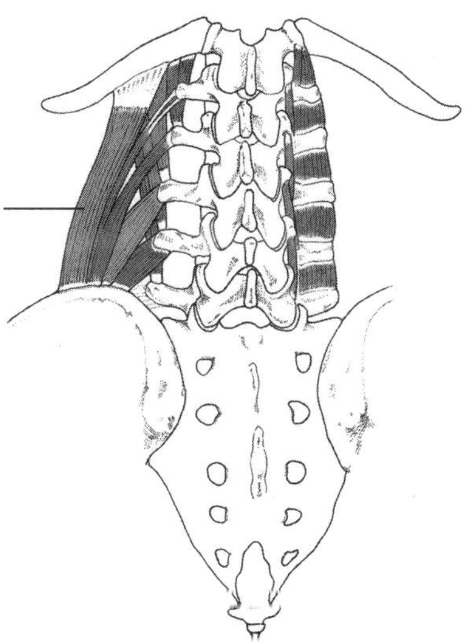

Rückenmuskulatur: Der Darmbein-Rippen-Muskel und der längste Muskel des Brustkorbs sind beim Laufen wichtig, weil sie verhindern, dass der Rumpf zu weit nach vorn gelehnt wird. Zu einer Gruppe zusammengefasst werden diese Muskeln als Rückenstrecker oder Aufrichter der Wirbelsäule *(Musculus erector spinae)* bezeichnet. Der quadratische Lendenmuskel und die mehrfach gefiederten Muskeln sind starke Stabilisatoren der Wirbelsäule und werden mit Seitstütz (Side Planks) und Unterarmstütz (konventionellen Planks) trainiert.

A

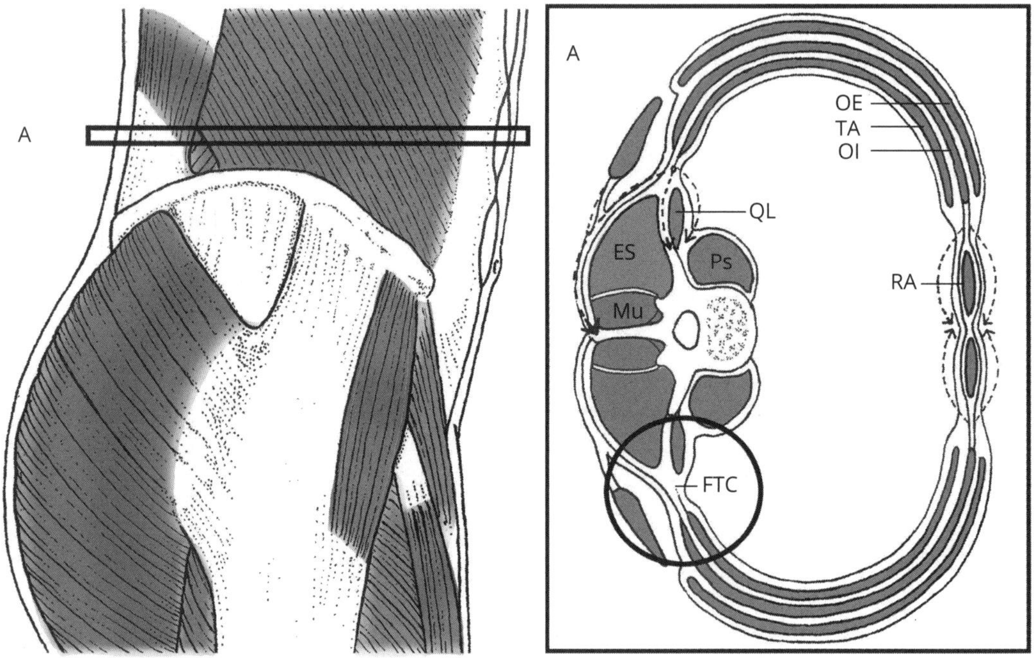

B

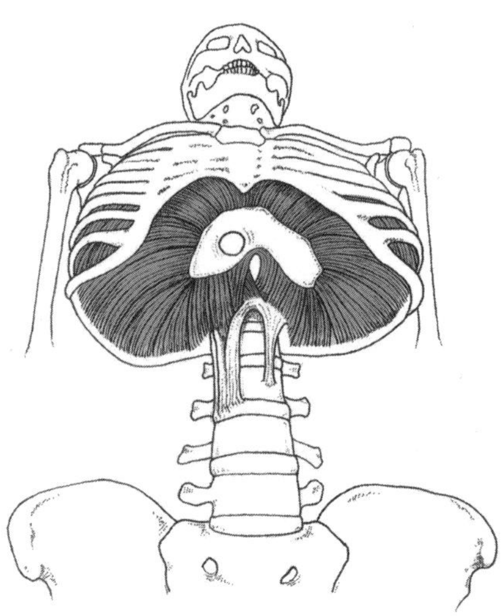

Core-Muskulatur: Diese wichtigen Muskeln verlaufen um den Rumpf herum und verbinden den Brustkorb mit dem Becken. Die Kraft, die die inneren schrägen Bauchmuskeln (OI), die äußeren schrägen Bauchmuskeln (OE) und die querverlaufenden Bauchmuskeln (TA) erzeugen, wird durch die *Fascia thoracolumbalis* (FTC; eine Faszie im Lendenbereich) übertragen und trägt zur Stabilisierung der gesamten unteren Wirbelsäule (A) bei. Obwohl selten darauf eingegangen wird, sind auch der Beckenboden (nicht gezeigt) und das Zwerchfell (B) wichtige Core-Muskeln. Das Zwerchfell wird mit dem querverlaufenden Bauchmuskel aktiviert, um bei der Stabilisierung des Core-Bereichs zu helfen – er spielt eine bedeutsame Rolle beim Laufen, vor allem beim Sprinten. (Muskelabkürzungen: ES = Rückenstrecker *[Musculus erector spinae]*; Mu = mehrfach gefiederte Muskeln *[Musculus multipennatus]*; Ps = Lendenmuskel *[Musculus psoas]*; QL = quadratischer Lendenmuskel *[Musculus quadratus lumborum]*; OE = äußerer schräger Bauchmuskel *[Musculus obliquus externus abdominis]*; OI = innerer schräger Bauchmuskel *[Musculus obliquus internus abdominis]*; TA = querverlaufender Bauchmuskel *[Musculus transversus abdominis]*; RA = gerader Bauchmuskel *[Musculus rectus abdominis]*, der Six-Pack-Muskel)

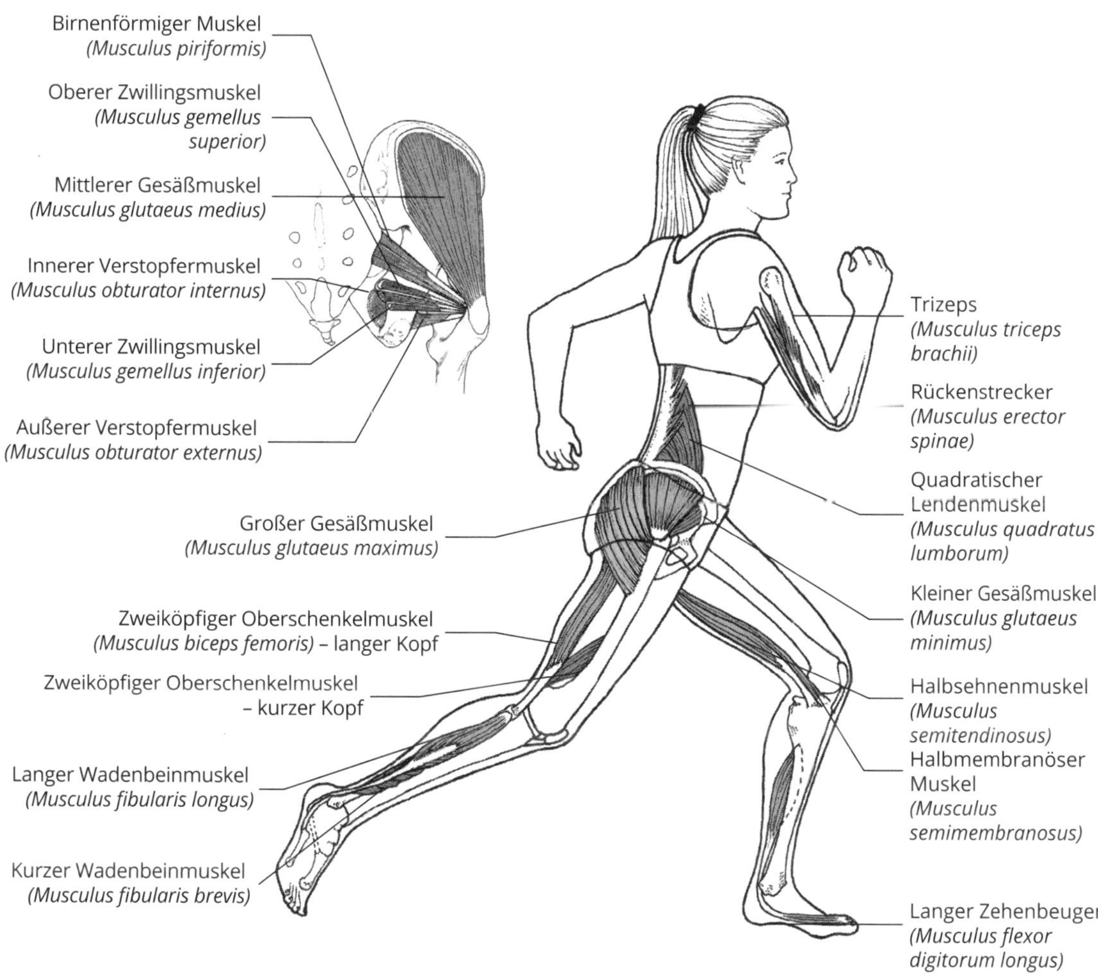

Muskelanatomie (Seitenansicht)

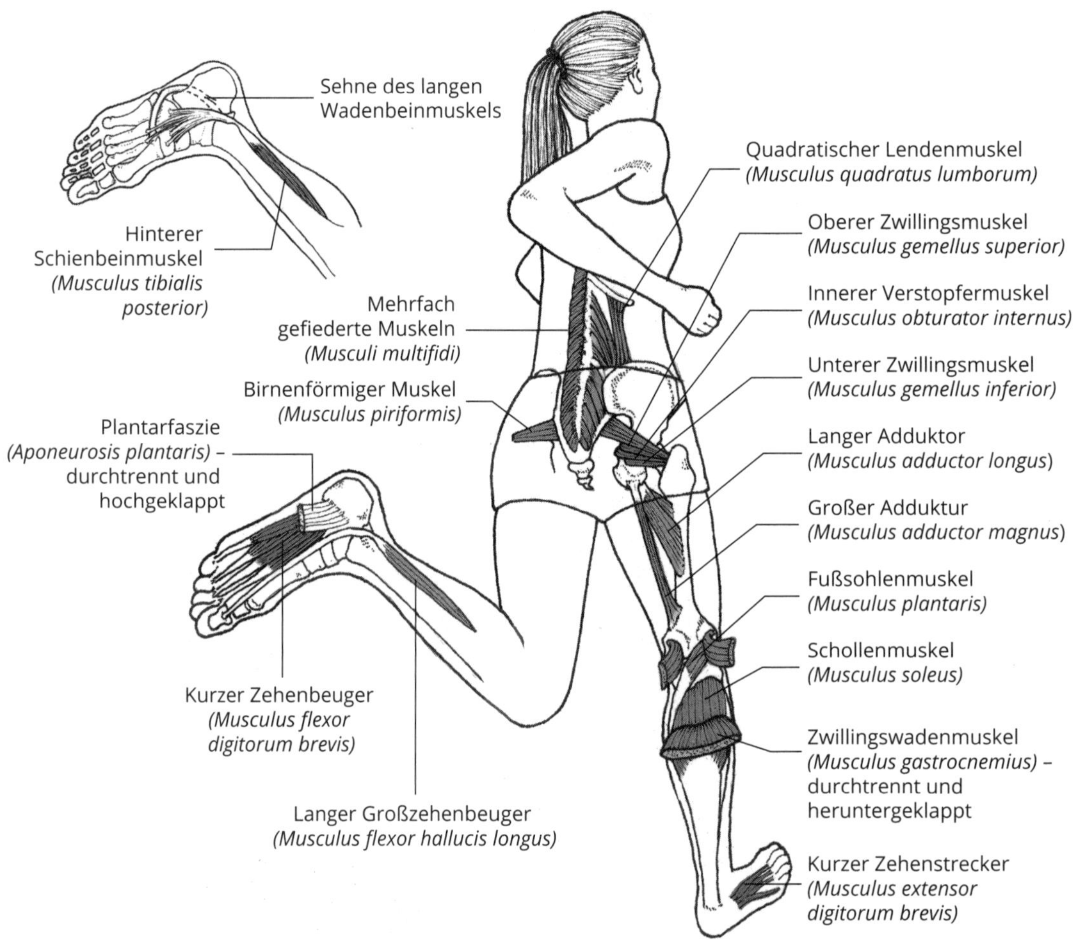

Muskelanatomie (Rückansicht)

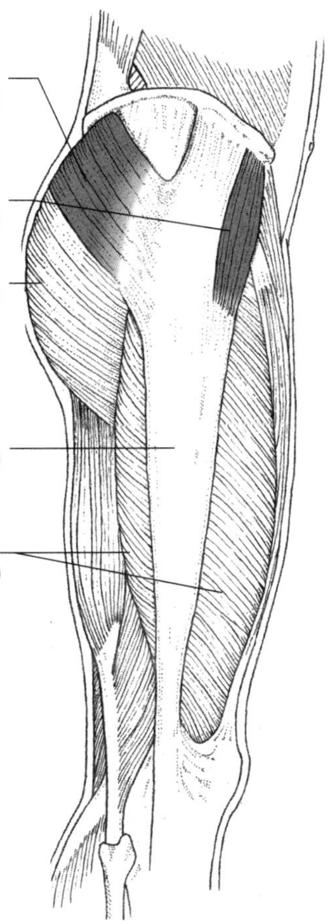

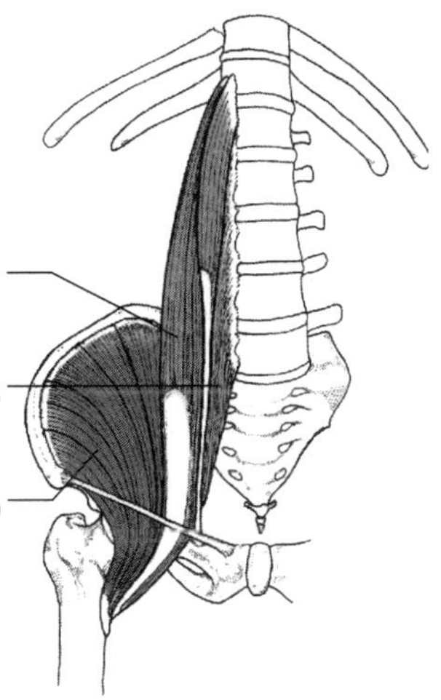

Das iliotibiale Band *(Tractus iliotibialis)* und der Lenden-Darmbein-Muskel *(Musculus iliopsoas)*: Der *Tractus iliotibialis* verhält sich wie eine breite Sehne, die die vom großen Gesäßmuskel und Schenkelbindenspanner erzeugte Kraft auf Unter- und Oberschenkel überträgt. Er ist an mehreren Stellen am Oberschenkelknochen befestigt und spielt eine wichtige Rolle dabei, dass die gegenüberliegende Seite des Beckens beim Laufen nicht zu weit absinkt. Der Lenden-Darmbein-Muskel ist ein kräftiger Hüftbeuger. Da der Lendenmuskel an mehreren Stellen mit der Lendenwirbelsäule verbunden ist, stabilisiert er die Wirbelsäule.

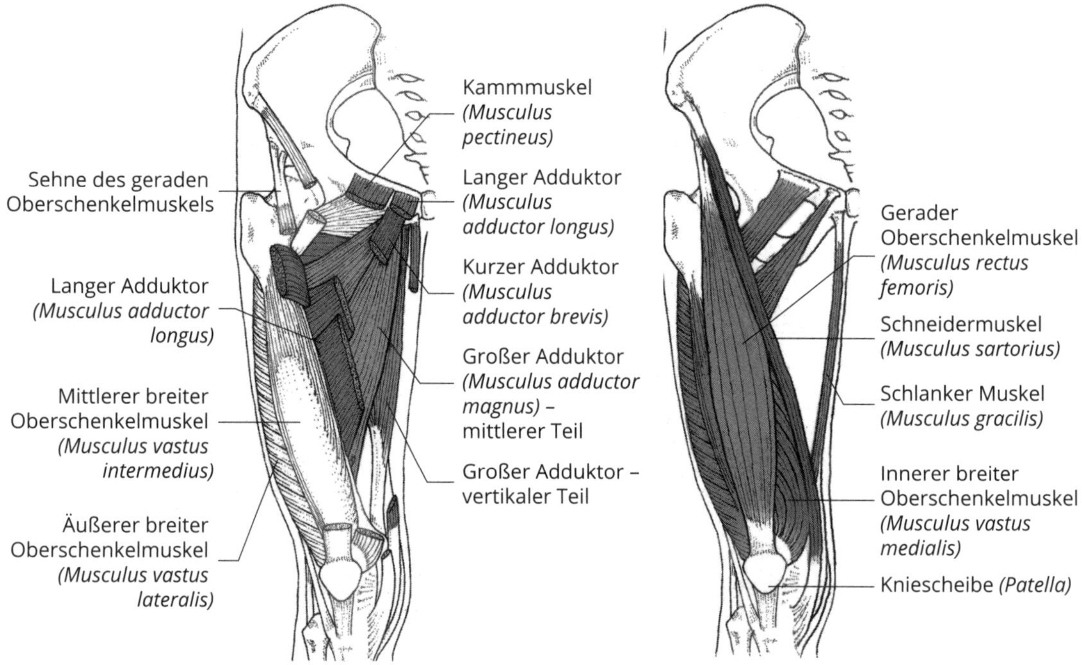

Muskeln der Oberschenkelvorderseite: Zu den Adduktoren zählen der lange, der kurze und der große Adduktor sowie der schlanke Muskel und der Kammmuskel. Der vertikale Teil des großen Adduktors wird auch als *ischiofemoraler* Anteil bezeichnet, da er vom Sitzbein *(Ischium)* im Becken bis zum unteren Teil des Oberschenkelknochens verläuft. Der Quadrizeps besteht aus vier Muskeln: dem äußeren, dem mittleren und dem inneren breiten Oberschenkelmuskel sowie dem geraden Oberschenkelmuskel. Der äußere breite Oberschenkelmuskel ist der mit Abstand größte dieser Muskeln, er spielt während des Laufens eine wichtige Rolle bei der Stoßdämpfung. Der gerade Oberschenkelmuskel ist der einzige Quadrizeps-Muskel, der das Hüftgelenk überspannt. Zudem ist er einer der wenigen Hüftmuskeln, die eine Sehne besitzen, die merkbar rotiert. Die Rotation der Sehne des geraden Oberschenkelmuskels ermöglicht es ihr, Energie zu speichern, während das Bein nach hinten gestreckt ist, und diese Energie wieder abzugeben, um das Schwungbein nach vorn zu bringen.

Die Kniescheibe befindet sich in der Quadrizeps-Sehne. Sie ist das größte Sesambein des Körpers. Sesambeine sind in verschiedenen Sehnen im ganzen Körper eingelagert, vor allem in solchen, von denen eine hohe Kraftabgabe gefordert ist. Sie dienen im Grunde dazu, die Sehne des Muskels weiter von der Bewegungsachse des Gelenks wegzubringen, um so die mechanische Effizienz des Muskels zu verbessern. Denken wir einmal an einen Türknauf: Wenn ein Türknauf sehr nah am Scharnier angebracht ist, ist es schwierig, die Tür zu öffnen. Wenn sich der Türknauf weiter vom Scharnier entfernt, erfordert es weniger Kraft, die Tür aufzumachen. Das ist im Grunde die Aufgabe von Sesambeinen.

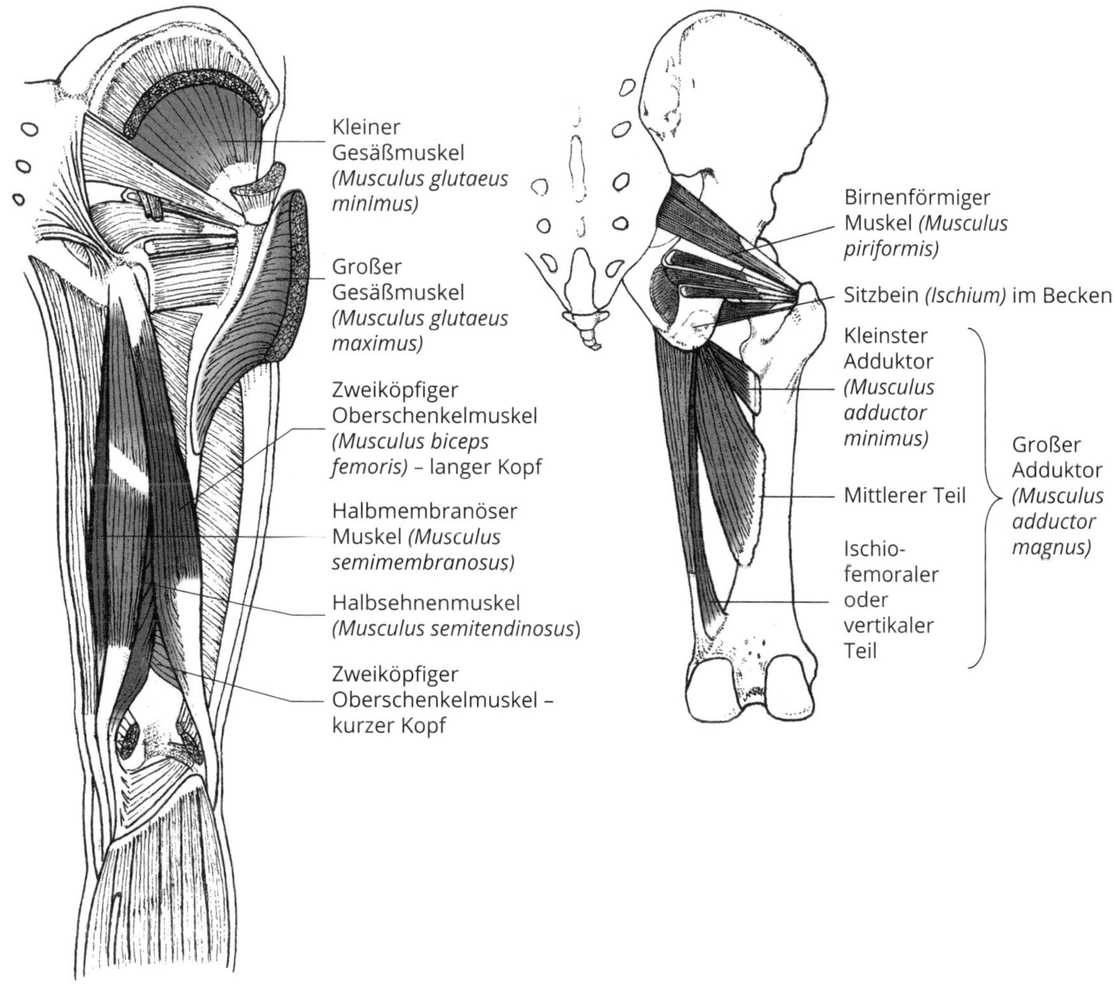

Muskeln an der Oberschenkelrückseite: Die rückseitige Oberschenkelmuskulatur besteht aus dem halbmembranösen Muskel, dem Halbsehnenmuskel und dem zweiköpfigen Oberschenkelmuskel, der einen langen und einen kurzen Kopf besitzt. Da der vertikale Anteil des großen Adduktors so tief am Oberschenkelknochen befestigt ist, verhält er sich wie eine Kniesehne. Die Hüftrotatoren sind beim Laufen ebenfalls wichtig, da sie die gesamten unteren Extremitäten daran hindern, sich zu weit nach innen zu drehen.

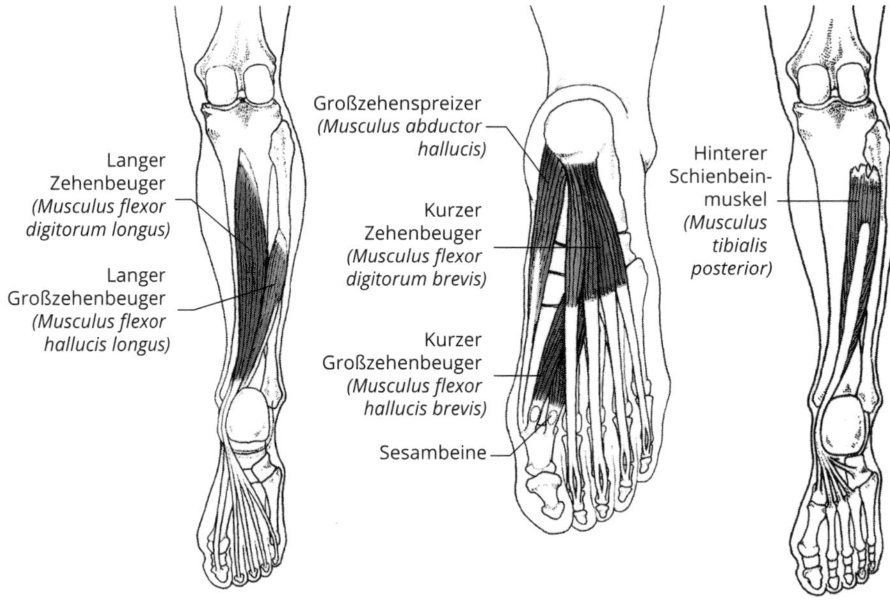

Waden- und Fußgewölbemuskeln: Der kurze Großzehenbeuger ist wichtig, da er zwei kleine Sesambeine enthält, die bei Läufern oftmals Probleme auslösen. Schwache Fußgewölbemuskeln sind eine äußerst häufige Ursache für Verletzungen: Eine Schwäche des Großzehenspreizers korreliert mit der Entstehung von Ballenzehen *(Hallux valgus)*, während ein schwacher kurzer Zehenbeuger ein weitverbreiteter Auslöser von Plantarfasziitis ist. Der hintere Schienbeinmuskel spielt eine wichtige Rolle für die Unterstützung des Fußgewölbes, da er an vielen Stellen in dessen Zentrum ansetzt.

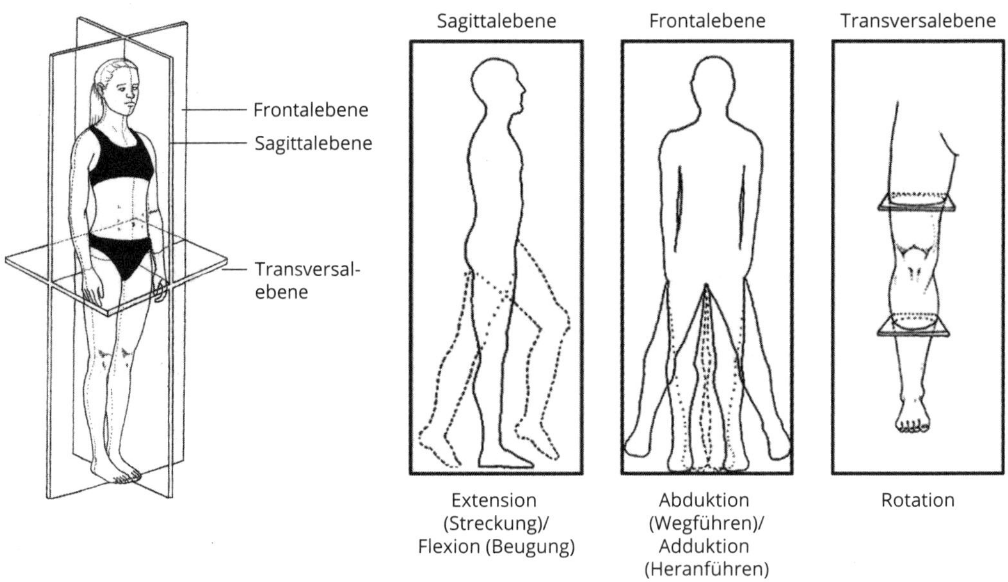

Um Bewegungen zu beschreiben, wird der Körper in drei Bezugsebenen aufgeteilt: Sagittal-, Frontal- und Transversalebene

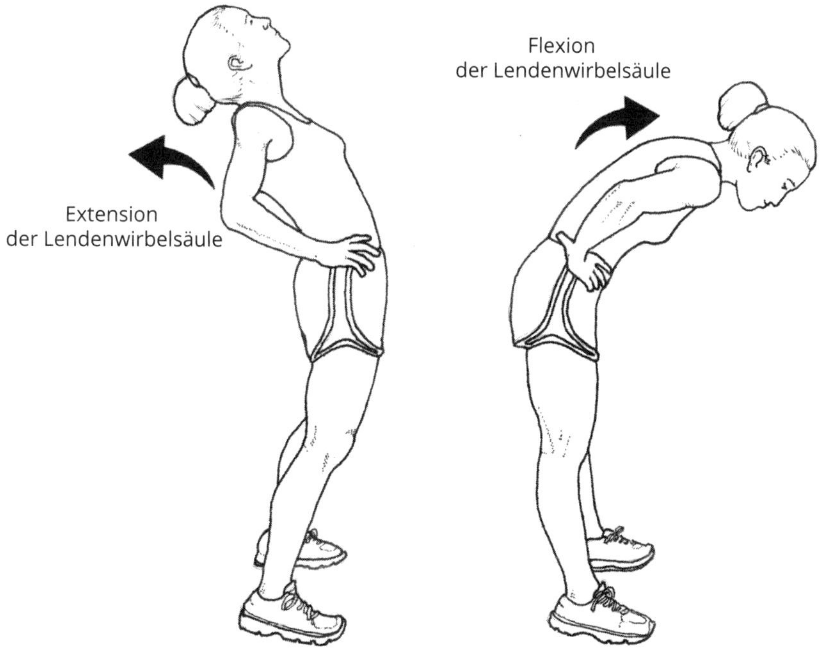

Bewegung der Wirbelsäule in der Sagittalebene

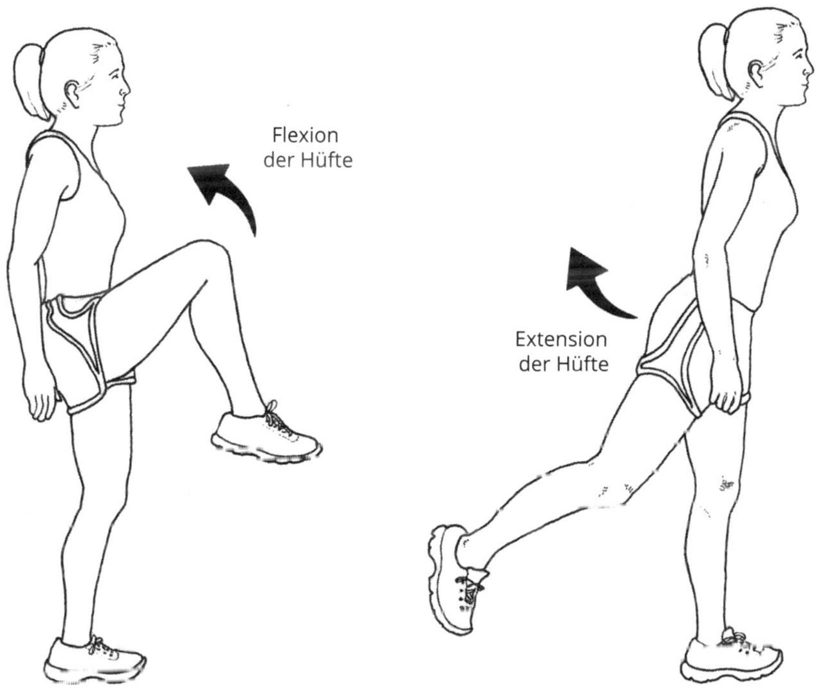

Bewegung der Hüfte in der Sagittalebene

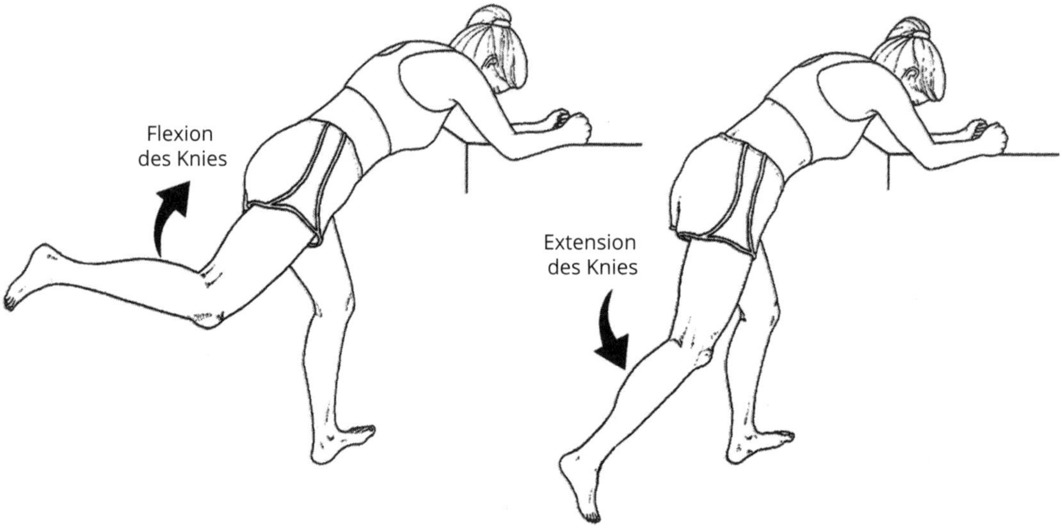

Bewegung des Knies in der Sagittalebene

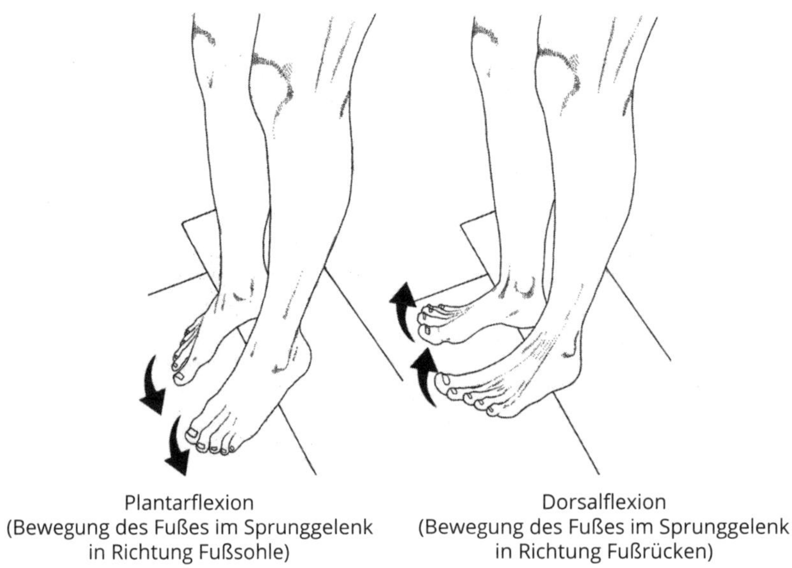

Bewegung der Zehen und Sprunggelenke in der Sagittalebene

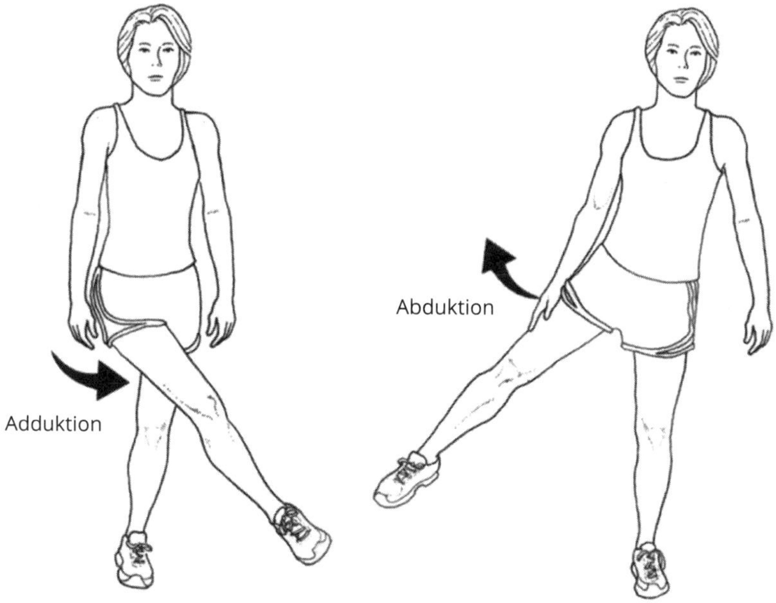

Bewegung der Hüfte in der Frontalebene

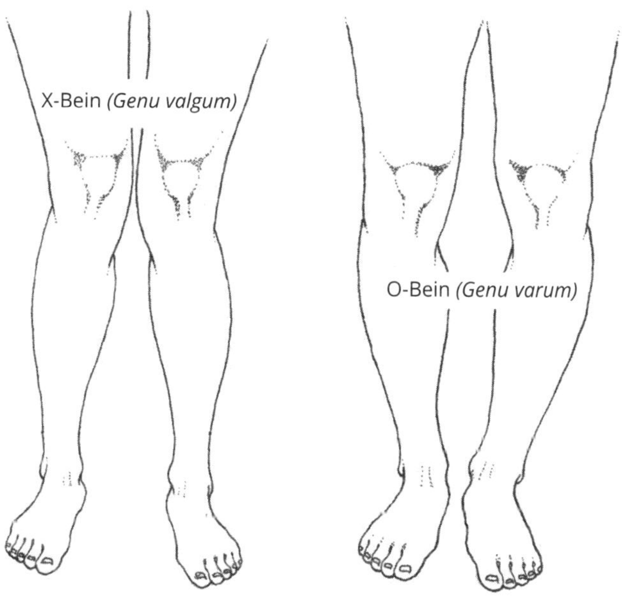

Beinachsenfehlstellungen in der Frontalebene

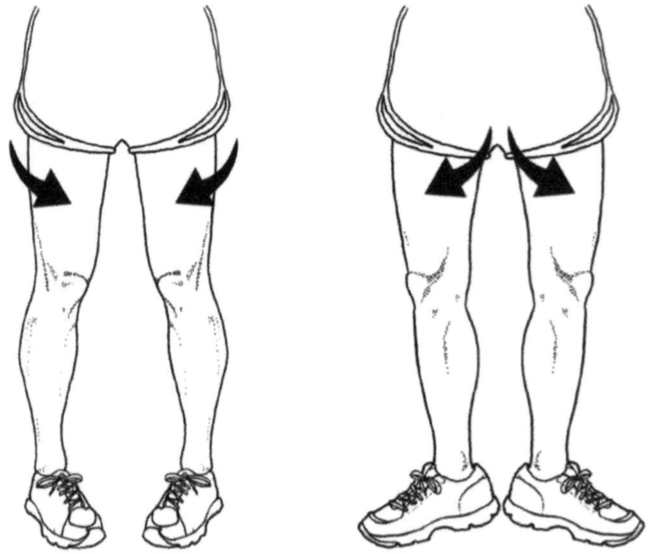

Innenrotation Außenrotation

Bewegung der Hüfte in der Transversalebene

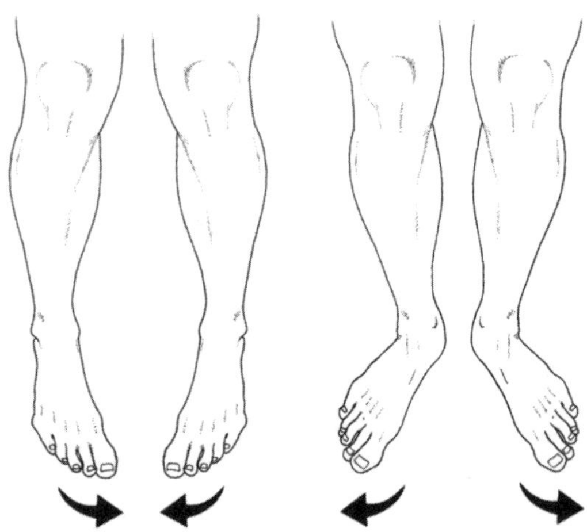

Adduktion Abduktion

Bewegung der Vorfüße in der Transversalebene

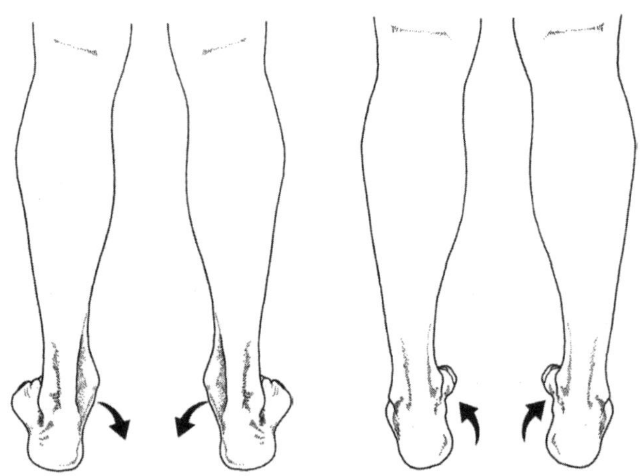

Pronation Supination

Pronation und Supination laufen in allen Ebenen ab und bezeichnen das Absenken beziehungsweise Anheben des Fußgewölbes

KAPITEL 2

Die Biomechanik des Gehens und des Laufens

Um zu verstehen, unter welchen Voraussetzungen ein Läufer leistungsstark wird (und verletzungsfrei bleibt), muss man zunächst nachvollziehen können, wie Menschen sich überhaupt aufrecht fortbewegen. Um die verschiedenen anatomischen Interaktionen beim Gehen und Laufen präzise zu beschreiben, haben Forscher den Begriff »Gangzyklus« eingeführt. Ein kompletter Gangzyklus besteht aus den einzelnen Abläufen vom ersten Bodenkontakt eines Fußes bis zum erneuten Bodenkontakt desselben Fußes beim nächsten Schritt.

Der Gangzyklus wird in zwei verschiedene Phasen unterteilt: die Standphase, in der der Fuß den Boden berührt; und die Schwungphase, in der sich das Bein durch die Luft bewegt und sich auf den nächsten Bodenkontakt vorbereitet (Abbildung unten). Wegen der Komplexität der Bewegungen in der Standphase wird dieser Teil des Gangzyklus in den Anfangskontakt, die mittlere Standphase und die Vortriebsphase gegliedert. Auch wenn diese Klassifizierung generell Anwendung findet, verändert sich die jeweilige Dauer der Ereignisse bei höherer Geschwindigkeit und sobald die Vortriebsphase kraftvoller wird: Der Anfangskontakt und die mittlere Standphase fallen dann ein bisschen kürzer aus, die Vortriebsphase dauert länger (Abbildung Seite 35).

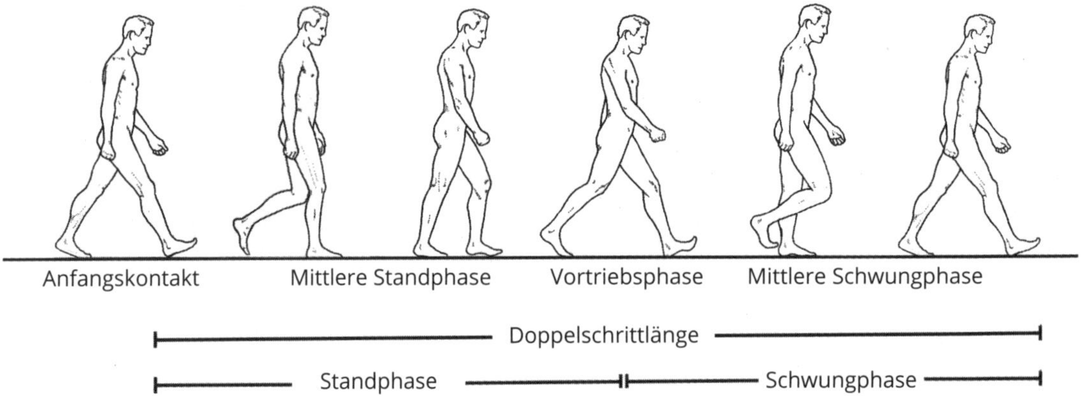

Gangzyklus des rechten Beins: Die Standphase beginnt, wenn die Ferse den Boden berührt, und endet, wenn die Großzehe den Boden verlässt. Die Schwungphase dauert an, bis die Ferse wieder den Boden erreicht. Die Standphase wird unterteilt in den Anfangskontakt, die mittlere Standphase und die Vortriebsphase. Wichtige Bestandteile des Gangzyklus sind »Schrittlänge«, »Doppelschrittlänge« und »Schrittfrequenz«. Die Schrittlänge beschreibt die Distanz, die bei einem Schritt zwischen dem rechten und linken Fuß zurückgelegt wird. Die Doppelschrittlänge bezeichnet dagegen die Distanz, die ein Fuß während des gesamten Gangzyklus schafft, das heißt, die Distanz, die bei zwei Schritten bewältigt wird. Die Schrittfrequenz gibt an, wie oft die Füße pro Minute den Boden berühren. Beim Gehen machen Menschen typischerweise um die 115 Schritte pro Minute, wobei die durchschnittliche Doppelschrittlänge dem 0,8-Fachen der Körpergröße entspricht.

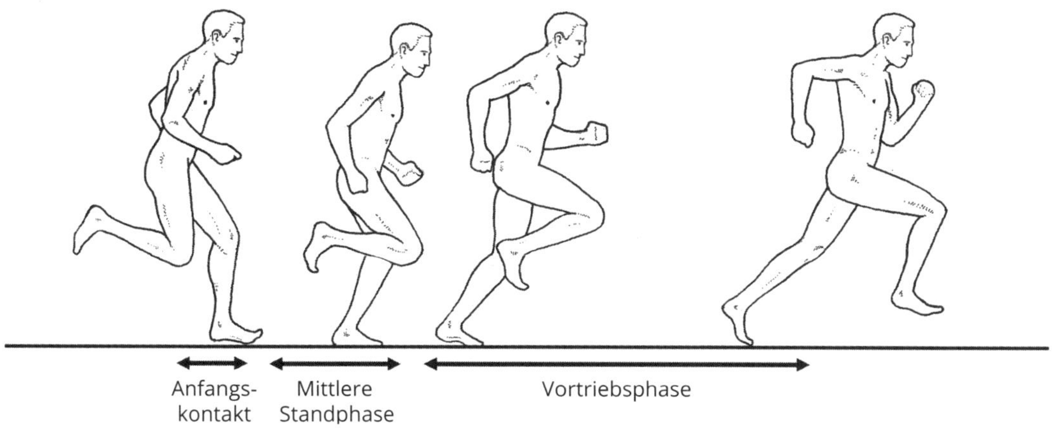

Standphase beim Laufen: Auch wenn Laufen in dieselben Phasen unterteilt wird wie Gehen, unterscheiden sich die Doppelschrittlänge und Schrittfrequenz je nach Lauftempo sehr stark. Während Freizeitläufer Doppelschrittlängen von etwa zwei Metern und Schrittfrequenzen von um die 165 Schritten pro Minute haben, haben die schnellsten Marathonläufer der Welt Doppelschrittlängen von mehr als drei Metern und Schrittfrequenzen von etwa 200 Schritten pro Minute. Usain Bolt stellte den Weltrekord im 100-Meter-Sprint mit einer Doppelschrittlänge von 4,8 Metern und einer Frequenz von 265 Schritten pro Minute auf!

Die neurologischen Mechanismen, die ein vollständiger Gangzyklus erfordert, sind tatsächlich ungewöhnlich, in der Hinsicht nämlich, dass die Bewegungen der Schwungphase reflexartig verlaufen und schon von Geburt an vorhanden sind (beispielsweise bringt ein Kleinkind ein Bein sofort in eine geschützte Position, wenn es das Gleichgewicht verliert). Der Ablauf der Standphase stellt dagegen einen erlernten Prozess dar. Diese Feststellung wird von der klinischen Beobachtung gestützt, dass Kinder, die von Geburt an ohne Sehvermögen sind, keine spontanen Versuche unternehmen, aufzustehen und selbstständig zu laufen. Sie tun es nur, wenn sie dabei geführt werden.

Im Kleinkindalter beginnen wir Menschen mit ganz unterschiedlichen Geh- und Laufmustern zu experimentieren. Dabei analysieren wir unbewusst den metabolischen Aufwand, der mit jeder Variation des Gangs verbunden ist. Das ist ein zeitaufwendiger Lernprozess – es kann bis zu einem Jahrzehnt dauern, die nötigen Interaktionen zwischen Muskeln und Knochen zu perfektionieren, um metabolisch (das heißt im Hinblick auf den Stoffwechsel) effizient zu werden. Auch wenn man die Größenunterschiede rechnerisch berücksichtigt, benötigen dreijährige Kinder durchschnittlich 33 Prozent mehr Sauerstoff als Erwachsene, wenn sie sich in einer bestimmten Geschwindigkeit fortbewegen. Selbst im Alter von sechs Jahren verbrauchen Kinder noch vergleichsweise mehr Kalorien beim Gehen und Laufen. Mit zehn Jahren entspricht das mechanische Leistungsvermögen dann dem eines Erwachsenen. Nach beinahe einem Jahrzehnt Training sind Kinder also endlich erfolgreich darin, sich möglichst ökonomisch auf zwei Beinen fortzubewegen.

Was macht den perfekten Laufstil aus?

Trainer haben oft unterschiedliche Meinungen, wie der perfekte Laufstil aussieht und geben sehr variierende Anweisungen, was man alles verändern soll – von der Kritik an der Handgelenkposition bis hin zu der am Rumpfwinkel. Dabei ist die Antwort auf die Frage nach dem perfekten Laufstil eigentlich simpel. Sie geht auf einen Artikel zurück, der 1953 im *Journal of Bone and Joint Surgery*[7] veröffentlicht wurde. In diesem Beitrag kam ein Team von Orthopäden zu dem Schluss, wir müssten lernen, »unseren Körperschwerpunkt auf einer Bahn durch den Raum zu bewegen – und zwar auf einer Bahn, die den geringsten Energieaufwand erfordert«. So werden wir effizient. (Der Körperschwerpunkt liegt dabei in der Mitte des Beckens und bezeichnet den Punkt, um den unser Körper sich drehte, würden wir uns in der Luft überschlagen.)

Wir minimieren also den Energieaufwand, indem wir unsere Gelenke darauf ausrichten, den Körperschwerpunkt auf einer sehr flachen Bahn durch den Raum zu bewegen (Abbildung unten). Wenn wir beispielsweise umgekehrt mit durchgedrückten Knien und steifem Becken gehen (ähnlich wie Frankenstein), würde der Körperschwerpunkt in einer Reihe von sich abrupt schneidenden Bögen abwechselnd nach oben und unten kommen. Der metabolische Aufwand der Fortbewegung wäre dadurch deutlich erhöht. Bestimmte Muskeln müssten sich immer wieder anspannen, um die überzogenen Bewegungen nach oben und unten zu ermöglichen.

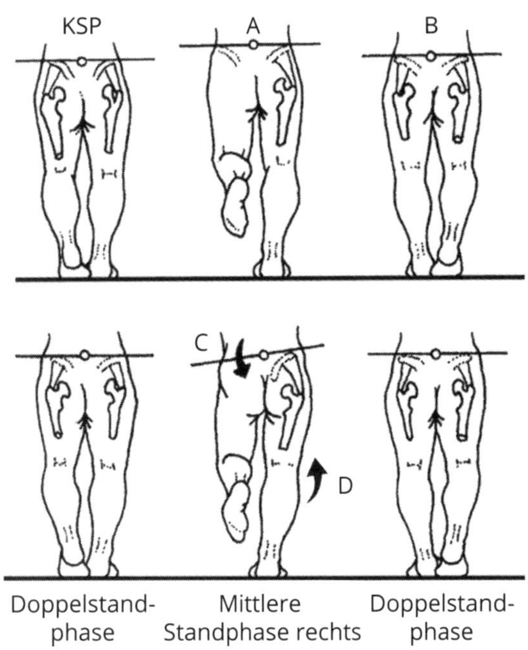

Bewegung des Körperschwerpunkts (KSP): Wenn wir mit steifer Hüfte und steifen Knien gehen, bewegt sich der KSP in einem großen Bewegungsbereich nach oben und unten (vergleiche die Höhe von A und B). Das übermäßige Auf- und Abwärtsgehen des KSP ist im Hinblick auf den Stoffwechsel aufwendig. Die Muskeln müssen hart arbeiten, um den KSP nonstop nach oben und unten zu bringen. Durch das Absenken der gegenüberliegenden Hüfte (C), das Beugen des Knies (D) und eine Bewegung im Sprunggelenk können wir sicherstellen, dass sich der KSP auf einer Linie gerade bewegt.

Legt man einige Schritte mit Frankensteins typischem Gang zurück, merkt man rasch, dass man nach unten hin schneller wird, bevor man die Richtung umkehrt und sich unvermittelt nach oben bewegt. Der dicht getaktete Wechsel von Beschleunigen und Abbremsen wird noch deutlicher, wenn man beim Gehen ein Glas Wasser trägt: Das Wasser im Glas spritzt in dem Moment nach vorn, in dem die Ferse den Boden berührt; dagegen schwappt es nach hinten, sobald man sich wieder stärker nach vorn bewegt. Die extreme Version dieser Gangart stellt das Gehen auf Stelzen dar, da hier die Wechsel zwischen tiefen und hohen Positionen noch abrupter sind.

Die Ineffizienz übermäßigen Bewegens nach oben und unten im Blick habend, könnte man schlussfolgern, dass der Körperschwerpunkt beim idealen Gang einer möglichst geraden Linie folgt: Selbiges suggerieren häufig Lauffachleute mit der Behauptung, am effizientesten kommt man voran mit der geringsten vertikalen Bewegung. Das Problem ist jedoch, dass das übermäßige Abflachen unseres Körperschwerpunkts genauso viel Energieaufwand mit sich bringen kann wie eine Bewegung ohne jeglichen Höhenausgleich. Das spürt man, wenn man einmal versucht, wie der Komiker Groucho Marx zu gehen (Videos von ihm sind auf Youtube zu finden). Auch wenn das übermäßige Beugen in den Beinen und der Hüfte die Bahn des Körperschwerpunkts fast auf eine Linie bringt, ist diese Gangart metabolisch aufwendig, denn das übertriebene Anwinkeln der Knie bedeutet einen hohen Kalorienverbrauch. Die Forschung hat gezeigt, dass der »Groucho-Gang« den Sauerstoffverbrauch um 50 Prozent erhöht.[8] Das übermäßige Abflachen der Körperschwerpunktbahn durch das Beugen von Gliedmaßen erklärt, warum kleine Säugetiere im Vergleich zu großen Säugetieren ineffizient sind; pro Gramm Körpergewicht verbraucht eine Maus 20-mal mehr Energie als ein Pony.[9]

Letztendlich wird die Effizienz beim Gehen und Laufen nur durch ein moderates Abflachen der Bahn unseres Körperschwerpunkts wirklich optimiert. Der Haken daran ist, dass sich die genauen Bewegungsmuster, die die Bahn des Körperschwerpunkts in Richtung maximaler Effizienz bringen, beim Gehen und Laufen unterscheiden. Bei geringeren Geschwindigkeiten sind wir am effizientesten, wenn unsere Beine steif und inflexibel sind, aber bei höheren Geschwindigkeiten müssen wir den Grad von Knie- und Hüftflexion erhöhen, um die Stoßdämpfung zu verbessern. Diese Erkenntnisse stimmen mit der klinischen Beobachtung überein, dass sich Gehen bei langsamer Fortbewegung besser anfühlt, während Laufen bei höheren Geschwindigkeiten angenehmer ist.

Um genau definieren zu können, welches Gangmuster bei einer bestimmten Fortbewegungsgeschwindigkeit am effizientesten ist (es gibt letztlich so viele Optionen für die Auswahl von Gelenkbewegungen), haben Wissenschaftler vom Robotiklabor der Cornell University ein computerbasiertes mathematisches Modell entwickelt. Dieses kann tatsächlich die metabolische Effizienz jeder möglichen Art des Gangs bewerten (einschließlich skurriler Muster wie dem beim Groucho-Gang). Zu den Ergebnissen gab es einen Artikel in der renommierten Fachzeitschrift *Nature*.[10] Wie erwartet, war bei niedrigen Fortbewegungsgeschwindigkeiten das Gehen mit relativ steifen und beinahe durchgedrückten Knien am wirtschaftlichsten in Sachen Energie (denn der Quadrizeps hat einen hohen diesbezüglichen Verbrauch). Bei höheren Geschwindigkeiten war hingegen das Sprinten mit einer längeren Flugphase nachweislich am effizientesten (Abbildung unten, A und B).

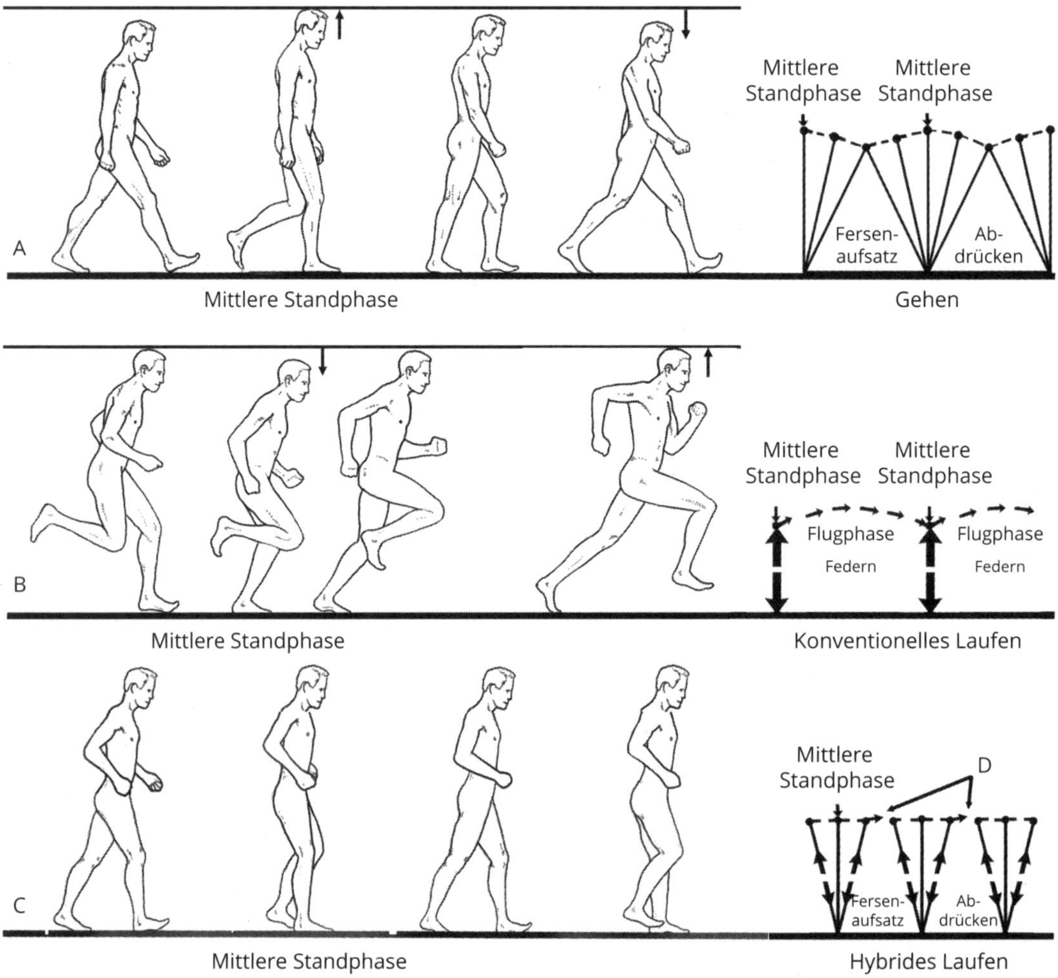

Gehen und Sprinten: Beim Gehen (A) ist der Körperschwerpunkt während der mittleren Standphase am höchsten; am niedrigsten ist er, wenn beide Beine den Boden berühren. Beim Sprinten (B) kommt der Körperschwerpunkt während der Schwungphase am weitesten nach oben; während der mittleren Standphase ist er am tiefsten. Beim *hybriden Laufen* (C) ist die Doppelschrittlänge verringert, es gibt eine kurze Flugphase und die Kniesteifigkeit verhindert, dass sich der Körperschwerpunkt übermäßig nach oben und unten bewegt. Wie beim konventionellen Laufen ist der Körperschwerpunkt beim hybriden Laufen während der Flugphase (D) am höchsten.

Hybrides Laufen: der ideale Laufstil

Das wichtigste Ergebnis des computerbasierten Modells, das die Cornell-Forscher entwickelten, war, dass Gehen und Sprinten nur bei den beiden extremen Geschwindigkeiten zum Einsatz kommen: Gehen bei niedrigen und Sprinten bei hohen Geschwindigkeiten. Bei allen dazwischen liegenden Tempos ermittelte das Computermodell, dass für die Menschen ein Zwischengang günstig wäre: das sogenannte *Pendular Running* (wörtlich übersetzt: »pendelndes Laufen«). Bei diesem Gangmuster, das ich gern als hybrides Laufen bezeichne, wird die Doppelschrittlänge verkürzt, die Flugphase reduziert und die Beine sind während der Standphase kurzzeitig steif (Abbildung Seite 38, C). Die steifen Beine ermöglichen es, die Energie, die mit leichten Auf- und Abbewegungen des Körperschwerpunkts verbunden ist, effizient zu speichern und wieder abzugeben. Der Fuß des Schwungbeins langsamer hybrider Läufer trifft nur wenige Zentimeter vor ihrem Körperschwerpunkt auf den Boden auf; und der Anfangskontakt am Boden erfolgt an der Außenseite der Ferse. Im Gegensatz dazu kommen schnellere hybride Läufer zwar rascher voran, sind aber weniger effizient, da ihre größeren Doppelschrittlängen mehr Knie- und Hüftbewegung erfordern, um die deutlich erhöhten Stoßkräfte abzudämpfen (Abbildung unten).

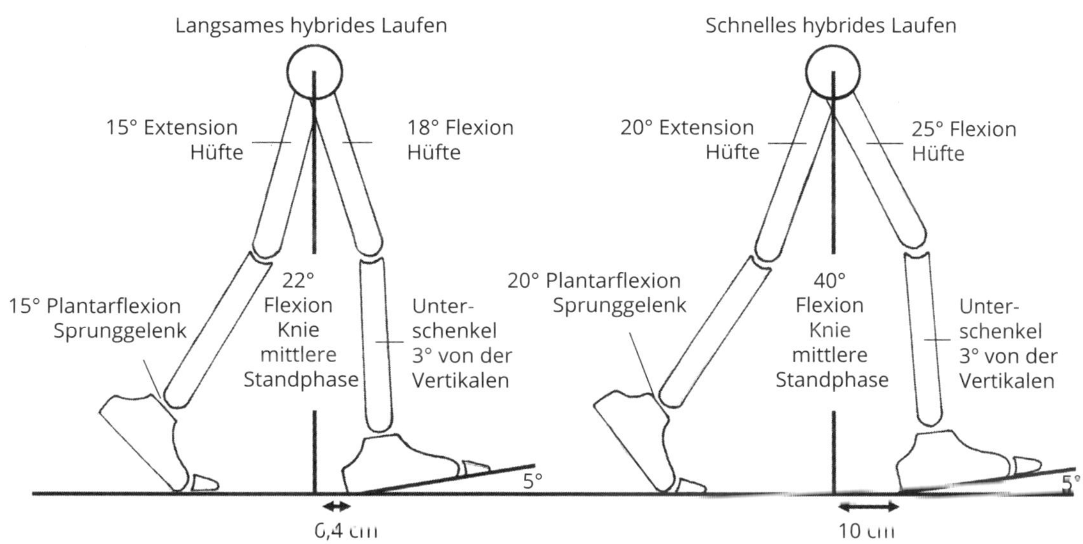

Hybrides Laufen bei verschiedenen Geschwindigkeiten: Unabhängig von der Geschwindigkeit verschiebt sich der Körperschwerpunkt bei hybriden Läufern nur minimal. Sie vermeiden übermäßige Bewegungen der Hüfte und Knie und erzeugen in der kurzen Zeit, in der sie den Boden berühren, so viel Kraft wie möglich. Langsame hybride Läufer entwickeln diese im Zwillingswadenmuskel und Schollenmuskel, während schnelle hybride Läufer sie in der Hüfte und rückseitigen Oberschenkelmuskulatur produzieren. Für bestmögliche Ökonomie justieren gute hybride Läufer die Positionen ihrer Gliedmaßen vor dem Bodenkontakt derart, dass die erreichte Steifigkeit jede Laufgeschwindigkeit gewährt: Es wird Energie absorbiert und wieder abgegeben. Sind die Gliedmaßen zu steif, bewegt sich der Körperschwerpunkt übermäßig auf und ab und die Stoßkräfte erhöhen sich; sind sie nicht steif genug, wird die Bahn des Körperschwerpunkts zu flach und der metabolische Aufwand des Laufens schnellt in die Höhe, da die Muskeln zu viel Kraft aufnehmen müssen.

Im Unterschied zum Sprinten bringt hybrides Laufen metabolische Effizienz mit minimaler Verschiebung des Körperschwerpunkts. Bei niedrigen Geschwindigkeiten haben hybride Läufer kurze Doppelschrittlängen (das 0,9-Fache ihrer Körpergröße) und halten ihre Knie beim Auftreten steif. Ihre Knie bleiben während der Standphase so und beugen sich bis zur mittleren Standphase lediglich um sieben Grad. Sowohl beim langsamen als auch beim schnellen hybriden Laufen ist der Unterschenkel beim Auftreten nur drei Grad von der Vertikalen entfernt und der Winkel zwischen Fuß und Boden beträgt fünf Grad.

Beim langsamen hybriden Laufen liegt der Anfangskontaktpunkt beinahe immer auf der Außenseite der Ferse, die nur 6,4 Zentimeter vor dem Körperschwerpunkt auf den Boden trifft. Im Gegensatz dazu erhöht sich beim schnellen Laufen die Doppelschrittlänge auf das 1,3-fache der Körpergröße und der Anfangskontakt am Boden erfolgt zehn Zentimeter vor dem Körperschwerpunkt. Bei den weltweiten Spitzenlangstreckenläufern findet der Bodenkontakt mit dem Fuß mehr als 30,5 Zentimeter vor dem Körperschwerpunkt statt; ihre Doppelschrittlängen entsprechen mehr als dem Doppelten ihrer Körpergröße.

Beim schnellen hybriden Laufen erhöhen sich die Ausprägung der Hüftflexion und -extension (Abbildung Seite 39), was die längeren Doppelschritte ermöglicht, die für mehr Geschwindigkeit nötig sind. Um den Körperschwerpunkt relativ flach zu halten, muss das Knie beim schnellen hybriden Laufen während der mittleren Standphase 40 Grad gebeugt werden. Auch wenn hybrides Laufen in dieser Abbildung kompliziert erscheinen mag, ist es eigentlich sehr einfach. In langsamer Form ist es schlurfendes Laufen. Dabei wird die Kraft erzeugt, indem sich die Hüfte wie eine Schere bewegt, während sich die Knie nur mit einem geringen Bewegungsumfang beteiligen. Man verbringt so wenig Zeit wie möglich auf dem Boden und fokussiert sich darauf, sich schnell mithilfe der Wadenmuskeln abzudrücken, um eine kurze Flugphase einzuleiten. Fast die gesamte Kraft, die mit langsamem hybridem Laufen verbunden ist, stammt aus den Waden und Achillessehnen.

Da die Doppelschrittlänge so kurz ist, prallt man nicht hart auf den Boden auf, und der Bodenkontakt erfolgt typischerweise mit den Außenseiten der Ferse, wobei sich der Fuß nur wenige Zentimeter vor dem Läufer befindet. Um beim hybriden Laufen an Geschwindigkeit zu gewinnen, erhöht man allmählich die Doppelschrittlänge und versucht, so wenig Zeit wie möglich auf dem Boden zu verbringen (man trifft wie ein Flummi auf den Boden auf, speichert schnell Energie und gibt sie wieder ab). Die Knie und Hüfte sind noch immer ein wenig steif, bewegen sich aber mit einem größeren Bewegungsumfang, da man bei einer weiteren Doppelschrittlänge mehr Stoßkraft absorbieren muss.

Um schnelles hybrides Laufen richtig auszuführen, darf der Unterschenkel beim Anfangskontakt nur wenige Grad von der Vertikalen entfernt sein und bei Hüfte und Knie darf es keine übermäßigen Bewegungsumfänge geben. Im Gegensatz zum langsamen hybriden Laufen wird beim schnellen hybriden Laufen fast die gesamte Kraft von der Hüfte, dem Quadrizeps und der Oberschenkelrückseite aufgebracht.[11] Wie genau der Laufstil beim schnellen hybriden Laufen aussieht, wird in Kapitel 4 ausführlich erklärt. Ebenso werden spezielle Drills vorgestellt, um hybrides Laufen zu erlernen.

Alle Abbildungen zeigen, dass der Hauptunterschied zwischen Gehen und Laufen darin besteht, dass der Körperschwerpunkt beim Laufen während der mittleren Standphase an einem tiefen Punkt und beim Gehen während der mittleren Standphase an einem hohen Punkt ist. Wo sich der Körperschwerpunkt während der mittleren Standphase befindet, ist wichtig, weil es der einzige genaue Indikator ist, der signalisiert, wann wir vom Gehen zum Laufen übergehen. Leider nutzt die überwältigende Mehrheit der Laufforscher noch immer die Flugphase als Unterscheidungsmerkmal zwischen Gehen und Laufen. Dass sich die Flugphase nicht als Definitionskriterium fürs Laufen eignet, stellte der Biologe Tom McMahon von der Harvard University bereits vor mehr als 30 Jahren fest.[12] Er bemerkte, dass der Fuß des Schwungbeins langsamer Läufer häufig schon wieder Bodenkontakt hat, bevor der Abdrückfuß den Boden verlassen hat, was bedeutet, dass diese Läufer keine Flugphase haben. Laufen ohne Flugphase ist in der Natur nicht ungewöhnlich, denn Strauße, Wachteln und Gibbons haben beim Laufen keine Flugphasen. In einem großartigen Artikel mit dem Titel »Running biomechanics: what did we miss?« bemerken Shorten und Pisciotta,[13] dass 16 Prozent der Marathonläufer beim Laufen ohne Flugphase unterwegs sind. Laufen ohne Flugphase, auch als Ground Running (auf Deutsch etwa: »geerdetes Laufen«) bezeichnet, kommt ausschließlich bei langsamen Läufern vor.

Ground Running: der ideale Stil zur Verletzungsprävention

Wenn man bedenkt, wie beliebt Laufen ist, überrascht es, dass bis vor Kurzem niemand die Biomechanik des Ground Running analysiert hat. 2019 erschien der erste wissenschaftliche Artikel über Ground Running in *Medicine & Science in Sports & Exercise*.[14]

Bonnaerens et al. ließen 30 männliche Läufer von konventionellem langsamem Laufen mit Flugphase (oder »Aerial Running«) zu Ground Running wechseln, indem sie ihnen die Anweisung gaben, »ohne Flugphase zu laufen«. So einfach war das Trainingsprotokoll. Die Forscher maßen dann eine große Bandbreite von Laufparametern (wie die Doppelschrittlänge, Schrittfrequenz, Beschleunigung des Schienbeins, den Energiebedarf und die Stoßintensität), während die Läufer entweder Ground Running oder konventionelles Laufen mit Flugphase betrieben – das Tempo war dabei identisch (etwa 7:56 Minuten pro Kilometer). Um eine bessere Vorstellung von der Beziehung zwischen Ground Running und konventionellem Laufen zu erhalten, wiederholten die Forscher ihre Messungen bei einer Tempoerhöhung auf 5:13 Minuten pro Kilometer. Die Tabelle auf Seite 42 fasst die Ergebnisse dieser Studie zusammen. Man erkennt, dass die Doppelschrittlänge und die Schrittfrequenz beim Ground Running und gemächlichen Laufen mit Flugphase beinahe identisch sind, sich die Doppelschrittlänge aber von 1,6 Meter beim langsamen Laufen auf 2,3 Meter beim schnelleren Laufen erhöhte. Die wichtigste Erkenntnis aus dieser Studie war, dass der Wechsel vom langsamen Laufen mit Flugphase zu Ground Running die Stoßintensität um 35 Prozent und die Belastung des Bewegungsapparats um 34 Prozent verringerte.

Interessanterweise erhöhte sich der Energiebedarf der Läufer um fünf Prozent, wenn sie zum Ground Running wechselten, was bestätigt, dass es eine hervorragende Möglichkeit ist, sowohl fit zu bleiben als auch Verletzungen zu vermeiden. Im Gegensatz zu anderen Umstellungen des Laufstils ist der Wechsel zum Ground Running unglaublich einfach, denn man muss sich nur merken: »ohne Flugphase laufen«. Die Forscher betonen, Ground Running sei eine hervorragende Option für ältere Läufer, vor allem, wenn sie übergewichtig seien oder Gelenkbeschwerden hätten. Eine andere Studie von Gazendam und Hof zeigte, dass beinahe ein Drittel der Läufer Ground Running vor langsamem Laufen mit Flugphase bevorzugen, wenn sie langsamer als etwa 8:00 Minuten pro Kilometer laufen.[15]

Unterschiede zwischen Ground Running, langsamem Laufen mit Flugphase und schnellem Laufen

Gangparameter	Ground Running mit 7:56 min/km	Langsames Laufen mit Flugphase mit 7:56 min/km	Schnelles Laufen mit Flugphase mit 5:13 min/km
Schrittfrequenz	151	150	163
Doppelschrittlänge	1,6 m	1,6 m	2,35 m
Bodenkontaktzeit	0,39 s	0,32 s	0,25 s
GRF	1,8 × BW	2,26 × BW	2,57 × BW
Max. Beschleunigung des Schienbeins	2,25	3,46	5,72
Max. VILR	32,49	46,73	75,27

Die Doppelschrittlänge bleibt beim Ground Running und langsamen Laufen mit Flugphase gleich und entspricht durchschnittlich dem 0,9-Fachen der Körpergröße (die Doppelschrittlänge beim Gehen beträgt das 0,8-Fache der Körpergröße). Beim Laufen mit 5:13 Minuten pro Kilometer erhöhte sich die Doppelschrittlänge auf das 1,3-Fache der Körpergröße. Die deutlichen Verringerungen der Bodenreaktionskraft (auf Englisch: *ground reaction force*, GRF), Beschleunigung des Schienbeins und der maximalen vertikalen Kraftanstiegsrate (auf Englisch: *maximum vertical instantaneous load rate*, max. VILR) erklären, warum Läufer, die Ground Running betreiben, eine solch geringe Verletzungsquote haben. (BW = Körpergewicht; auf Englisch: *body weight*)

Übergang zwischen verschiedenen Laufstilen

Dass verschiedene Gangarten für die Fortbewegung zur Verfügung stehen, wird offensichtlich, wenn man auf ein Laufband mit Motor geht und dessen Geschwindigkeit allmählich erhöht. Anfangs ist konventionelles Gehen sehr angenehm, doch wenn man den Knopf für mehr Tempo drückt, ist man doch rasch nicht mehr in der Lage, so auf dem Laufband mitzuhalten und reagiert mit einer Steigerung der Schrittfrequenz. Derartig vorzugehen, ist aber nur kurzzeitig in Ordnung, denn der metabolische Aufwand für ein dicht getaktetes Beschleunigen und Abbremsen der Beine ist zu hoch, sodass man alsbald die Doppelschrittlänge erhöht. Während professionelle Geher bei ihrer Doppelschrittlänge viel Spielraum nach oben haben, da sie die Knie überstrecken und Becken und Sprunggelenke übertrieben bewegen können (wobei sie häufig Gehgeschwindigkeiten von 3:44 Minuten pro Kilometer erreichen), landet der Durchschnittsmensch rasch bei einer Doppelschrittlänge, die sich nur schwer aufrechterhalten lässt. An diesem Punkt wechseln die meisten zum Ground Running. Der genaue Punkt, an dem man mit langsamem Laufen ohne Flugphase beginnt, unterscheidet sich von Mensch zu Mensch, denn jeder hat eine individuelle Übergangsgeschwindigkeit (durchschnittlich liegt sie bei etwas mehr als 6,4 Kilometern pro Stunde).

Über den Grund, warum jeder Mensch eine individuelle Übergangsgeschwindigkeit hat, wurde bis vor Kurzem noch heiß diskutiert. Forscher haben mittlerweile aber eine Antwort gefunden, indem sie spezielle Sensoren an den Wadenmuskeln von Probanden anbrachten und die Kraft unter deren Vorfüßen maßen: Menschen, so wurde durch die Untersuchung klar, wechseln zu langsamem Laufen, um die Belastung des Zwillingswadenmuskels und des Schollenmuskels zu verringern. Wenn sich die Doppelschrittlänge erhöht, werden die Muskeln hinten in den Waden so überdehnt, dass sie nicht mehr genug Kraft erzeugen können, um einen Läufer nach vorn zu drücken[16] (Abbildung Seite 44).

An diesem Punkt, der sich von Person zu Person etwas unterscheidet, gehen Menschen dann zum langsamen hybriden Laufen über. Die kürzeren Doppelschrittlängen, die mit dem Laufen ohne Flugphase verbunden sind, ermöglichen es den Wadenmuskeln in einer neutraleren Position zu arbeiten. Die Tatsache, dass ein überdehnter Muskel nicht viel Kraft erzeugen kann, wird offensichtlich, wenn man einen Liegestütz macht: Anfangs scheint es unmöglich, sich vom Boden hochzudrücken, aber nach den ersten Zentimetern wird der Liegestütz einfacher, weil sich die Brustmuskeln in einer neutraleren Position befinden.

Sobald man mit Ground Running begonnen hat, zwingt einen die stetige Erhöhung der Geschwindigkeit auf dem Laufband dazu, die Doppelschrittlänge zu vergrößern. Man geht ziemlich bald zu langsamem hybridem Laufen über. Die Stoßkräfte nehmen zu und man spürt die Belastung des Quadrizeps,

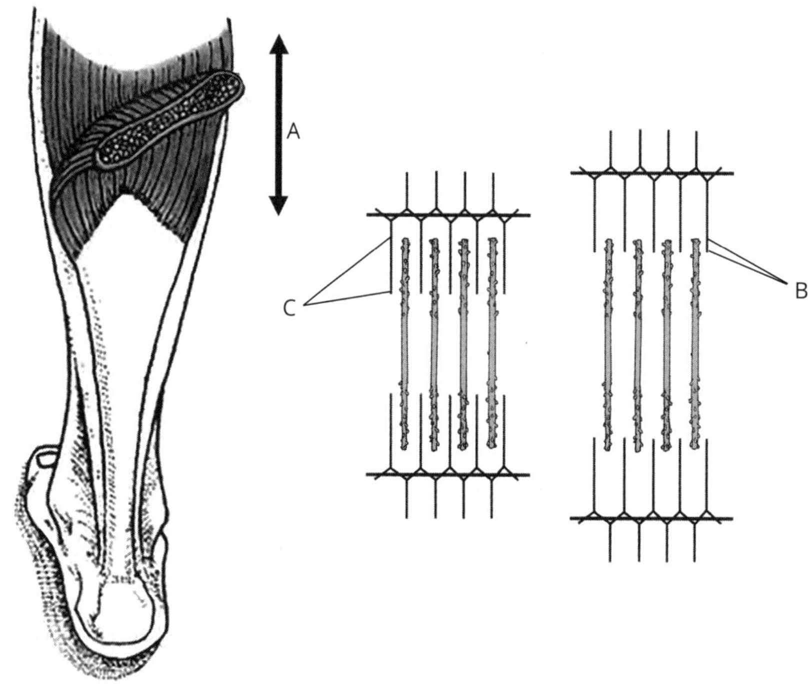

Bei einer Dehnung des Zwillingswadenmuskels und des Schollenmuskels (A) werden die Muskelfilamente, die für die Krafterzeugung verantwortlich sind, getrennt (vergleiche die Kontaktbereiche B und C) und können keine Kraft mehr erzeugen.

wenn die Knie steif werden, um die Bahn des Körperschwerpunkts abzuflachen. Obwohl es im Hinblick auf den Stoffwechsel ein wenig aufwendiger ist, ermöglicht das Laufen mit einer Flugphase, das Tempo einfach durch eine größere Doppelschrittlänge zu erhöhen. Würde man sich im hybriden Laufen weiter steigern und anschließend zu einem maximalen Sprint beschleunigen, würde die optimale Doppelschrittlänge bei etwa 80 Prozent der Höchstgeschwindigkeit erreicht werden. Zur schnellstmöglichen Sprintgeschwindigkeit würde man durch eine Erhöhung der Schrittfrequenz kommen, nachdem die Doppelschrittlänge ausgereizt wurde. Die Beine sind nämlich schwer. Es bedeutet einen hohen metabolischen Aufwand, sie hin- und herzubewegen. Deshalb erhöht man die Schrittfrequenz nur, wenn man muss, das heißt: für die maximale Sprintgeschwindigkeit. Wichtig dabei ist: Weyand und seine Kollegen[17] haben durch die Analyse aller Methoden, die beim schnellen Laufen die Geschwindigkeit steigern (das heißt Vergrößerung der Doppelschrittlänge, Schrittfrequenz und/oder Erhöhung der Zeit, die man in der Luft ist), herausgefunden, dass die besten Läufer der Welt nicht mehr Zeit in der Luft verbringen. Stattdessen verbringen sie weniger Zeit auf dem Boden und generieren während dieser kürzeren Zeitdauer mehr Kraft. Dieses interessante Forschungsergebnis zeigt, dass man in der knappen Zeit, in der man Bodenkontakt hat, sehr viel Kraft produzieren muss, wenn man in höherem Tempo laufen möchte. Die Fähigkeit, Explosivkraft zu erzeugen, erfordert sowohl starke Muskeln als auch flexible Sehnen.

Da die längere Flugphase, die mit schnellem Laufen einhergeht, zu einer fünfmal höheren Bodenreaktionskraft führt, muss der Körper sofort zwischen verschiedenen biomechanischen Optionen wählen und sich entscheiden, wie er diese verstärkten Kräfte abdämpft. Auf die erhöhten Stoßkräfte kann beispielsweise reagiert werden, indem der Anfangskontakt mit dem Vorfuß erfolgt, die gegenüberliegende Hüfte abgesenkt wird und/oder Knie und Hüfte übermäßig gebeugt werden. Wie die biomechanischen Optionen kombiniert werden, ist sehr variabel, da sich Menschen hinsichtlich ihrer Kraft, Knochenarchitektur und Flexibilität stark voneinander unterscheiden. Auch frühere Verletzungen haben Einfluss darauf, welche Gelenkbewegungen einbezogen werden. Indem Menschen mit allen biomechanischen Optionen experimentieren, kommen sie zu einem speziellen Laufmuster, das im Hinblick auf den Stoffwechsel am effizientesten für sie ist. Das erklärt, warum es unter Läufern eine so große Bandbreite an Laufstilen gibt, unter Gehern jedoch nicht. Es erklärt auch, warum jeder Versuch, die selbst gewählte Doppelschrittlänge eines Läufers spürbar zu verändern, zu einer metabolisch weniger effizienten Bewegungsweise führt. Laut dem Sportphysiologen Tim Anderson[18] sind Läufer in der Lage, alle Faktoren kritisch zu bewerten, die mit »der wahrgenommenen Anstrengung [verbunden sind], um zu einer Doppelschrittlänge zu gelangen, die den Energieaufwand minimiert«. Es dauert nicht lange, bis ein Läufer die für ihn ideale Doppelschrittlänge entdeckt, denn unerfahrene und erfahrene Läufer haben gleichermaßen effiziente Doppelschrittlängen.

Um den bestmöglichen Weg zu finden, die Leistungsfähigkeit zu steigern und Verletzungen zu vermeiden, sollte man verstehen, was beim Laufen im Körper geschieht. Die folgenden Abschnitte geben einen Überblick über die wichtigsten biomechanischen Vorgänge während des Gangzyklus.

Die Standphase

Das Gehen ist ein relativ einfacher Prozess, bei dem wir die Ferse auf den Boden aufsetzen und uns – ähnlich wie beim Stabhochsprung – über das in der Standphase befindliche Bein geschmeidig nach vorn schwingen. Dagegen ist Laufen wegen der deutlich erhöhten Stoßkräfte eine größere Herausforderung. Ein Beispiel soll den Unterschied zwischen diesen beiden Aktivitäten herausarbeiten: Wenn ein 68 Kilogramm schwerer Mann eine gewisse Strecke geht, berühren seine Füße den Boden 115-mal pro Minute, die Stoßkräfte betragen 110 Prozent seines Körpergewichts, und alle 60 Sekunden wirkt eine Kraft auf seine Füße, die 8,6 Tonnen entspricht. Wenn derselbe Mann eben diese Strecke läuft, kommen seine Füße 175-mal pro Minute auf dem Boden auf, die Stoßkräfte erhöhen sich auf das Drei- bis Fünffache seines Körpergewichts, und seine Füße müssen jede Minute Stoßkräfte absorbieren, die über 47 Tonnen gleichkommt.

Solch große Kräfte abzufedern ist keine leichte Aufgabe – um verletzungsfrei zu bleiben, lernen wir, beinahe alle Muskeln und Gelenke im Körper einzubeziehen. Kurz bevor wir den Boden berühren, richtet der Körper sich so aus, dass sich die stoßdämpfenden Muskeln in einer neutralen Position befinden (die Muskeln sind am stärksten, wenn sie weder gedehnt noch verkürzt sind). Zudem wird jedes Gelenk ideal ausgerichtet, um mit dem bevorstehenden Stoß zurechtzukommen. Beim Gehen und langsamen Laufen erfolgt der Anfangskontakt beinahe immer mit der Außenseite der Ferse. Um die Doppelschrittlänge kurz zu halten, beugen wir die Knie dabei leicht. Schnelles Laufen ist anders, denn dafür müssen wir die Doppelschrittlänge deutlich erhöhen. (Wie bereits skizziert, haben Sprinter Doppelschrittlängen von bis zu 4,9 Metern.) Um diese langen Doppelschritte zu erzeugen, während wir mit voller Geschwindigkeit laufen, rotieren wir das Becken nach vorn, vergrößern die Umfänge der Bewegung in Hüfte und Knie und machen den Anfangskontakt am Boden mit dem Vorfuß. Indem wir den Vorfuß als Erstes auf den Boden aufsetzen, können wir das Bein, mit dem der Kontakt erfolgt ist, nach hinten ziehen, um uns nach vorn zu katapultieren.

Die Biomechanik von Sprinten und Langstreckenlaufen ist sehr unterschiedlich. Sprinter brauchen sich keine Gedanken um Effizienz zu machen, sondern nur um das Erreichen von Spitzengeschwindigkeiten. Für einen Marathonläufer ist Effizienz hingegen alles. Einer der Hauptunterschiede zwischen schnellen und langsamen Langstreckenläufern ist, dass langsame Läufer beinahe immer die Außenseite der Ferse als Erstes auf den Boden aufsetzen, während der Anfangskontakt am Boden bei schnellen Langstreckenläufern fast überall erfolgen kann: mit der Ferse, dem Mittelfuß oder dem Vorfuß. Auch wenn der Grund, warum schnelle Läufer so unterschiedliche Kontaktpunkte wählen, unklar ist, liegt es sehr wahrscheinlich an mehreren Faktoren wie der Fußarchitektur, der Knochenausrichtung, Muskelflexibilität und sogar früheren Verletzungen. Das perfekte Beispiel dafür, wie die Knochenausrichtung Fußaufsatzmuster beeinflussen kann, ist der großartige Marathonläufer Bill Rogers. Um seine große Beinlängendifferenz zu kompensieren, setzt Bill auf der Seite des kürzeren Beins den Vorfuß auf und auf der Seite des längeren Beins die Ferse. Durch die asymmetrischen Kontaktpunkte bleibt sein Becken waagrecht und sein Risiko für Verletzungen des unteren Rückens wird höchstwahrscheinlich gesenkt.

Sollte der Anfangskontakt am Boden mit der Ferse, dem Mittelfuß oder dem Vorfuß erfolgen?

Auch wenn 95 Prozent der Freizeitläufer instinktiv auf der Ferse landen, behaupten viele Laufexperten, der erste Kontaktpunkt sollte bei allen Läufern weiter vorn liegen. Befürworter eines weiter vorn liegenden Kontaktpunkts argumentieren, dass das Aufsetzen des Mittelfußes »natürlicher« sei, da erfahrene Barfußläufer beim Übergang vom Gehen zum Laufen sofort vom Fersenaufsatz zum Mittelfußaufsatz wechseln. Es gibt die Theorie, dass derart die Stoßdämpfung optimiert wird (und damit das Verletzungsrisiko sinkt). Zudem würde die Energiespeicherung in unseren Sehnen sowie die Energiewiederabgabe verbessert werden (wodurch wir schneller und effizienter unterwegs sind). Befürworter von *Chi Running*, einer vom Tai Chi beeinflussten Laufform, und *Pose Running*, einer auf dem Erlernen bestimmter Körperhaltungen basierenden Methode, behaupten sogar, dass Läufer, die mit der Ferse auf dem Boden landen, ihre Laufeffizienz senken und ihr Verletzungsrisiko erhöhen.

Etwas so Grundlegendes wie die Frage, welcher Teil des Fußes beim Laufen zuerst auf den Boden aufgesetzt werden sollte, hat eigentlich kein offener Diskussionspunkt zu sein.

Um den Effekt, den verschiedene Fußaufsatzpositionen auf die Stoßkraft haben, zu bewerten, ermittelten Forscher von der University of Wisconsin den Fußaufsatzwinkel und die vertikalen Stoßkräfte bei 170 gesunden Crossläufern der NCAA Division I, der höchsten Stufe in den US-amerikanischen College-Sportprogrammen.[19] Nachdem sie diese Läufer bei verschiedenen Laufgeschwindigkeiten analysiert hatten, kamen die Autoren zu dem Schluss, dass die Stoßkräfte bei den Läufern am höchsten waren, die auf dem Mittelfuß landeten. Am niedrigsten waren sie bei den Läufern, die beim Fußaufsatz die Sprunggelenke mehr als 20 Grad *dorsalflektiert* (Fuß im Sprunggelenk in Richtung Fußrücken geneigt) oder mehr als 15 Grad *plantarflektiert* (Fuß im Sprunggelenk in Richtung Fußrücken gebeugt) hatten (Abbildung unten). Die Autoren stellen fest: »Fersenläufer zu einem Wechsel zum Mittelfußaufsatz zu animieren, führt sehr wahrscheinlich zu einer Erhöhung, nicht zu einer Verringerung der Kraftanstiegsrate.«

In einer systematischen Literaturübersicht, die die Vorzüge der verschiedenen Fußkontaktpunkte untersucht, betrachteten Joe Hamill und Allison Gruber[20] die wissenschaftlichen Veröffentlichungen zu der Kontroverse und kamen zu dem Schluss, dass »ein Wechsel zu einem Mittel- oder Vorfußaufsatz die Laufökonomie nicht verbessert, einen Stoß beim Fuß-Boden-Kontakt nicht vermeidet und das Risiko für laufbedingte Verletzungen nicht reduziert«. Frühere Forschungsergebnisse bestätigen, dass eine Veränderung der Fußposition beim Bodenkontakt nicht die insgesamt wirkende Kraft beeinflusst – sie verändert nur, welcher Körperteil diese absorbiert. Fersenläufer federn beispielsweise mehr Kraft mit den Knien ab, während Vorfußläufer dies mehr mit den Waden tun. Das ist die biomechanische Version von »es gibt nichts geschenkt«, und sie erklärt, warum Fersenläufer anfälliger für Knieschmerzen sind und Vorfußläufer so häufig eine chronische Plantarfasziitis haben.

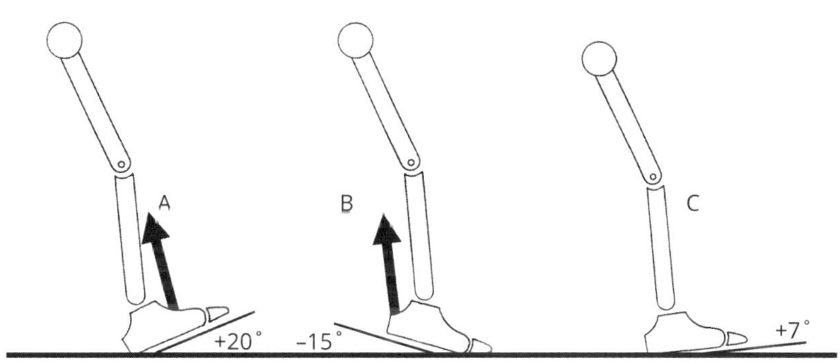

Läufer, die mit 20 Grad dorsalflektierten (A) oder 15 Grad plantarflektierten Sprunggelenken (B) den Fuß auf den Boden aufsetzen, haben deutlich niedrigere Stoßkräfte als Läufer, deren Sprunggelenke beim Fußaufsatz fast neutral (C) sind. Die verringerten Stoßkräfte haben allerdings nicht unbedingt etwas mit Effizienz zu tun, da der vordere Schienbeinmuskel und der Zwillingswadenmuskel/Schollenmuskel in A beziehungsweise B härter arbeiten, um die Stoßkräfte abzufedern (Pfeile). Da die Hüfte und Knie die mit Abstand wichtigsten Stoßdämpfer sind, können der Fuß und das Sprunggelenk nur relativ begrenzt Stöße auffangen.

Fußaufsatz und die metabolische Effizienz bei verschiedenen Laufgeschwindigkeiten

Ein wichtiger Artikel zum Thema Fußaufsatz wurde im *Journal of Experimental Biology* veröffentlicht: Wissenschaftler berechneten das Gelenkdrehmoment, die verrichtete mechanische Arbeit und die Muskelaktivität, die mit der Veränderung der Anfangskontaktpunkte bei verschiedenen Geh- und Laufgeschwindigkeiten verbunden ist.[21] Die Ergebnisse dieser Studie bestätigten, dass Laufen mit Mittel- oder Vorfußkontakt im Hinblick auf den Stoffwechsel keinen klaren Vorteil gegenüber einem Fersenaufsatzmuster bot. Beim Gehen verringerte ein Fersenaufsatzmuster hingegen den metabolischen Aufwand um überraschende 53 Prozent. Das ist ein riesiger Effizienzunterschied und erklärt, warum beinahe alle Freizeitläufer zuerst die Ferse auf den Boden aufsetzen. Obwohl einige Eliteläufer ökonomisch arbeiten, wenn sie auf dem Vorfuß landen, ist die überwältigende Mehrheit der Menschen, die regelmäßig laufen, mit einem Fersenaufsatz effizienter.

Da die schnellsten Läufer der Welt häufig den Vorfuß auf den Boden aufsetzen, während langsame Läufer auf der Ferse landen, lautet die große Frage nun: Bei welchem Tempo verliert man die metabolische Effizienz, die mit dem Fersenaufsatz einhergeht? In einer computersimulierten Studie zur Auswertung der Effizienz zeigten Forscher von der University of Massachusetts, dass der Fersenaufsatz bei einem Tempo von 4:43 Minuten pro Kilometer etwa sechs Prozent effizienter war als der Mittel- oder Vorfußaufsatz.[22] Manche Fachleute sind der Meinung, dass der Übergangspunkt, bei dem es keine Ökonomieunterschiede zwischen Fersen- und Mittelfußaufsatzmustern gibt, bei 3:44 Minuten pro Kilometer liegt.

Wenn man den klaren Vorteil im Hinblick auf den Stoffwechsel bedenkt, der mit dem Fersenaufsatz verbunden ist (ausgenommen bei sehr schnellen Laufgeschwindigkeiten), überrascht es nicht, dass Freizeitläufer angeben, ein Rückfußaufsatzmuster sei deutlich angenehmer als ein Mittelfußaufsatzmuster.[23] Die verbesserte Effizienz erklärt auch, warum etwa 35 Prozent der Freizeitläufer, die zu Minimalschuhen wechseln, weiterhin auf der Ferse landen, obwohl sich die Stoßkräfte verstärken: Der Fersenaufsatz ist so effizient, dass man ihn nicht aufgeben möchte.[24]

Die Evolution des Fersenbeins

Unsere Präferenz für den Rückfußaufsatz reicht Millionen von Jahren zurück. Eine Laseranalyse der 1,5 Millionen Jahre alten Homo-erectus-Fußspuren, die im kenianischen Ileret entdeckt wurden, offenbarte, dass bei unseren effizientesten hominiden Vorfahren der Anfangskontakt mit der Ferse erfolgte.[25] Der Grund dafür ist einfach: Sieben Millionen Jahre Evolution haben das Fersenbein *(Calcaneus)* in eine Form gebracht, die perfekt dafür geeignet ist, die mit dem Fersenaufsatz verbundenen Kräfte abzudämpfen. Einer der wichtigsten Faktoren, der die Ferse effektiv in der

Belastungsverteilung macht, ist ihre Größe: Die durchschnittliche 45 Kilogramm schwere Frau hat ein größeres Fersenbein als ein knapp 160 Kilogramm schwerer Gorilla.

Ein weiterer Faktor, der die Stoßdämpffähigkeit des Fersenbeins verbessert, liegt in einer Gegebenheit, die auf den ersten Blick etwas unlogisch anmutet: Obwohl das Fersenbein beim Kontakt großen Stoßkräften ausgesetzt ist, besitzt es eine extrem dünne äußere Knochenschicht (das heißt, die Kortikalis ist hauchdünn). Die innere unterstützende Knochenschicht (Spongiosa) ist ebenfalls dünn, aber mit vielen Blutgefäßen ausgestattet, die bei der Reparatur von beschädigtem Knochen helfen. Die Kombination aus der dünnen äußeren Knochenschicht und der umfangreichen internen Versorgung mit Blutgefäßen führt zur Bildung einer beinahe hohlen Struktur, die beim Fersenaufsatz wie ein dickes Polster wirkt; das heißt, die Ferse dehnt sich aus und zieht sich zusammen wie ein Flummi, der vom Boden hochspringt. Klinisch betrachtet ist die Tatsache, dass das Fersenbein eine solch dünne Kortikalis-Schicht hat, hilfreich, wenn man mögliche Ermüdungsbrüche in der Ferse diagnostizieren möchte: Ein leichtes Drücken gegen die Seiten der Ferse erzeugt starke Schmerzen, wenn ein Ermüdungsbruch vorliegt. Wäre die Kortikalis der Ferse dick (wie bei den meisten Knochen), würde man selbst den Druck einer Schraubzwinge kaum spüren. Dieser einfache Drücktest kann fast schon ein kostspieliges MRT ersparen, da er bei der Diagnose von Ermüdungsbrüchen des Fersenbeins extrem genau ist.

Der beste Stoßdämpfer der Welt

Der letzte Faktor, der das Fersenbein für die Belastungsverteilung effektiv macht, ist, dass es von einem unglaublich gut konstruierten Fettpolster geschützt wird, das bei einem typischen erwachsenen Mann durchschnittlich 19 Millimeter dick ist. Das Fettpolster der Ferse besteht aus spiralförmigen Kammern, gefüllt mit eingeschlossenem Fett, die von Windungen aus *fibroelastischem* (das heißt, faserigem und gleichzeitig elastischem) Material umgeben sind (Abbildung rechts).

Ultraschalluntersuchungen zeigen, dass Fettpolster in tiefe, dicke, stark verformbare innere Kammern (Makrokammern) und dünne, oberflächliche, nicht verformbare äußere Kammern (Mikrokammern) unterteilt sind. Da äußere Kammern bei Kompression ihre Form aufrechterhalten, fungieren sie als schützende Schalen, die die inneren Kammern unter der Ferse halten. Im Gegensatz dazu dienen die inneren Kammern als größter Stoßdämpfer, die sich – wenn Kraft auf sie ausgeübt wird – schnell verformen und wieder in die Ursprungsform zurückkehren (Abbildung Seite 50). Das Fersenpolster kann Stoßkräfte außergewöhnlich effektiv absorbieren. Kürzlich wurde gezeigt, dass es zweimal besser Stöße dämpfen kann als Sorbothane, das als Nummer eins der kommerziell verfügbaren Stoßdämpfer gilt.

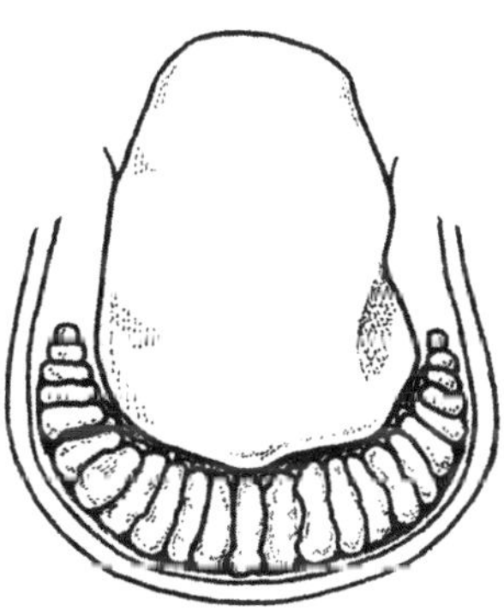

Das Fettpolster am Fersenbein

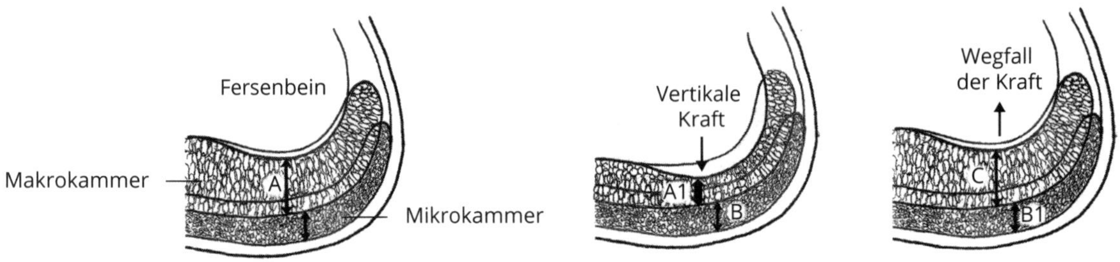

Normale Fettpolster bestehen aus tiefen Makrokammern und oberflächlichen Mikrokammern. Sind sie Stoßkräften ausgesetzt, werden die Makrokammern deutlich komprimiert (vergleiche A und A1), während die Mikrokammern sich nicht verändern (vergleiche B und B1). Wenn die Stoßkräfte wegfallen, kehren Makrokammern in ihre Ursprungsform zurück und geben dabei eine bedeutende Menge Energie wieder ab.

Wenn man aufrecht steht, reduziert das Fettpolster Druckspitzen unter der Ferse, indem es den Druck gleichmäßig über die gesamte Fläche des Fersenbeins verteilt. Das Fersenpolster spielt zudem eine Rolle bei der Verringerung von Wärmeverlust an die Umgebung. Obwohl ich es nicht empfehle: Würde man eine Weile barfuß im Schnee laufen, könnte man merken, dass das Fersenpolster eine spürbare Isolation bietet und den Verlust von Körperwärme an den Boden verringert. Ungewöhnlich ist das Polster in der Hinsicht, dass es sogar bei Frost beinahe seine gesamten stoßdämpfenden Eigenschaften beibehält. Die Fähigkeit des Fersenpolsters, in kalten Umgebungen zu funktionieren, lässt sich auf den höheren Anteil mehrfach ungesättigter Fettsäuren zurückführen. Im Vergleich zu konventionellem Fettgewebe mit einem Verhältnis von mehrfach ungesättigten zu gesättigten Fettsäuren von 2,5:1 enthält das typische menschliche Fersenpolster 4,5-mal mehr mehrfach ungesättigte Fettsäuren. Der größere Anteil von mehrfach ungesättigten Fettsäuren verbessert die Funktion des Fersenpolsters, da er seine Viskosität reduziert, wodurch es bei niedrigen Temperaturen stabiler sein kann.

Mittels *Fluoroskopie* (Durchleuchtung) und mit einem speziellen Monitor haben Forscher analysiert, was genau in den Fettpolstern geschieht, während wir gehen.[26] Beim Anfangskontakt komprimiert sich das Fettpolster ausgesprochen schnell auf 40 Prozent, wobei etwa 20 Prozent der mit dem Fersenaufsatz verbundenen Kräfte bei dieser Verformung umverteilt werden. Auch wenn das Fersenpolster sehr effektiv darin ist, Kräfte beim Gehen abzudämpfen, erzeugt die drei- bis fünffache Erhöhung der vertikalen Kräfte, die mit dem Fersenaufsatz beim Laufen verbunden ist, einen so erschütternden Stoß, dass dabei die Wände der Fersenpolsterkammern beschädigt werden können. In einer Studie zur Fersenpolsterkompression beim Barfußlaufen und Laufen mit Schuhen zeigten niederländische Forscher,[27] dass Barfußlaufen eine Deformation des Fersenpolsters von 60 Prozent mit sich bringt, während sie beim Tragen von Laufschuhen auf 35 Prozent reduziert wird. Die Verringerung mit Laufschuhen ist vergleichbar mit der Deformation von 40 Prozent beim Barfußgehen.[28]

Die niederländischen Studien bestätigen, dass Laufen mit Laufschuhen etwa dieselbe Fettpolsterkompression erzeugt wie Barfußgehen (eine Aktivität, für die das Fersenpolster ausgelegt ist). Barfußlaufen oder Laufen in Minimalschuhen mit Fersenaufsatz (was bei langsamen Läufern häufig vorkommt) kann einen Kompressionsgrad hervorrufen, der das Fersenpolster permanent schädigen kann. Die Erhaltung eines gesunden Fersenpolsters ist wichtig, weil sich das Dünnerwerden des Fersenpolsters als Prädiktor für chronische Fersenschmerzen erwiesen hat. Da unsere hominiden Vorfahren selten älter als 35 wurden und sehr wahrscheinlich nicht viel liefen, machten sie sich keine Gedanken darüber, wie sie dafür sorgen konnten, dass das Fersenpolster unversehrt blieb (sie hatten ganz andere Probleme). Aber da unsere Lebenserwartung aktuell bei um die 80 Jahre liegt (und die Lebenserwartung von Läufern bis zu sechs Jahre länger ist), ist es für die langfristige Gesundheit unserer Füße extrem wichtig, das Fersenpolster gesund zu erhalten.

Da die Kräfte beim Laufen so hoch sind, ist das Ausmaß der Stoßdämpfung durch das Fersenpolster zwar hilfreich, doch die verstärkten Stoßkräfte beim Laufen können besser von unseren starken Muskeln aufgefangen werden, die sich aktiv dehnen, um Stöße abzufedern. Um zu verstehen, wie wichtig die Muskeldehnung für die Stoßdämpfung ist, stellen wir uns einmal einen Baseballspieler vor, der mit bloßen Händen einen sehr kraftvoll geworfenen Ball fangen möchte. Um Verletzungen vorzubeugen, streckt der Spieler reflexartig die Arme, kurz bevor der Ball in seiner Reichweite ist. So können sich die Ellbogen beugen, während er den Ball fängt. Das Beugen der Ellbogen ermöglicht dem Trizeps, den Stoß abzufedern und das Risiko einer Handverletzung zu verringern. Je schneller der Ball ist, desto mehr winkelt der Fänger die Ellbogen an. Ein anderes gutes Beispiel ist ein Eierfangwettbewerb: Je weiter das Ei geworfen wird, desto stärker führt die Person, die es fangen soll, ihre Körperbewegungen aus. Sie gibt ihren Muskeln derart mehr Zeit, die auf die Eierschale wirkenden Stoßkräfte zu reduzieren.

Optionen für den Bodenkontakt

Wenn man die Ferse als ersten Kontaktpunkt wählt, tragen die Muskeln an der Vorderseite des Unterschenkels zur Stoßdämpfung bei, indem sie den Vorfuß langsam auf den Boden absenken, wie in der Abbildung unten dargestellt.

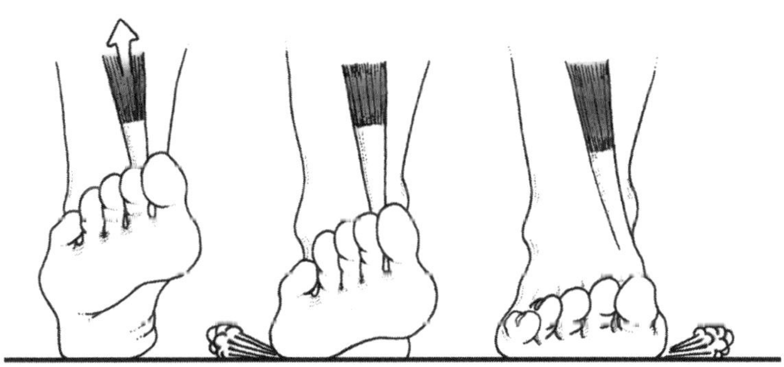

Während der Kontaktphase senken die Muskeln an der Vorderseite des Unterschenkels den Vorfuß gleichmäßig auf den Boden.

Der vordere Schienbeinmuskel eignet sich besonders gut, um den Vorfuß abzusenken, da seine Muskelarchitektur so gestaltet ist, dass er kaum Schaden nehmen kann, auch bei wiederholten kräftigen Kontraktionen.[29]

Wer vorzugsweise mit dem Mittelfuß auftritt, sollte zuerst die Außenseite des Mittelfußes aufsetzen, damit der hintere Schienbeinmuskel langsam die Innenseite des Fußes auf den Boden absenken kann. Dieser Muskel ist auch speziell dafür ausgelegt, mit Stoßkräften zurechtzukommen, denn seine Sehne dreht sich beinah um 45 Grad, bevor sie ansetzt. Dadurch kann sie wie eine Feder Stöße dämpfen.[30]

Falls ein Vorfußaufsatz gewählt wird, senken der Zwillingswadenmuskel und der Schollenmuskel die Ferse langsam zum Boden und die Stoßkräfte werden von den großen Muskeln der Wade abgefedert. Obwohl durch Kontaktpunkte am Vorfuß Stöße sehr effektiv gedämpft werden können, ist der Zwillingswadenmuskel weniger dafür geeignet, die Ferse zum Boden zu bringen, da er sowohl das Sprunggelenk als auch das Knie überspannt (Abbildung rechts).

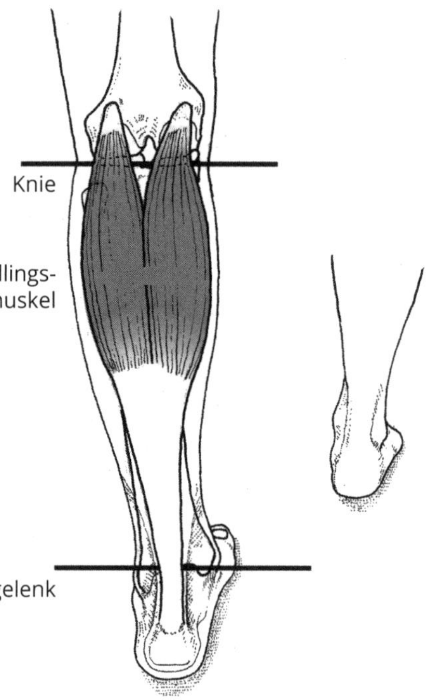

Der Zwillingswadenmuskel überspannt sowohl das Knie als auch das Sprunggelenk und ist nicht direkt am Schienbein befestigt.

Mehrere Studien haben gezeigt, dass bei Muskeln, die mehr als ein Gelenk überspannen, ein höheres Risiko besteht, dass sie beschädigt werden, wenn sie sich unter Spannung dehnen.[31, 32] Dass zweigelenkige Muskeln verhältnismäßig schwach sind, erklärt, warum Fersenläufer, die zum Vorfuß als Kontaktpunkt wechseln, häufig über *Delayed-Onset Muscle Soreness* (einem verzögert einsetzenden Muskelkater) im Zwillingswadenmuskel klagen. Im Gegensatz zum vorderen Schienbeinmuskel, der sogar die stärksten Kontraktionen aushalten kann, ohne Schaden davonzutragen, ist der Zwillingswadenmuskel ein leistungsfähiger, aber empfindlicher Muskel und sollte von langsamen Langstreckenläufern nicht in besonderem Maße genutzt werden.

Vibrierende Knochen

Sobald die Stoßkräfte das Sprunggelenk passiert haben, bewegen sie sich durch den Unterschenkel in Richtung Knie. Indem sie spezielle Sensoren am Schienbein anbrachten, zeigten Forscher, dass diese Kräfte sich mit über 320 Kilometern pro Stunde bewegen, wobei horizontale Schwingungen entstehen, die das Schienbein mit etwa 40 bis 50 Zyklen pro Sekunde vibrieren lassen.[33] Damit man verletzungsfrei bleibt, müssen diese potenziell gefährlichen Vibrationen gedämpft werden.

In einer faszinierenden Studie zu Kontaktkräften bei Pferden fanden Forscher heraus, dass der Stoß, der entsteht, wenn das Bein eines galoppierenden Pferdes auf den Boden trifft, das Bein des Pferdes schnell vibrieren lässt.[34] Nachdem die Forscher alle Möglichkeiten untersucht hatten, wie Pferde diese gefährlichen Vibrationen dämpfen können, kamen sie zu dem Schluss, dass der Zehenbeuger beim Abfedern der schädlichen Knochenvibrationen die wichtigste Rolle spielt. Dass dieser Muskel eine wichtige Aufgabe übernehmen kann, war überraschend, denn zuvor ist man davon ausgegangen, dieser Muskel sei ein nutzloses evolutionäres Überbleibsel aus der Zeit, als Pferde noch Zehen hatten. Da der Zehenbeuger extrem kurze Muskelfasern und eine lange, dünne Sehne hat, hatte man außerdem geglaubt, er sei nicht in der Lage, Bewegung zu erzeugen. Aus Sicht der Evolution schien es, als würde der Zehenbeuger langsam verschwinden.

Es stellte sich heraus, dass der Zehenbeuger des Pferdes zwar keine Gelenkbewegung auslösen kann, er aber ideal in Sachen Knochenvibrationen ist, da seine kurzen Muskelfasern seitwärts ausgerichtet sind, was bedeutet: Die Knochenvibrationen, die beim Stoß entstehen, kann er absorbieren und verteilen. Um zu verstehen, wie dieser Muskel Vibration dämpft, stellen wir uns einmal vor, wir würden mit einem Baseballschläger aus Aluminium gegen ein Metallschild schlagen: Die Vibrationen würden wir im gesamten Körper spüren. Stellen wir uns nun vor, wir würden ein nasses Handtuch fest um den Schläger wickeln, bevor wir erneut damit gegen dasselbe Schild schlagen. Mit Handtuch wären die Vibrationen deutlich geringer. Das nasse Handtuch in dieser Analogie tut dasselbe wie der Zehenbeuger beim Pferd: Der Muskel dämpft, indem er die gefährliche Bewegung mit seinen kurzen, abgewinkelten Muskelfasern aufnimmt.

Um zu verstehen, welche Muskeln beim Menschen Vibrationen dämpfen, untersuchten Wissenschaftler Knochenschwingungen, während die Probanden auf hartem und weichem Untergrund liefen. Ihre Ergebnisse verglichen sie mit denen von EMG-Studien, für die Muskelaktivierungsmuster beim Laufen auf verschiedenem Untergrund gemessen und ausgewertet wurden.[35] Über dieses aufwendige Verfahren fanden die Forscher heraus, dass der äußere Kopf des Zwillingswadenmuskels und der äußere Muskel an der Oberschenkelrückseite (zweiköpfiger Oberschenkelmuskel) hauptsächlich zur Dämpfung der Vibrationen im Bein beitragen, die mit dem Fersenaufsatz einhergehen.

Da die Stoßvibrationen sehr schnell nach dem Bodenkontakt auftreten, kann eine reflexartige Muskelaktivierung keinen Schutz bieten. Um effektiv zu sein, müssen die vibrationsdämpfenden Muskeln schon aktiviert werden, bevor der Fuß Bodenkontakt erhält. Das erklärt Forschungsergebnisse, die zeigen, dass Laufen auf Beton dieselben Knochenvibrationen erzeugt wie Laufen auf unbefestigten Wegen: Der Körper antizipiert die erhöhten Stoßkräfte, die mit Beton verbunden sind, und aktiviert die Muskeln im Voraus, damit sie den entstehenden Knochenschwingungen effektiver begegnen können. Erstaunlicherweise bestätigen Studien mit Tieren, dass eine Veränderung der Oberflächenhärte schon innerhalb einer Doppelschrittlänge von einer veränderten Muskelfunktion begleitet wird.

Das Knie

Nachdem die Stoßkräfte durch das Schienbein geleitet wurden, treffen sie aufs Knie, das das bei Weitem effektivste Stoßdämpfungssystem des Körpers darstellt. Während wir gehen, ist das Knie relativ gestreckt und der Großteil der Stoßkraft wird von Sprunggelenk und Hüfte absorbiert. Im Gegensatz dazu sind die Stoßkräfte beim Laufen so hoch, dass das Knie häufig mehr als 40 Grad gebeugt wird. Die Knieflexion ermöglicht es dem Quadrizeps, Kraft zu absorbieren, da diese Muskeln sich unter Spannung schnell dehnen. Die Rolle des Quadrizeps beim Laufen ähnelt der Rolle des Trizeps beim Fangen eines mit viel Kraft geworfenen Baseballs: Sobald der Ball den Handschuh berührt, beugt der Fänger die Ellbogen, wodurch Kraft, die sonst auf die Hand wirken würde, vom Trizeps abgefedert werden kann.

Interessanterweise dämpfen nicht alle Quadrizeps-Muskeln gleichermaßen. Mit einer speziellen Scherwellen-Ultraschalluntersuchung zeigten Forscher aus Hong Kong, dass sich der äußere Teil des äußeren breiten Oberschenkelmuskels mehr als jeder andere Quadrizeps-Muskel dehnt, um Kraft zu absorbieren. Wenn der äußere breite Oberschenkelmuskel verkürzt ist, hat er dieses Vermögen aber nicht, wodurch eine erhebliche Menge an Druck auf die Kniescheibe und Patellasehne übertragen wird. Diese wichtige Veröffentlichung erklärt, warum es so bedeutsam ist, vor dem Laufen die äußeren Quadrizeps-Muskeln mit einer Faszienrolle auszurollen, und warum es einen Zusammenhang zwischen einem verkürzten äußeren breiten Oberschenkelmuskel und der Entstehung einer *Patellasehnen-Tendinopathie* (vom lateinischen *tendo* für »Sehne« und griechischen *pathos* für »Erkrankung«) der Patellasehne –Patellaspitzensyndrom – gibt.[36]

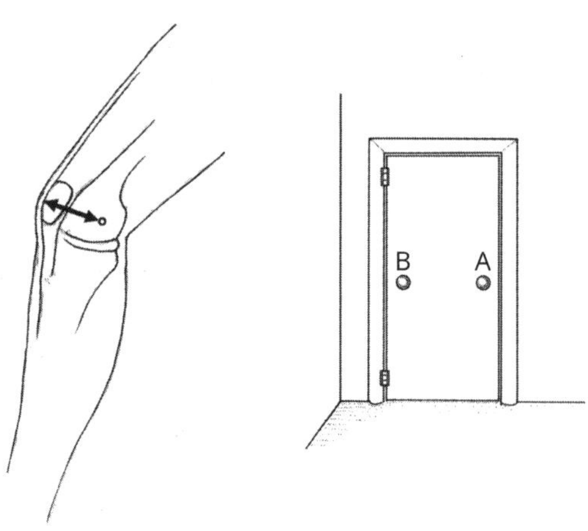

Die Kniescheibe gehört zu einer Knochengruppe namens Sesambeine, die Sehnen weiter von der Bewegungsachse ihres Gelenks wegführen (Doppelpfeil). Die Sehne weiter von der Bewegungsachse wegzubringen verbessert die Effizienz, weil der Muskel dann mit einem längeren Hebelarm arbeitet. Ähnlich verhält es sich mit einem handelsüblichen Türknauf. Da ein Knauf typischerweise weit vom Scharnier entfernt ist (A), braucht man nicht viel Kraft, um eine Tür zu öffnen. Wenn er nah am Scharnier angebracht ist (B), erfordert es dagegen deutlich mehr Kraft, die Tür zu bewegen.

Um die Fähigkeit, Stöße zu dämpfen, aller Quadrizeps-Muskeln zu verbessern, ist im Körper ein großer Knochen, die Kniescheibe, direkt in die Quadrizepssehne eingebettet. Wie in Kapitel 1 erwähnt, gehört die Kniescheibe zu einer Knochengruppe namens Sesambeine. Diese sind strategisch in Sehnen positioniert, um deren mechanische Effizienz zu verbessern, indem sie die Sehne weiter von der Bewegungsachse des Gelenks wegziehen (Abbildung Seite 54). Anders als konventionelle Sesambeine, die meist klein und oval sind, ist die Kniescheibe breit und flach. Schätzungen zufolge verbessert die Kniescheibe die Effizienz des Quadrizeps um mehr als 50 Prozent.

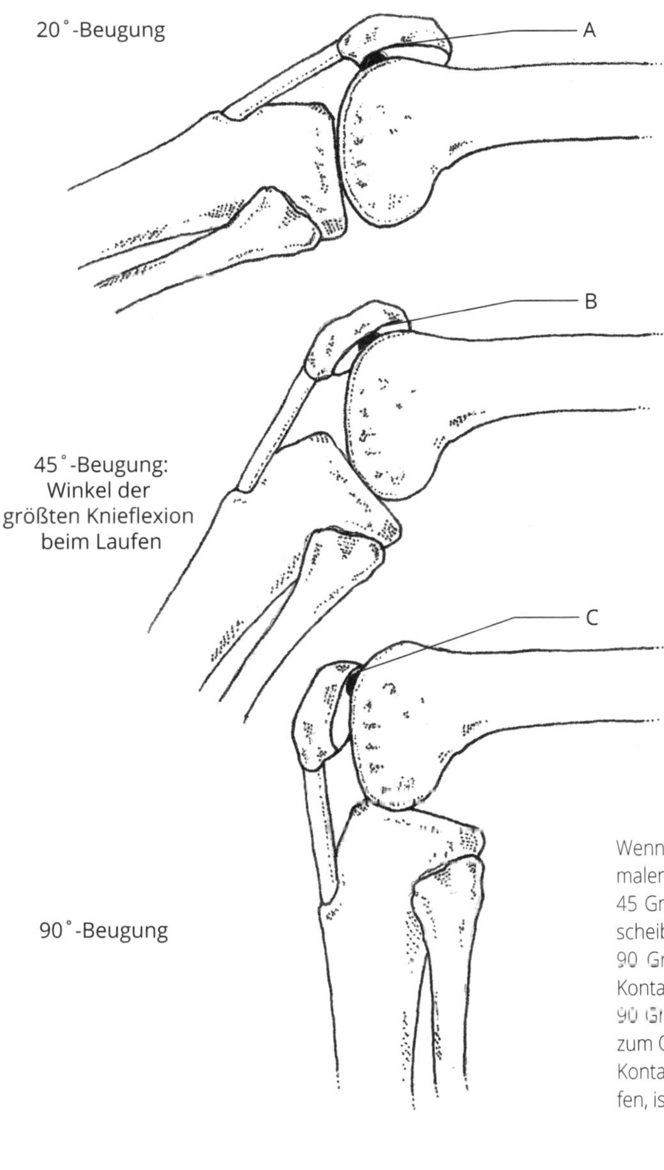

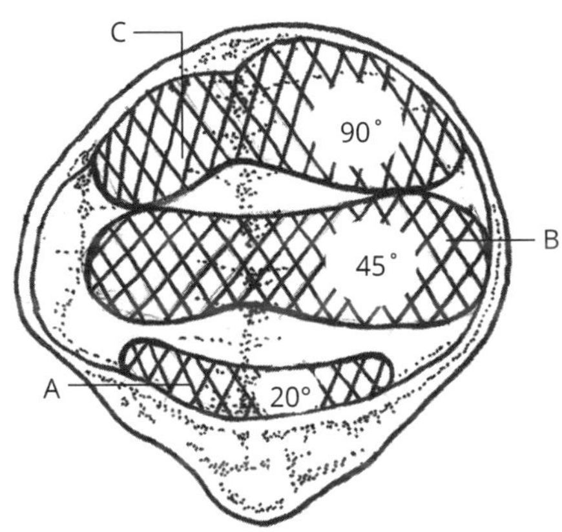

Rückansicht der Kniescheibe

Wenn das Knie gestreckt ist (A), hat die Kniescheibe minimalen Kontakt zum Oberschenkelknochen. Wenn das Knie 45 Grad gebeugt ist (B), hat der mittlere Bereich der Kniescheibe Kontakt zum Oberschenkelknochen. Ist das Knie 90 Grad gebeugt (C), hat der obere Teil der Kniescheibe Kontakt zum Oberschenkelknochen. Bei Winkeln über 90 Grad haben die äußeren Teile der Kniescheibe Kontakt zum Oberschenkelknochen. Der Knorpel im Bereich B, dem Kontaktbereich während der größten Knieflexion beim Laufen, ist der dickste Knorpel im Körper.

Beim Bewegen des Knies verschieben sich die Kontaktpunkte an der Rückseite der Kniescheibe ständig (Abbildung Seite 55). Wenn wir das Knie beim Laufen anwinkeln und strecken, wird der Druck entlang des mittleren Teils der Kniescheibe verteilt, dort, wo sich der dickste Knorpel im Körper befindet.

Um dem Quadrizeps zu helfen, bei größerer Knieflexion Stöße abzudämpfen, verschiebt der Körper die Bewegungsachse des Knies 9,5 Millimeter nach hinten, und zwar genau in dem Moment, in dem das Knie beim Laufen die maximale Flexion erreicht (Abbildung unten). Dieses plötzliche Verschieben der Achse wurde in einer interessanten Studie gezeigt, in der Forscher die Bewegungsachse des Knies untersuchten, während Probanden durch speziell dafür ausgelegte MRTs liefen.[37]

Die schnelle und vollkommen unerwartete Verschiebung der Bewegungsachse des Knies erhöht vorübergehend den Hebelarm des Quadrizeps. Dies geschieht genau in dem Moment, in dem das Knie beim Laufen am stärksten gebeugt ist. Auch wenn über diese erstaunliche Verschiebung der Achse nur in einer Studie berichtet wird, geht es hier um eine bedeutsame körperliche Leistung. Eine, die hochgradig Verletzungen verhindert, indem sie genau zum richtigen Zeitpunkt die Belastung des Quadrizeps verringert.

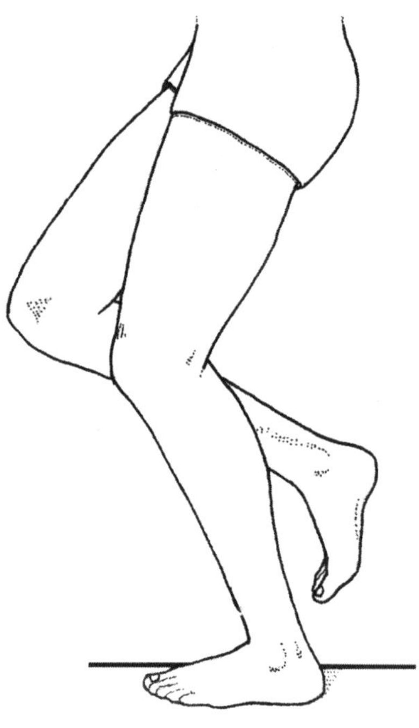

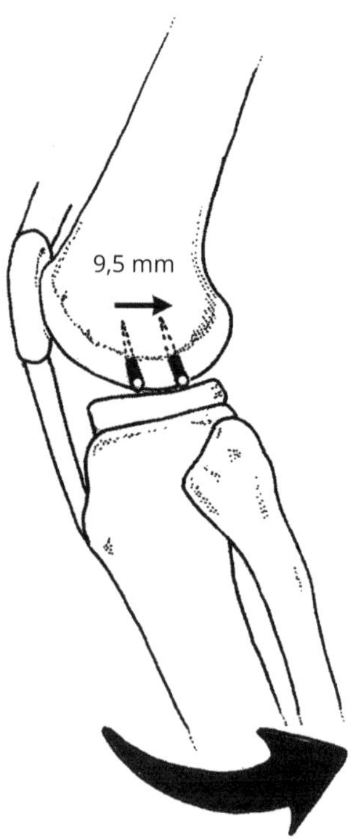

Genau in dem Moment, in dem das Knie während der Standphase die größte Flexion erreicht, verschiebt sich die Bewegungsachse des Knies schnell um 9,5 Millimeter nach hinten.

Die Hüfte

Auch wenn sie für die Stoßdämpfung nicht so wichtig ist wie das Knie, trägt die Hüfte mit ihrer starken Muskelunterstützung und bedeutenden Oberflächengröße spürbar zum Abfedern der Stoßkräfte bei, die mit dem Laufen einhergehen. Bei langsameren Laufgeschwindigkeiten spielt der mittlere Gesäßmuskel eine wichtige Rolle, da er das gegenüberliegende Becken sanft in Richtung Boden absenkt (Abbildung rechts). Diese Stoßdämpfungsmethode ist allerdings von der Effektivität begrenzt. Sobald die Laufgeschwindigkeit eine höhere ist, erhält der große Gesäßmuskel eine höhere Bedeutsamkeit für die Stoßdämpfung und Stabilisierung. Interessanterweise ist der große Gesäßmuskel beim Gehen fast vollkommen inaktiv, beim Laufen ist er aber kräftig im Einsatz.

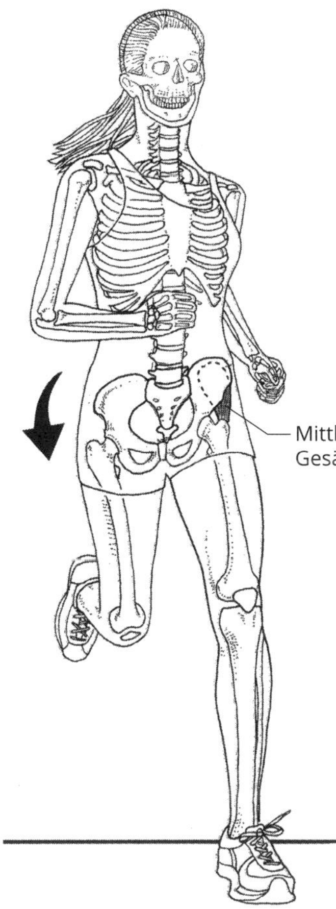

Bei langsamen Laufgeschwindigkeiten verbessert der mittlere Gesäßmuskel die Stoßdämpfung, indem er das gegenüberliegende Becken in Richtung Boden absenkt (Pfeil).

Da der große Gesäßmuskel die Bewegung in allen drei Bewegungsebenen kontrolliert, verhindert er das Absenken der gegenüberliegenden Hüfte (das heißt, er unterstützt den mittleren Gesäßmuskel), während er gleichzeitig die Hüftflexion und Innenrotation des Oberschenkels abbremst (Abbildung Seite 58 links). Diese letzteren Aktionen sind unerlässlich, um beim Laufen Stöße abzudämpfen und entgegenzuwirken, dass das Knie nach innen fällt.

Zwar sind der birnenförmige Muskel und der mittlere Gesäßmuskel für die Stoßdämpfung nicht entscheidend, beim Verhindern von Oberschenkelhalsbrüchen spielen sie aber eine wichtige Rolle. Auch wenn die meisten Orthopäden behaupten, der birnenförmige Muskel sei rudimentär (das heißt, zurückgebildet oder verkümmert) und fürs Laufen unwichtig, wies der Paläoanthropologe Owen Lovejoy das Gegenteil nach. Nachdem er das Becken von Lucy (einem Teilskelett des Vormenschen *Australopithecus afarensis*) aus mehr als 40 Teilen sorgfältig rekonstruiert hatte, schloss Lovejoy, dass der birnenförmige Muskel und der mittlere Gesäßmuskel eine Druckkraft entlang des gesamten Oberschenkelhalses erzeugen, die verhindert, dass er sich biegt (Abbildung Seite 58 rechts). Der birnenförmige Muskel und der mittlere Gesäßmuskel sind sogar so effektiv bei der Verstärkung des

Oberschenkelhalses, dass der moderne Mensch eine deutlich dünnere Kortikalis-Schicht besitzt als Lucy oder auch als die heutigen Schimpansen (Abbildung Seite 59 oben). (Lovejoy sah diese Tatsache als Beweis dafür an, dass Lucy nur gelegentlich aufrecht stand.)

Da sich Ermüdungsbrüche des oberen Oberschenkelhalses häufig zu kompletten Frakturen entwickeln, ist die Krafterhaltung in den Hüftabduktoren und -außenrotatoren für das Wohlergehen der Hüfte unverzichtbar. Nachdem ich Lovejoys Artikel gelesen hatte, begann ich, Ermüdungsbrüche des Oberschenkelhalses mit den Übungen für den birnenförmigen Muskel und den mittleren Gesäßmuskel zu behandeln – in der Abbildung Seite 59, A und B, sind diese dargestellt. Tatsächlich habe ich damit großartige Ergebnisse erzielt. Leider trennen viele Orthopäden den birnenförmigen Muskel immer noch von seinem Befestigungspunkt, um die Kompression des Ischiasnervs zu verringern (da der birnenförmige Muskel auf dem Ischiasnerv liegt, kann übermäßige Spannung in diesem Muskel bei Läufern eine *Ischialgie* hervorrufen – der Begriff Ischialgie steht für Schmerzen und Begleitbeschwerden, die vom Ischiasnerv ausgehen). Das chirurgische Kappen des birnenförmigen Muskels kann verheerende Folgen für die langfristige Gesundheit des Oberschenkelhalses haben.

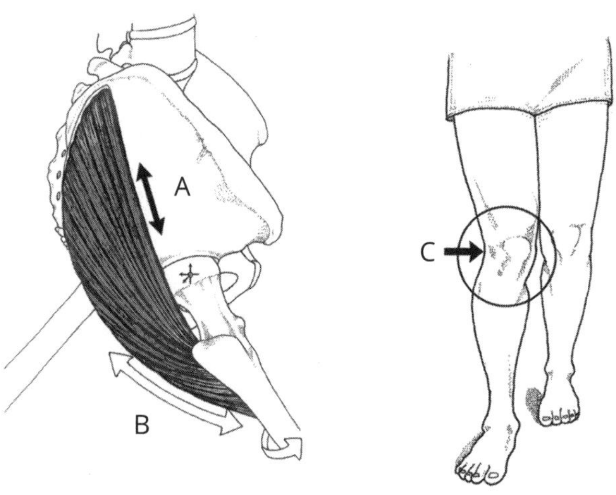

Da der große Gesäßmuskel ein solch umfangreicher und starker Muskel ist, unterstützen seine oberen Fasern den mittleren Gesäßmuskel dabei, das Becken gerade zu halten (A), während seine unteren Fasern verhindern, dass sich das Knie nach innen dreht (B). Durch die Begrenzung der Innenrotation spielt der große Gesäßmuskel eine wichtige Rolle dabei, das Knie vor übermäßigem Abknicken nach innen zu schützen (C).

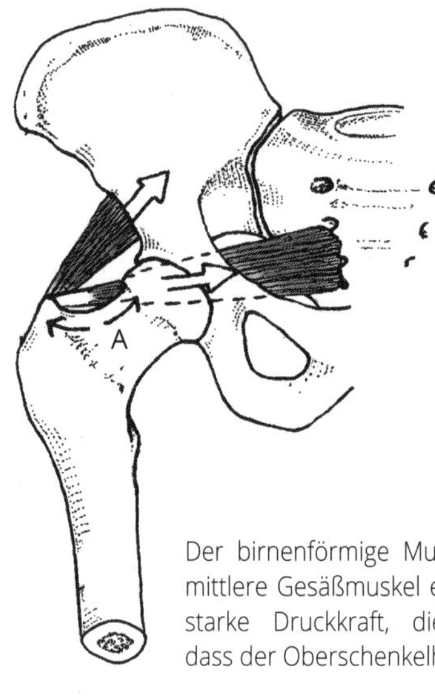

Der birnenförmige Muskel und der mittlere Gesäßmuskel erzeugen eine starke Druckkraft, die verhindert, dass der Oberschenkelhals (A) bricht.

Querschnitt des Oberschenkelhalses (A) bei Schimpansen, Lucy und modernen Menschen. Da der birnenförmige Muskel und der mittlere Gesäßmuskel bei Lucy und modernen Menschen verhindern, dass sich der Oberschenkelhals biegt, ist die Kortikalis in ihren Oberschenkelhälsen extrem dünn verglichen mit der von Schimpansen.

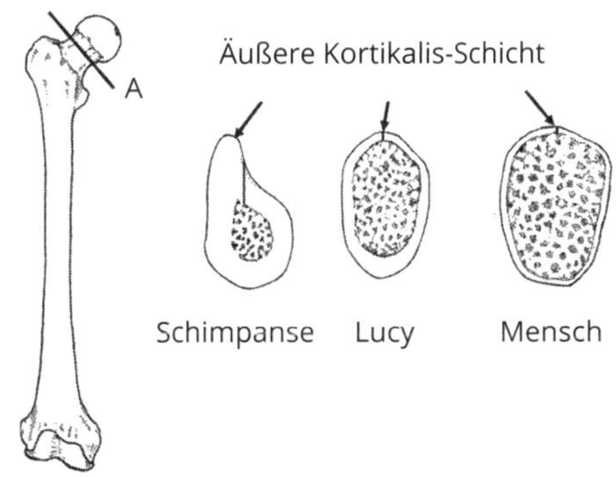

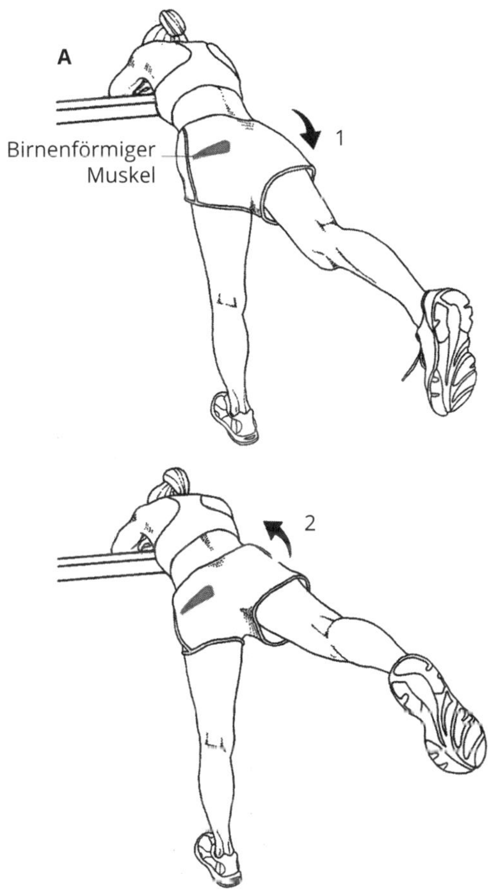

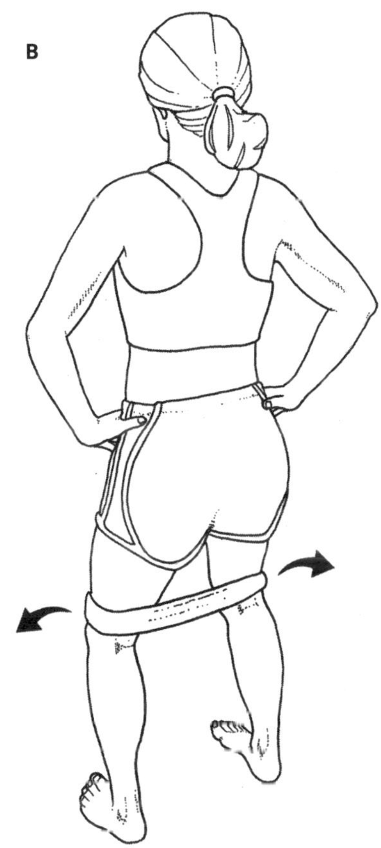

Auf das betroffene Bein stellen und den birnenförmigen Muskel nutzen, um die gegenüberliegende Hüfte anzuheben und abzusenken (A1 und A2). Eine weitere Übung: Ein Widerstandsband um den unteren Teil der Oberschenkel legen und die Knie nach innen und außen bewegen (B).

Das Kreuzbein und die Lendenwirbelsäule

Nach der Hüfte werden die Stoßkräfte durch das Iliosakralgelenk (Kreuzbein-Darmbein-Gelenk) ins Kreuzbein und die Lendenwirbelsäule geleitet. Verglichen mit dem Kreuzbein eines Schimpansen haben die letzten sieben Millionen Jahre Evolution unser Kreuzbein in eine schlusssteinförmige Struktur geformt, die beim Wirken von Stoßkräften stabiler wird (Abbildung oben).

Das Kreuzbein hat sich auch in dem Sinne verändert, dass sich die Oberfläche des Iliosakralgelenks deutlich vergrößert hat, wodurch dieses Gelenk effektiver zur Stoßdämpfung beitragen kann (Abbildung unten).

In Abbildung Seite 61 oben sieht man, dass sich das Becken beim Aufsetzen des Fußes nach hinten streckt, während das Körpergewicht dafür sorgt, dass das Kreuzbein nach vorn kippt. Diese leichte Verschiebung ermöglicht es den Bändern des Iliosakralgelenks, während der frühen Standphase Energie zu absorbieren. Beim Übergang zur Vortriebsphase kehren sie in ihre Ursprungsform zurück, um diese Energie wieder abzugeben.

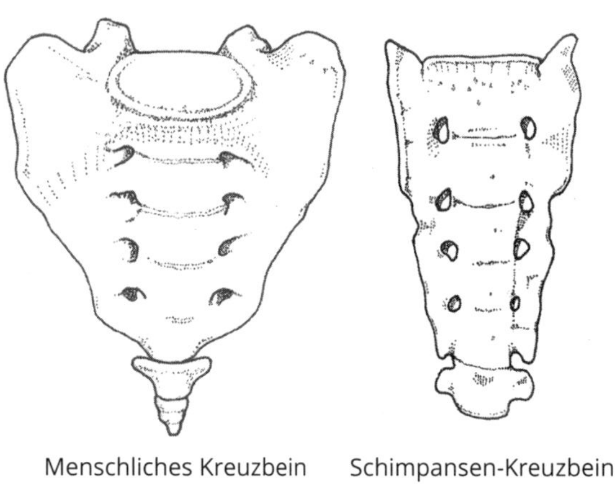

Das schlusssteinförmige Kreuzbein des Menschen im Vergleich zu dem rechteckigen Kreuzbein des Schimpansen.

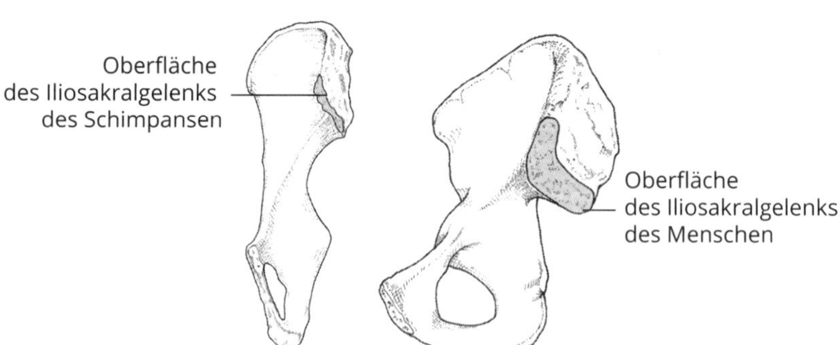

Die Oberfläche des Iliosakralgelenks (dunklerer Bereich) ist bei Schimpansen deutlich kleiner als bei Menschen.

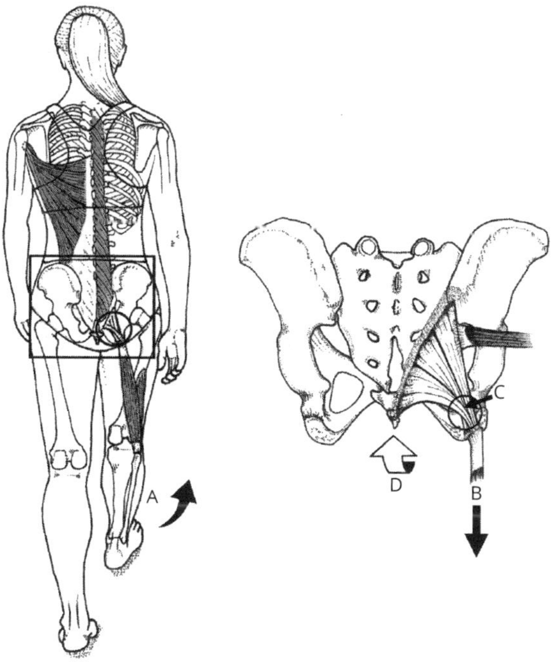

Wenn der Fuß beim Laufen den Boden berührt, sorgt das Gewicht der Wirbelsäule (W) dafür, dass das Kreuzbein nach vorn kippt (weißer Pfeil), während sich das Becken nach hinten streckt (schwarzer Pfeil). Diese kleine Aktion ist wichtig für die Stoßdämpfung und schützt die unteren Bandscheiben vor übermäßigen Stoßkräften.

Kurz bevor wir auf den Boden auftreten, spannt sich unser äußerer rückseitiger Oberschenkelmuskel an, um das Iliosakralgelenk zu stabilisieren und zur Speicherung von Energie beizutragen. Dieses Anspannen reduziert nicht nur Knochenvibrationen, sondern erhöht auch die Spannung des *Ligamentum sacrotuberale*, das sehr bedeutsam dafür ist, dass das Kreuzbein nicht zu weit nach vorn schwingt (Abbildung unten). Untersuchungen dieses wichtigen Bands haben kürzlich aufgezeigt, dass es sich wie eine Feder spiralartig windet, um die Bewegung des Kreuzbeins wirkungsvoll zu kontrollieren.

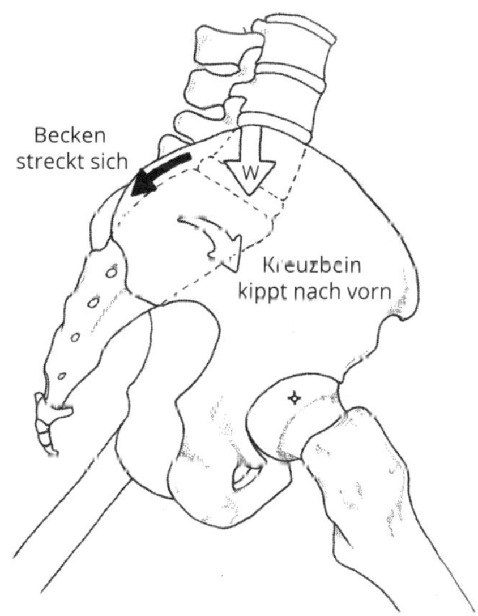

Wenn das Bein beim Gehen und Laufen nach vorn schwingt (A), wirkt die Spannung des äußeren rückseitigen Oberschenkelmuskels (B) auf das *Ligamentum sacrotuberale* (C), das verhindert, dass das Kreuzbein zu weit nach vorn kommt (D).

Nachdem die Stoßkräfte vom Iliosakralgelenk leicht gedämpft wurden, werden sie in die Lendenwirbelsäule geleitet. Wie sich das Kreuzbein verbreitert hat, um den Kräften standzuhalten, die mit dem Gehen und Laufen verbunden sind, hat sich auch die Lendenwirbelsäule weiterentwickelt, um mit den beim Laufen wirkenden Kräften zurechtzukommen. Getan hat sie dies, indem sie, von oben nach unten betrachtet, allmählich breiter wird (Abbildung rechts). Die größeren Oberflächen der unteren Wirbel ermöglichen eine verbesserte Druckverteilung.

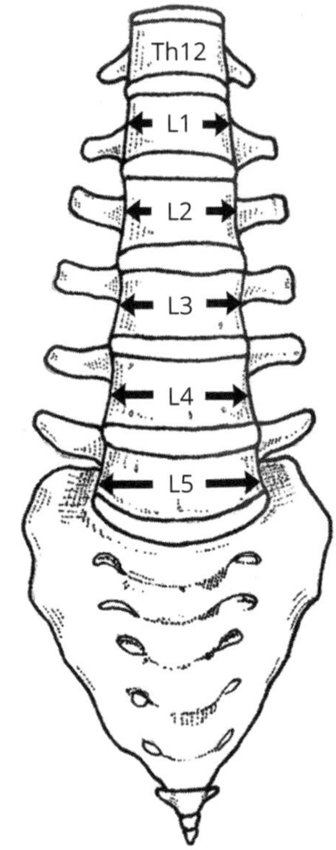

Die Lendenwirbel werden allmählich breiter, wenn man sich auf das untere Ende der Lendenwirbelsäule (L1 bis L5) zubewegt.

Um die Stoßdämpfung nach dem Bodenkontakt zu erhöhen, krümmt sich die Lendenwirbelsäule nach diesem sofort nach vorn. Dadurch dehnen sich die Rückenmuskeln und federn den Stoß ab. Ähnlich wie der Quadrizeps Stöße absorbiert, während sich das Knie beugt, ermöglicht dies die abgebremste Wirbelsäulenflexion den Rückenmuskeln. Diese nehmen Energie auf, wenn sie sich dehnen. In einer Studie, in der Wirbelsäulenbewegungen (Flexion, Rotation und Seitbeugung) bei verschiedenen Fortbewegungsgeschwindigkeiten untersucht wurden, stieg der Grad der Wirbelsäulenflexion nach dem Anfangskontakt am Boden linear zu der Geschwindigkeit, während Rotation und Seitbeugung gleich blieben (was die Wichtigkeit einer leichten Vorwärtskrümmung der Wirbelsäule nach dem Stoß betont).[38]

In einer anderen Studie, bei der die Effizienz von Läufern untersucht wurde, kamen die Forscher zu dem Schluss, dass der Bodenkontakt der ökonomischsten Läufer erfolgte, während ihre Wirbelsäulen 5,9 Grad nach vorn gekrümmt waren, wogegen die Wirbelsäulen der am wenigsten effizienten Läufer beim Bodenkontakt beinahe vertikal waren.[39] Auch wenn die meisten Trainer empfehlen, den Fuß mit einer geraden Wirbelsäule aufzusetzen, scheint es vorteilhaft zu sein, die Wirbelsäule beim Auftreten leicht zu beugen, um die Stoßdämpfung und die Effizienz zu erhöhen.

Entgegen der landläufigen Meinung spielen die Bandscheiben der Lendenwirbelsäule bei der Stoßdämpfung kaum eine Rolle. In seinem Buch *Low Back Disorders: Evidence-Based Prevention and Rehabilitation* weist Stuart McGill darauf hin, dass Bandscheiben eine eingeschlossene Flüssigkeit haben und von daher keine Stöße abfedern können: Denn eine eingeschlossene Flüssigkeit lässt sich nicht zusammendrücken.[40] Laut McGill sind es nicht die Bandscheiben, die beim Laufen Stöße dämpfen, sondern es sind die Grund- und Deckplatten der Wirbelkörper. Konkret wölben sich diese schnell nach innen, wenn Stoßkräfte merklich sind. Sezierungen von Wirbelkörpern bestätigen, dass die Grund- und Deckplatten aus extrem dünnem Knochen (weniger als 0,5 Millimeter dick) bestehen, der sich

Seitenansicht der Lendenwirbel, die zeigt, wie sich die dünnen Grund- und Deckplatten der Wirbel nach innen und außen wölben (Pfeile). Stoßkräfte können dadurch von dem speziell dafür ausgelegten Knochen in den Wirbelkörpern (Einsatzbild) absorbiert werden. Der Knochen in den Wirbelkörpern enthält lange vertikale Stützen (A), die sich unter dem Einwirken von Stoßkräften biegen.

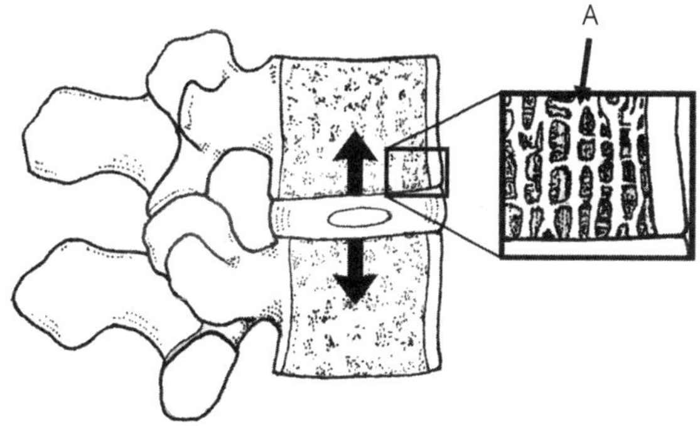

beim Wirken von Stoßkräften leicht verformt (Abbildung oben). Das Nach-innen-Wölben ermöglicht es den oberen und unteren Teilen der Wirbelkörper, wie ein Trampolin Stöße abzufedern, während sich die Höhen der Bandscheiben nicht verändern.

Wenn sie richtig funktioniert, ist die Lendenwirbelsäule bemerkenswert widerstandsfähig gegenüber den Kräften, die mit Laufen verbunden sind. McGill behauptet sogar, es sei fast unmöglich, sich beim Laufen einen Bandscheibenvorfall zuzuziehen, da beinahe alle Bandscheibenverletzungen geschehen, wenn die Lendenwirbelsäule nach vorn gebeugt ist. Mir ist aufgefallen, dass Läufer, die einen Bandscheibenvorfall haben, ihn eher während eines Kettlebell-Workouts beim Crossfit bekommen haben als beim Langstreckenlaufen.

Mittlere Standphase

Nachdem die Kräfte, die mit der Kontaktphase einhergehen, absorbiert wurden, beginnt für den Läufer die kurze mittlere Standphase. Während dieser Phase versucht der Körper, die Energie, die er beim Anfangskontakt aufgenommen hat, zu behalten. Er gibt sie später, während der Vortriebsphase, wieder ab. Schätzungen zufolge reduziert das Speichern und Wiederabgeben der Energie den metabolischen Aufwand des Laufens um 40 Prozent.

Der *Tractus iliotibialis* und ein gerades Becken

In der Hüfte spielt der *Tractus iliotibialis* (ITB) eine Rolle bei der Energiespeicherung, indem er verhindert, dass sich das gegenüberliegende Becken absenkt (Abbildung Seite 64, A). Der *Tractus iliotibialis* nutzt diese gespeicherte Energie, um den Oberschenkel und das Knie vor Biegebelastungen während der mittleren Standphase zu schützen: Ein vor Kurzem entdecktes Band leistet vom *Tractus iliotibialis* aus umfangreiche Bindegewebsunterstützung für den Oberschenkelknochen – es erzeugt eine Druckkraft, die verhindert, dass sich dieser krümmt (Abbildung Seite 64, B).

Auch wenn sie selten in Reha-Programme einbezogen werden, sollten Ermüdungsbrüche des Oberschenkelschafts bei Läufern mit gezielten Kräftigungsübungen für den großen Gesäßmuskel und den Schenkelbindenspanner behandelt werden. Dadurch, dass er den Oberschenkelschaft vorm Biegen schützt, wirkt der *Tractus iliotibialis* ähnlich wie der birnenförmige Muskel, der verhindert, dass sich der Oberschenkelhals biegt.

Da der *Tractus iliotibialis* das Knie überspannt, erzeugt er eine schützende Druckkraft, die verhindert, dass sich das Knie nach innen biegt (Abbildung rechts, C). Er ist so effektiv darin, das Nach-innen-Biegen des Knies zu reduzieren, dass Menschen mit Kniearthrose selten über Schmerzen an der Knieinnenseite klagen, solange die Muskeln, die den *Tractus iliotibialis* kontrollieren, stark sind.

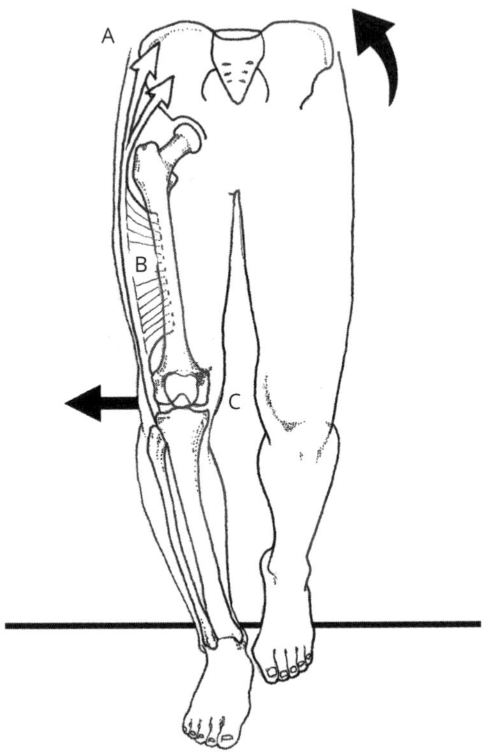

Verschiedene Aktionen des *Tractus iliotibialis*

Die Hüfte als Motor und die Beine als Federn

Während der *Tractus iliotibialis* für Energiespeicherung und Stabilisierung verantwortlich ist, fungiert die Hüftmuskulatur als Krafterzeuger des Körpers: Diese Muskeln besitzen lange, kräftige Muskelfasern mit kurzen, unelastischen stabilisierenden Sehnen, die eine maximale Krafterzeugung ermöglichen. Im Gegensatz dazu sind die Muskeln des Fußes und Beins perfekt dafür ausgelegt, Energie zu speichern und wieder abzugeben, weil sie kurze, abgewinkelte Muskelfasern und lange, flexible energiespeichernde Sehnen haben, die sich beim Wirken einer Kraft dehnen (Abbildung Seite 16).

Beim Laufen erzeugt die Hüftmuskulatur Kraft, während sich die energiespeichernden Sehnen des Fußes und Beins wie große Gummibänder verhalten, die Energie aufnehmen und abgeben. Forscher, die sich mit Prothesen beschäftigen, verwendeten dieses Wissen bei der Entwicklung künstlicher Beine, die von paralympischen Sportlern genutzt werden (Abbildung Seite 65). Da die Beinprothesen das perfekte Maß an Flexibilität besitzen, absorbieren sie die Kraft, die von der Hüfte erzeugt wird, indem sie sich in der frühen Standphase biegen, und geben die Kraft wieder ab, indem sie während der späten Standphase zurückfedern. Die Entwicklung der perfekten Beinprothese erfordert ein sehr feines Abstimmen des Flexibilitätsausmaßes, damit die Kräfte genau zum richtigen Zeitpunkt aufgenommen und zurückgeführt werden.

Die Muskeln und Bänder im menschlichen Fuß und Bein sind auch darauf ausgelegt, von der Hüfte erzeugte Energie aufzunehmen und wieder abzugeben. Gegenläufig zu dem, was man unvermittelt meinen würde, bleiben die Muskellängen im Fuß und Bein während der mittleren Standphase relativ unverändert. Stattdessen dehnen sich die dazugehörigen Sehnen in hohem Ausmaß und federn dann zurück. Ihre Bewegung ist mit denen der Prothesen vergleichbar, die paralympische Sportler verwenden. Die beinahe isometrische Kontraktion der Muskeln (das heißt nur Spannungsänderung, aber keine Längenänderung in den Muskeln) ermöglicht es den elastischen Sehnen, den Großteil der Arbeit zu verrichten, während die Muskelaktivität deutlich reduziert wird (was wertvolle Kalorien spart).

Indem Forscher von der Brown University spezielle Sensoren in die Muskeln und Sehnen von Truthähnen implantierten und die Tiere untersuchten, während sie auf Laufbändern liefen, fanden sie heraus: Die Gelenke der Truthähne waren in das Laufen zwar mit großen Bewegungsumfängen integriert, die Längen der Muskeln veränderten sich aber kaum.[41] Die Sehnen der Truthähne bewegten sich dafür in hohem Maße – sie dehnten sich und federten zurück, um die gespeicherte Energie wieder abzugeben. Manche Sehnen waren sogar so effizient, dass sie 93 Prozent der beim Dehnen aufgebrachten Arbeitsleistung zurückgeben konnten. Interessanterweise zeigen Tierstudien auch, dass die Fähigkeit von Sehnen, Energie zu speichern und wieder abzugeben, mit dem Alter nachlässt (das heißt, die Laufökonomie ist bei älteren Erwachsenen deutlich reduziert, weil die Muskeln die steiferen Sehnen nicht ausgleichen können). Auch bei unreifen Sehnen ist sie geringer, was die metabolische Ineffizienz von Kindern begründet. Die verringerte Elastizität bei älteren Sehnen erklärt, warum die empfundene Anstrengung beim Laufen mit dem Alter zunimmt (und warum wir so viel langsamer werden). Die gute Nachricht lautet aber, dass Forscher Möglichkeiten entwickeln, wie wir die Sehnenflexibilität verbessern können. Diese neuen Techniken werden in Kapitel 3 vorgestellt.

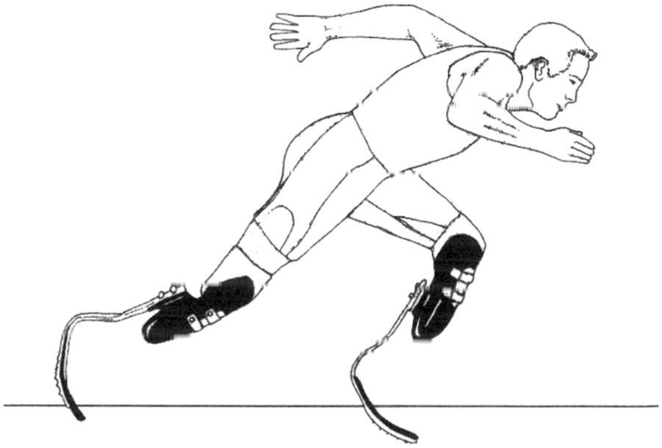

Ein paralympischer Sportler mit Beinprothesen.

Sehnenelastizität und Wiederabgabe der Energie

Damit menschliche Sehnen effektiv Energie speichern und wieder abgeben können, müssen sie in sehr bestimmten Ausmaßen beansprucht werden. Übermäßiges Dehnen kann eine Sehne beschädigen, zu geringes Dehnen kann das Vermögen zur Energiespeicherung einschränken. Stellen wir uns die Sehne einmal als Gummiband vor. Wird das Gummiband zu stark in die Länge gezogen, reißt es. Wird dasselbe Gummiband zu wenig unter Spannung gesetzt, fliegt es nicht sehr weit, wenn man es als Geschoss nutzen möchte. (Wie erwähnt, können sich selbst energiespeichernde Sehnen nur um elf Prozent dehnen.)

Um das ideale Ausmaß der Sehnendehnung zu bestimmen, das die Effizienz von Läufern zu maximieren vermag, untersuchte eine Gruppe Sportphysiologen, wie weit sich das innere Längsgewölbe des Fußes beim Laufen absenkt. Da das Absenken des Fußgewölbes Sehnen dehnt, sind Messungen im Bereich des Fußgewölbes eine einfache Möglichkeit, die Dehnung von Sehnen zu bestimmen. Nachdem die Forscher die Bewegungen des Fußgewölbes sorgfältig erhoben hatten, fanden sie heraus, dass das innere Längsgewölbe des Fußes beim Laufen typischerweise um sieben bis zehn Millimeter nach unten kommt.[42]

Eine andere Studie zur Auswirkung der Oberflächensteifigkeit auf die Laufeffizienz zeigte, dass genau die eben erwähnte Distanz mit bestmöglichen Leistungen verbunden ist. Die Forscher ließen Probanden über Versuchsbahnen laufen, die aus verschiedenen Materialien bestanden. Dabei kamen sie zu dem Schluss, dass eine sehr flexible Bahn zu viel Energie schluckt, während eine zu steife Bahn zu wenig Energie absorbiert. In beiden Fällen führte dies zu langsameren Laufgeschwindigkeiten. Bei dem Versuch, das perfekte Bahnflexibilitätsmaß zu bestimmen, fanden die Wissenschaftler heraus, dass ein Belag, der sich vertikal um sieben Millimeter biegt, mehr als 90 Prozent der nach dem Fußaufsatz gespeicherten Energie wieder abgibt, was zu den schnellstmöglichen Laufzeiten führt. Da diese Distanz dem Bewegungsausmaß beim Abflachen unseres Fußgewölbes entspricht, deutet dies darauf hin, dass ein Absenken des inneren Fußlängsgewölbes um sieben Millimeter die ideale Menge Energie in den Sehnen und Muskeln des Fußes und Sprunggelenks speichert. Die Autoren spekulie-

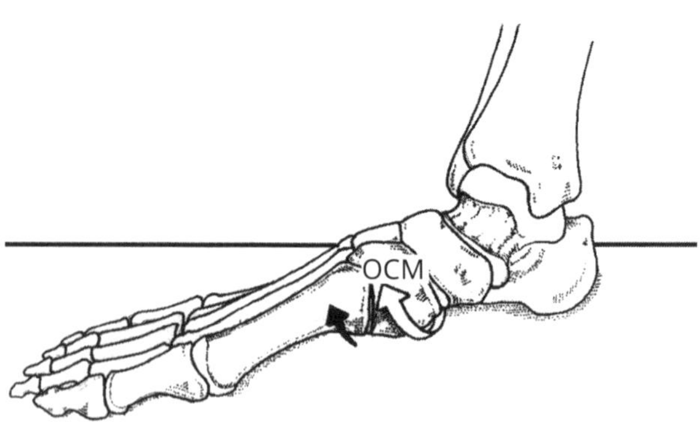

Beim Gehen und Laufen bewegt sich das erste Keilbein (OCM, weißer Pfeil) genauso viel nach oben wie das Sprunggelenk. Beim ersten Mittelfußknochen *(Os metatarsale I)* ist die Distanz etwa halb so groß (schwarzer Pfeil).

ren, dass die Sehnen im Fußgewölbe bis zu 17 Prozent der Energie wieder abgeben können, die sie während der frühen Standphase aufgenommen haben, wenn sie sich exakt in dem eben genannten Ausmaß bewegen.

Um den genauen Grad der Gelenkbewegung zu untersuchen, der mit der Durchbiegung des Fußgewölbes verbunden ist, implantierten Wissenschaftler Metallnadeln in neun Fuß- und Sprunggelenkknochen von Probanden und ließen sie auf ebener Fläche gehen und laufen.[43,44] Es überrascht nicht, dass in den Gelenken des Mittelfußes die größten Bewegungsumfänge gemessen wurden, wobei sich das erste oder innere Keilbein *(Os cuneiforme mediale)* ebenso viel bewegte wie das Sprunggelenk (Abbildung Seite 66).

Besonders interessant an diesen Studien war, dass die Gelenkbewegungen aller Probanden beim Gehen deutlich größer waren als beim langsamen Laufen. Die klinische Folgerung dieser Forschungsergebnisse ist, dass langsames Laufen die Fuß- und Sprunggelenke häufig weniger beansprucht als Gehen. Das widerspricht der landläufigen Meinung.

Muskuläre Kontrolle des Fußes und Sprunggelenks während der mittleren Standphase und der Vortriebsphase

Nun ist es nicht möglich, genau zu bestimmen, welche Gewebe des Fußgewölbes konkret für welche Mengen gespeicherter Energie verantwortlich sind. Doch es ist wahrscheinlich, dass der hintere Schienbeinmuskel, der kurze Zehenbeuger und die Plantarfaszie Schlüsselrollen bei der Energiespeicherung und -wiederabgabe einnehmen (Abbildung rechts).

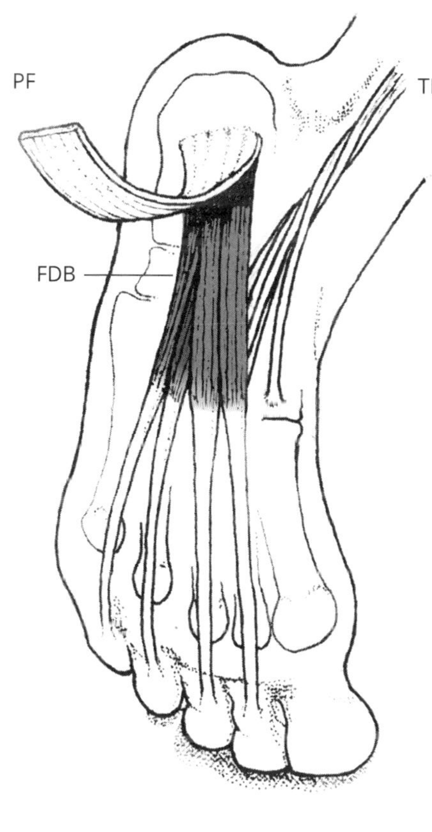

Der hintere Schienbeinmuskel (TP), der kurze Zehenbeuger (FDB) und die Plantarfaszie (PF) speichern Energie und geben sie während der Vortriebsphase wieder ab. Der hintere Schienbeinmuskel ist besonders effektiv bei der Energiespeicherung und -wiederabgabe, da seine Fasern beinahe 45 Grad rotieren, wodurch er sich wie eine Feder verhalten kann.

Der hintere Schienbeinmuskel hat eine besondere Bedeutung, denn wenn er richtig genutzt wird, kann der Muskel eine strukturelle Veränderung bei der Höhe des inneren Fußlängsgewölbes herbeiführen (das heißt, ein niedriges in ein neutrales Fußgewölbe verwandeln). Ein erhöhter Tonus des hinteren Schienbeinmuskels erklärt möglicherweise, warum Menschen, die mit Minimalschuhen laufen, häufig von einer allmählichen Anhebung des inneren Fußlängsgewölbes berichten. Es besteht die Theorie, dass die erhöhte Muskelaktivität als Reaktion auf Barfußaktivität auftritt und dass sie die Fähigkeit dieses Muskels verbessert, Energie zu speichern und wieder abzugeben.

Während der hintere Schienbeinmuskel in der mittleren Standphase wichtig ist, ist der kurze Zehenbeuger vor allem in der Vortriebsphase bedeutsam. Er wird hier aktiviert, um die Plantarfaszie zu entlasten. In einer raffinierten Studie zur Rolle der intrinsischen Fußgewölbemuskeln beim Laufen lähmten Forscher mithilfe von Nervenblockaden die Fußgewölbemuskeln von 24 Menschen, bevor diese auf einem Laufband liefen.[45] Überraschenderweise änderte sich die Höhe des Längsgewölbes während der mittleren Standphase kaum, obwohl der kurze Zehenbeuger gelähmt war. Allerdings nahm die Belastung unter dem Vorfuß sehr stark zu, weshalb die Läufer mit den gelähmten Muskeln ihre Doppelschrittlänge verkürzten und ihre Schrittfrequenz deutlich erhöhten. Im Grunde vollführten sie ausgesprochen schnelles Ground Running, wobei sie die meiste Zeit in der mittleren Standphase verbrachten und die Vortriebsphase beinahe vollkommen vermieden. Diese Forschungsergebnisse erklären, warum es einen solch starken Zusammenhang zwischen einer Schwäche des kurzen Zehenbeugers und Plantarfasziitis gibt: Eine Spannung im kurzen Zehenbeuger erzeugt eine Druckkraft, die verhindert, dass die Plantarfaszie während der Vortriebsphase gedehnt wird.

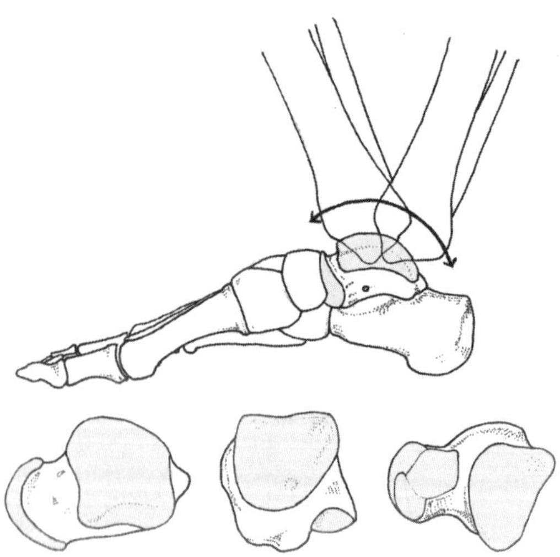

Da so viel seiner Oberfläche mit Knorpel bedeckt ist (dunklere Bereiche), verhält sich das Sprungbein wie ein reibungsloses Kugellager und ermöglicht es dem Unterschenkel, über seine Oberseite zu gleiten (Pfeil).

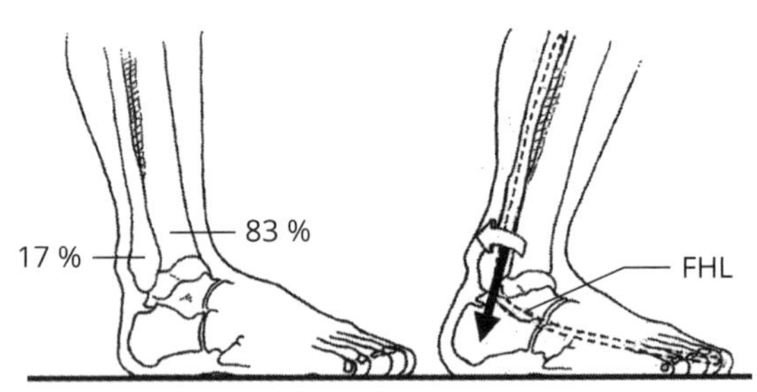

Während der frühen Standphase trägt das Wadenbein weniger als 17 Prozent des Körpergewichts, während auf dem Schienbein 83 Prozent des Körpergewichts lasten. Das Wadenbein spielt während der Vortriebsphase eine wichtigere Rolle, wenn der lange Großzehenbeuger (FHL) das Wadenbein nach unten zieht. Die Zapfverbindung des Sprunggelenks wird so vertieft und die Wahrscheinlichkeit eines Supinationstraumas sinkt.

Der kurze Zehenbeuger reagiert auf Belastungen, indem er den Tonus erhöht. Er kann sich daher wie eine Feder mit variabler Länge verhalten und die Beanspruchung der Plantarfaszie reduzieren, sobald die Kräfte zu hoch werden. Der Nachteil ist: Dieser Muskel kann mit so viel Kraft aktiv werden, dass sich unten an der Ferse an seinem Befestigungspunkt ein *Fersensporn* bildet – ein Fersensporn ist eine dornartige Verknöcherung von wenigen Millimetern.

Wenn die Ferse während der Vortriebsphase den Boden verlässt, bewegt sich das Bein weiter über das Sprungbein und die in den Muskeln und Sehnen gespeicherte Energie wird genutzt, um uns nach vorn zu katapultieren. Das Sprungbein ist perfekt dafür ausgelegt, als Drehpunkt zu fungieren, da mehr als 70 Prozent seiner Oberfläche mit Knorpel bedeckt sind, wodurch es sich wie ein fast reibungsloses Kugellager verhalten kann (Abbildung Seite 68 links).

Um das Sprungbein während der Vortriebsphase zu stabilisieren, zieht der lange Großzehenbeuger das Wadenbein nach unten (Abbildung Seite 68 rechts). Diese Bewegung dient dazu, die Zapfverbindung des Sprunggelenks zu vertiefen, und schützt vor einem *Supinationstrauma* (Umknicken über die Fußaußenkante). Daher sollten Läufer, die wiederholt eine Verstauchung haben, darüber nachdenken, über konventionelle Sprunggelenkübungen hinaus etwas zu tun. Es wäre für sie günstig, das Wadenbein zu mobilisieren und/oder den langen Großzehenbeuger zu kräftigen (alle Übungen werden im Kapitel 3 vorgestellt).

Die Achillessehne

Die mit Abstand wichtigste Sehne für die Energiespeicherung und -wiederabgabe ist die Achillessehne. Abgesehen von ihrer beträchtlichen Länge und Dicke ist die Achillessehne einzigartig darauf ausgelegt, Energie zu speichern und wieder abzugeben, weil die unteren Teile der Sehne etwa 90 Grad rotieren, bevor sie an der Ferse befestigt ist (Abbildung rechts). Diese extreme Rotation ermöglicht es der Achillessehne, mehr als 35 Prozent der Energie freizugeben, die für ihre Dehnung aufgewendet wird.

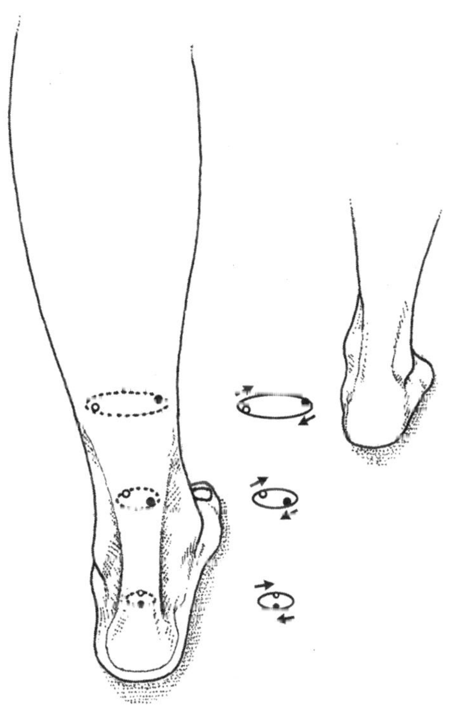

Rotation der Achillessehne: Von oben nach unten betrachtet bewegen sich die inneren Fasern nach hinten (schwarze Punkte), während sich die äußeren Fasern nach vorn bewegen (weiße Punkte). Das führt zu einer 90-Grad-Verdrehung der Achillessehne.

Überraschenderweise hat die Forschung gezeigt, dass der Zwillingswadenmuskel und der Schollenmuskel während der Vortriebsphase relativ wenig Arbeit verrichten, da sie sich direkt vor Beginn der Vortriebsphase isometrisch anspannen. Statt sich schnell zu verkürzen, um den Körper nach vorn zu katapultieren (derart erzeugen die meisten Muskeln Bewegung), scheint es, als bestünde die Hauptrolle dieser Muskeln beim Laufen tatsächlich darin, den isometrischen Impuls zu erzeugen. Dieser stabilisiert dann die Achillessehne, damit die Sehne selbst Energie speichern und wieder abgeben kann.

In der schon bereits erwähnten Studie, bei der Truthähne auf ein Laufband gestellt wurden, zeigten Roberts und seine Kollegen,[46] dass die Längen der Zwillingswadenmuskeln bei den Truthähnen relativ gleich blieben, auch wenn die Truthähne schneller liefen. Ihre Achillessehnen dehnten sich dagegen in großen Umfängen, bevor sie zurückschnellten, um die gespeicherte Energie wieder abzugeben. Die beinahe isometrische Kontraktion des Zwillingswadenmuskels und des Schollenmuskels verringert den metabolischen Aufwand des Laufens deutlich, indem sie die Arbeit reduziert, die die Muskeln verrichten (also Arbeit, die Kalorien verbraucht, Hitze erzeugt und die Entfernung von Abfallprodukten wie Milchsäure erfordert). Um den isometrischen Impuls zeitlich perfekt abzustimmen, informiert ein ungewöhnlicher Muskel den Zwillingswadenmuskel und den Schollenmuskel über die Veränderungen der Muskellänge und -beschleunigung: der Fußsohlenmuskel.

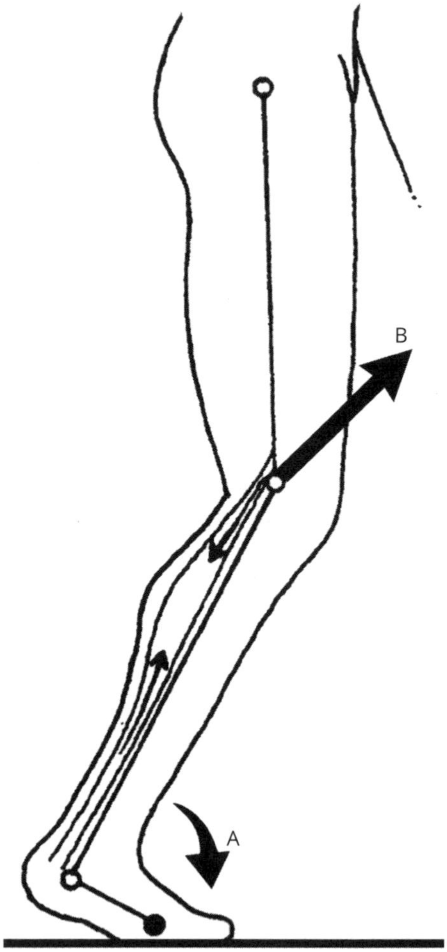

Da der Zwillingswadenmuskel sowohl das Sprunggelenk als auch das Knie überspannt, bewirkt die Plantarflexion des Sprunggelenks während der Vortriebsphase (A), dass das Knie nach oben und vorn gebracht wird (B), wodurch die Belastung der Hüftbeuger erheblich sinkt.

Der Fußsohlenmuskel liegt zwischen dem Zwillingswadenmuskel und Schollenmuskel (Abbildung Seite 24) und ist zu dünn, um bei der Krafterzeugung mitzuwirken. Kürzlich wurde jedoch nachgewiesen, dass er viele spezielle Sinnesrezeptoren enthält und diese dem zentralen Nervensystem ausführliche Informationen über Längenveränderungen im Zwillingswadenmuskel und Schollenmuskel liefern. Die zusätzlichen sensorischen Daten verbessern das Vermögen, den exakten Zeitpunkt für den isometrischen Impuls abzupassen, damit die Achillessehne Energie möglichst effizient zur Verfügung stellen kann.

Die schnelle Wiederabgabe von Energie über das Zurückschnellen der Achillessehne katapultiert nicht nur den Körper nach vorn, sondern senkt auch die Belastung der Hüftbeuger deutlich. Wissenschaftler des Forschungs- und Entwicklungszentrums für Rehabilitation im kalifornischen Palo Alto haben aufgezeigt, wie die Plantarflexion des Sprunggelenks es dem Zwillingswadenmuskel während der Vortriebsphase ermöglicht, als starker Hüftbeuger zu fungieren: indem bei der Einleitung der Schwungphase das Knie nach oben und vorn kommt[47] (Abbildung Seite 70). Indem ein starker Zwillingswadenmuskel das Knie nach oben und vorn bringt, senkt er das Risiko, sich beim Laufen die Hüftbeuger zu verletzen, deutlich.

Sobald die Ferse den Boden verlassen hat, wird ein beträchtlicher Teil der Belastung direkt auf den Vorfuß übertragen. Um den Vorfuß vor den extremen Kräften während der Vortriebsphase zu schützen, sorgen Druckrezeptoren in der Haut unter dem Vorfuß dafür, dass sich die Beuger anspannen. Das erzeugt eine stabilisierende Kraft in den Zehen, die Druck unter den Mittelfußköpfchen reduziert. Um das genaue Ausmaß des Schutzes zu bestimmen, den die Zehenmuskeln bieten, maßen Forscher Druckveränderungen unter dem Vorfuß, während sie mit pneumatischen Klemmen die Effekte von Zehenmuskelaktivität simulierten[48] (Abbildung unten). Außerdem wurden Dehnungsmesser in die Schäfte der Mittelfußknochen eingebettet, um die Biegekräfte im Knochen mit und ohne simulierte Muskelkontraktion zu untersuchen. Dieses aufwendige Laborexperiment bestätigte, dass die reflexartige Aktivierung der Zehenmuskeln den Druck unter der Mitte des Vorfußes merklich reduziert und verhindert, dass sich die Schäfte der Mittelfußknochen verbiegen. Die Autoren der Studie stellen fest, dass die Zehenmuskeln eine entscheidende Rolle bei der Umverteilung von Druck innerhalb des Vorfußes und bei der Verhinderung von Ermüdungsbrüchen der Mittelfußknochen spielen könnten.

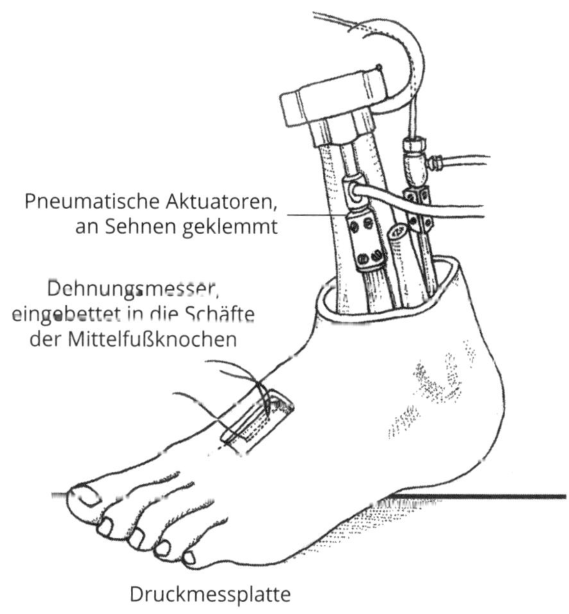

Leichenversuch zur Untersuchung des Drucks unter dem Vorfuß und der Biegebelastung der Mittelfußknochen während der Vortriebsphase.

Die Sesambeine

In einer anderen Studie zu Kräften, die während der Vortriebsphase auf den Fuß wirken, fand ein orthopädischer Forscher aus der Schweiz heraus, dass man eine bedeutende Druckmenge von der Mitte des Vorfußes auf die Großzehe überträgt, wenn man sich mit dieser abdrückt.[49] Um eine Reihe von Vorfußverletzungen (wie Ermüdungsbrüche der Mittelfußknochen und/oder Überlastungen der Mittelfußnerven) zu vermeiden, ist es daher sehr wichtig, dass Läufer viel Kraft mit den Beugern erzeugen können, die an der Großzehe befestigt sind. Zu diesem Zweck hat der Körper auch zwei Sesambeine in die Sehne des kurzen Großzehenbeugers gesetzt (Abbildung rechts).

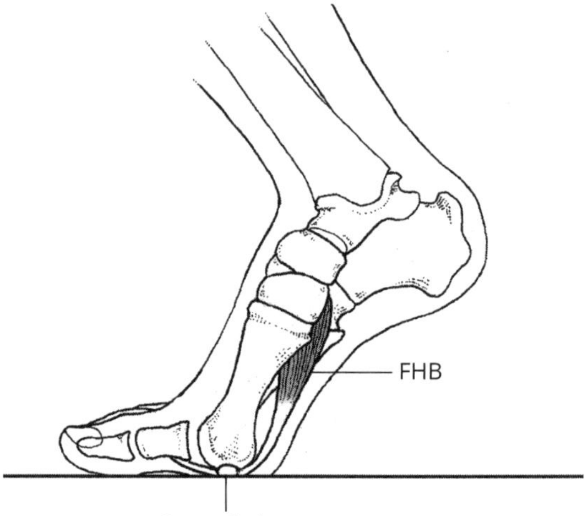

In der Sehne des kurzen Großzehenbeugers (FHB) befinden sich zwei Sesambeine.

Ähnlich wie sich die Kniescheibe zur Quadrizeps-Sehne verhält, verhalten sich auch die Sesambeine zur Großzehe: Sie erhöhen die muskuläre Effizienz und stabilisieren die Großzehe während der Vortriebsphase. Leider lastet dabei auch Gewicht auf den Sesambeinen und sie können für Läufer zur chronischen Schmerzquelle werden. (Die Behandlung dieser Beschwerden wird in Kapitel 6 erläutert.)

Der kurze Wadenbeinmuskel und die Laufgeschwindigkeit

Während die Achillessehne für die Energiespeicherung und -wiederabgabe wichtig ist, spielt der kurze Wadenbeinmuskel eine bedeutende Rolle dabei, uns schnelleres Laufen zu ermöglichen. In einem Artikel, der im *American Journal of Sports Medicine* veröffentlicht wurde, untersuchten Forscher die Beinmuskelaktivität, während Probanden mit verschiedenen Geschwindigkeiten liefen. Dabei kamen sie zu dem Schluss, dass der Übergang zu schnelleren Lauftempo mit einer deutlichen Aktivitätserhöhung des kurzen Wadenbeinmuskels einherging, während sich die Aktivität bei den Zwillingswadenmuskeln und Schollenmuskeln kaum veränderte.[50] Der kurze Wadenbeinmuskel kann trainiert werden, indem man auf leicht geneigtem Untergrund hin- und herläuft. Er ist für schnelles Laufen wichtig, weil er eine Eversion der Ferse bewirkt, das heißt, der äußere Rand wird angehoben. Dadurch kann das Abdrücken durch die *Transversalachse* (Querachse) der Mittelfußknochenköpfchen erfolgen (Abbildung Seite 73). Laut dem Anatomen Bojsen-Møller[51] stellt es die letzte evolutionäre Veränderung für einen schnellen und effizienten Vortrieb dar, dass die Transversalachse über die Kontraktion des kurzen Wadenbeinmuskels genutzt werden kann.

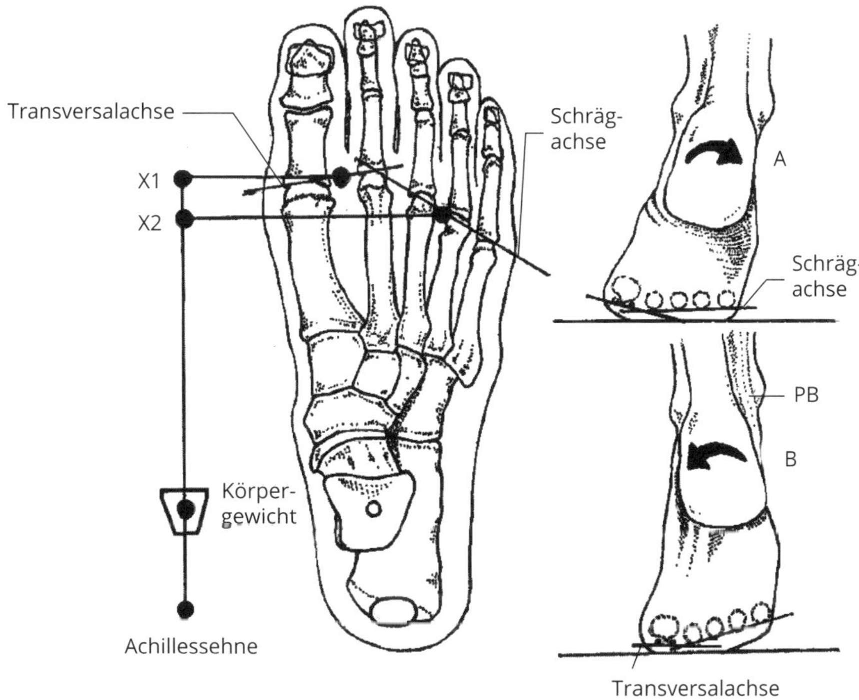

Da der zweite Mittelfußknochen länger ist als die übrigen Mittelfußknochen, dient er als Drehpunkt und ermöglicht es dem Fuß, zwischen zwei verschiedenen Abdrückoptionen zu wählen. Wenn der Rückfuß *supiniert* (das heißt der innere Fußrand angehoben und der äußere abgesenkt) wird (A), geschieht das Abdrücken über die Schrägachse, die einen kürzen Hebelarm zum Sprunggelenk hat (vergleiche X1 und X2). Das verringert die Belastung der Achillessehne und wird häufig beim Bergauflaufen genutzt. Wegen des kürzeren Hebelarms wird die Nutzung der Schrägachse als »Abdrücken im niedrigen Gang« bezeichnet. Wird eine größere Kraft benötigt (beispielsweise beim Sprinten), bewirkt der kurze Wadenbeinmuskel (PB) eine Eversion des Rückfußes (B), das heißt eine Anhebung des äußeren Rands. Er bringt den Fuß dadurch in die Transversalachse. Wegen des längeren Hebelarms wird die Nutzung der Transversalachse als »Abdrücken im hohen Gang« bezeichnet. Sie wird genutzt, wenn schnellere Geschwindigkeiten gefordert sind.

Die Schwungphase

Sobald der Fuß den Boden verlassen hat, schwingen Bein und Hüfte in Erwartung des nächsten Bodenkontakts nach vorn. Um die Schrittlänge zu erhöhen, drehen Läufer das Becken auf der Seite des Schwungbeins nach vorn. Um der Vorwärtsbewegung des Beckens entgegenzuwirken, rotieren der Oberkörper und die Arme in die entgegengesetzte Richtung. Da diese Bewegungen vom Ausmaß her gleich sind, behaupten manche Trainer, Rotationsbewegungen der Arme seien nötig. Sie argumentieren, dass sie die Effizienz maximieren, weil sie die horizontalen Kräfte im Becken ausgleichen. Einige Weltklasse-Trainer gehen sogar so weit, dass sie ihre Ausdauerathleten anweisen, ihre Daumenpositionen beim Laufen entsprechend anzupassen.

Leider ist die Annahme, Armbewegungen glichen Beckenbewegung aktiv aus und seien daher für eine Verbesserung der Effizienz nötig, inkorrekt. Forschungsergebnisse aus dem Jahr 2009 bestätigten, dass die Arme als passive Dämpfer fungieren, was das Ausmaß an Rumpf- und Kopfdrehung reduziert. Sie sind aber keine aktiven Krafterzeuger, die der Beckenbewegungen entgegenwirken.[52] Die vernachlässigbaren Auswirkungen von Armbewegungen auf die Effizienz werden auch von der Tatsache gestützt, dass Strauße zu den leistungsstärksten Zweibeinern auf dem Planeten zählen, obwohl sie ihre Flügel nicht bewegen, um die Beckenrotationen auszugleichen. Strauße haben das Glück, lange Hälse zu besitzen, die Kopfschwingungen verringern, ohne dass die oberen Extremitäten beteiligt werden müssen.

Die Armbewegungen

Im Grunde haben die Armbewegungen von Langstreckenläufern eine ähnliche Funktion wie die Vibrationsdämpfer an den Bögen olympischer Bogenschützen (Abbildung Seite 75): Diese reduzieren die Vibrationen des Bogens, haben aber keine Auswirkung auf die Geschwindigkeit des Pfeils.

Die inkorrekte Annahme, Armbewegungen spielten beim Langstreckenlaufen eine bedeutende Rolle bei der Effizienzverbesserung, geht womöglich darauf zurück, dass Sprinter übertriebene Armbewegungen nach vorn und hinten einsetzen, um die Beschleunigung zu maximieren. Auch wenn dieses Vorgehen fürs Sprinten wichtig ist, müssen Ausdauerläufer übermäßige Armbewegungen nach vorn und hinten vermeiden. Ihre oberen Extremitäten sollten entspannt bleiben. Mehrere Studien bestätigen, dass die ökonomischsten Langstreckenläufer ihre Arme nur in geringem Umfang nutzen.[53, 54] Übertriebene Armbewegungen sind nicht zu empfehlen, weil es muskulären Aufwand erfordert, diese zu beschleunigen und abzubremsen, was die Effizienz schmälern kann.

Um ihre Leistungsfähigkeit zu verbessern, sollten Langstreckenläufer die Handgelenke möglichst ruhig halten und starke Vor- und Rückwärtsbewegungen der Arme, die von den Schultern ausgehen, vermeiden. Sie sollten ihre Arme entspannt halten, wobei die Ellbogen in einer angenehmen Position gebeugt sind. Da geringe Asymmetrien bei den Armbewegungen keine Ineffizienz bedingen, können Langstreckenläufer mit ihren Armen an sich jedem Bewegungsmuster folgen, das angenehm für sie ist, solange die Bewegungen nicht übertrieben sind.

Dass leichte Veränderungen der Armbewegungen beim Ausdauerlaufen nicht viel bewirken können, wird offensichtlich, wenn man die besten Läufer der Welt betrachtet. Bei den Olympischen Spielen in Athen gewann die Chinesin Xing Huina die Goldmedaille über 10 000 Meter, während sie ihre Arme beim Laufen gerade seitlich am Körper hielt. Im Gegensatz dazu stellte Khalid Khannouchi beim Chicago-Marathon einen Weltrekord auf, wobei er seine Hände fast bis auf Kinnhöhe brachte. Die ehemalige Marathon-Weltrekordlerin Paula Radcliffe läuft häufig mit abduzierten – das heißt nach außen geführten – Armen, wobei sie ihre Handgelenke ungleichmäßig anwinkelt. Wären diese Bewegungsformen metabolisch ineffizient, wäre sie nie in der Lage gewesen, mit einem Marathon in der Zeit von 2 Stunden, 15 Minuten, 25 Sekunden den Weltrekord zu brechen. Auch wenn asymmetrische Armbewegungen gelegentlich ein Hinweis auf ein biomechanisches Problem an einer anderen Stelle im Körper sein können (beispielsweise kann eine verkürzte linke Hüfte dafür sorgen, dass sich der rechte Arm weiter vor den Körper bewegt), sind leichte Unterschiede bei einem Ausdauerläufer nicht unabdingbar mit verringerter Effizienz und/oder biomechanischen Problemen verbunden, wie Paula Radcliffe beweist.

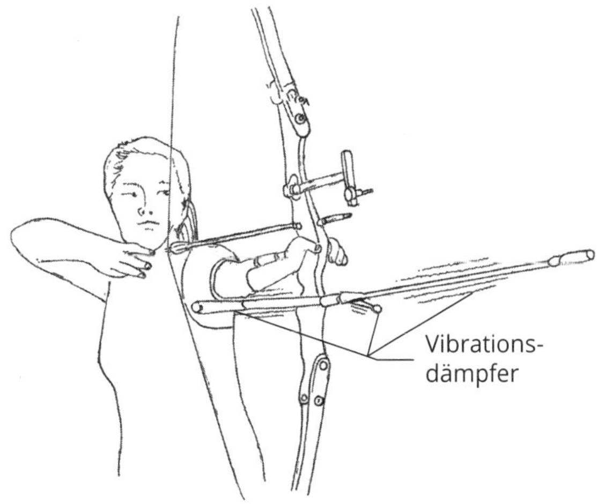

Die Vibrationsdämpfer, die beim Bogenschießen zum Einsatz kommen, verringern die Bogenvibration und haben keine Auswirkung auf die Pfeilgeschwindigkeit.

Die rückseitige Oberschenkelmuskulatur

Während Armbewegungen in der Schwungphase eine relativ unwichtige Bedeutung haben, spielen die rückseitigen Oberschenkelmuskeln dagegen eine entscheidende Rolle, um die Effizienz hier zu verbessern. Direkt bevor der Fuß den Boden berührt, spannen sich die rückseitigen Oberschenkelmuskeln isometrisch an, wodurch ein Teil der Energie gespeichert werden kann, die das Bein nach vorn schwingen ließ. In einer Studie zur Aktivität der rückseitigen Oberschenkelmuskulatur beim Sprinten bemerkten Forscher, dass sich die Kontraktion der rückseitigen Oberschenkelmuskulatur während der späten Schwungphase deutlich verlangsamte und sich ihre Sehnen dafür dehnten (wodurch die elastische Energie gespeichert wurde, die in Fuß und Bein beim Abbremsen der Vorwärtsbewegung auftritt).[55] Wieder versucht der Körper, den metabolischen Aufwand des Laufens zu reduzieren, indem er Muskeln in einer festen Position isometrisch anspannt, damit die Sehnen die freie Energie speichern und später wieder abgeben können. Laut manchen Experten ist dies eine erlernte Reaktion, die sich mit Übung weiter verbessern lässt. Wie noch erläutert werden wird, können Methoden aus dem Schnellkrafttraining (die *plyometrischen* Übungen) und spezielles Beweglichkeitstraining *(Agility Drills)* die Speicherung und Wiederabgabe von Energie tatsächlich optimieren.

Bis vor Kurzem wusste niemand, warum sich Läufer selten einen anderen rückseitigen Oberschenkelmuskel als den zweiköpfigen Oberschenkelmuskel zerren, der außen an der Oberschenkelrückseite liegt. Verschiedene Theorien wurden aufgestellt, die beispielsweise vermuteten, der zweiköpfige Oberschenkelmuskel werde von zwei verschiedenen Nerven innerviert, weswegen er weniger koordiniert sei als die anderen rückseitigen Oberschenkelmuskeln. Der wahre Grund für die hohe

Verletzungsquote des zweiköpfigen Oberschenkelmuskels ist jedoch, dass er weiter unten am Bein befestigt ist als die anderen rückseitigen Oberschenkelmuskeln. Der tiefere Befestigungspunkt vergrößert den Hebelarm, gegen den der zweiköpfige Oberschenkelmuskel arbeitet, was ihn deutlich mehr beansprucht.

Indem die Belastung, die mit dem tieferen Befestigungspunkt einhergeht, berechnet wurde, konnte konkret konstatiert werden: Der zweiköpfige Oberschenkelmuskel dehnt sich während der späten Schwungphase um 9,5 Prozent, während die anderen rückseitigen Oberschenkelmuskeln dies um weniger als acht Prozent tun.[56] Die aufgrund des tieferen Befestigungspunkts höhere Spannung erhöht die Verletzungsanfälligkeit des zweiköpfigen Oberschenkelmuskels, verbessert aber auch die Fähigkeit, beträchtliche Energiemengen zu speichern und wieder abzugeben. Wie zuvor erwähnt, spielt dieser wichtige Muskel auch eine entscheidende Rolle beim Dämpfen von Knochenvibrationen nach dem Fersenaufsatz. Und er hilft dem Iliosakralgelenk, Stöße abzufedern, indem er ein übermäßiges Kippen des Kreuzbeins verhindert (Abbildung Seite 61 oben).

Die Bremsphase – die am häufigsten übersehene Ursache von Laufverletzungen

Kurz vor Ende der Schwungphase beginnt der Läufer, das Becken nach hinten zu bewegen, um die Bremsphase zu reduzieren, die mit dem Fußaufsatz auf dem Boden verbunden ist (Abbildung unten). Die Bremsphase ist eine kurze Verlangsamungsphase – sie setzt direkt nach dem Bodenkontakt ein.

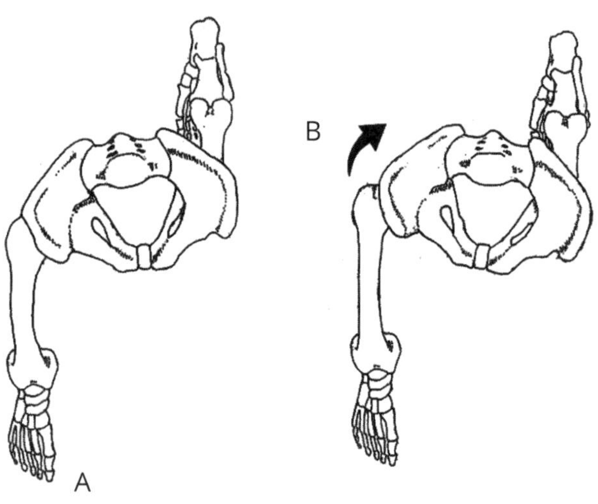

Direkt nach dem Fersenaufsatz (A) rotiert das Becken nach hinten, um Stoßkräfte zu reduzieren (B).

Um die Bremsphase zu verstehen, stellen wir uns einmal vor, wir würden durch ein Zimmer gehen und dabei eine volle Suppenschüssel tragen: Immer, wenn der Fuß auf den Boden trifft, schwappt die Suppe nach vorn. Die Suppe reagiert derart, da die Vorwärtsbewegung des Körpers vorübergehend abgebremst wird, sobald der vordere Fuß auf den Boden trifft. Das erste Newtonsche Gesetz, auch als Trägheitsgesetz bekannt, besagt, dass sich ein in Bewegung befindlicher Körper weiterbewegt, sofern keine äußeren Kräfte auf ihn einwirken. Indem der Fuß den Boden berührt, wird die Vorwärtsbewegung des Körpers durch den plötzlichen Bodenkontakt gestoppt, aber die Suppe bleibt weiter in Bewegung. Beim Laufen ist die Bremsphase eine häufige, aber auch oft übersehene Ursache für eine große Bandbreite an stoßbedingten Verletzungen. Denn sie kann gefährliche Stoßwellen erzeugen, die durch den Fuß und das Bein geleitet werden.

Um die Auswirkungen von übermäßiger Bremskraft zu bestimmen, erhoben Forscher aus dem kanadischen Vancouver bei 65 gesunden Läuferinnen verschiedene Werte, während sich diese auf Laufbändern bewegten. Sie maßen die mittleren vertikalen Kraftanstiegsraten, die maximale vertikale Kraftanstiegsrate, die aktive Kraftspitze beim Abdrücken vom Boden, den vertikalen Impuls und die Bremskraftspitze.[57] Diese Sportlerinnen nahmen dann an einem 15-wöchigen Halbmarathon-Trainingsprogramm teil. Bis zum Abschluss des Trainingsprogramms waren beinahe 35 Prozent der Läuferinnen verletzt, und die Bremskraftspitze war die einzige Variable, die mit der Entstehung von Laufverletzungen korrelierte. Läuferinnen mit hohen Bremskraftspitzen hatten ein fünf- bis achtmal größeres Verletzungsrisiko als Läuferinnen mit niedriger Bremskraft. Vorherige Forschungsergebnisse zeigten, dass die Bremskraftspitzen größer werden, wenn sich die Doppelschrittlänge erhöht und man den Fuß beim Anfangskontakt immer weiter vorn aufsetzt.[58]

Sollte man die Doppelschrittlänge verkürzen?

Auch wenn Läufer ihre Doppelschrittlänge abhängig von ihrer individuellen Effizienz selbst wählen, ist es manchmal erforderlich, die bevorzugte Doppelschrittlänge eines Läufers zu reduzieren. Dann nämlich, wenn man so das Verletzungsrisiko senkt. Wie in Kapitel 4 erläutert werden wird, untersuche ich am liebsten die Beinposition beim Anfangskontakt am Boden, um zu bestimmen, ob jemand seine Doppelschrittlänge verkürzen sollte. Idealerweise sollte der Unterschenkel beinahe vertikal sein, wobei Sprunggelenk und Fuß eine beinahe neutrale Position haben sollten. Falls das Knie des aufsetzenden Beins fast gestreckt ist und der Unterschenkel mehr als zehn Grad zur Vertikalen angewinkelt ist, sollte man definitiv die Doppelschrittlänge verkürzen. Zunächst führt das Laufen mit kürzerem Schritt vielleicht zu etwas schlechteren Leistungen. Aber wenn man sich im Laufe der Zeit an den neuen Laufstil gewöhnt hat, wird man sehr wahrscheinlich schneller und effizienter, weil die Bremskräfte reduziert werden. Zwar ist es für schnelle Läufer keine Option – langsamere Freizeitläufer können die Kräfte während der Bremsphase aber einfach verringern, indem sie zum Ground Running wechseln. Auch wenn dieser Laufstil weniger Tempo hat, so ist die Vermeidung der Flugphase die absolut beste Möglichkeit, Verletzungen zu vermeiden.

Die beste Möglichkeit, die Bremsphasenkräfte zu reduzieren

Auch wenn Ground Running und/oder der Anfangskontakt mit vertikalem Unterschenkel die Kräfte reduzieren, die mit der Bremsphase einhergehen, sind sie in ihren Wirkungen nicht mit dem Nach-hinten-Rotieren des Beckens zu vergleichen. Nachdem Forscher alle Möglichkeiten ausgewertet hat-

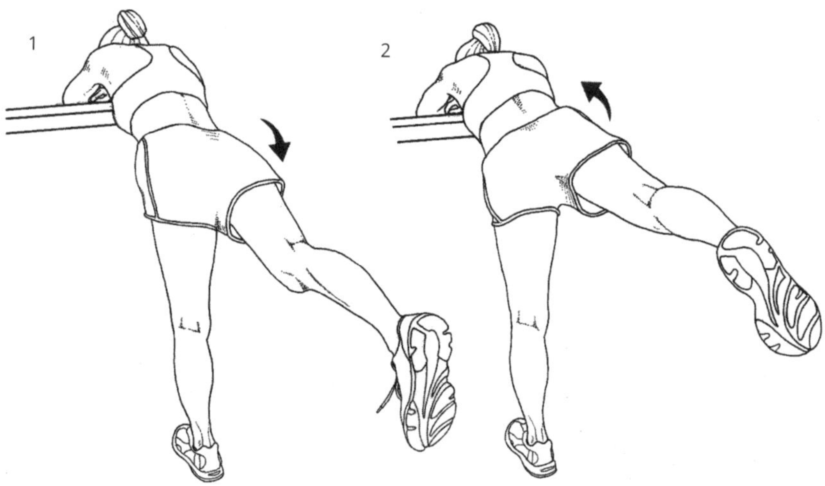

Muskel-Energie-Dehnung der Hüftrotatoren: Auf einem Bein stehend nach vorn lehnen und auf einer stabilen Fläche abstützen. Aus dieser Position die gegenüberliegende Hüfte anheben und absenken und den Bewegungsumfang dabei stetig erhöhen (1 und 2). Als Teil des Aufwärmprogramms vor dem Laufen davon zwei oder drei Sätze mit je 25 Wiederholungen durchführen.

ten, mit denen man Bremsphasenkräfte verringern kann, kamen sie zu dem Schluss: Das nach hinten rotierende Becken während des Anfangskontakts hat die größte Bedeutung.[59] Die besten Läufer können offensichtlich die mit der Bremsphase verbundenen Stoßkräfte erheblich verringern, indem sie das Becken zu genau dem richtigen Zeitpunkt nach hinten ziehen. Auch wenn es manchmal nötig sein kann, die Doppelschrittlänge zu verkürzen (vor allem wenn der Unterschenkel beim Fußaufsatz nicht vertikal ist), ist es gemeinhin vorzuziehen, mit der natürlich gewählten Doppelschrittlänge zu laufen und zu lernen, die Bremsphasenkräfte zu reduzieren. Effizient kann man dies mit bestimmten Bewegungen des Beckens, der Knie und der Sprunggelenke erreichen. Um über das Nach-hinten-Rotieren der Hüfte wirkungsvoll Kraft zu absorbieren, benötigt man flexible Hüftrotatoren. Meine Lieblingsmöglichkeit, die Hüftflexibilität zu verbessern, ist die Muskel-Energie-Dehnung, die in der Abbildung oben dargestellt ist. Zusätzliche Dehnübungen für die Hüftrotatoren sind in Kapitel 6 im Abschnitt über den birnenförmigen Muskel beschrieben. Meiner Erfahrung nach verletzen sich Läufer mit starken, flexiblen Hüften selten.

Grafische Zusammenfassung der Muskelaktivität während des Gangzyklus

Zu verstehen, wann Muskeln beim Laufen aktiviert werden, ist sowohl für die Leistungsfähigkeit als auch für die Verletzungsprävention wichtig. Die Grafiken in Abbildung Seite 80 bieten einen Überblick über die Muskelfunktion auf der Basis von EMG-Studien, bei denen elektrische Aktivitäten in Muskeln untersucht werden. Der folgende Abschnitt fasst diese Forschungsergebnisse zusammen. Der große Gesäßmuskel ist ein besonders wichtiger Muskel während der frühen Standphase, da er verhindert, dass das Bein zu weit nach innen rotiert. Außerdem arbeitet er mit den Hüftrotatoren zusammen, um die mit der Bremsphase verbundenen Kräfte zu absorbieren. Die oberen Fasern dieses Muskels verhindern, dass sich die gegenüberliegende Hüfte absenkt, während die unteren Fasern die Rotation kontrollieren. Da der größte Anteil des großen Gesäßmuskels direkt in den *Tractus iliotibialis* einstrahlt, stabilisiert dieser Muskel während der mittleren Standphase beim Laufen deutlich die Hüfte und das Knie.

Der mittlere Gesäßmuskel spielt eine sehr bedeutende Rolle beim Laufen, weil er verhindert, dass sich das gegenüberliegende Becken während der mittleren Standphase absenkt. Die vorderen Fasern dieses Muskels sind während der Zehenablösung und der frühen Schwungphase ein wenig aktiv – sie verhindern hier, dass sich der Oberschenkelknochen während der Vortriebsphase nach außen dreht. Auch der kleine Gesäßmuskel ist beim Laufen wichtig, da er Gegenspieler des mittleren Gesäßmuskels ist. Dass er ihm entgegenwirkt, ist nötig, um einen konstanten Druck in der Hüftgelenkspfanne aufrechtzuerhalten.

Der Schenkelbindenspanner kontrahiert während der Vortriebsphase mit erheblicher Kraft und hilft dem Lenden-Darmbein-Muskel bei der Hüftbeugung. Der Lenden-Darmbein-Muskel weist während der späten Standphase und in der frühen Schwungphase die größte Aktivität auf, wenn er die Adduktoren, den Schenkelbindenspanner, den geraden Oberschenkelmuskel und den Schneidermuskel bei der Hüftflexion unterstützt. Der Schub, der während der frühen Schwungphase durch die schnelle Hüftbeugung gewonnen wird, spielt eine wichtige Rolle bei der Beschleunigung des Körperschwerpunkts nach oben und vorn während der späten Schwungphase.

Als Gruppe weisen die Adduktoren die größte Aktivität während der Zehenablösung auf, wenn sie die Hüfte beugen und helfen, die Rotation des Oberschenkelknochens zu kontrollieren. Mit Ausnahme einer kurzen Nichtbeteiligung in der mittleren Schwungphase ist der große Adduktor in den Laufzyklus ständig eingebunden. Die rückseitigen Oberschenkelmuskeln sind am Ende der Schwungphase am aktivsten, wenn sie exzentrisch kontrahieren (das heißt, sich anspannen und dabei verlängern), um die Vorwärtsbewegung des sich schnell streckenden Beins abzubremsen. Eine starke rückseitige Oberschenkelmuskulatur ist beim Laufen extrem wichtig. Sie verhindert, dass der Anfangskontakt zu weit vor dem Körperschwerpunkt erfolgt (auch als *Overstriding* bekannt), und trägt zur Energiespeicherung und -wiederabgabe bei. Während der Vortriebsphase wird die rückseitige Oberschenkelmuskulatur ebenfalls kurz tätig, da sie dem Zwillingswadenmuskel hilft, das Knie zu beugen.

Während der späten Schwungphase spannt sich der Quadrizeps vor und macht sich so bereit, während des Anfangskontakts Kräfte am Knie zu absorbieren. Dieser Muskel ist ein bedeutsamer Stoßdämpfer, vor allem beim schnellen Laufen. Er arbeitet hart, um die erhöhten Stoßkräfte abzufedern, die mit diesem einhergehen (was der größere Umfang der Knieflexion bei schnellen Laufgeschwindigkeiten beweist). Langsamere Freizeitläufer haben geringe Knieflexionsumfänge. Stoßdämpfung ist hier nicht so wichtig, was die Belastung des Quadrizeps verringert. Langsamere Läufer sind sogar effizienter, wenn sie den Quadrizeps nutzen, um die Knie steif zu halten.

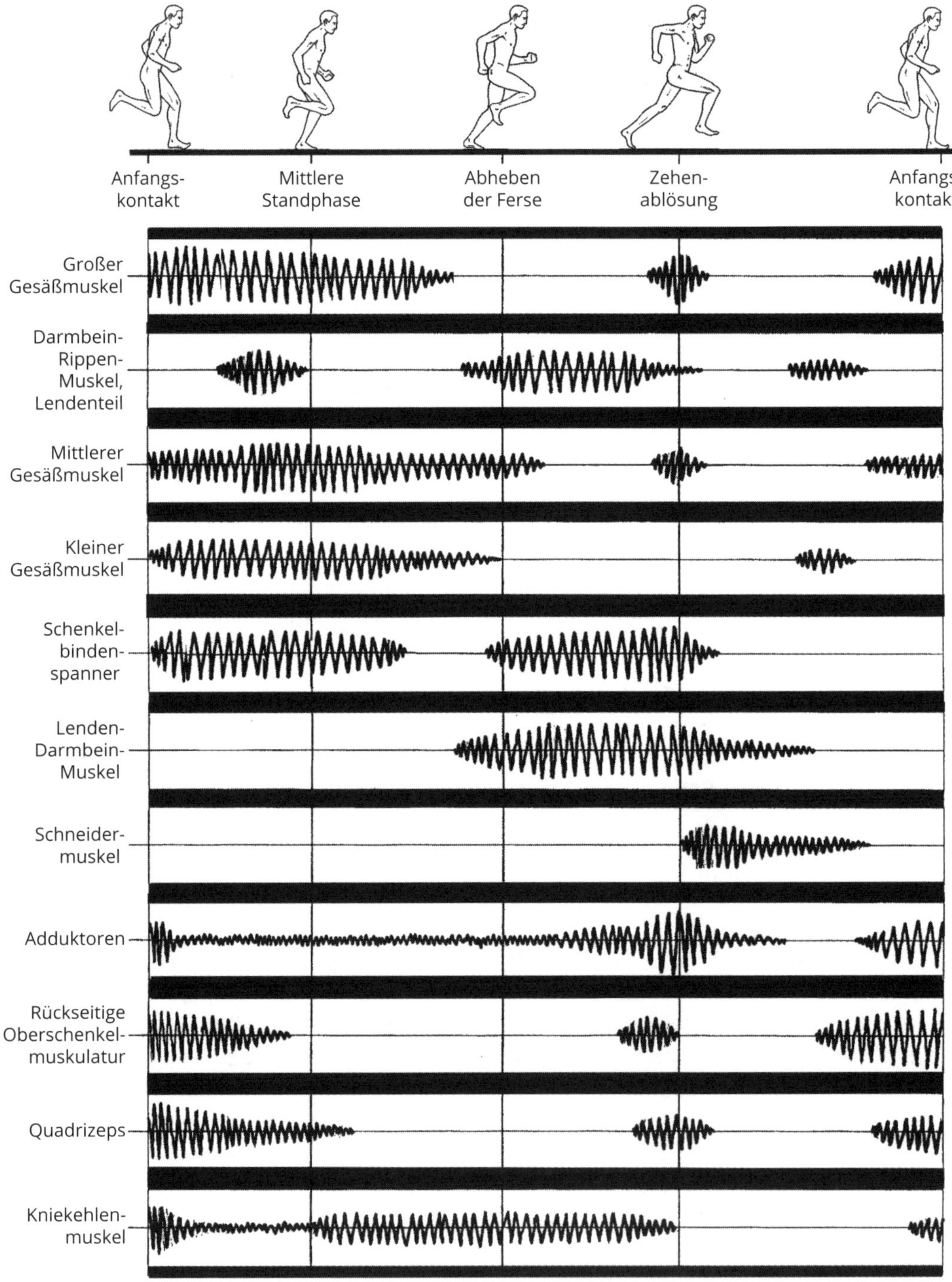

Grafische Zusammenfassung der Muskelfunktion während des Gangzyklus

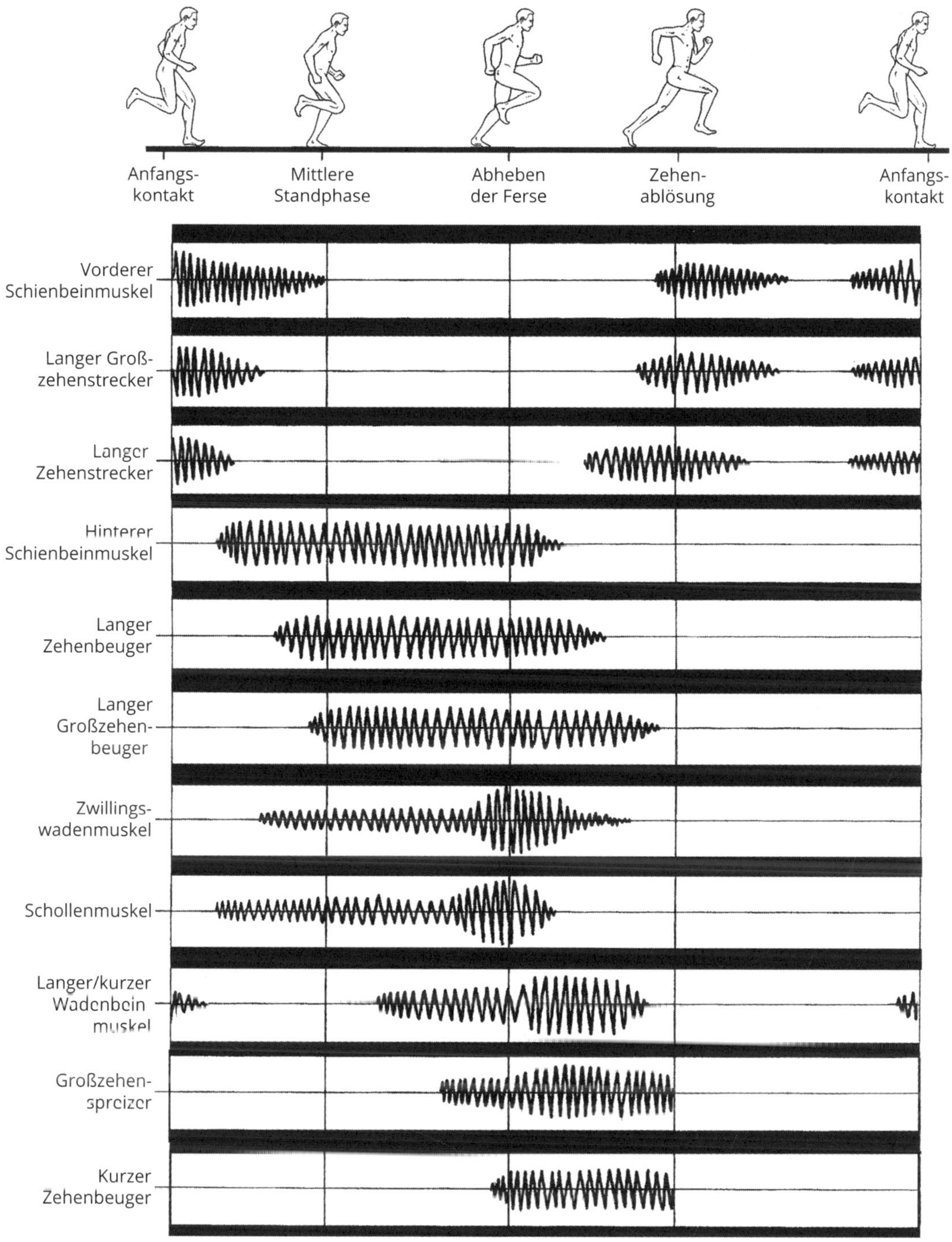
Anfangs-
kontakt
Mittlere
Standphase
Abheben
der Ferse
Zehen-
ablösung
Anfangs-
kontakt
Vorderer
Schienbeinmuskel
Langer Groß-
zehenstrecker
Langer
Zehenstrecker
Hinterer
Schienbeinmuskel
Langer
Zehenbeuger
Langer
Großzehen-
beuger
Zwillings-
wadenmuskel
Schollenmuskel
Langer/kurzer
Wadenbein
muskel
Großzehen-
spreizer
Kurzer
Zehenbeuger

Der Kniekehlenmuskel ist beim Laufen von Bedeutung, weil er verhindert, dass sich der Oberschenkelknochen während des Anfangskontakts auf dem Schienbein nach vorn bewegt. Der Muskel kontrahiert während des Anfangskontakts konzentrisch (das heißt, er spannt sich an und verkürzt sich), um dem Schienbein eine Innenrotation zu ermöglichen, was für eine geschmeidige Beugung nötig ist.

Die Muskeln des vorderen Kompartiments des Unterschenkels weisen die höchste Aktivität unmittelbar nach dem Fersenaufsatz auf. Die Tätigkeit dieser Muskeln ist bei Mittelfußaufsatzmustern deutlich reduziert, beim Vorfußaufsatz fehlt sie beinahe vollkommen. Insofern kann der Wechsel zu einem weiter vorn gelegenen Bodenkontaktpunkt die Muskeln des vorderen Kompartiments entlasten. Er ist eine effektive Maßnahme, um das *Tibialis-anterior-Syndrom* (Vorderes Schienbeinkanten-Syndrom) zu behandeln.

Der hintere Schienbeinmuskel arbeitet in der frühen Standphase daran, eine übermäßige *Pronation* (Nach-innen-Einknicken) des Mittelfußes zu verhindern. Er ist auch während der Vortriebsphase bedeutsam, wenn er den Zwillingswadenmuskel und den Schollenmuskel dabei unterstützt, eine schnelle Kraft zu erzeugen, die uns nach vorn schiebt. Die langen Zehenmuskeln sind während des Abdrückens ebenfalls wichtig, da sie dazu beitragen, die Ferse in der Vortriebsphase anzuheben und die Schäfte der Mittelfußknochen zu stabilisieren, um sie vor übermäßigen Biegekräften zu schützen.

Sowohl der Zwillingswadenmuskel als auch der Schollenmuskel weisen in der Vortriebsphase die größte Aktivität auf, wenn sie dafür sorgen, dass die Ferse angehoben wird. Der Schollenmuskel verhindert eine Vorwärtsbewegung des Beins, während der Zwillingswadenmuskel das Knie beugt und die Ferse anhebt. Der Zwillingswadenmuskel ist auch daran beteiligt, das Knie hochzuziehen und nach vorn zu bringen, er entlastet so die Hüftbeuger. Während des Anfangskontakts bremst der Schollenmuskel die Innenrotation des Schienbeins ab. Der Zwillingswadenmuskel kontrolliert derweil die Innenrotation des Oberschenkelknochens. Diese beiden Aktionen reduzieren während der frühen Standphase die Drehbelastungen im Knie und sind entscheidend, damit man verletzungsfrei bleibt.

Kurz vor dem Anfangskontakt spielen die Wadenbeinmuskeln eine wichtige Rolle bei der Prävention von Sprunggelenksverletzungen, indem sie die Ferse vertikal halten. Der lange Wadenbeinmuskel ist auch während der Vortriebsphase wichtig, wenn er mit dem hinteren Schienbeinmuskel zusammenarbeitet, um den Mittelfuß zu stabilisieren. Außerdem spielen der lange und kurze Wadenbeinmuskel eine entscheidende Rolle beim schnellen Laufen, indem sie das Körpergewicht in Richtung der Großzehe verlagern.

Der Großzehenspreizer und -heranführer *(Musculus adductor hallucis)* arbeiten beinahe ausschließlich in der Vortriebsphase und stabilisieren die Großzehe auf dem Boden. Die Ausnahme dieser Regel bilden Menschen mit einem Senkfuß, bei denen der Großzehenspreizer während der Standphase ständig aktiviert ist, um ein Absenken des Fußgewölbes zu verhindern. Da diese Muskeln die Ausrichtung der Großzehe kontrollieren, sind sie wichtig, damit es nicht zur Entstehung von Ballenzehen kommt. Die anderen intrinsischen Fußgewölbemuskeln haben hohe Bedeutung für die Energiespeicherung und -wiederabgabe und für die Druckableitung von den Mittelfußköpfchen zu den Zehenspitzen.

KAPITEL 3

Risikofaktoren für Laufverletzungen

Selbst bei einem perfekten Laufstil ist es sehr wahrscheinlich, dass man sich früher oder später eine Verletzung zuzieht. In vielen Fällen haben Verletzungen mit bestimmten Trainingsfehlern zu tun (beispielsweise ist ein erwiesener Verletzungsprädiktor, mehr als etwa 65 Kilometer pro Woche zu laufen). Häufig können Laufverletzungen auch auf Probleme mit der Knochenausrichtung, Flexibilität, Kraft und/oder auf frühere Verletzungen zurückgeführt werden. Dabei kann das Risiko für die Entstehung einer Verletzung (oder erneuten Verletzung) mit speziellen rehabilitativen Techniken oftmals deutlich reduziert werden. Ein klassisches Beispiel dafür sind Verletzungen der rückseitigen Oberschenkelmuskulatur. Mit einer jährlichen Wiederverletzungsrate von 70 Prozent gehören diese zu den schlimmsten Weichteilgewebeverletzungen bei Läufern. Ein Artikel, der im *Journal of Orthopaedic & Sports Physical Therapy* veröffentlicht wurde, zeigt jedoch, dass die jährliche Wiederverletzungsrate für derartige Zerrungen von 70 Prozent auf 7,7 Prozent sinkt, wenn bestimmte rehabilitative Übungen durchgeführt werden.[60] Würden alle Läufer diese Übungen regelmäßig absolvieren, könnte das Risiko für Zerrungen der rückseitigen Oberschenkelmuskulatur deutlich reduziert werden.

Ein weiterer beeinflussbarer Risikofaktor für die Entstehung von Laufverletzungen sind Verkürzungen im Zwillingswadenmuskel. In einer klugen Studie setzten Forscher den Bewegungsumfang des Sprunggelenks in Beziehung zu einer Reihe von Mittel- und Vorfußverletzungen und zeigten, dass Menschen mit verkürzten Zwillingswadenmuskeln ein dreimal höheres Risiko haben, sich *Metatarsalgie* (Mittelfußschmerzen), Plantarfasziitis und Ermüdungsbrüche der Mittelfußknochen zuzuziehen.[61] Die Autoren gehen davon aus, dass ein verkürzter Zwillingswadenmuskel dafür sorgt, dass die Ferse zu früh vom Boden abhebt, wodurch ein größerer Kraftanteil auf den Vorfuß übertragen wird (Abbildung unten).

Das Verletzungsrisiko bei einem verkürzten Zwillingswadenmuskel schießt richtig in die Höhe, wenn die Zehenmuskeln schwach sind. Starke Zehen schützen nachweislich vor der Entstehung von Plantarfasziitis und Ermüdungsbrüchen der Mittelfußknochen, vor allem wenn die Wade belastet ist. Würden Läufer den Zwillingswadenmuskel regelmäßig in die Länge ziehen, indem sie die Wade mit gestrecktem Bein dehnen, könnten sie das Risiko gleich für eine ganze Reihe ernsthafter Verletzungen senken. Im Verlauf dieses Kapitels werden Ihnen weitere Zusammenhänge zwischen biomechanischen Faktoren und häufig auftretenden Verletzungen vorgestellt. Und natürlich lernen Sie ebenfalls diesbezügliche Behandlungsmöglichkeiten kennen.

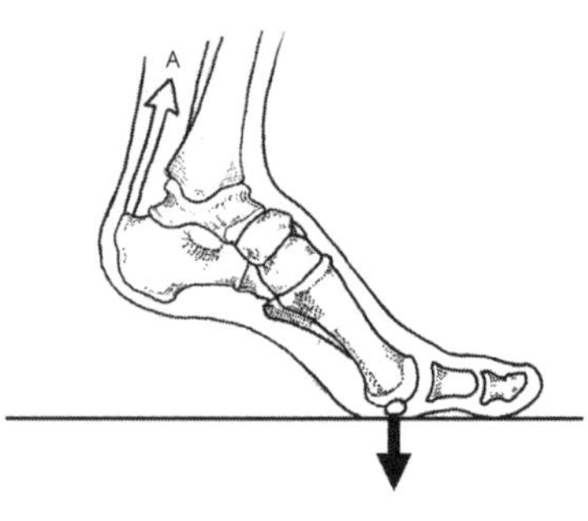

Ein verkürzter Zwillingswadenmuskel (A) sorgt dafür, dass die Ferse zu früh angehoben wird, wodurch der Vorfuß mit mehr Kraft auf den Boden gepresst wird (Pfeil).

Höhe des inneren Fußlängsgewölbes

In der Lauf-Community herrscht schon lange der Glaube, dass die Höhe des Fußgewölbes ein Prädiktor für Verletzungen ist. Die grundlegende Annahme lautet, dass Läufer mit niedrigen Fußgewölben zu übermäßiger Pronation oder Einknicken nach innen neigen. Dieses übermäßige Nach-innen-Einknicken wird für die Entstehung vieler Verletzungen verantwortlich gemacht, von Ballenzehen bis hin zu Schmerzen im unteren Rücken (Abbildung Seite 86). Läufer mit hohen Fußgewölben pronieren hingegen nicht genug. Das fehlende Einknicken macht sie tatsächlich anfällig für Ermüdungsbrüche und *Supinationstraumata*, also die gewaltsame Überdehnung des außenseitigen Halteapparates. Um sich vor den Gefahren, die von Pronation und Supination ausgehen, zu schützen, geben Läufer Millionen für Laufschuhe und maßgefertigte Einlagen aus, die ihr Verletzungsrisiko senken sollen.

Auch wenn dem durchschnittlichen Sportmediziner mit mehr als ein paar Jahren Erfahrung der Zusammenhang zwischen Fußgewölbehöhe und Fußfunktion bewusst ist, veröffentlichte der angesehene Forscher Benno Nigg einen Artikel, in dem er behauptete, Fußgewölbehöhe und Pronation beziehungsweise Supination hätten nichts miteinander zu tun.[62] Nigg und seine Kollegen setzten Messschieber zur Höhenbestimmung des mittleren Fußgewölbes bei 30 Probanden ein und untersuchten diese ebenfalls mit dreidimensionaler Bildgebung. Dabei machten sie keinen Zusammenhang zwischen der Fußgewölbehöhe und der Fußfunktion aus: Menschen mit hohen Fußgewölben pronierten auch häufig übermäßig und ebenso zeigten Menschen mit niedrigen Fußgewölben häufig ausgeprägte Supiniation.

Obwohl dieser Artikel vor mehr als 20 Jahren veröffentlicht wurde, wird in der Mainstream-Literatur noch immer auf Dr. Niggs Studie verwiesen. In einem Artikel der *New York Times*[63] wurde Dr. Nigg folgendermaßen zitiert: »Die Fußgewölbe sind ein evolutionäres Überbleibsel, das Primaten benötigten, die sich mit ihren Füßen an Bäumen festhielten. Da wir das nicht mehr tun, brauchen wir Fußgewölbe nicht wirklich.« Das Hauptargument dieses Artikels lautete: Die Höhe des Fußgewölbes hänge nicht mit einer veränderten Bewegung zusammen und es sei deshalb nicht nötig, den »empfundenen biomechanischen Defekt« eines Plattfußes durch eine Einlage oder einen Laufschuh zur Unterstützung des Fußgewölbes zu korrigieren.

Die Annahme, die Höhe des Fußgewölbes beeinflusse die Funktion nicht, basiert allerdings auf den Erkenntnissen aus nur einer Studie, und auch wenn Dr. Nigg technisch sehr ausgereifte Geräte nutzte, um die Bewegung zu messen, machten er und sein Forscherteam einen sehr grundlegenden Fehler: Sie kontrollierten mit handelsüblichen Messschiebern, ob jemand ein hohes oder niedriges Fußgewölbe hatte. Und die Werte, die so herauskamen, wurden nie mit der wahren Fußgewölbehöhe abgeglichen, wie man sie beim Röntgen mit Gewichtsbelastung bestimmen kann. Hätten sie das getan, wäre ihnen aufgefallen, dass das Fußgewölbe jeder Person in einer individuellen Kurve verläuft. Es ist deshalb unmöglich, fix einen konkreten Punkt an der Kurve des Gewölbes zu bestimmen, der der wahren Höhe des Fußgewölbes entspricht. Da die Messungen mit Messschiebern die tatsächliche Fußgewölbehöhe nicht genau bestimmten, boten Dr. Niggs Forschungen an sich keinen Einblick in die Verbindung zwischen Fußgewölbehöhe und Bewegung.

2001 wurde die Kontroverse bezüglich Fußgewölbehöhe und dreidimensionaler Bewegung beigelegt. Williams und McClay[64] errechneten das Verhältnis zwischen Fußlänge und höchstem Punkt des Gewölbes – eine sehr verlässliche Methode, die Fußgewölbehöhe zu quantifizieren (sie ist extrem reproduzierbar und entspricht Röntgenmessungen der Fußgewölbestruktur). Zudem führten die Forscher eine dreidimensionale Bewegungsanalyse bei Läufern mit hohen und niedrigen Fußgewölben durch. Dadurch zeigten sie eindeutig, dass die Fußgewölbehöhe und Fußfunktion miteinander in Zusammenhang stehen: Menschen mit niedrigen Fußgewölben pronieren schneller und mit größeren Bewegungsumfängen, während Menschen mit hohen Fußgewölben härter auf den Boden auftreten und mit sehr geringem Umfang pronieren.

In einer Follow-up-Studie, in der sie dieselben Messtechniken nutzten,[65] kamen die Autoren zu dem Schluss: Die Fußgewölbehöhe hat auch eine Vorhersagekraft für Verletzungen. Läufer mit niedrigen Fußgewölben wiesen häufiger Weichteilgewebeverletzungen und Verletzungen an der Beininnenseite (vor allem an Knie und Sprunggelenk) auf, während Läufer mit hohen Fußgewölben öfter Knochenverletzungen erlitten (beispielsweise hatten sie doppelt so viele Ermüdungsbrüche). Außerdem

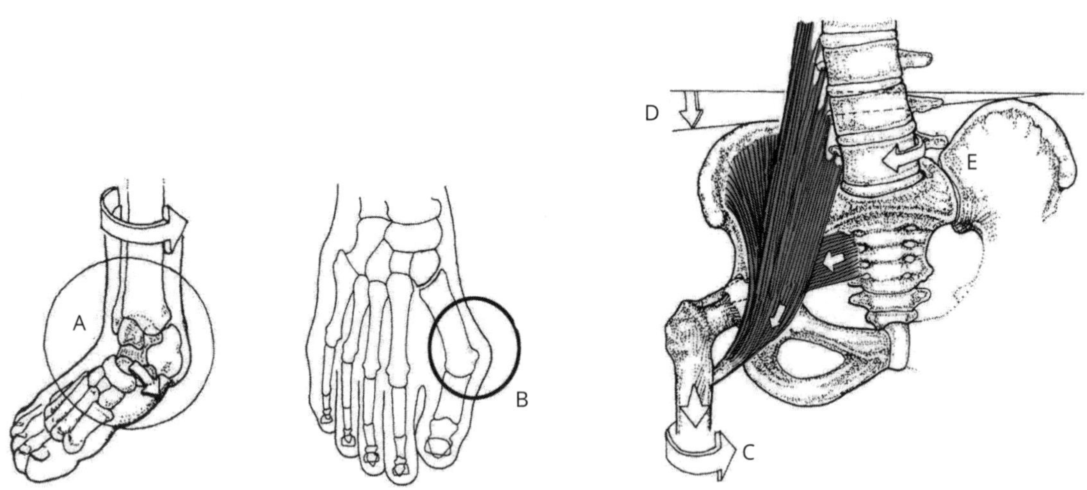

Verletzungen, die theoretisch mit einer übermäßigen Pronation in Verbindung stehen: Ein übermäßiges Abrollen des Fußes nach innen (A) wird häufig für die Entstehung von Ballenzehen (B) verantwortlich gemacht. Weil bei einer Pronation das Bein nach innen dreht (C) und nach unten abfällt (D), wird eine übermäßige Pronation für die Entwicklung von Entzündungen der Hüftbeugersehnen und der Zerrung der Außenrotatoren verantwortlich gemacht. Das Absinken, das mit einer übermäßigen Pronation einhergeht, ist auch für die Entstehung von Schmerzen im unteren Rückenbereich mitverantwortlich (E).

hatten Läufer mit hohen Fußgewölben mehr Verletzungen an der Beinaußenseite, zum Beispiel in Form des *Tractus-iliotibialis-Syndroms*, das auch als Läuferknie bekannt ist, oder von Supinationstraumata. Im Allgemeinen neigten die Läufer mit niedrigen Fußgewölben viel mehr zu Verletzungen an der Fußinnenseite (wie Verletzungen der Sesambeine unter der Großzehe), während die Läufer mit hohen Fußgewölben anfälliger für Verletzungen der Vorfußaußenseite waren (wie Ermüdungsbrüche des fünften Mittelfußknochens).

In einer Studie jüngeren Datums werteten Forscher aus Virginia dreidimensionale Bewegung und Stoßkräfte bei zehn Läufern mit hohen und zehn Läufern mit niedrigen Fußgewölben aus. Die Probanden liefen mit einem selbst gewählten Tempo und sollten sich später von einem 30 Zentimeter hohen Podest fallen lassen, damit Unterschiede und Stoßkräfte untersucht werden konnten. Die Autoren schlossen, dass sich Läufer mit hohen Fußgewölben bei der Stoßdämpfung mehr auf ihre Skelettstrukturen verlassen, was möglicherweise das Risiko für Ermüdungsbrüche erhöht.

Diese drei Artikel zusammengenommen bestätigen, was in der Sport-Community schon als Wissen verbreitet war: Die Fußgewölbehöhe sagt nicht nur voraus, ob ein Fuß übermäßig proniert oder supiniert, sondern auch, wo zukünftige Verletzungen passieren könnten. Einer der schönsten Aspekte dieser Studien ist, dass die Messtechnik, mit der man die Fußgewölbehöhe bestimmen kann, einfach durchzuführen ist und sogar zu Hause eingesetzt werden kann (Abbildung unten).

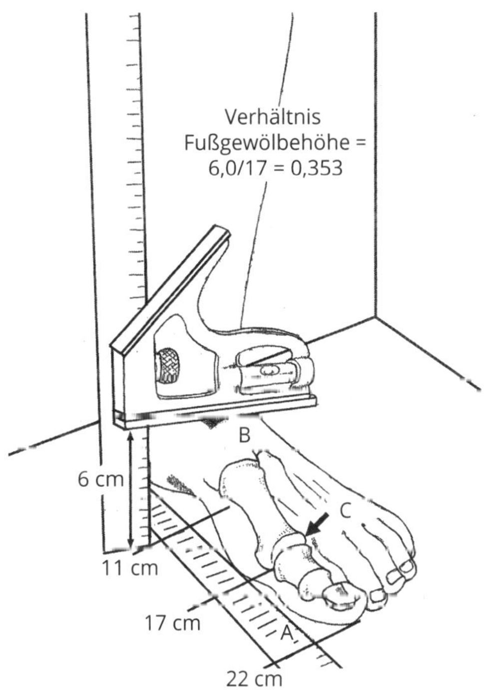

Verhältnis der Fußgewölbehöhe: Zunächst wird die Fußlänge bis zur Spitze der Großzehe gemessen (A). Diesen Wert teilt man durch zwei. An der so errechneten Stelle wird die Gewölbehöhe bestimmt (B). Das Verhältnis der Fußgewölbehöhe erhält man, indem man die Höhe des Fußes durch die Fußlänge bis zur Basis der Großzehe (C) teilt. Die Basis der Großzehe lässt sich meist gut ermitteln, indem man nach einem kleinen Höcker tastet, der sich am Ende des Mittelfußköpfchens befindet (Pfeil). Liegt der errechnete Wert unter 0,275, gilt das Fußgewölbe als niedrig. Läufer mit hohen Fußgewölben haben ein Fußgewölbehöhen-Verhältnis von über 0,356.

Fußgewölbehöhe und Verletzungsanfälligkeit

Das Verhältnis der Fußgewölbehöhe, das in Abbildung Seite 87 dargestellt ist, liefert Informationen darüber, wo möglicherweise Verletzungen entstehen. Es gibt aber keine Auskunft dazu, wie hoch die Verletzungswahrscheinlichkeit ist. Um das relative Verletzungsrisiko bei verschiedenen Fußgewölbehöhen zu untersuchen, maßen Forscher aus Dänemark die Fußgewölbehöhen von 927 Laufeinsteigern, bevor diese ein einjähriges Laufprogramm absolvierten.[66] Am Ende des Jahres waren 33 Prozent der Läufer mit sehr niedrigen Fußgewölben und 25 Prozent der Läufer mit sehr hohen Fußgewölben verletzt. Läufer mit leicht hohen Fußgewölben und solche mit neutralen Füßen hatten jeweils eine Verletzungsquote von etwa 18 Prozent, während nur 13 Prozent der Läufer mit leicht niedrigen Fußgewölben verletzt waren. Zusätzlich zu einer geringeren Verletzungsquote hatten die Läufer mit leicht niedrigen Fußgewölben insgesamt weniger Verletzungen. Das könnte darauf hindeuten, dass ein bisschen Pronation sogar als Schutz dienen könnte – wahrscheinlich, weil leicht niedrige Fußgewölbe herausragende Stoßdämpfer sind.

Diese Studie ist wichtig, da sie zeigt, dass nur Läufer mit übermäßig hohen oder niedrigen Fußgewölben ein erhöhtes Verletzungsrisiko haben. Die Läufer mit den niedrigsten Fußgewölben in dieser Studie waren besonders verletzungsanfällig. Sie konnten im Laufe des Jahres lediglich um die 6,4 Kilometer pro Woche laufen, um nicht verletzungsbedingt abbrechen zu müssen.

Wer ein sehr niedriges oder ein sehr hohes Fußgewölbe hat, kann einige einfache Dinge tun, um das Verletzungsrisiko zu senken. Da niedrige Fußgewölbe mehr Druck auf die Fußinnenseite geben, sind hier starke Fußgewölbemuskeln wichtig. Um auf einfachste Art die Fußgewölbemuskulatur zu kräftigen, finden sich am Ende dieses Kapitels Übungen dazu. Alternativ kann man diese Muskulatur trainieren, indem man im Alltag Minimalschuhe trägt.

Auch wenn leichte Laufschuhe für Langstreckenlaufen nicht zu empfehlen sind, stehen sie doch im Verdacht, bei Läufern mit niedrigen Fußgewölben Plantarfasziitis hervorzurufen, ermöglichen Minimalschuhe den Zehen, sich in größerem Umfang zu bewegen. Sie können die Muskeln des Fußgewölbes effektiv kräftigen, wenn man sie regelmäßig im Alltag nutzt. Um zu zeigen, dass Minimalschuhe dieses Vermögen haben, ließen Forscher von der Brigham Young University und dem Spaulding National Running Center 57 Läufer jeden Tag im Alltag Minimalschuhe tragen.[67] In den ersten beiden Wochen sollten diese Läufer 2500 Schritte pro Tag gehen. Bis zur achten Woche erhöhten sie die Nutzung der leichten Schuhe allmählich bis auf 7000 Schritte pro Tag. Am Ende der Studie stellten die Autoren fest, dass nicht nur die Fußgewölbe deutlich kräftiger geworden waren, sondern sich auch die Querschnitte der wichtigsten Fußgewölbemuskeln vergrößert hatten, wie der des kurzen Großzehenbeugers, des Großzehenspreizers und des kurzen Zehenbeugers. Diesen Ergebnissen kommt eine besondere Bedeutung zu, weil neue Forschungsergebnisse zeigen: Menschen, die übermäßig pronieren, haben ein wesentlich geringeres Verletzungsrisiko, wenn ihre Füße stark sind.[68] In einer interessanten Studie, in der die Auswirkungen von Fußkräftigungsübungen auf die

Laufleistung untersucht wurden, ließen polnische Forscher[69] Läufer mit neutralen Fußgewölben und Läufer mit niedrigen Fußgewölben dieselben Übungen durchführen. Die mit niedrigen Fußgewölben verbesserten ihre Laufleistungen dabei deutlich mehr als die anderen Läufer. Auch dies bestätigt, dass Läufer mit niedrigen Fußgewölben mehr Muskelkraft benötigen, um verletzungsfrei zu bleiben und gute Leistungen zu erzielen.

Maßgefertigte und frei erhältliche Einlagen

Die beliebteste Art, Senkfüße zu behandeln, ist das Tragen von maßgefertigten oder frei erhältlichen Einlagen. Obwohl der genaue Grund für ihren Erfolg unklar ist (denn selbst mit einer Einlage proniert man im selben Maß wie ohne Einlage), haben mehrere Studien gezeigt, dass Einlagen das Verletzungsrisiko verringern können. In einer randomisierten kontrollierten Studie mit 400 Rekruten während der Grundausbildung, die 2011 im *American Journal of Sports Medicine* veröffentlicht wurde, fanden Forscher heraus, dass die Teilnehmer, die Einlagen trugen, die Druckpunkte unter der Fußsohle reduzierten, ein 49 Prozent niedrigeres Risiko hatten, sich Überlastungsverletzungen zuzuziehen, als die Kontrollgruppe, die keine Einlagen nutzte.[70]

Auch wenn Einlagen den Bewegungsumfang nicht spürbar verändern, können sie das Verletzungsrisiko senken, indem sie Druck von der Ferse und dem Vorfuß ins Fußgewölbe leiten. Ein erhöhter Hautkontakt mit den Rändern der Einlage verstärkt die positive Wirkung der Einlage weiter, indem er das sensorische Feedback erhöht und so vermutlich das Gleichgewicht verbessert.

Eine weitere Theorie, die erklärt, warum Einlagen das Verletzungsrisiko senken können, ist, dass sie zwar nicht das Gesamtausmaß der Pronation verändern, aber die Geschwindigkeit der Pronation verringern.[71] Laut manchen Fachleuten verursacht eher die Geschwindigkeit der Pronation Verletzungen als der Gesamtumfang der Pronation.

Die beste Behandlungsmöglichkeit für Läufer mit hohen Fußgewölben

Im Gegensatz zu Läufern mit Senkfüßen benötigen Läufer mit hohen Fußgewölben selten Einlagen (warum sollte man ein ohnehin schon hohes Fußgewölbe unterstützen?). Da Läufer mit hohen Fußgewölben mit großen Stoßkräften zurechtkommen müssen, sollten sie Minimalschuhe meiden und Laufschuhe mit Dämpfung im Fersenbereich tragen. Eine weitere Möglichkeit, wie Läufer mit hohen Fußgewölben Stoßkräfte verringern können, ist eine Umstellung der Lauftechnik, um leise zu laufen, was in Kapitel 4 erläutert werden wird. In jedem Fall sollte der Anfangskontakt bei Läufern mit hohen Fußgewölben nicht mit dem Vorfuß erfolgen, da dieser Kontaktpunkt das Risiko für Supinationstraumata erhöht. Unabhängig davon, wie der Bodenkontakt stattfindet, knicken Läufer mit hohen

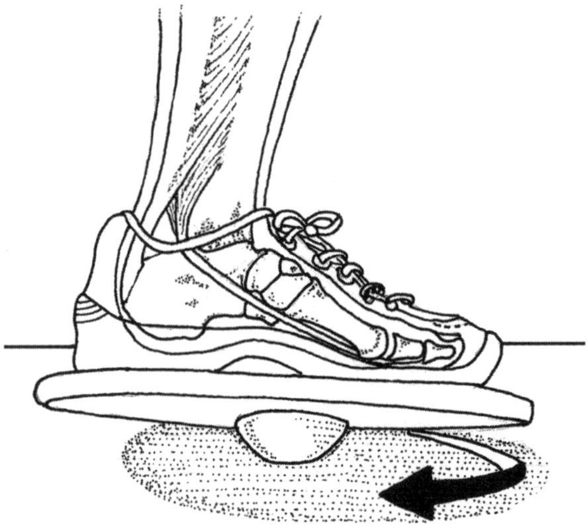

Das Two-to-One Ankle Rockboard *(ankle* bedeutet auf Deutsch »Knöchel«; das Gerät trainiert entsprechend insbesondere diesen Bereich): Anders als konventionelle Balance-Boards, die sich in jede Richtung gleich viel neigen, liegt der Drehpunkt bei diesem nicht in der Mitte. Das ermöglicht es dem Fuß, sich wie im echten Leben zu neigen: Der Fuß *invertiert* (der innere Rand hebt sich) auf dem Ankle Rockboard damit doppelt so viel, wie er *evertiert* (der äußere Rand nach oben geht). Bei der Behandlung von Menschen mit hohen Fußgewölben ist dies sehr nützlich.

Fußgewölben so häufig um, dass sie darüber nachdenken sollten, mit einem *Balance-Board* (auch bekannt als Wackelbrett) präventiv ihre Sprunggelenke zu kräftigen (Abbildung oben). Eine Studie aus den Niederlanden zeigte, dass die regelmäßige Nutzung eines Balance-Boards die Häufigkeit von Supinationstraumata um 47 Prozent reduzierte.[72]

Fußgewölbehöhe und Gleichgewicht

Davon abgesehen, dass Balance-Boards den Bewegungsumfang erhöhen und die Beinmuskulatur kräftigen, können sie zudem den Gleichgewichtssinn verbessern. In einer interessanten Untersuchung des Gleichgewichts von Menschen mit hohen und niedrigen Fußgewölben kamen Forscher von der University of North Carolina at Chapel Hill zu dem Schluss, dass das Gleichgewichtsvermögen von Menschen mit hohen oder niedrigen Fußgewölben im Vergleich zu Menschen mit neutralen Fußgewölben beeinträchtigt ist, wenn auch aus unterschiedlichen Gründen.[73] Menschen mit hohen Fußgewölben schneiden in Sachen Gleichgewicht schlechter ab, weil ihre Fußsohlen weniger Bodenkontakt haben und die Druckrezeptoren in der Haut in geringerem Maß Informationen über die Druckverteilung liefern. Das verminderte sensorische Feedback, das mit weniger Bodenkontakt einhergeht, erschwert es Läufern mit hohen Fußgewölben, das Gleichgewicht zu halten. Auch bei Läufern mit niedrigen Fußgewölben ist das Gleichgewichtsvermögen verschlechtert. Möglicherweise erschwert es ihre allgemeine Gelenkhypermobilität den Muskeln, schnelle und häufig extreme Gelenkbewegungen zu kontrollieren. Daher können Balance-Board-Übungen sowohl für Läufer mit hohen als auch mit niedrigen Fußgewölben hilfreich sein.

Pronation und Verletzungen von Knie, Hüfte und Rücken: ein zweifelhafter Zusammenhang

Was die Auswirkungen von hohen und niedrigen Fußgewölben betrifft, ist es wichtig zu beachten: Pronation und Supination führen mit größerer Wahrscheinlichkeit zu Fuß- und Sprunggelenksverletzungen als zu Verletzungen von Knie, Hüfte oder Rücken. In der Regel sind Pronation und Supination in abnehmendem Maße für die Entstehung einer Verletzung ursächlich, je weiter man sich vom Fuß entfernt. Auch wenn niedrige Fußgewölbe beispielsweise häufig für Schmerzen im unteren Rücken verantwortlich gemacht wurden, zeigte eine Studie aus dem Jahr 2007, dass kein Zusammenhang zwischen übermäßiger Pronation und Schmerzen im unteren Rücken besteht.[74] Meiner Meinung nach können leicht niedrige Fußgewölbe die Hüfte und den unteren Rücken sogar schützen, weil ein bisschen zusätzliche Pronation die Stoßdämpfung verbessert.

Bis vor Kurzem glaubte man, eine zu starke Pronation sorge dafür, dass sich das Bein zu sehr nach innen dreht und dass sich diese Rotation auf das gesamte Bein überträgt. Die Annahme, übermäßige Pronation würde das Knie und zudem die Hüfte beeinträchtigen, geht auf die Gehrungsscharnier-Analogie zurück, die vor über 60 Jahren entwickelt wurde. In diesem Modell, das noch immer an medizinischen Fakultäten gelehrt wird, wird eine Pronation des Fußes mit einem Bewegungsverhältnis von eins zu eins in eine Innenrotation des Beins umgewandelt; beispielsweise führen acht Grad Pronation demnach dazu, dass sich das Bein acht Grad nach innen dreht (Abbildung unten).

Da Menschen mit niedrigen Fußgewölben mehr pronieren, wäre es der Gehrungsscharnier-Analogie nach logisch, dass ihre Beine in höherem Maß rotierten. Eine Auswertung dreidimensionaler Bewegung weist jedoch nach, dass das nicht der Fall ist: Die Beine pronierender Menschen mit niedrigen Fußgewölben zeigen genauso weit nach innen wie die Beine supinierender Menschen mit hohen Fußgewölben.[75] Dass Läufer mit niedrigen oder hohen Fußgewölben dieselben Beinrotationsumfänge aufweisen, erklärt, warum Einlagen bei der Behandlung von Fuß- und Sprunggelenksverletzungen beständigere Ergebnisse erzielen als bei der Behandlung von Knie- und Hüftverletzungen.

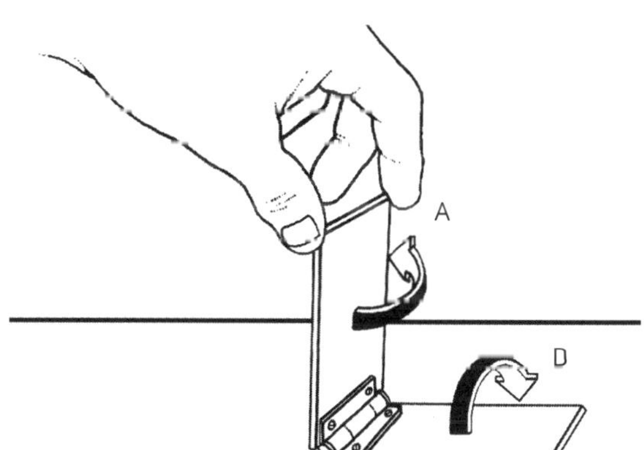

Gehrungsscharnier-Analogie: Wenn man den oberen Teil eines Gehrungsscharniers dreht (A), dreht sich der untere Teil des Scharniers im gleichen Maß (B).

Neuere Forschungsergebnisse zeigen, dass die Gehrungsscharnier-Analogie ganz falsch ist. Auch wenn Menschen mit niedrigen Fußgewölben mit größeren Bewegungsumfängen pronieren, absorbieren ihre Fußgelenke den Großteil dieser Bewegung – sie transferieren also wenig davon an die Beine. Bei Menschen mit hohen Fußgewölben findet ebenfalls ein Ausgleich statt – obwohl sie weniger pronieren, geben ihre Füße ein höheres Maß an Drehbewegung weiter. Letzten Endes übertragen sowohl Läufer mit hohen als auch mit niedrigen Fußgewölben dieselbe Rotation auf ihre Beine. So trägt die Natur der Individualität von Fußgewölbehöhen Rechnung: Sie verhindert, dass die Strukturen über dem Sprunggelenk von unterschiedlichen Pronationsausmaßen beeinflusst werden.

Das Fazit lautet, dass die Fußgewölbehöhe Läufer zwar anfälliger für bestimmte Verletzungen (vor allem in den Füßen) machen kann, leicht hohe oder niedrige Fußgewölbe aber selten eine Behandlung erfordern, sofern keine gesundheitliche Beeinträchtigung vorliegt. Nichtsdestotrotz tragen erfahrene Läufer unabhängig von ihrer Fußgewölbehöhe häufig Einlagen. Sie tun dies, um mit den Belastungen zurechtzukommen, die mit hohen Kilometerumfängen verbunden sind, und um ihr Verletzungsrisiko zu senken. Wie erwähnt, verändern Einlagen nicht das Gesamtmaß der Pronation. Ihre Effektivität ist wahrscheinlich darauf zurückzuführen, dass sie Druck verteilen, Gelenkbewegungen verlangsamen und das Gleichgewicht verbessern können. Diese Faktoren sind immer gut, unabhängig davon, ob man hohe, neutrale oder niedrige Fußgewölbe hat.

Statt sofort in teure maßgefertigte Einlagen zu investieren, sollte man zunächst probieren, mit frei erhältlichen Einlagen zu laufen. Auch wenn Erstgenannte nachweislich effektiver Druck verteilen als Einlagen aus Massenproduktion, gibt es keine Beweise dafür, dass eine bestimmte Art von Einlagen in Sachen Verletzungsprävention die überlegenere ist.[76] Dennoch bevorzugen überzeugte Einlagennutzer häufig maßgefertigte Einlagen, da sie lange halten (Carboneinlagen können bis zu 15 Jahre überdauern) und anpassungsfähig sind (an einer Einlage können ein Dutzend verschiedene Modifikationen vorgenommen werden). Im Laufe der Zeit werden maßgefertigte Einlagen trotz der Anschaffungskosten unterm Strich günstiger sein als frei erhältliche, weil sie so selten ersetzt werden müssen.

Varus- und Valgus-Keile

Maßgefertigte und frei erhältliche Einlagen eignen sich wunderbar für die Behandlung und Prävention vieler Verletzungen. Eine ebenso effektive und deutlich günstigere Behandlungsoption besteht für Läufer mit hohen und niedrigen Fußgewölben darin, Valgus- oder Varus-Keile zu benutzen (Abbildung Seite 93). Diese Keile werden direkt unter die Innensohle der Laufschuhe gelegt. Man gewöhnt sich sehr schnell an sie.

Während frühe Leichenversuche zeigten, dass Varus-Keile das Vermögen haben, die Belastung der Plantarfaszie deutlich zu reduzieren, wiesen Studien zu Valgus-Keilen nach, dass diese Knieschmerzen von Patienten mit Gelenkschäden verringern konnten (vor allem, wenn diese hohe Fußgewölbe

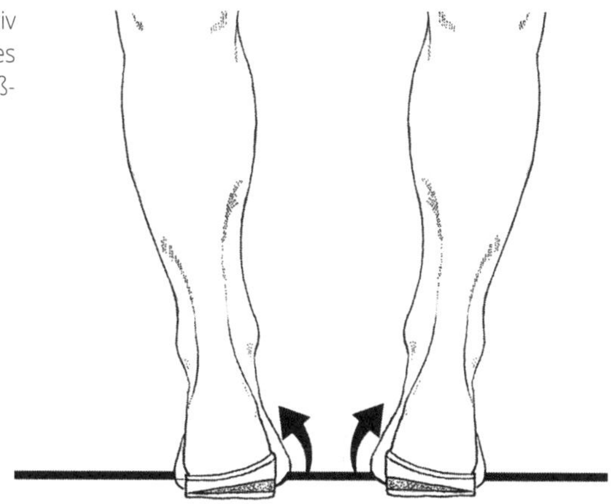

Varus-Keile erhöhen die Innenseite des Fußes und kontrollieren effektiv übermäßige Pronation. Valgus-Keile werden unter die Außenseite des Fußes gelegt und sind bei der Behandlung von Läufern mit hohen Fußgewölben hilfreich.

hatten). 2019 gaben brasilianische Forscher[77] einer Gruppe Läufer, die übermäßig pronierten, entweder Standardeinlagen oder eine Einlage mit Varus-Keil. Dann maßen die Forscher die dreidimensionale Bewegung und fanden heraus, dass Läufer mit Keileinlagen im Vergleich zu den Läufern mit Standardeinlagen weniger pronierten und ihre Beine und Knie deutlich weniger nach innen gedreht waren. Dieses Forschungsergebnis ist wichtig, weil eine übermäßige Innenrotation des Beins mit vielen Laufverletzungen in Verbindung gebracht wurde. Tatsächlich lässt sich dieses Bewegungsmuster aber nur schwer mit einer Umstellung des Laufstils ändern. Bei den frei erhältlichen Varus-Keilen finde ich es vorteilhaft, wenn diese möglichst leicht sind und sie selbstklebende Rückseiten haben. Dann kann man die Keile ganz unkompliziert unter den Innensohlen anbringen.

Was ist mit dem Fußquergewölbe?

Auch wenn das innere Längsgewölbe von herausragender Wichtigkeit ist, zeigt die neuere Forschung, dass zudem ein Quergewölbe eine Rolle spielt. Von einer Seite zur anderen ist im Mittelfuß ein Bogen gespannt, wodurch dieses Gewölbe entsteht – bei der Speicherung und Wiederabgabe von Energie hat dieses Bedeutung (Abbildung Seite 94).

Auch wenn das Quergewölbe für die Stoßdämpfung nicht so wichtig ist wie das innere Längsgewölbe, verbessert es die Leistung beim Laufen, indem es den Mittelfuß während der Vortriebsphase versteift. Da Menschenaffen dieser Blockademechanismus fehlt, sind sie während der Vortriebsphase weniger effizient – ihr Mittelfuß gibt nach. Der hintere Schienbeinmuskel des Menschen wirkt mit, um das Quergewölbe aufrechtzuerhalten. Er ist an beinahe allen Mittelfußknochen befestigt und stabilisiert es so. Da der hintere Schienbeinmuskel vor seinem Ansatz 45 Grad rotiert und aus energiespeicherndem Kollagen besteht, verhält er sich wie eine Feder beim Laufen – eine Feder, die während des Fußaufsatzes Energie speichert und sie wieder abgibt, um den Mittelfuß während der Vortriebsphase zu versteifen und zu stabilisieren.

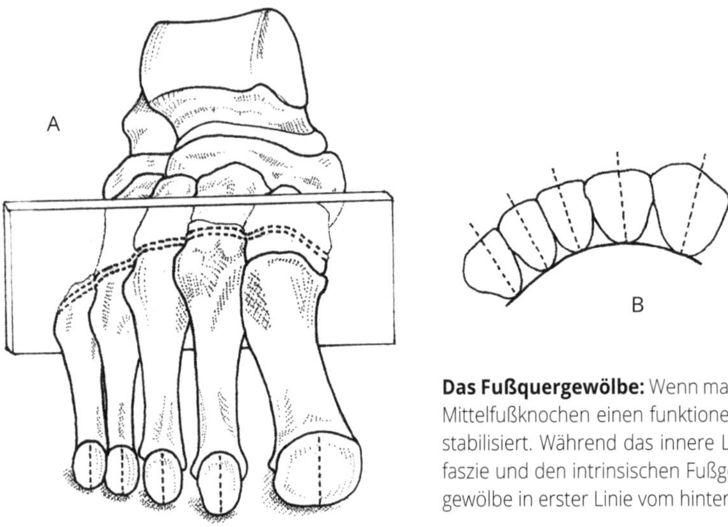

Das Fußquergewölbe: Wenn man den Mittelfuß durchschneidet (A), bilden die Mittelfußknochen einen funktionellen Bogen (B), der den Fuß beim Abdrücken stabilisiert. Während das innere Längsgewölbe hauptsächlich von der Plantarfaszie und den intrinsischen Fußgewölbemuskeln gestützt wird, wird das Quergewölbe in erster Linie vom hinteren Schienbeinmuskel kontrolliert.

Beinlängendifferenz

Überraschenderweise unterscheiden sich die Längen der beiden Beine bei fast allen Menschen lediglich um wenige Millimeter voneinander. In einer Studie zur Symmetrie von Gliedmaßen im ländlichen Jamaica fanden Forscher heraus, dass zwar deutliche Diskrepanzen bestehen, was die Arme von Menschen anbelangt. Dennoch hat nur einer von 1000 Menschen eine Beinlängendifferenz von über zehn Millimetern.[78] Die Autoren führen die geringere Häufigkeit von Beinlängendifferenzen auf eine natürliche Selektion zurück. Da die Muskeln auf der Seite des längeren Beins beim Gehen und Laufen härter arbeiten, verbrauchen Menschen mit großen Beinlängendifferenzen bei der Fortbewegung mehr Kalorien. Dadurch bleibt ihnen weniger Energie für die Fortpflanzung und sie verschwinden schnell aus dem Genpool.

Auch wenn leichte Beinlängendifferenzen bei der allgemeinen Bevölkerung selten Probleme verursachen, können bei Läufern selbst kleine Unterschiede zu Verletzungen führen. Um diesen Punkt zu unterstreichen, entwickelte der Fußspezialist Steve Subotnick die Dreifach-Regel: Da die Kräfte, die beim Laufen wirken, dreimal größer sind als die Kräfte beim Gehen, erzeugt eine Beinlängendifferenz von vier Millimetern (die es bei rund 30 Prozent der Bevölkerung gibt) bei einem Läufer dieselben Symptome wie eine Beinlängendifferenz von zwölf Millimetern bei einem Nicht-Läufer (eine solche ist bei etwa einem von 2000 Menschen zu finden).

Anatomische versus funktionelle Differenzen

Viele Läufer haben funktionelle Beinlängendifferenzen, bei denen Verkürzungen bestimmter Muskeln und/oder asymmetrische Pronation Beine, die eigentlich gleich lang sind, unterschiedlich aussehen lassen können (Abbildung rechts). Man muss funktionelle und anatomische Differenzen voneinander unterscheiden, denn funktionelle Differenzen werden im Gegensatz zu anatomischen Differenzen nicht mit Fersenkeilen behandelt, da die Knochen der Beine dieselbe Länge haben. Wenn eine funktionelle Differenz auf Muskelverkürzungen zurückzuführen ist, ist das Dehnen der betroffenen Muskeln die angemessene Behandlung. Asymmetrische Pronation wird hingegen mit Fußgewölbestützen behandelt.

Das lange Bein und Ermüdungsbrüche

Wenn eine wahre Beinlängendifferenz vorliegt, weil ein Schienbein und/oder ein Oberschenkelknochen kurz ist (das heißt, es handelt sich um eine anatomische Beinlängendifferenz), besteht ein viel höheres Risiko für Ermüdungsbrüche. Konkret besteht dieses am längeren Bein, da das Bein größeren Stoßkräften ausgesetzt ist.[79] Das bestätigt auch eine Studie mit norwegischen Rekruten, die zeigte, dass sich 73 Prozent der Rekruten auf der Seite des langen Beins einen Knochen brachen und 16 Prozent auf der Seite des kurzen Beins. Dagegen passierten nur elf Prozent der Ermüdungsbrüche bei Rekruten mit gleich langen Beinen.[80] Auch die Hüfte auf der Seite des langen Beins ist verletzungsanfällig. In einer Studie mit 100 Patienten, denen ein komplettes künstliches Hüftgelenk (eine *Totalendoprothese)* eingesetzt werden sollte, hatten 84 Prozent der Patienten auf der Seite des langen Beins Gelenkbeschwerden.[81]

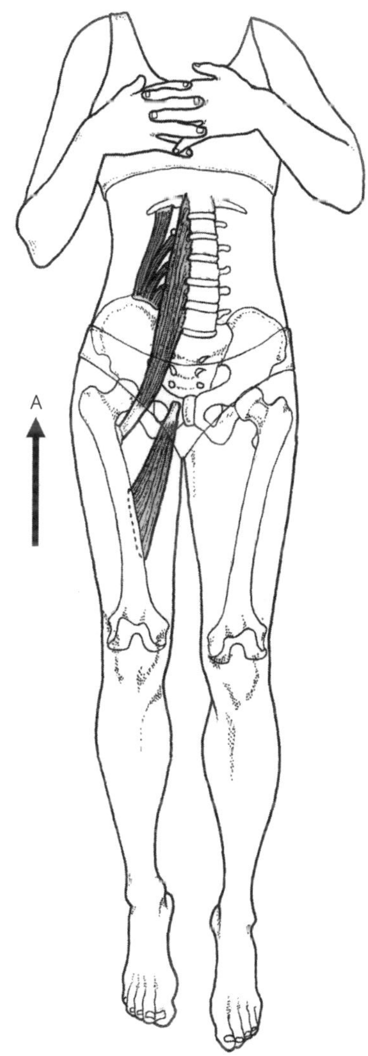

Funktionelle Beinlängendifferenzen: Verkürzungen bestimmter Muskeln können das Bein auf einer Seite nach oben ziehen (A). Dadurch wirkt ein Bein kürzer als das andere.

Die Hüftabduktoren auf der Seite des langen Beins sind besonders verletzungsanfällig. Da das kurze Bein beim Gehen und gemächlichen Laufen eine längere Fallstrecke zurücklegt, verändern Menschen häufig ihren Gang. Sie beginnen, das kürzere Bein langsam auf den Boden abzusenken, indem sie die Hüftabduktoren des langen Beins nutzen. Häufig führt das zu einer chronischen Belastung des mittleren Gesäßmuskels. Da sich die Lendenwirbel zur Seite des langen Beins neigen, kann das Verletzungen der Lendenwirbelsäule verursachen (Abbildung rechts). Lange bevor Symptome entstehen, hat der Läufer zunehmend Verspannungen im mittleren Gesäßmuskel auf der Seite des langen Beins.

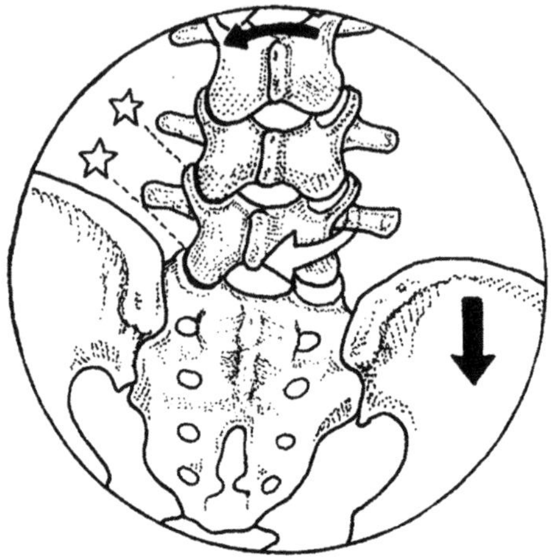

Die Lendenwirbelsäule neigt sich weg von der Seite des kurzen Beins, rotiert und komprimiert die Gelenke im unteren Rücken (Sterne).

Neben Ermüdungsbrüchen und Hüftverletzungen zeigt die Kniescheibe des anatomisch längeren Beins eine höhere Anfälligkeit für Verletzungen. Da ein Läufer das Becken am effektivsten in eine gerade Position bringen kann, indem er das Knie des langen Beins beugt, wird das Knie auf dieser Seite größeren Kräften ausgesetzt – sowohl die Kniescheibe als auch die Quadrizepssehne werden übermäßig beansprucht.

Das kurze Bein

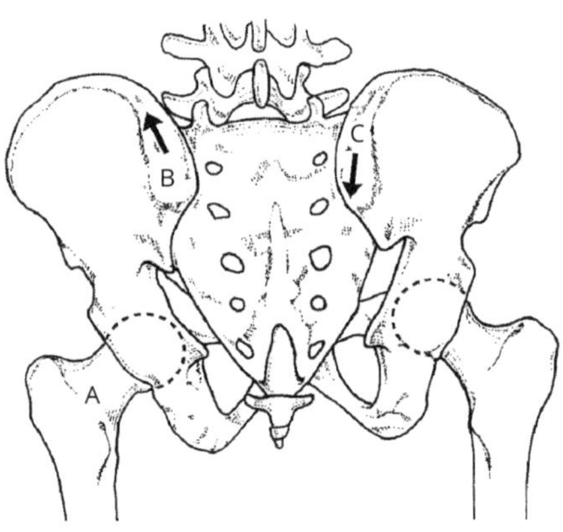

Kompensation einer Beinlängendifferenz durch das Becken: Um die Wirbelsäule in einer vertikalen Position zu halten, wird das Becken auf der Seite des kurzen Beins (A) nach vorn geneigt (B), während das Becken auf der Seite des langen Beins nach hinten gekippt wird (C).

Selbst wenn die meisten Verletzungen auf der Seite des langen Beins passieren, kann sich ein Läufer auf der Seite des kurzen Beins verletzen. Um sich zu stabilisieren und nicht zur Seite des kurzen Beins zu fallen, drehen manche Läufer vor dem Fußaufsatz das Bein nach außen. Auch wenn dieses Vorgehen davor schützt, zur Seite des kurzen Beins zu stürzen, steigt das Risiko von Ermüdungsbrüchen des Wadenbeins. Mit einem nach außen zeigenden Fuß zu laufen, erhöht das Einwirken von Kräften auf dieses.[82] Das bestätigt Fribergs Studie mit Rekruten: Auf der Seite des langen Beins war das Schienbein, auf der Seite des kurzen Beins das Wadenbein anfälliger für Ermüdungsbrüche.[83]

Ein weiteres Kompensationsmuster für ein kurzes Bein besteht darin, das Knie auf dieser Seite zu überstrecken. Diese

Bewegung kann zwar hilfreich sein, um die Ferse während der späten Schwungphase näher zum Boden zu bringen. Aber das Überstrecken des Knies beeinträchtigt die stoßdämpfenden Eigenschaften des Quadrizeps, was möglicherweise erklärt, warum Läufer häufiger Kniebeschwerden auf der Seite des kurzen Beins entwickeln.

Das Iliosakralgelenk ist auf der Seite des kurzen Beins ebenfalls verletzungsanfällig, da das Becken auf dieser Seite nach vorn geneigt wird, um das Kreuzbein in eine gerade Position zu bringen (Abbildung Seite 96 unten). Wegen seines begrenzten Bewegungsumfangs wird das Iliosakralgelenk sehr stark belastet, wenn das Becken zum Ausgleich nach vorn kippt – sein Vermögen, Stöße abzudämpfen, wird möglicherweise beeinträchtigt. Das erklärt, warum am Iliosakralgelenk auf der Seite des kurzen Beins früher und ausgeprägter Gelenkbeschwerden auftreten als auf der Seite des langen Beins.[84]

Die Untersuchung von Beinlängendifferenzen

Weil eine eindeutige Verbindung zwischen einer anatomischen Beinlängendifferenz und dem Auftreten von Verletzungen besteht, sollten Läufer wissen, ob ihre Beine gleich lang sind. Da funktionelle und anatomische Beinlängendifferenzen verschieden behandelt werden, gilt es zudem, eine wahre anatomische Beinlängendifferenz (bei der die Knochen unterschiedliche Längen haben) von einer funktionellen Beinlängendifferenz zu unterscheiden (letztgenannte ist meist auf asymmetrische Muskelverkürzungen zurückzuführen). Erfahrene Reha-Fachkräfte können anatomische und funktionelle Differenzen leicht voneinander abgrenzen, indem sie den Abstand zwischen der Außenseite des Beckens und dem Innenknöchel mit einem Maßband bestimmen (Abbildung unten).

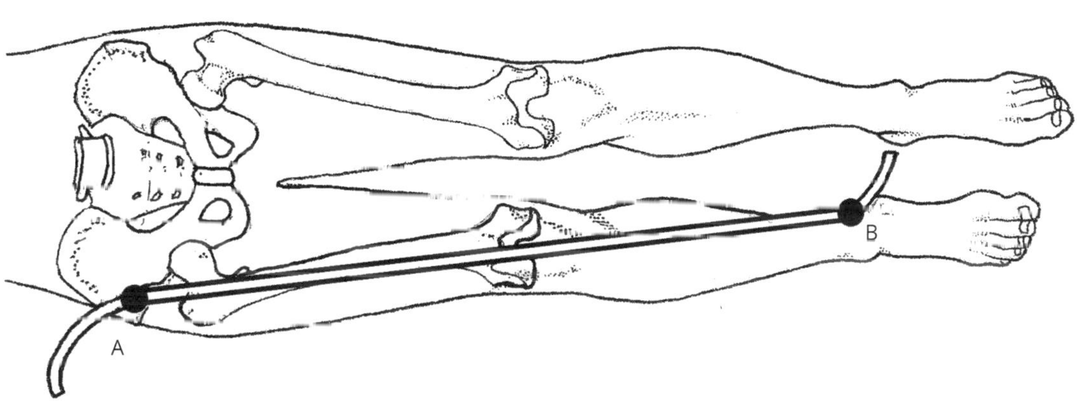

Die Messung von Beinlängendifferenzen: Indem man mit einem Maßband den Abstand zwischen dem vorderen oberen Darmbeinstachel *(Spina iliaca anterior superior)* des Beckens (A) und dem Innenknöchel (B) misst, kann man Beinlängen sehr genau analysieren.

Manche Fachleute behaupten, nur mit der Computertomographie (kurz CT) könne man eine wahre Asymmetrie der Knochenlängen im Bein erkennen. Dabei bestätigte aber eine Studie aus dem Jahr 2013, dass die Maßbandmessung im Vergleich zu den teuren und gefährlichen CT-Untersuchungen eine Genauigkeit von 98 Prozent aufweist.[85] (Bei CT-Untersuchungen werden Patienten einer ionisierenden Strahlung ausgesetzt, die nachweislich krebserregend ist).

Spezialisten aufsuchen

Basierend auf dem Ergebnis nur einer einzigen Messung sollte man sich keinesfalls einfach einen Fersenkeil in den Schuh legen. Stattdessen sollte ein Sportmediziner zunächst die jeweiligen Längen der Schienbeine und Oberschenkelknochen in verschiedenen Positionen genau untersuchen. Er sollte nach möglichen Verkürzungen des Weichteilgewebes schauen, die das Becken vielleicht verdrehen. Und er sollte die Fußfunktion sorgfältig prüfen, um erkennen zu können, ob asymmetrische Fußgewölbehöhen zu einer funktionellen Beinlängendifferenz beitragen (Abbildung rechts).

Bevor man einen Fersenkeil dann tatsächlich einsetzt, kann man selbst nochmals einen einfachen Test durchführen, um eine diagnostizierte anatomische Beinlängendifferenz zu bestätigen. Dazu verlagert man etwa 30 Sekunden lang das Gewicht vom rechten auf den linken Fuß und umgekehrt und bleibt schließlich auf dem Bein stehen, das sich angenehmer anfühlt. Liegt eine anatomische Beinlängendifferenz vor, so ist das Becken gerade, wenn man auf dem kurzen Bein steht. Daher belasten 99 Prozent der Läufer mit einer wahren Beinlängendifferenz ihr kurzes Bein. Falls es sich angenehmer anfühlt, auf dem Bein zu stehen, das als das lange Bein diagnostiziert wurde, sollte man es sich zweimal überlegen, den Fersenkeil einzusetzen. Dieser Test liefert überraschend genaue Ergebnisse. Läufer mit wahren Beinlängendifferenzen stellen sich – beinahe ohne zu zögern – auf das kurze Bein.

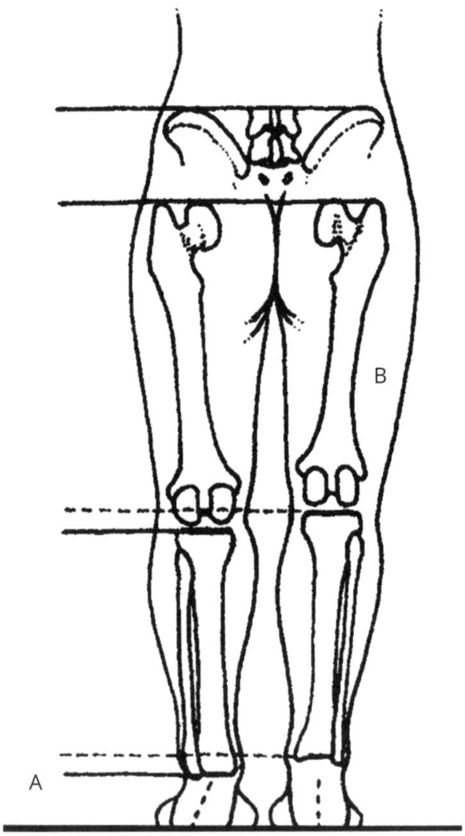

Die Auswertung von Beinlängendifferenzen: Asymmetrische Pronation (A), die eine funktionelle Beinlängendifferenz bewirken würde, erweckt zusammen mit einer anatomischen Längendifferenz der Oberschenkelknochen (B) den Anschein symmetrischer Beinlängen.

Falls eine anatomische Beinlängendifferenz vorliegt, wird der passende Keil bestimmt, indem unterschiedlich große Keile unter das kurze Bein gelegt werden. Der ideale Keil bringt die Beckenkämme auf gleiche Höhe und, was noch wichtiger ist, die Lendenwirbelsäule näher an die Vertikale heran. Da es widersprüchliche Forschungsergebnisse gibt, welches Ausmaß einer Beinlängendifferenz eine Behandlung rechtfertigt, sollte ein Keil erst nach einer entsprechenden körperlichen Untersuchung und bei Symptomen des Läufers genutzt werden. Beispielsweise spricht ein überlasteter mittlerer Gesäßmuskel auf der rechten Seite gut auf einen Fersenkeil auf der linken Seite an, während Schmerzen im rechten Iliosakralgelenk mit einem Fersenkeil auf der rechten Seite gelindert werden können.

Wenn es nach einer Ganganalyse offensichtlich ist, dass eine Beinlängendifferenz vorliegt, und die Stelle, an der Symptome auftreten, in einen Zusammenhang mit dem Bein gebracht werden kann, die länger beziehungsweise kürzer ist, gilt die Empfehlung: Läufer mit einer Beinlängendifferenz von mehr als vier Millimetern sollten mit einem geeigneten Keil behandelt werden. Gelegentlich helfen Läufern, die hohe Umfänge zurücklegen, schon niedrige Keile von zwei Millimetern Höhe. Da das Becken anatomische Beinlängendifferenzen ausgleicht, indem es auf der Seite des langen Beins nach hinten und auf der Seite des kurzen Beins nach vorn kippt,[86] sollten Menschen mit einer anatomischen Beinlängendifferenz die in der Abbildung unten dargestellten Dehnübungen durchführen. Anatomische Beinlängendifferenzen wirken sich allerdings auf den ganzen Körper aus, daher eignet sich für Läufer, bei denen eine solche Beinlängendifferenz vorliegt, häufig ein umfassendes Programm aus speziellen Dehnübungen, Kräftigungsübungen und chiropraktischen Behandlungen am besten, um symmetrische Flexibilität wiederherzustellen.

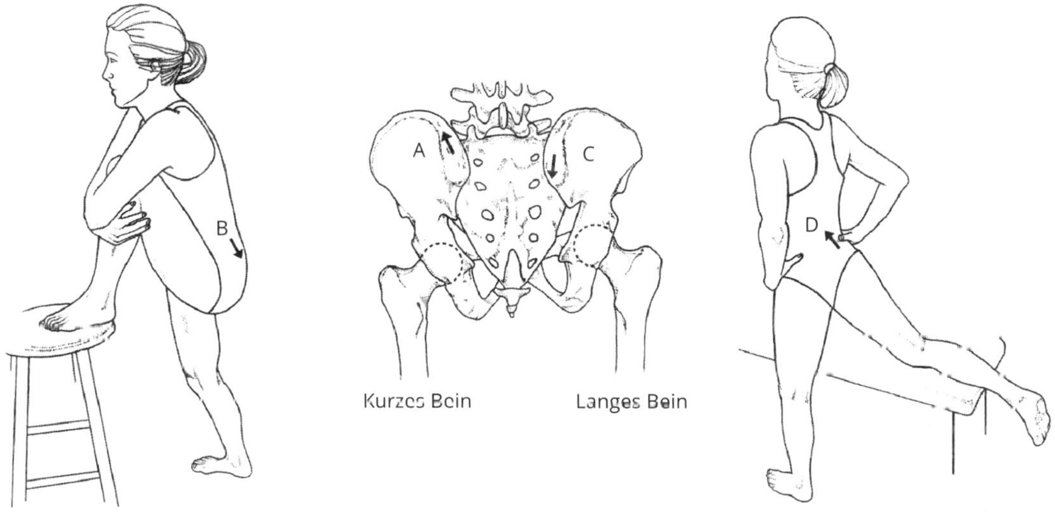

Dehnübungen, die man zu Hause durchführen kann, um Dysbalancen im Weichteilgewebe zu korrigieren, die mit einer Beinlängendifferenz einhergehen: Da das Becken auf der Seite des kurzen Beins nach von kippt (A), sollte man das Knie auf dieser Seite zur Brust ziehen (B). Da das Becken auf der Seite des langen Beins nach hinten kippt (C), sollte man die Hüftbeuger auf dieser Seite dehnen, indem man die Hüfte nach hinten streckt (D). Die Dehnübungen sollten 20 Sekunden lang gehalten und fünfmal am Tag durchgeführt werden.

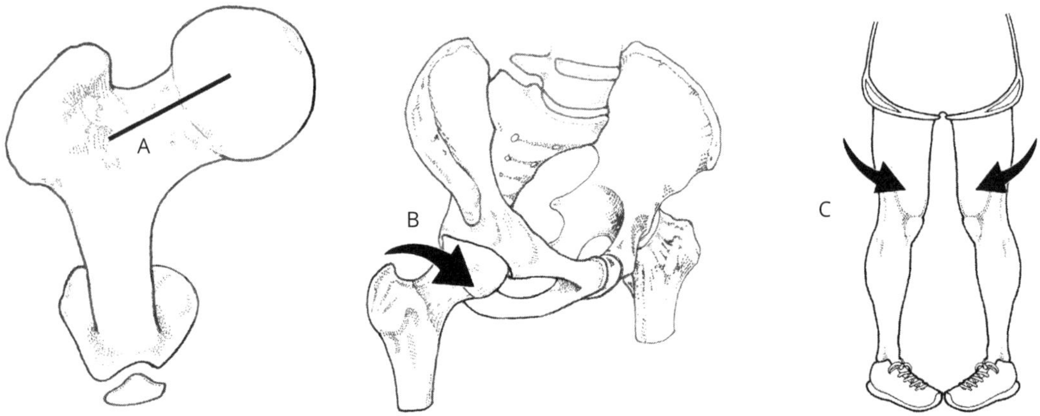

Typischerweise ist der Hals des Oberschenkelknochens nur wenige Grade nach vorn gedreht, sodass Menschen ihre Knie gleich weit nach innen und außen bewegen können (A). Bei einer erhöhten Femur-Antetorsion ist der Oberschenkelhals zu weit nach innen gedreht (B), wodurch sich die Knie deutlich weiter nach innen drehen können als nach außen (C).

Femur-Antetorsion und Tibia-Außentorsion

Auch wenn übermäßige Pronation und Beinlängendifferenzen Läufern gelegentlich Probleme bereiten können, ist die meiner Meinung nach wichtigste und am häufigsten übersehene Ursache von Laufverletzungen eine zu große *Femur-Antetorsion* (Abbildung oben, A). Das gilt vor allem, wenn bei Läufern auch eine *Tibia-Außentorsion* (Verdrehung des Schienbeins nach außen) vorliegt (Abbildung Seite 101 unten).

Die erhöhte Femur-Antetorsion ist eine Knochenfehlstellung im Hüftbereich, bei der der Oberschenkelknochen mehr als zehn Grad nach vorn gedreht ist. Man kann selbst überprüfen, ob dies bei einem der Fall ist, indem man im Stand die Füße so weit wie möglich nach innen und außen dreht. Typischerweise kann ein Mensch die Füße etwa 45 Grad in beide Richtungen rotieren. Menschen mit erhöhter Femur-Antetorsion können ihre Füße hingegen beinahe 80 Grad nach innen drehen, während sie sie kaum nach außen drehen können (Ballett liegt ihnen überhaupt nicht). Sind die Oberschenkelknochen zu weit nach vorn gedreht, bekommen Läufer oft Probleme, weil sie ihre Knie zu weit nach innen drehen können, was die Außenseiten der Kniescheiben stark belastet (Abbildung Seite 101 oben).

Menschen mit einer zu großen Femur-Antetorsion müssen häufig ihre Hüftmuskulatur kräftigen und üben, mit geraden Knien zu laufen. Man kann bei sich selbst überprüfen, wie stark die Hüftmuskulatur ist, indem man langsam eine Stufe hinuntersteigt und dabei nach unten blickt, um zu sehen, ob sich das Knie nach innen dreht (Abbildung Seite 140). Wenn die Hüfte bei diesem Test absinkt oder sich das Knie nach innen dreht, sind die in Abbildung Seite 141 dargestellten Hüft- und Kniekräftigungsübungen zu empfehlen. Läufer mit erhöhter Femur-Antetorsion benötigen starke Hüftrotatoren, damit ihre Hüften beim Laufen nicht nach innen rotieren.

Auch wenn eine zu große Femur-Antetorsion das Risiko für Hüft- und Knieschmerzen erhöhen kann, ist sie vor allem problematisch, wenn zusätzlich die Schienbeine nach außen verdreht sind. Diese Kombination liegt bei etwa 15 Prozent der laufenden Bevölkerung vor und ist für eine große Bandbreite an Laufverletzungen verantwortlich. Leider haben die meisten Läufer, bei denen diese Kombination vorliegt, gar keine Kenntnis darüber. Nur wenige medizinische Fachkräfte wissen überhaupt, was eine erhöhte Tibia-Außentorsion ist. Um zu bestimmen, ob die eigenen Schienbeine nach außen verdreht sind, kann man sich auf den Bauch legen und die Knie 90 Grad beugen. Nun benötigt man die Hilfe einer anderen Person. Diese bringt die Füße in horizontale Ausrichtung und prüft, ob die Füße in dieselbe Richtung zeigen wie die Oberschenkel: Füße und Oberschenkel sollten parallel sein. Bei Menschen mit einer erhöhten Tibia-Außentorsion zeigen die Füße im Vergleich zu ihren Oberschenkeln nach außen (Abbildung unten).

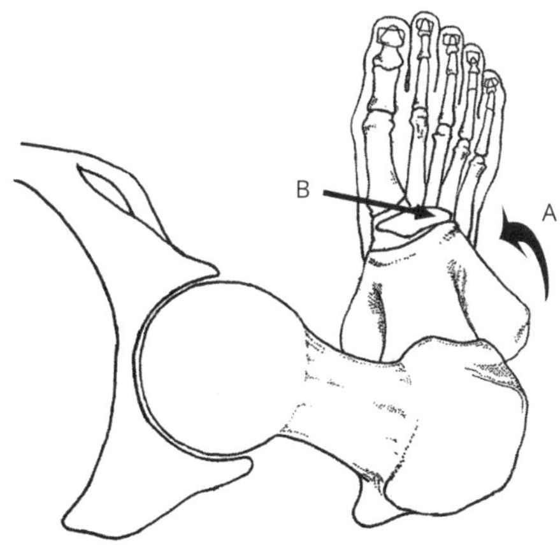

Eine vermehrte Femur-Antetorsion sorgt dafür, dass sich die Knie übermäßig nach innen drehen können (A), wodurch die Außenseiten der Kniescheiben gegen die Oberschenkelknochen stoßen (B).

Eine erhöhte Tibia-Außentorsion verursacht viele Schwierigkeiten, weil Läufer, die sie haben, häufig die Anweisung erhalten, mit geraden Füßen zu laufen, wodurch sich ihre Knie nach innen drehen. Das reizt das Knie und wirkt sich auf die Effizienz der Hüftrotatoren aus. Die Hüftrotatoren werden so überdehnt, dass die Kontrolle über das Bein auf der horizontalen Ebene verloren geht. Dieses führt zum chronischen *Piriformis-Syndrom* (Kompression des Ischiasnervs durch den Piriformismuskel), Ischialgie und Schmerzen im Knieaußenbereich. Während eine erhöhte Femur-Antetorsion mit extremem Kräftigen der Hüftrotatoren behandelt wird, gibt es leider keine Möglichkeit, eine erhöhte Tibia-Außentorsion zu korrigieren, da dieses Knochenausrichtungsmuster nicht verändert werden kann. Die einzige Behandlung besteht in einer Umstellung des Laufstils, sodass die Zehen beim Laufen im angemessenen Maß nach außen gedreht werden. Diese Laufstilumstellung wird im nächsten Kapitel erläutert.

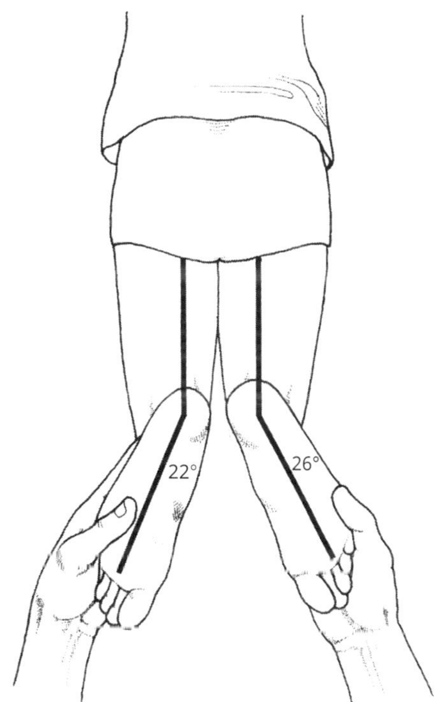

Während eine Person auf dem Bauch liegt, bringt eine andere Person die Füße der ersten in eine horizontale Position. Idealerweise sind die Füße dann parallel zu den Oberschenkeln. Die abgebildete Person hat eine erhöhte Tibia-Außentorsion.

Flexibilität

1986 stellte Rob DeCastella beim Boston-Marathon einen Streckenrekord auf: 2 Stunden, 7 Minuten, 51 Sekunden, nur 39 Sekunden langsamer als der Weltrekord. Einige Tage vor dem Rennen kam Rob in meine Praxis. Und als ich die Flexibilität seiner rückseitigen Oberschenkelmuskulatur überprüfte, war ich schockiert, dass er die Beine gerade einmal 30 Grad vom Tisch anheben konnte (selbst sehr unbewegliche Läufer können ihre Beine 60 Grad nach oben bewegen). Da ich noch nie so verkürzte rückseitige Oberschenkelmuskeln gesehen hatte, fragte ich Rob, ob er sich je dehne, und er antwortete: »Beim Laufen bewegen sich meine Beine nie weiter nach vorn, deshalb sollen sie sich auch nicht weiter nach vorn bewegen.«

Damals nahm man einfach an, Läufer müssten sich dehnen, um schnell zu laufen und verletzungsfrei zu bleiben. Aber hier stand einer der schnellsten Läufer der Welt, der sich nicht nur nicht regelmäßig dehnte, sondern es sogar komplett vermied. Laut der vorherrschenden Meinung hätte ich Rob raten sollen, Stretching durchzuführen, aber ich tat es nicht. Abgesehen davon, dass er einer der besten Läufer der Welt war, wusste Rob DeCastella viel über Sportphysiologie und ich vertraute seinem Urteilsvermögen.

Jahre später wurden Studien veröffentlicht, die zu dem Ergebnis kamen, dass unflexible Läufer im Hinblick auf den Stoffwechsel effizienter waren als flexible Läufer. Das wusste DeCastella intuitiv: Weniger flexible Muskeln speichern Energie und geben sie durch elastische Rückstellung wieder ab, so wie ein Gummiband sich dehnen und von allein wieder zurückschnellen kann. Insofern können sie freie Energie liefern (das heißt, die Muskelfasern verkürzen sich nicht, um Kraft zu erzeugen, sodass kein metabolischer Aufwand entsteht). Steife Muskeln können daher die Effizienz beim Langstreckenlaufen tatsächlich deutlich erhöhen.

Um zu verstehen, warum Muskeln Energie speichern und abgeben können, sehen wir uns einmal an, woraus sie bestehen. Um einzelne Muskelfasern davor zu schützen, zu viel Spannung aufzubauen, und um bei der Energiespeicherung und -wiederabgabe zu helfen, ist ein Bündel Muskelfasern von einer speziellen Weichteilgewebehülle umgeben, dem Perimysium. Diese Hüllen sind im gesamten Muskel zu finden und sie enthalten Tausende starker Querverbindungen (die sogenannten *Crosslinks*) (Abbildung Seite 103). Die Querverbindungen sind für die Verletzungsprävention von großer Bedeutung, weil sie eine Spannung, die auf einer Seite der Sehne erzeugt wird, gleichmäßig über den gesamten Muskel verteilen.

Wären diese Querverbindungen nicht vorhanden oder wären sie übermäßig flexibel, würden asymmetrische Sehnenkräfte nur einseitig auf die Muskelfasern übertragen werden – sie würden auf die Seite beschränkt bleiben, auf der an der Sehne gezogen wird. Da weniger Muskelfasern involviert wären, wären die beteiligten Fasern verletzungsanfälliger. Die Zugkraft bliebe so ja lediglich auf einen kleineren Bereich verteilt. Der Muskel selbst könnte weniger Energie speichern und wieder abgeben, einfach weil

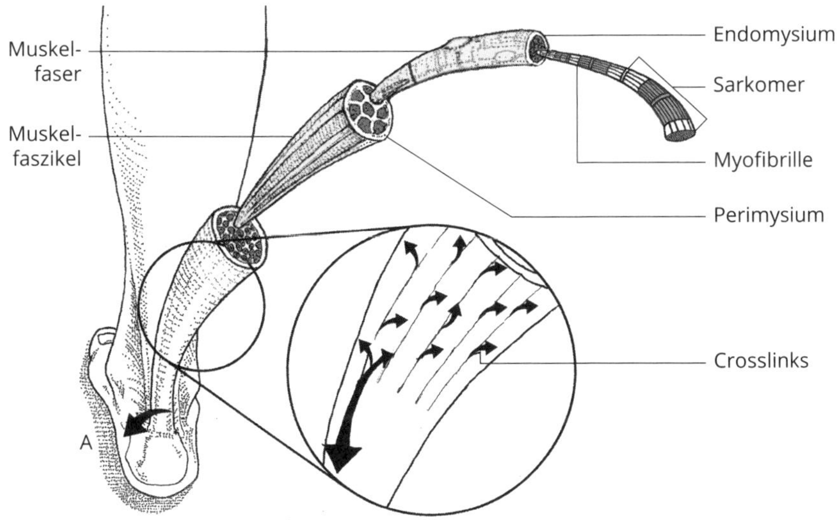

Die Bestandteile eines Muskels: Wenn der Fuß proniert (A), wird die Innenseite der Achillessehne übermäßig gespannt (Pfeil). Kleine Crosslinks im Perimysium verteilen die Belastung, die auf einer Seite der Sehne erzeugt wird, gleichmäßig im gesamten Muskel.

weniger Fasern gedehnt würden. (Je mehr Fasern in die Länge gezogen werden, desto mehr Energie wird wieder zurückgeführt.) Die unflexiblen Crosslinks, die in den Weichteilgewebehüllen vorhanden sind, fungieren als leistungsfähige Verstärkungen, die Kraft über einen größeren Bereich verteilen.

Wenn man die verbesserte Effizienz bedenkt, die mit wenig Flexibilität einhergeht, könnte man meinen, die schnellsten Läufer der Welt seien alle extrem steif. Das ist aber nicht der Fall. Verglichen mit den Läufern Mitte bis Ende der 1980er-Jahre sind die heutigen Eliteläufer deutlich flexibler. Der Grund dafür ist, dass unflexible Muskeln zwar zu mehr Effizienz beitragen können, sie jedoch auch schnell gezerrt werden und nach einem harten Workout eher zu *Delayed-Onset Muscle Soreness* neigen, also zu dem verzögert einsetzenden Muskelkater.[87] Da die besten Läufer aktuell mehr als 200 Kilometer pro Woche laufen, wobei sie auch äußerst strapaziöse Einheiten auf der Bahn absolvieren, würde vermehrter Muskelkater sie darin beeinträchtigen, ihre harten Trainingspläne umzusetzen. Auch würde er sehr wahrscheinlich das Verletzungsrisiko erhöhen.

Um zu zeigen, dass unflexible Muskeln verletzungsanfälliger sind, klassifizierten Forscher vom Lenox Hill Hospital in New York Probanden entweder als steif oder flexibel und ließen sie anschließend bis zur Ermüdung *Leg-Curls* (eine Kräftigungsübung für die Oberschenkelrückseite) durchführen.[88] Nach dem Workout klagten die steiferen Probanden über größere Muskelschmerzen und -schwächen. Die Aktivität der *Kreatinkinase* (eines Enzyms, das für den Energiestoffwechsel der Muskelzellen wichtig ist) war bei der steifen Gruppe nach dem Workout deutlich höher – dies deutet auf Muskelschäden hin. Die Autoren der Studie stellten fest, dass durch körperliche Betätigung ausgelöste Muskelschäden flexible Menschen weniger betreffen. Daher können sie an den Tagen nach harten Workouts mit einer höheren Intensität für eine längere Dauer trainieren. Die Zwickmühle, in der man sich im Hinblick auf unflexible Muskeln befindet, ist: Eine gewisse Verspanntheit erhöht die Speicherung und Wiederabgabe von Energie, wogegen eine übermäßige das Verletzungsrisiko vergrößert.

Verkürzte Muskeln und Verletzungen: eine U-Kurve

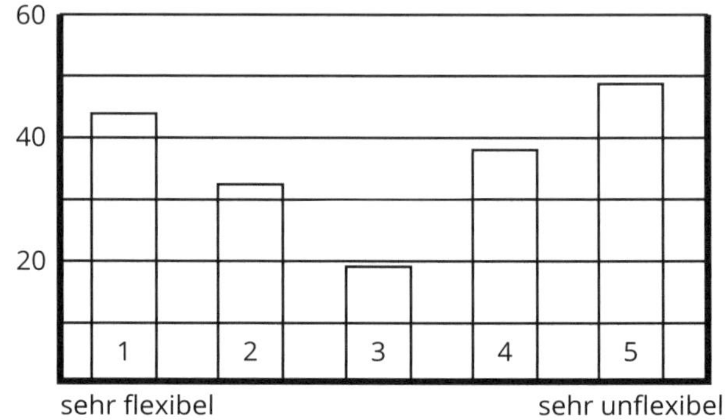

U-Kurve von Verletzungshäufigkeit bezogen auf die Flexibilität: Die vertikale Achse des Graphs stellt die kumulative Verletzungshäufigkeit (als Prozentsatz) dar. Jede der fünf Gruppen bestand aus der gleichen Anzahl an Personen.

Nicht nur sehr unflexible, sondern auch übermäßig flexible Läufer sind verletzungsanfällig. Ihre Muskeln müssen härter arbeiten, um die Gelenke zu stabilisieren, die sich mit größeren Bewegungsumfängen bewegen. Flexible Muskeln können auch weniger Energie im Epimysium speichern. Ein geringeres Vermögen, dies zu tun, gibt es ebenfalls im Perimysium. Letztlich bedeutet all dies: Flexible Muskeln müssen härter arbeiten, um auf dieselbe Kraft zu kommen wie unflexiblere Muskeln. Daher haben übermäßig flexible Läufer ein ebenso hohes Verletzungsrisiko wie steife Läufer. Betrachtet man den Zusammenhang zwischen Verletzungen und verschiedenen Flexibilitätsgraden und setzt man diesen zeichnerisch in einen Graph um, entsteht eine U-Kurve, wobei sich die unflexibelsten und flexibelsten Läufer einen höheren Anteil an Verletzungen zuziehen[89] (Abbildung oben).

Die beste Möglichkeit, die eigene Flexibilität einzuschätzen

Die Läufer, die in die Mitte des oben abgebildeten Graphs einzuordnen sind, neigen in der Regel nicht zu Verletzungen, die mit ihrer Flexibilität in Zusammenhang stehen. Daher sollte das Ziel eines Reha-Programms lauten: Es gilt von den extremen Enden der Kurve wegzukommen. Ein einfacher Test, den man durchführen kann, um die eigene Flexibilität einzuschätzen, besteht darin, den Daumen nach hinten zum Handgelenk zu beugen und den Abstand zum Unterarm zu messen (Abbildung Seite 105).

Die Überprüfung des Bewegungsumfangs beim Daumen ist eine der einfachsten Möglichkeiten, die allgemeine Flexibilität einzuschätzen. Die Daumenflexibilität ist ein Marker für die Gesamtkörperflexibilität (ebenso wie Griffkraft ein Marker für Gesamtkörperkraft ist). Übermäßig flexible Menschen sollten erwägen, Gewichte zu heben, um die Muskeln zu kräftigen, und regelmäßig Agility Drills, also Beweglichkeitsübungen mit schnellen Wechseln, durchzuführen. Letztgenannte verbessern die Koordination.

Menschen, die sich eher am unflexiblen Ende des Spektrums befinden und ihr Verletzungsrisiko senken möchten, sollten hingegen bestimmte Dehnübungen in ihre alltägliche Routine aufnehmen (Abbildung Seite 106). Das ist vor allem wichtig bei Verkürzungen des Zwillingswadenmuskels, die eine extrem häufige Ursache für eine Reihe von Vorfußverletzungen bei Läufern sind.

Man muss jedoch bedenken, dass es nicht so einfach ist, die Flexibilität zu verbessern. Einige sehr gute Studien haben gezeigt, dass die Fähigkeit eines Muskels, Kräfte zu absorbieren, durch regelmäßiges Dehnen nicht verändert wird, wenn man dieses nur ein paar Wochen lang durchführt. Die Muskelfasern verlängern sich als Reaktion auf die Übungen hier zwar leicht – allerdings täuschen sie nur vor, sie wären flexibler.[90] Es verhält sich dabei so, als hätte der Muskel keine Lust mehr darauf, gedehnt zu werden. Deshalb trennt er einfach ein paar Muskelfasern, damit man ihn in Ruhe lässt: Die Muskelarchitektur hat sich überhaupt nicht verändert, der Muskel ist nur ein bisschen entspannter. Leider ist der Muskel immer noch derselbe Muskel, seine Fähigkeit, Kraft zu absorbieren, wurde nicht modifiziert.

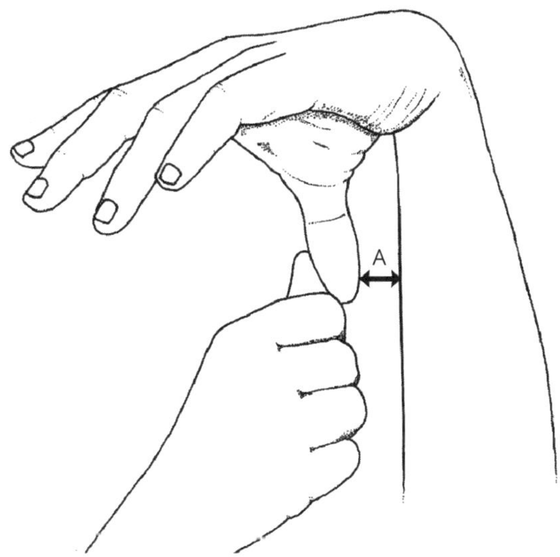

Der Abstand zwischen Daumen und Speiche: Übermäßige Flexibilität liegt vor, wenn der Abstand zwischen Daumen und Unterarm weniger als 2,5 Zentimeter beträgt (A).

Dass kurzfristiges Dehnen die Flexibilität nicht verbessern kann, erklärt, warum so viele Studien zu dem Ergebnis kamen, Dehnen hätte keine Auswirkungen auf die Verletzungsraten. Probleme einer zu geringen *Compliance*, also einer zu geringen Bereitschaft, die therapeutischen Maßnahmen verlässlich umzusetzen, sowie zeitliche Begrenzungen haben allerdings bei jeder dieser Arbeiten dazu geführt, dass das Dehnen immer nur relativ kurz untersucht wurde. (Wahrscheinlich war dies auch der Fall, weil so wenige Menschen ein langfristiges Dehnprogramm durchhalten würden.) Daher ist es nicht überraschend, dass relativ wenige Forschungsergebnisse zu dem Schluss kamen, dass Stretching auf die Verletzungsanfälligkeit Einfluss nimmt, obwohl sehr gute Studien den Nachweis erbracht haben, dass unflexible Muskeln das Verletzungsrisiko erhöhen.[91]

Um tatsächliche Längenzunahmen bei Muskeln zu erzeugen, ist es laut einiger Fachleute nötig, sich vier bis sechs Monate lang verlässlich in bestimmten Abständen zu dehnen. Theoretisch finden innerhalb eines Muskels, der über mehrere Monate hinweg regelmäßig in die Länge gebracht wird, zelluläre Veränderungen statt, was eine dauerhafte Erhöhung der Flexibilität ermöglicht. Tierversuche haben gezeigt, dass die erhöhte Flexibilität, die mit wiederholtem Stretching einhergeht, aus einer Verlängerung der Bindegewebehülle resultiert, die die Muskelfasern umgibt – vor allem betrifft diese Verlängerung das Perimysium. Zudem kann dieser Effekt auch mit einer erhöhten Anzahl von *Sarkomeren* zu tun haben, also mit den kleinsten Einheiten von Muskelzellen, die zu den Enden der Muskelfasern hinzugefügt werden[92] (Abbildung Seite 15).

Gängige Dehnübungen für Läufer

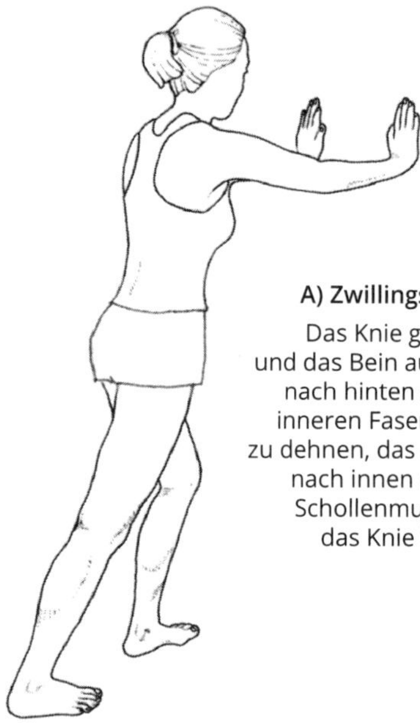

A) Zwillingswadenmuskel
Das Knie gestreckt halten und das Bein aus der Hüfte heraus nach hinten strecken. Um die inneren Fasern dieses Muskels zu dehnen, das entsprechende Bein nach innen drehen. Um den Schollenmuskel zu dehnen, das Knie leicht beugen.

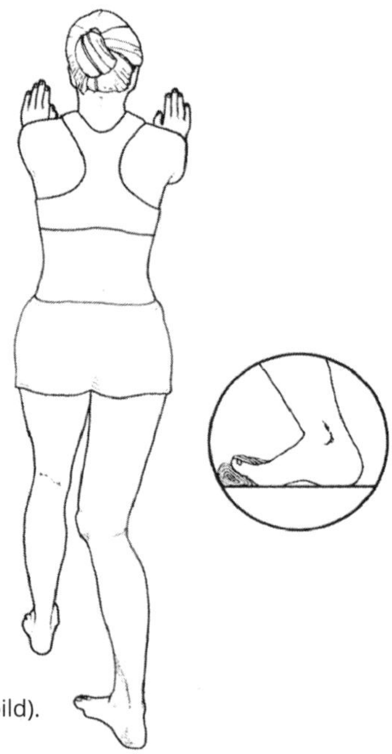

B) Hinterer Schienbeinmuskel und Innenseite Schollenmuskel
Das hintere Bein nach innen drehen und das Knie leicht beugen. Um die tiefen Beuger zu dehnen, ein gerolltes Handtuch unter die Zehen legen (Einsatzbild).

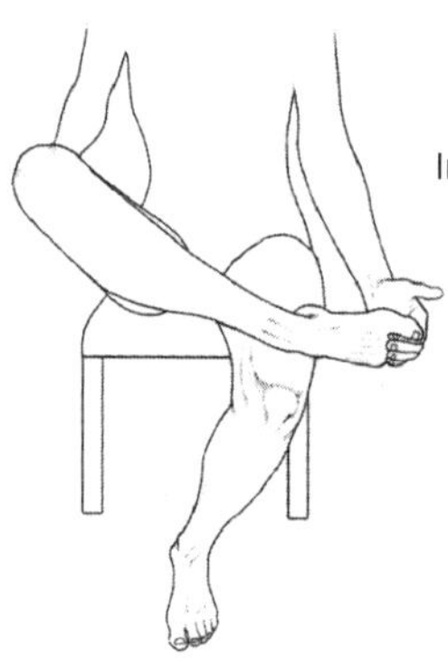

C) Vorderes Kompartiment des Unterschenkels
Im Sitzen ein Bein auf das andere legen und die Zehen nach unten ziehen.

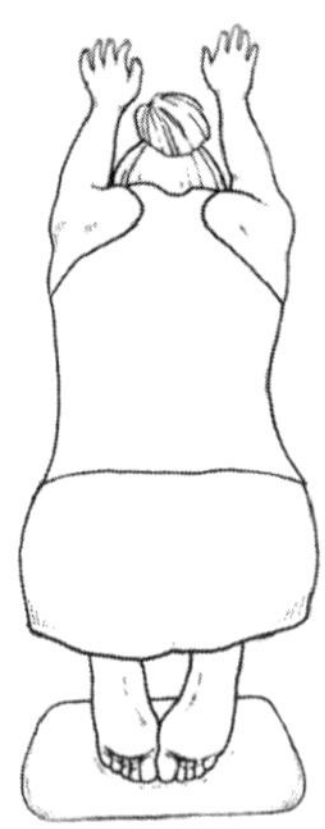

D) Eine alternative Möglichkeit, die Muskeln im vorderen Kompartiment des Unterschenkels zu dehnen, besteht darin, sich auf alle viere zu begeben und ein Kissen unter die Vorfüße zu legen.

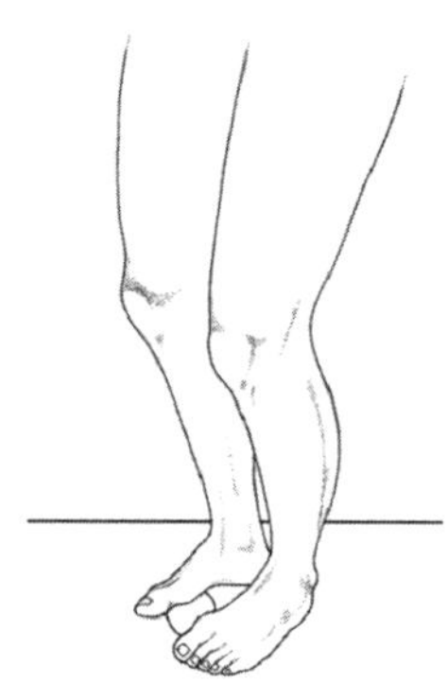

E) Langer Wadenbeinmuskel
Einen Tennisball unter die Innenseiten der Vorfüße legen und die Knie leicht beugen.

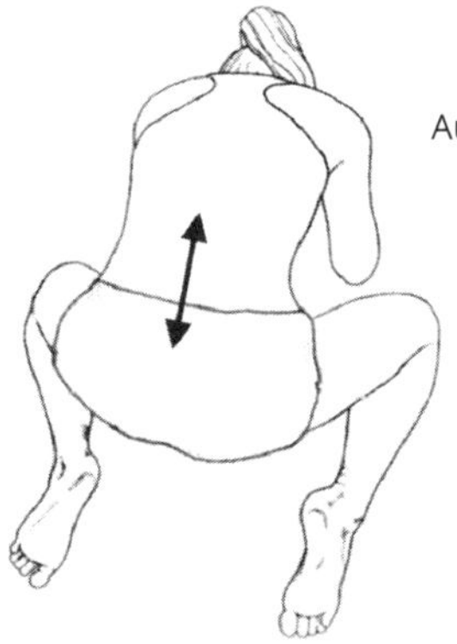

F) Kurzer Adduktor

Beim Yoga als »Frosch« bekannt. Auf alle viere gehen und dabei die Hüfte nach unten führen. Das Becken nach vorn und hinten bewegen, um alle Adduktoren zu dehnen (Pfeil).

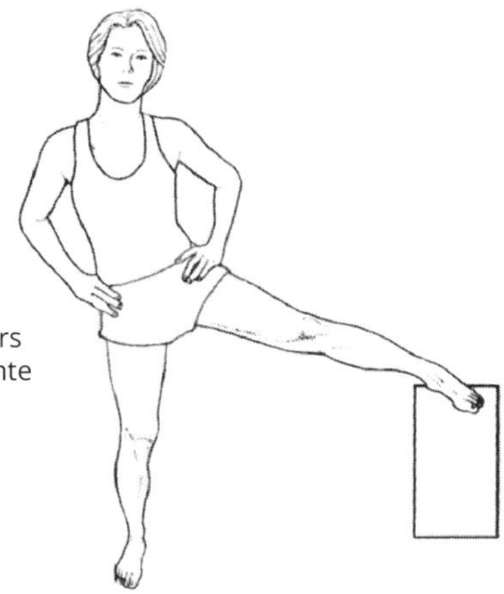

G) Langer Adduktor

Der schlanke Muskel und Teile des großen Adduktors werden gedehnt, wenn man die Ferse auf eine erhöhte Fläche neben sich stellt. Das Bein nach innen und außen drehen, um alle Adduktoren zu dehnen.

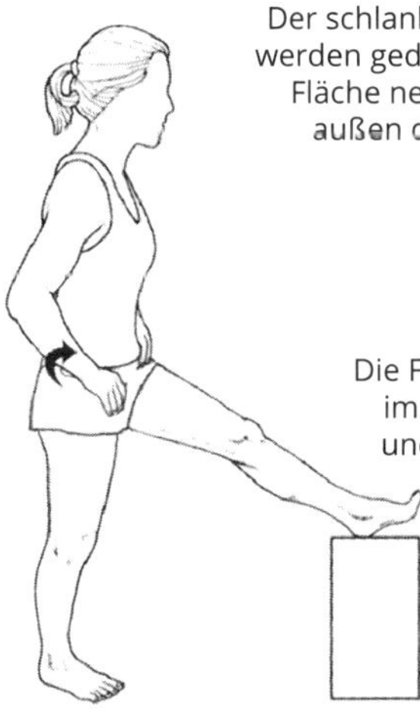

H) Rückseitige Oberschenkelmuskulatur

Die Ferse auf eine erhöhte Fläche stellen und dabei eine leichte Krümmung im unteren Rücken beibehalten. Aus der Hüfte heraus vorbeugen (Pfeil) und das Bein nach innen drehen, um die äußere Oberschenkelrückseite zu dehnen. Das Bein nach außen drehen, um die innere Oberschenkelrückseite zu dehnen. Die Dehnübung mit dem Knie wiederholen, wenn dieses zu 30°, zu 45° und zu 90° gebeugt ist. So kann man bestimmte verkürzte Bereiche an der oberen und unteren Oberschenkelrückseite gezielt dehnen.

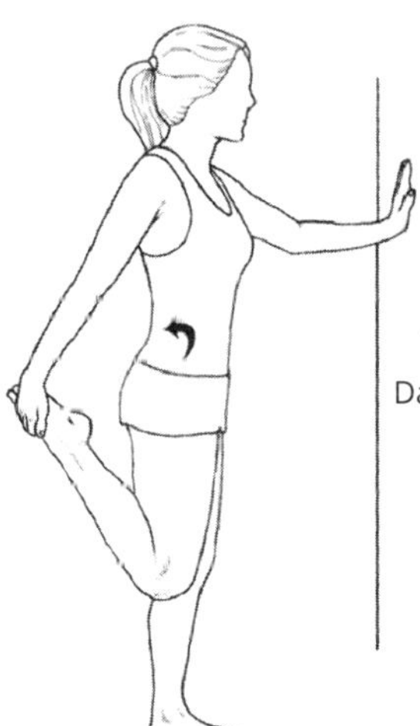

I) Gerader Oberschenkelmuskel

Dieser Teil des Quadrizeps wird gedehnt, indem man die Ferse in Richtung der Hüftrückseite zieht. Dabei das Becken leicht kippen (Pfeil).

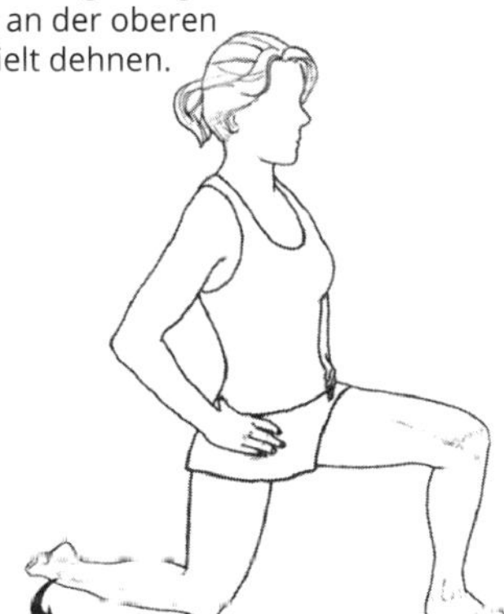

J) Hüftbeuger

Auf einem Bein knien. Den Oberkörper nach vorn schieben, bis eine leichte Spannung in der Leiste zu spüren ist. Das Sprunggelenk etwas nach außen bewegen (Pfeil), um gezielt einzelne Hüftbeuger zu dehnen.

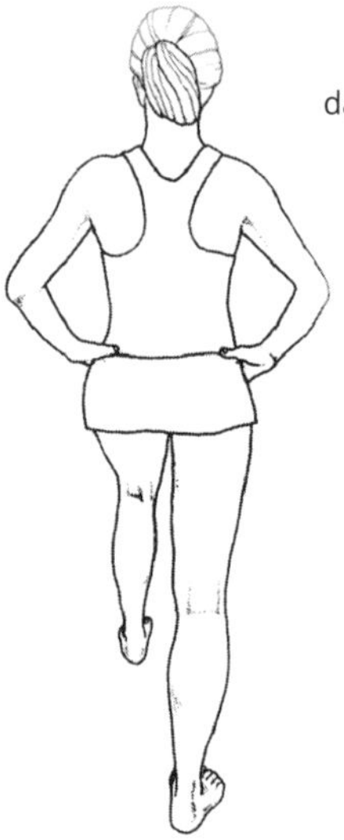

K) Hüftbeugerdehnung im Stand

Eine Alternative zur Dehnung der Hüftbeuger besteht darin, das Bein gerade nach hinten zu strecken. Dabei das Becken in einer neutralen Position halten.

L) Schenkelbindenspanner

Das zu dehnende Bein hinter den Körper stellen und das Becken in Richtung Wand schieben (Pfeil). Die Wirbelsäule sollte bei dieser Dehnübung in einer neutralen Position bleiben.

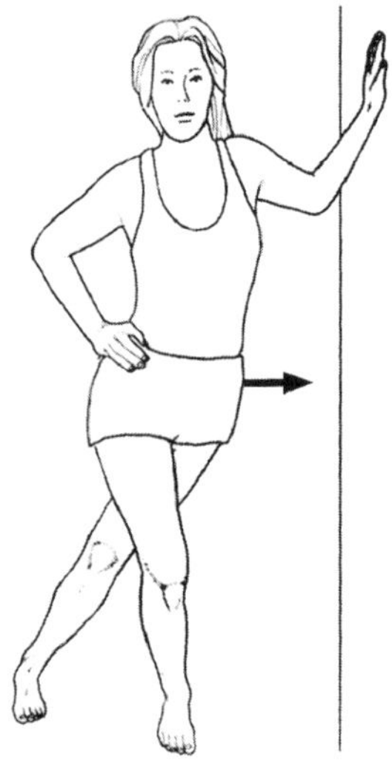

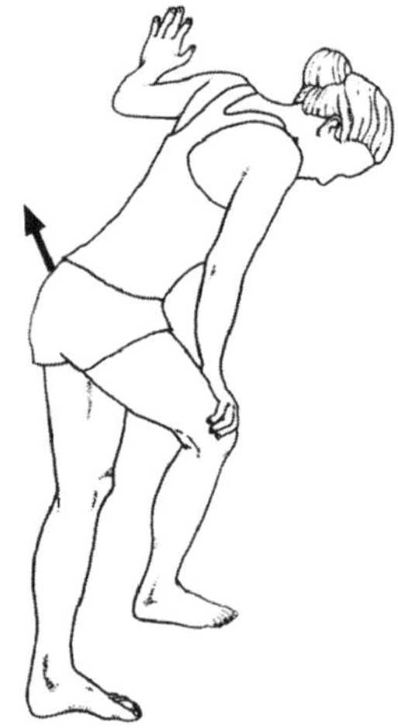

M) Mittlerer Gesäßmuskel

Das zu dehnende Bein hinter den Körper stellen und mit der Hand auf derselben Seite an einer Wand abstützen. Die Hüfte in Richtung Wand bewegen (Pfeil), um den mittleren Gesäßmuskel zu dehnen.

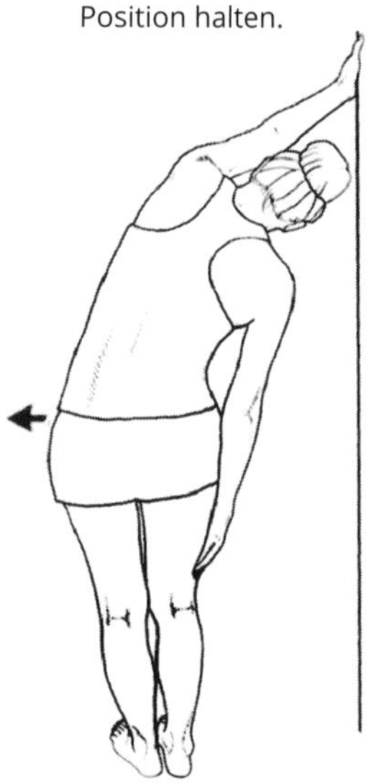

N) Quadratischer Lendenmuskel

An der Seite eines Türrahmens festhalten und das Becken vom Türrahmen wegschieben (Pfeil). Die Füße berühren sich dabei. An verschiedenen Stellen am Türrahmen festhalten und leicht nach vorn beugen, um verschiedene Fasern des quadratischen Lendenmuskels gezielt zu dehnen.

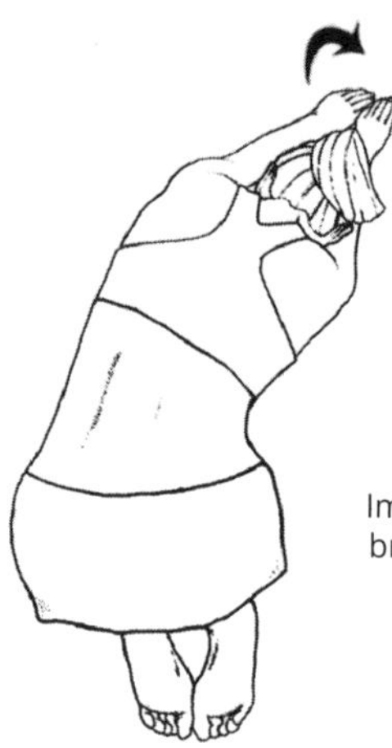

O) Alternative für den quadratischen Lendenmuskel

Im Knien die Hüfte über die Fersen bringen und den Oberkörper nach rechts ziehen, um den linken quadratischen Lendenmuskel zu dehnen (Pfeil).

P) Birnenförmiger Muskel (Muskel-Energie-Dehnung)

Um den linken birnenförmigen Muskel zu dehnen, im Liegen die Hüfte 45° anwinkeln und das rechte Bein über das aufgestellte linke Bein legen. Das linke Knie in den Widerstand drücken, den das rechte Bein bietet, und so den birnenförmigen Muskel leicht anspannen. Nach 5 Sekunden ist der linke birnenförmige Muskel entspannt und das rechte Bein zieht das linke Knie nach innen, wodurch der birnenförmige Muskel gedehnt wird.

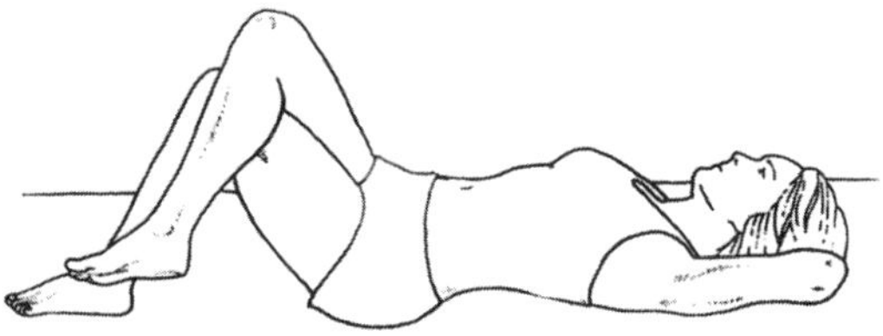

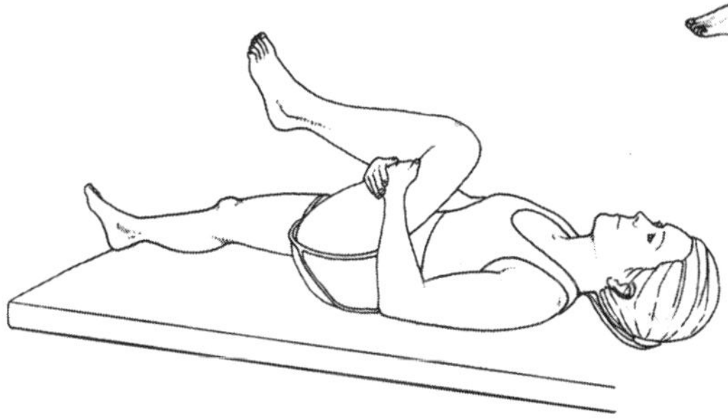

Q) Großer Gesäßmuskel

Liegend die Hände hinter dem Knie verschränken und den Oberschenkel zur Schulter ziehen. Um den birnenförmigen Muskel zu dehnen, das Knie zur gegenüberliegen Schulter hinführen.

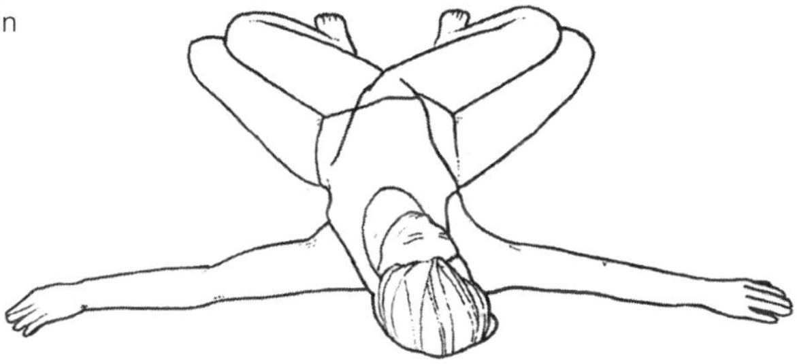

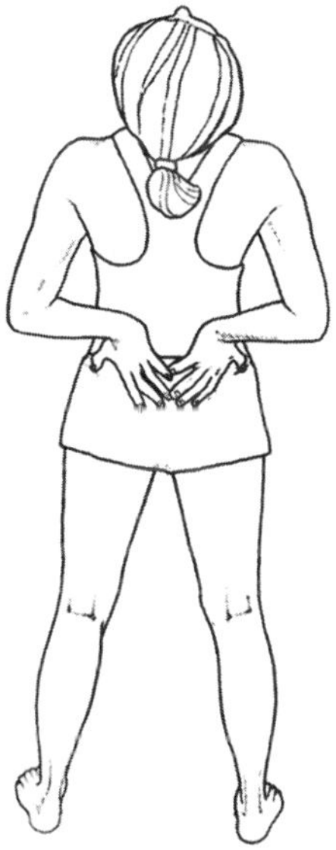

R) Dehnung der Lendenwirbelsäule durch Rotation

Mit gebeugten Knien und Hüften auf den Boden legen. Die Arme zur Stabilisierung nutzen. Die Knie sanft von einer Seite zur anderen bewegen und den Bewegungsumfang dabei allmählich vergrößern. Etwa 3 Sekunden lang in eine Richtung schaukeln und dann wechseln. Die Übung insgesamt 60 Sekunden durchführen.

S) Hyperextension im Stand

Die Hände auf Höhe des unteren Wirbelsäulenbereiches legen und den Oberkörper nach hinten beugen. Das Becken sollte sich nicht bewegen, während sich die Wirbelsäule angenehm streckt.

Dehnen oder nicht dehnen?

Bevor man in Erwägung zieht, sich selbst langfristig zum Dehnen zu verpflichten, sollte man sich sicher sein, dass es sich auch lohnt. Während langsamere Freizeitläufer, die weniger als 25 Kilometer pro Woche laufen, sich vielleicht nicht die Zeit nehmen möchten, profitieren Läufer mit hohen Kilometerumfängen beinahe immer von regelmäßigem Stretching, weil sie dadurch besser harte Workouts tolerieren können. Läufer, die asymmetrische Verkürzungen haben, sollten ebenfalls darüber nachdenken, ein langfristiges Dehnprogramm zu absolvieren. Um zu bestimmen, ob man asymmetrisch verkürzt ist, kann man die Dehnübungen aus den Abbildungen Seite 106 bis 109 durchführen und die Muskelflexibilität auf der rechten und linken Seite miteinander vergleichen. Falls ein Muskel sich nicht so weit bewegt wie derselbe Muskel auf der anderen Seite, sollte man definitiv die unflexiblere Seite dehnen. 2013 wurde gezeigt, dass ein Zusammenhang zwischen asymmetrischen Muskelverkürzungen und der Entstehung zukünftiger Verletzungen besteht.[93]

Angenommen, man entscheidet sich für eine langfristige Stretching-Routine. Dann stellt sich die Frage, wie häufig eine Dehnung durchgeführt und wie lange sie gehalten werden sollte. Unterschiedliche Studien haben alle möglichen Empfehlungen gegeben: Je nach Studie sollte man zwischen einer und 20 Wiederholungen durchführen; und gehalten werden sollte die Dehnung den Empfehlungen nach zwischen zehn Sekunden und zehn Minuten. Es wird auch noch darüber diskutiert, wie viel Kraft man beim Dehnen einsetzen sollte: Manche Studien raten, bis zum Einsetzen von Schmerzen zu stretchen, während andere empfehlen, nur so weit zu gehen, bis man eine Spannung spürt.

Um die ideale Häufigkeit und Dauer einer Dehnung herauszufinden, stellten Forscher von der Duke University Kaninchen auf spezielle Maschinen, mit denen man die Verbesserungen der Muskelflexibilität nach zehn aufeinanderfolgenden 30-sekündigen Dehnungen untersuchen konnte.[94] Mit dieser durchdachten Technik bestimmten die Autoren, dass der Großteil der Längenzunahme durch Stretching in den ersten 15 Sekunden einer Dehnung passiert und dass nach der vierten 30-sekündigen Dehnung keine nennenswerten Längenzunahmen mehr erreicht werden. Dieses Ergebnis zeigt, dass es besser ist, einige 30-sekündige Dehnübungen über den Tag zu verteilen, als sich über einen längeren Zeitraum auf das Dehnen eines bestimmten Muskels zu konzentrieren. (Wenn man allerdings nicht viel Zeit hat und eine Dehnübung nur einmal am Tag 30 Sekunden lang hält, erhöht es nachweislich auch schon den Bewegungsspielraum.[95])

Die Faszienrolle nicht vergessen

Selbstmassage und Faszienrollen sind in den letzten zehn Jahren immer beliebter geworden. Zum Teil liegt es daran, dass Läufer intuitiv wissen: Die starke Kompression eines Muskels dehnt die einzelnen Fasern in diesem und verbessert die Flexibilität in dem behandelten Bereich. Das gilt vor allem nach einer Verletzung.

Die weltbekannte Faszienforscherin Carla Stecco zeigte, dass durch eine Verletzung das Epimysium beschädigt wird und Fibroblasten Kollagen-Querverbindungen produzieren, um den beschädigten Muskel zu reparieren.[96] Bei ausgedehnten Schäden bildet der Körper zu viel Kollagen, sodass der durch das Epimysium bedingte Raum zwischen den Muskelfasern deutlich verkleinert wird. Dieses kann den Fluss von Hyaluronsäure behindern. Hyaluronsäure ist das natürliche Muskelschmiermittel des Körpers und ermöglicht es einzelnen Fasern, reibungslos übereinander hin- und herzugleiten. Dr. Stecco konnte mit einem Elektronenmikroskop aufzeigen, dass der vom Epimysium geschaffene freie Raum zwischen den Muskelfasern nach einer Verletzung eingeschränkt ist und dass dies mit der Entstehung von Schmerzen zusammenhängt.

Weniger Raum im Epimysium ist so problematisch, weil es zu einer Zunahme von Muskelabfallprodukten wie Milchsäure führt. Wenn mehr Milchsäure vorhanden ist, entsteht eine saure Umgebung, die die Hyaluronsäure des Körpers verdickt. Für einzelne Fasern wird es dann unmöglich, übereinanderzugleiten. Kleine Abschnitte eines Muskels beginnen, sich als Einheit zu bewegen, was die Kraftübertragung durch die verspannten Bereiche des beschädigten Muskels erhöht. Da diese Bereiche steif sind und sich nicht korrekt bewegen, können die Muskelspindeln, die auf den Muskelfasern liegen, keine sensorischen Informationen über ihre Position liefern. Der gesamte Muskel wird weniger koordiniert und verletzungsanfälliger.

Hier kommt die Faszienrolle ins Spiel. Im Gegensatz zum statischen Dehnen, bei dem eine Kraft auf den gesamten Muskel wirkt und kein bestimmter Bereich angesteuert wird, kann man die Faszienrolle speziell auf den betroffenen und beschädigten Arealen des Muskels einsetzen. Diese bestimmten Stellen findet man leicht, wenn man die Faszienrolle direkt nach dem Laufen benutzt. Da sich in den verspannten Bereichen Milchsäure angesammelt hat, sind sie druckempfindlich und es kann sich sehr unangenehm anfühlen, wenn man über sie rollt.

Auch wenn man mit einer Faszienrolle die Flexibilität beschädigter Muskelbereiche effektiv wieder in Ordnung bringen kann, stelle ich diese am liebsten mit einer Autopoliermaschine wieder her (Abbildung rechts). Man kann sie mit dem Lammfell-Polierpad direkt auf dem verspanntesten Bereich des Muskels platzieren. Da das Werkzeug mit sehr hoher Intensität vibriert, stimuliert es die Hautrezeptoren, Schmerzen auszublenden. Außerdem ermöglicht es dem Muskel, sich zu entspannen. Das ist die sogenannte Kontrollschrankentheorie – sie funktioniert folgendermaßen:

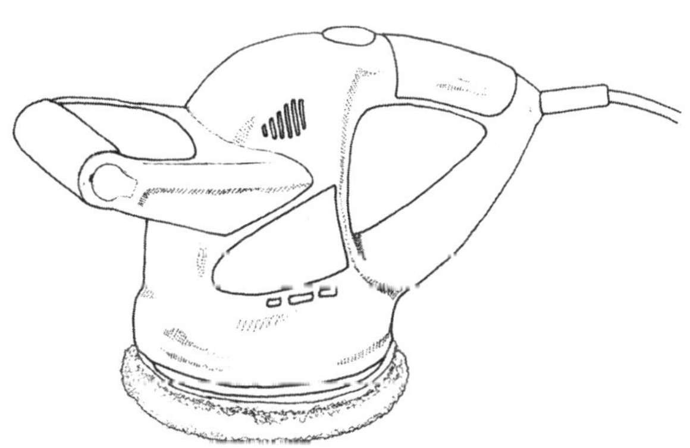

Autopoliermaschine

Das zentrale Nervensystem kann zu jedem Zeitpunkt nur eine begrenzte Menge sensorischer Informationen verarbeiten. Daher wählt es zuerst die Fasern aus, die sich schneller bewegen. Nerven, die Vibrationen übertragen, haben eine Geschwindigkeit von über 100 Metern pro Sekunde, während Schmerzsignale von Muskeln hier lediglich auf fünf bis 15 Metern pro Sekunde kommen. Das zentrale Nervensystem ignoriert also Informationen von den schmerzenden Muskeln und konzentriert sich auf den Vibrationsreiz. Dadurch entspannen sich die Muskeln, denn das zentrale Nervensystem lässt die Schmerzsignale vorübergehend unbeachtet. Es konzentriert sich derweil auf den eingehenden Vibrationsreiz. Derselbe Mechanismus tritt ein, wenn man sich an einem Mückenstich kratzt: Das Jucken verschwindet, weil das zentrale Nervensystem es ausblendet. Stattdessen schenkt es den Hautrezeptoren rund um den Mückenstich Aufmerksamkeit, übermitteln diese Informationen zu der dort stattfindenden temporeichen Stimulation.

Die Autopoliermaschine erzeugt wegen ihrer hohen Intensität ebenfalls eine Reibungskraft, die die Durchblutung erhöht. Ein Mehr an Wärme ist bereits nach 30 Sekunden spürbar. Dieser Effekt wirkt tief in den Muskel ein und kann den Abtransport von Milchsäure unterstützen, während er gleichzeitig Verklebungen im Perimysium löst.

Die besten Möglichkeiten, die Sehnenflexibilität zu verbessern

Auch wenn es wichtig ist, die Muskelflexibilität zu verbessern, ist die zweifellos beste Möglichkeit, Verletzungen zu vermeiden und die Leistungsfähigkeit zu steigern, an einer Erhöhung der Sehnenflexibilität zu arbeiten. Da Sehnen im Gegensatz zu Muskeln keine Kalorien verbrennen, können sie freie Energie speichern und wieder abgeben, was einen Läufer effizient und widerstandsfähig macht.

Interessante Forschungsergebnisse zeigen, dass es möglich ist, die Sehnenflexibilität mit speziellen Muskelenergiedehnungen zu verbessern. Um das zu beweisen, werteten Anthony Kay und seine Kollegen aus dem Vereinigten Königreich mithilfe von Ultraschalluntersuchungen Veränderungen der Sehnensteifigkeit in Echtzeit aus, während 17 Freiwillige eine Reihe von Dehnübungen durchführten. Darunter waren konventionelle statische Dehnübungen wie auch die komplizierteren Anspannen-Entspannen-Dehnübungen.[97] Wie zu erwarten war, wirkten konventionelle statische Dehnübungen leicht positiv auf die Muskelflexibilität, hatten jedoch keinen Effekt auf die Sehnenflexibilität. Dehnübungen, bei denen Muskeln vor der Dehnung angespannt werden, verbesserten die Muskelflexibilität hingegen etwa gleichermaßen wie statisches Stretching, erhöhten aber auch die Sehnenflexibilität um etwa 20 Prozent. Laut den Autoren besteht die effektivste Möglichkeit, auf die Sehnenflexibilität einzuwirken, darin, einen Muskel in eine neutrale Position zu bringen und ihn fünf Sekunden lang isometrisch anzuspannen (isometrische Kontraktionen bedeuten, einen Muskel ohne Bewegung des Gelenks anzuspannen). Darauf folgt direkt zehn Sekunden langes Dehnen. Dann kehrt man in die Ausgangsposition zurück, spannt den Muskel wieder fünf Sekunden lang an und wiederholt das Dehnen weitere zehn Sekunden (Abbildung Seite 113).

Wenn diese Stretching-Routine dreimal absolviert wird, dauert sie weniger als eine Minute und führt zu deutlichen Verbesserungen der Muskel- und Sehnenelastizität. Auch wenn auf der Abbildung die Dehnung der Achillessehne dargestellt wird, kann das Vorgehen in abgewandelter Form bei jeder Sehne durchgeführt werden. Da der Muskel immer in einer neutralen Position angespannt wird, bezeichne ich diese Stretching-Technik auch als »Stretching in neutraler Position«. Der beste Prädiktor einer zukünftigen Laufverletzung ist eine vorherige Laufverletzung; daher sollte man vor einem Lauf immer jeden Muskel mit dieser Stretching-Technik dehnen, den man sich schon einmal verletzt hat.

Während Stretching in neutraler Position gut für die Verbesserung der Sehnenflexibilität ist, zeigten Studien aus den Jahren 2011 und 2018, dass man auch die Sehnenfestigkeit deutlich erhöhen kann. Möglich ist dies, indem man isometrische Kontraktionen durchführt, während der Muskel in seiner gedehnten Position gehalten wird.[98, 99] Das Vorgehen soll an der Achillessehne beispielhaft verdeutlicht werden: Zunächst stellt man sich auf die Treppe und hält dabei ein Gewicht in einer Hand (oder setzt einen beschwerten Rucksack auf). Dann senkt man die Ferse, sodass sie sich leicht unter der Horizontalen des Fußes befindet. Das Gewicht sollte für einen so herausfordernd sein, dass man nach 20 Sekunden ermüdet. Dieser Ablauf wird bei jedem Bein viermal wiederholt. Diese Übungsroutine erhöht nachweislich die Sehnenelastizität und -festigkeit[100] in nur wenigen Monaten.

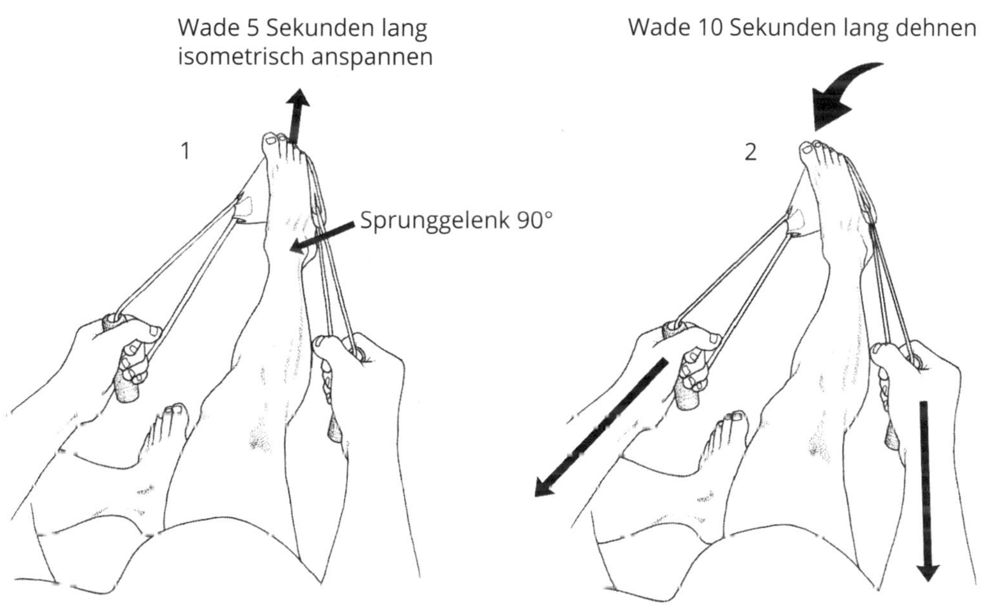

Mit einem Gurt oder Band das Sprunggelenk in einen 90-Grad-Winkel bringen und die Wade fünf Sekunden lang isometrisch anspannen (1). Nach fünf Sekunden Kontraktion die Wade zehn Sekunden lang dehnen, indem man mit den Händen an Gurt oder Band zieht (2).

Muskeln isometrisch zu kontrahieren, während sie sich in einer gedehnten Position befinden, stimuliert anscheinend die Flügelzellen. Es bringt diese dazu, die Sehnen umzubauen, was das Risiko zukünftiger Verletzungen deutlich senkt. In einer systematischen Literaturübersicht hoben Oranchuk et al.[101] im Jahr 2018 die Vorteile von isometrischen Kontraktionen heraus, sofern diese durchgeführt werden, während Muskeln in ihrer gedehnten Position verharren: »Das Training in der Muskellänge ist mit einer besseren Übertragung auf die dynamische Leistung verknüpft.« Dieses Forschungsergebnis könnte starke Auswirkungen auf die Verbesserung der Leistungsfähigkeit und Verletzungsprävention haben.

Eine bessere Alternative zu statischem Stretching: aktiv-dynamische Dehnübungen

Statt jeden Muskel langsam statisch zu dehnen, bevorzugen viele Läufer aktiv-dynamisches Aufwärmen. Solche auch als Lauf-ABC bekannte Abläufe sind bei Elite- und Freizeitläufern beliebt und ermöglichen es, bestimmte Muskeln aufzuwärmen und gleichzeitig zu stretchen. 2012 wurde gezeigt, dass die dynamischen Übungen, die in Kapitel 4 dargestellt sind (in Abbildung Seite 152), die Leistungsfähigkeit von Sprintern verbessern.[102] Verglichen mit einer Kontrollgruppe konnten Läufer, die entweder einen oder zwei Sätze mit je 14 Wiederholungen jeder Übung absolvierten, deutlich schnellere Sprintzeiten erreichen. Da dynamische Dehnübungen für manche schwierig umzusetzen und zu zeitaufwendig sind, können langsamere Freizeitläufer entweder sanftere Versionen dieser dynamischen Übungen durchführen oder sich einfach aufwärmen, indem sie gemächlich mit hoher Schrittfrequenz und kurzer Schrittlänge unterwegs sind. Da ältere Läufer meist steifer sind, hängt die Dauer des Aufwärmens vom Alter ab: 30- bis 40-Jährige sollten sich fünf bis zehn Minuten lang aufwärmen, während Menschen über 50 bis zu 15 Minuten lang langsam laufen sollten. Allerdings ist jeder Mensch anders; deshalb sollte jeder die Aufwärmdauer selbst definieren.

In der größten bisher durchgeführten randomisierten kontrollierten Studie zum Thema Stretching zeigten Daniel Pereles und seine Kollegen 2012, dass Läufer intuitiv wissen, ob sie sich dehnen sollten.[103] Die Autoren wiesen 2729 Freizeitläufer willkürlich an, sich vor dem Laufen zu dehnen beziehungsweise nicht zu dehnen. Es überrascht wenig, dass kein signifikanter Unterschied bezüglich der Verletzungsquote in den beiden Gruppen bestand. Wenn jedoch ein Läufer, der sich normalerweise dehnte, angewiesen wurde, dies jetzt zu unterlassen, war die Wahrscheinlichkeit, dass dieser sich eine Laufverletzung zuzog, beinahe doppelt so hoch. Wie bei beinahe allem, was mit Laufverletzungen verbunden ist, gilt auch: Jeder Mensch kann am besten selbst beurteilen, welches Aufwärmprogramm vor dem Training das richtige für ihn ist.

Krafttraining

Bei der 100. Ausgabe des Boston-Marathons lag Tegla Loroupe den Großteil des Rennens in Führung und hatte einen komfortablen Vorsprung auf Uta Pippig. Nach etwa 37 Kilometern bekam Tegla jedoch Rückenschmerzen und sie sagte später, ihr linkes Bein habe sich »tot« angefühlt. Trotz der Schmerzen kam Tegla als Zweite ins Ziel, nur 85 Sekunden hinter Uta. Zu dem Zeitpunkt wusste sie es noch nicht, doch während des Bergablaufens hatte sie kleine Ermüdungsbrüche am unteren Ende der Wirbelsäule erlitten. Im selben Jahr versuchte Tegla, noch den New-York-Marathon zu laufen, aber die Ermüdungsbrüche waren nicht komplett verheilt und diesmal wurden ihre Rückenschmerzen heftig. Ein MRT nach dem Rennen zeigte eine Fraktur am unteren Ende ihrer Wirbelsäule, eine sogenannte *Spondylolyse*.

Diese Art von Fraktur ziehen sich Turner häufig zu. Sie tritt auf, wenn sich die untere Lendenwirbelsäule wiederholt mit großen Bewegungsumfängen streckt, wodurch ein Knochenteil in der Nähe der Wirbelsäulengelenke bricht. Um die Wirbelsäulenfraktur ruhigzustellen, bekam Tegla ein spezielles Korsett, damit ihr unterer Rücken sich nicht mehr bewegen konnte. Leider komprimierte das Korsett einen Nerv in der Nähe des oberen Beckenrands, was dazu führte, dass sie weniger Gefühl an der Oberschenkelaußenseite hatte.

Core-Schwäche und chronische Verletzung

Da Tegla immer mehr Gefühl an der Oberschenkelaußenseite verlor und weiterhin unter Rückenschmerzen litt, ließ sie sich von mir untersuchen. Die Verletzung des sensorischen Nervs war vergleichsweise unbedeutend und die Beschwerden gingen allmählich zurück, nachdem das Korsett entfernt worden war. Teglas wahres Problem wurde mit einem Test aufgedeckt, den der renommierte niederländische Wirbelsäulenspezialist Vleeming entwickelt hat. Dieser Test zeigt Schwächen in den Core-Bauchmuskeln auf. Den Vleeming-Test kann man auch selbst durchführen. Dazu legt man sich auf einen bequemen Untergrund. Die Arme befinden sich neben dem Körper. Nun hebt man ein Bein in die Luft und bittet jemanden, das oben befindliche Sprunggelenk nach unten zu drücken (Abbildung Seite 116 links). Wenn die Core-Bauchmuskeln stark sind, bleibt das Becken horizontal. In Teglas Fall hob die gegenüberliegende Seite vom Tisch ab.

Es lag zu einem großen Teil an Teglas schwacher Core-Muskulatur, dass ihre Verletzung chronisch war. Denn die Core-Muskeln verbinden die Wirbel des unteren Rückens fest miteinander und erzeugen eine Druckkraft, die die gesamte untere Wirbelsäule beim Laufen stabilisiert. Eine angemessene Core-Kraft ist vor allem beim Bergablaufen wichtig. Denn die Bremsphase, die mit dem Anfangskontakt einhergeht, sorgt dafür, dass sich die unteren Lendenwirbel beim Fersenaufsatz nach vorn schieben (Abbildung Seite 116 rechts).

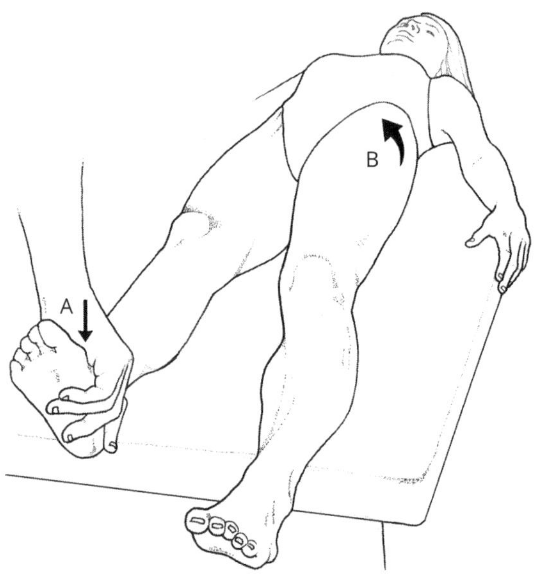

Vleeming-Test: Ist die Core-Muskulatur schwach, hebt das gegenüberliegende Becken ab (B), wenn das angehobene Bein nach unten gedrückt wird (A).

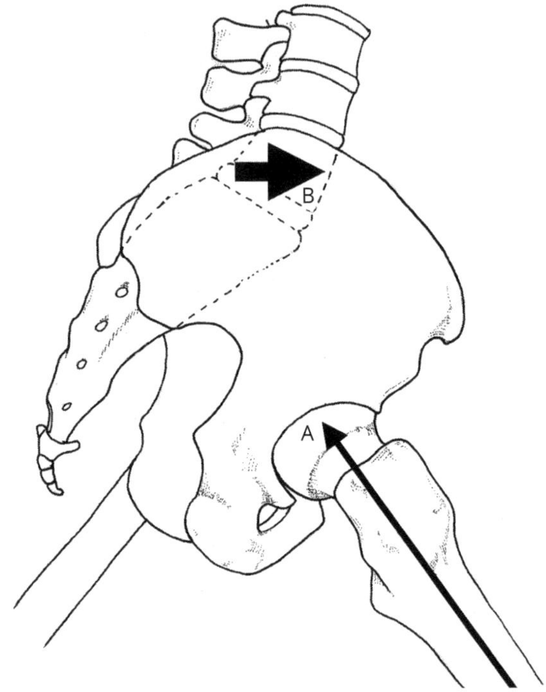

Die Bremsphase, die mit dem Bodenkontakt verbunden ist (A), führt dazu, dass sich die untere Lendenwirbelsäule nach vorn schiebt (B).

Wenn die Core-Muskeln schwach sind, wird diesem Nach-vorn-Schieben nichts entgegengesetzt. Die übermäßige Vorwärtsbewegung der unteren Lendenwirbel erzeugt eine Scherkraft im unteren Rücken, die zu einem Ermüdungsbruch führen kann. Glücklicherweise braucht man nicht viel Core-Kraft, um Verletzungen vorzubeugen, denn die Core-Muskeln werden beim Laufen mit sehr niedrigen Intensitäten aktiviert.

Angesichts der Untersuchungsergebnisse erhielt Tegla eine Behandlung des Weichteilgewebes. Diese sollte ihre Beschwerden lindern, die der eingeklemmte sensorische Nerv verursachte. Hinzu kamen Dehnübungen, um die Flexibilität ihrer Hüftbeuger und -abduktoren zu verbessern (eine verkürzte Hüfte kann dazu führen, dass man beim Laufen ins Hohlkreuz fällt). Zudem brachten diese eine sanfte Mobilisation in das steife Wirbelsäulengelenke oberhalb der Fraktur. Der wichtigste Bestandteil von Teglas Behandlung war jedoch ein intensives Core-Trainingsprogramm. Viele Reha-Fachleute empfehlen komplexe Core-Kräftigungsübungen, bei denen spezielle Maschinen Feedback geben, ob die tiefen Core-Muskeln auch erfolgreich angesprochen wurden. Forschungsergebnisse aus dem Jahr 2007 bestätigten aber, dass einfache Übungen, die sich zu Hause durchführen lassen, genauso effektiv sind wie die teuren und komplizierten Core-Trainingsprotokolle, die spezielles Training und den Zugriff auf High-Tech-Geräte erfordern.[104]

Tegla hielt sich konsequent an ihr Programm aus Dehn- und Kräftigungsübungen für zu Hause. Fünf Monate später stellte sie mit 2:22:07 den Streckenrekord beim Rotterdam-Marathon auf. Sie machte ihre Übungen weiter und brach im darauffolgenden Jahr den Weltrekord, als sie in Rotterdam 2:20:47 lief. Noch ein Jahr später verschwanden ihre chronischen Schmerzen im unteren Rücken endgültig und sie stellte beim Berlin-Marathon einen weiteren Weltrekord auf.

Das Zwerchfell: der vergessene Core-Muskel

Auch wenn viele Läufer regelmäßig Übungen wie Seitstütz, Brücke, Arm-und-Beinheben im Vierfüßlerstand, Bauchroller und abwechselndes Beinheben durchführen, um ihre Core-Muskeln zu kräftigen, arbeiten nur sehr wenige an der Kräftigung ihres Zwerchfells (Abbildung unten). Das ist bedauerlich, denn das Zwerchfell ist der größte Core-Muskel und spielt bei der Verletzungsprävention eine wichtige Rolle. Mehrere Studien haben gezeigt, dass Menschen mit schwachem Zwerchfell ein höheres Risiko für Schmerzen im unteren Rücken haben und ihre sportliche Leistungsfähigkeit beeinträchtigt ist.[105, 106]

Beim Laufen ermöglichen die Verbindungen des Zwerchfells zu den tiefen Core-Muskeln, dass bei Richtungswechseln ein konstanter Druck im Bauchraum aufrechterhalten wird, was vor allem beim Laufen in unebenem Gelände Bedeutung hat. Noch wichtiger ist, dass ein schwaches Zwerchfell eine Reihe von Problemen bei Läufern verursachen kann. Denn das zentrale Nervensystem priorisiert die Blutzufuhr zum Zwerchfell gegenüber der zu den benachbarten Muskeln. Wenn das Zwerchfell beim Laufen ermüdet, reduziert das zentrale Nervensystem absichtlich die Durchblutung des unteren Rückens und der Beine, um so viel Blut wie möglich zum Zwerchfell zu transportieren (eine ausreichende Sauerstoffversorgung ist dem Gehirn sehr wichtig).

Mehrere Studien konnten nachweisen, dass die Blutversorgung der Muskulatur im unteren Rücken und in den Beinen bedeutend reduziert ist, wenn das Zwerchfell absichtlich ermüdet wurde.[107, 108] Interessant wird es, wenn man sich die Auswirkung ansieht, die eine verringerte Durchblutung des unteren Rückens und der Beine auf die Muskelspindeln hat: Da Muskelspindeln gefäßreiche Strukturen sind, beeinträchtigt schon eine kleine Abnahme des Blutflusses zu einer Spindel spürbar die Muskelkoordination im Rücken und den Extremitäten. Läufer mit ermüdeten Zwerchfellen haben ein viel höheres Verletzungsrisiko, wenn die Durchblutung ihrer unteren Extremitäten beeinträchtigt ist. Denn sie können nicht mehr spüren, wo im Raum ihre Beine beim Laufen sind. Am Ende eines Wettkampfs klagen sie häufig, ihre Beine seien »tot«.

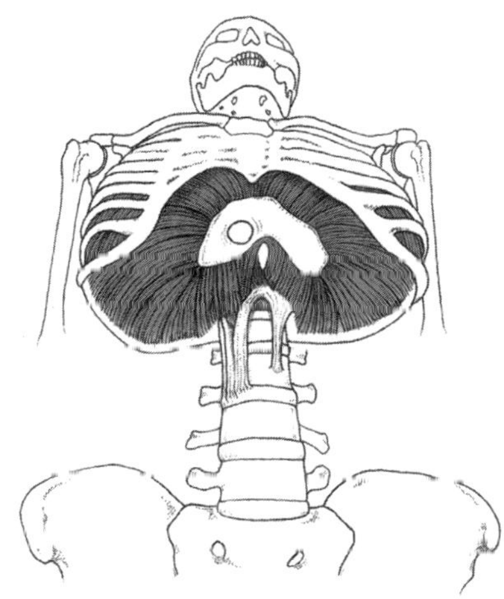
Das Zwerchfell

Mit dem K4-Spirometer, einem Gerät, das die Zwerchfellkraft, -geschwindigkeit und das Lungenvolumen misst, kann man leicht erkennen, ob das Zwerchfell eines Menschen schwach ist. Leider kostet dieses Gerät einige Hundert Euro, und nicht viele Ärzte führen diesen Test durch. Daher ist die einfachste Lösung, davon auszugehen, dass man ein schwaches Zwerchfell hat und dass es – wie alle Muskeln – von Kräftigungsübungen profitieren würde. Sehr gut kann man das Zwerchfell mit einem Powerbreathe Lungentrainer kräftigen, der online ab etwa 35 Euro zu finden ist. Läufer sollten drei Sätze mit je 20 Einatmungswiederholungen machen und dabei bei 60 Prozent ihrer maximalen Anstrengung sein (nach der letzten Wiederholung jedes Satzes sollte man sich erschöpft fühlen).

Auch wenn die meisten Yogalehrer die tiefe Zwerchfellatmung empfehlen, um dieses zu kräftigen, hat sich erwiesen, dass dieser Ansatz ineffektiv ist. Ein Training mit einem hohen Widerstand ist nötig, um das Zwerchfell zu trainieren.[109] Ein starkes Zwerchfell ist an sich unverzichtbar – Untersuchungen haben gezeigt, dass Zwerchfellkraft mit einer verbesserten Leistungsfähigkeit beim Laufen, Radfahren und sogar Schwimmen korreliert.[110, 111, 112]

Hüftrotatorenkraft

In einer interessanten Studie, zu der in *Medicine & Science in Sports & Exercise* ein Artikel veröffentlicht wurde, testeten Forscher aus Kentucky und Delaware die Core- und Hüftmuskelkraft von 140 männlichen und weiblichen Basketballern und Leichtathleten zu Beginn ihrer Saison.[113] Sie untersuchten speziell die Ausdauer der Bauchmuskeln und Rückenstrecker sowie die Kraft der Hüftrotatoren und -abduktoren. Bis zum Ende der Saison hatten 48 Sportler eine Verletzung erlitten und der einzige Verletzungsprädiktor war die Kraft der Hüftaußenrotatoren. In dieser Studie war das Knie besonders verletzungsanfällig, was nicht überrascht, weil die Hüftrotatoren Drehbewegungen kontrollieren.

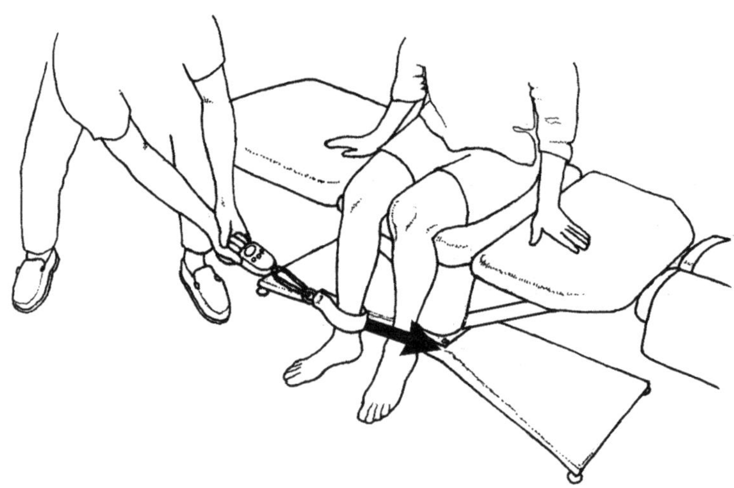

Test der Hüftrotatorenkraft mit einem Kraftmesser: Ein Riemen wird um das Sprunggelenk gelegt und die Person, die das Testgerät hält, misst die Hüftkraft, während die sitzende Person das Bein nach innen zieht. Bei diesem Test sollte man 20 Prozent des eigenen Körpergewichts erzeugen können.

Forscher aus dem Iran nutzten dasselbe Verfahren, um die Hüftkraft zu messen, und wiederholten diese Studie, indem sie die Hüftrotatorenkraft von 501 Leistungssportlern aus verschiedenen Disziplinen maßen.[114] Nach nur einer Saison hatten die Sportler, die beim Hüftrotatorentest im Sitzen nicht 20 Prozent ihres Körpergewichts aufbringen konnten, ein siebenmal höheres Risiko, sich einen Riss des vorderen Kreuzbands zuzuziehen. Mithilfe eines Kraftmessgeräts lassen sich Kraftdefizite in den Hüftaußenrotatoren leicht quantifizieren. Der exakte Testablauf ist in der Abbildung auf Seite 118 detailliert dargestellt.

Mit etwas Geschick kann man diesen Test auch selbst mithilfe einer Gepäckwaage durchführen. Dazu legt man im Sitzen einen Riemen um den Innenknöchel und verbindet diesen mit der Waage. Das Bein drückt man in die andere Richtung. Menschen, die in der Testposition nicht 20 Prozent ihres Körpergewichts aufbringen können, sollten die in Tabelle Seite 247 aufgeführten Übungen durchführen und sich das Ziel setzen, nach drei Monaten die gewünschte Kraft zu erreichen. Ich bin der Meinung, dass schwache Hüftrotatoren eine der am häufigsten übersehenen Ursachen von Laufverletzungen sind, vor allem bei Frauen mit erhöhter Einwärtsdrehung des Oberschenkelhalses (Femur Antetorsion) und zu starker Außendrehung des Unterschenkels (Tibia-Außentorsion).

Zehenkraft

Bestimmte kleine Muskeln des Fußes und Sprunggelenks zu kräftigen kann der Leistungsfähigkeit erheblich dienen und große Bedeutung für die Verletzungsprävention haben. Zahlreiche Studien belegen, dass Kräftigungsübungen für Fuß und Sprunggelenk das Gleichgewicht verbessern,[115] die Fußgewölbehöhe erhöhen,[116] die Sprungleistung optimieren[117] und Läufer schneller machen können,[118] vor allem wenn sie Senkfüße haben.[119] Da die Zehen- und Fußgewölbemuskeln während der Vortriebsphase beim Springen und Laufen Stabilität bieten, kann eine Schwäche dieser Muskeln zu verschiedenen Verletzungen führen, wie Plantarfasziitis, Ermüdungsbrüchen, Ballenzehen und Achillessehnenentzündung. Starke Zehen sind vor allem für Trailläufer wichtig, da die Fähigkeit, schnell die Richtung zu wechseln, weitgehend von der Kraft der Zehen abhängt.[120]

Trotz ihrer engen Verbundenheit mit Leistungsverbesserungen und Verletzungsprävention werden Zehenkräftigungsübungen selten in konventionelle Reha-Programme einbezogen. Das Problem wird dadurch noch verstärkt, dass die am häufigsten angewandten Fußkräftigungsprogramme deutliche Mankos haben: Sie trainieren die Zehen- und Fußgewölbemuskeln in einer neutralen oder nach unten gerichteten Haltung, was ihre Effektivität verringert, denn die Muskeln werden im echten Leben nicht so genutzt. Die Kraftzunahme während des Trainings ist tatsächlich auf den zu der Zeit bestehenden Winkel bezogen (das heißt auch für später: die Kraftzunahme ist am größten, wenn die Muskeln mit den Gelenkwinkeln beansprucht werden, die beim Training vorherrschten). Daher müssen Fußübungen, um effektiv zu sein, die Positionen nachahmen, in denen die Muskeln beim Gehen und Laufen genutzt werden.

Wie wichtig es ist, die Zehen in ihren funktionellen Positionen zu trainieren, wurde in einer Untersuchung gezeigt, in der es um Kraftzunahmen durch die Übung »Kurzer Fuß nach Janda« ging. Houck et al.[121] ließen 18 Erwachsene vier Wochen lang diese beliebte Fußübung durchführen und kamen zu dem Schluss, dass sie in keiner Weise die Fähigkeit der Zehen verbesserte, sich beim Gehen abzudrücken. Das stimmt mit den Ergebnissen von Spink et al.[122] überein, die 153 Senioren sechs Monate lang dreimal pro Woche je 30 Minuten lang Fußübungen durchführen ließen (darunter Murmeln aufheben und verschiedene Übungen mit Widerstandsband). Am Ende der Studie hatte sich die Zehenkraft nicht nennenswert verändert. Auch wenn progressive Übungen mit einem Widerstandsband zu Kraftzunahmen führen können, sind diese Zunahmen nicht auf einen funktionellen Winkel bezogen. Denn der Widerstand des Bands ist dann im Maximum, wenn das Sprunggelenk und die Zehen nach unten zeigen, das heißt, die Waden- und Fußgewölbemuskeln verkürzt sind. Das steht im Gegensatz zum Gehen und Laufen, hier erreichen die Kräfte ihren Höhepunkt, während sich die Waden- und Zehenmuskeln in gedehnten Positionen befinden.

Um die besten funktionellen Ergebnisse zu erzielen, müssen die Muskeln des Fußes und Sprunggelenks innerhalb der Umfänge trainiert werden, die sie im echten Leben haben.[123] Am liebsten kräftige ich die Zehen mit der *ToePro Exercise Platform* (Abbildung unten): Diese Plattform wurde speziell dafür entwickelt, Muskeln beim Trainieren in ihre gedehnten Positionen zu bringen. Die obere Fläche der Plattform ist an den Seiten nach unten geneigt, um die Wadenbeinmuskeln anzusprechen; und sie flacht von vorn nach hinten ab, um die oberflächlichen und tiefen Wadenmuskeln zu trainieren. Zusätzlich befindet sich am vorderen oberen Rand ein erhöhter Kamm, um die Zehenmuskeln in ihre gedehnten Positionen zu bringen. Das englische *Toe* steht für »Zehen« – von diesem Trainingsschwerpunkt hat die Plattform ihren Namen erhalten.

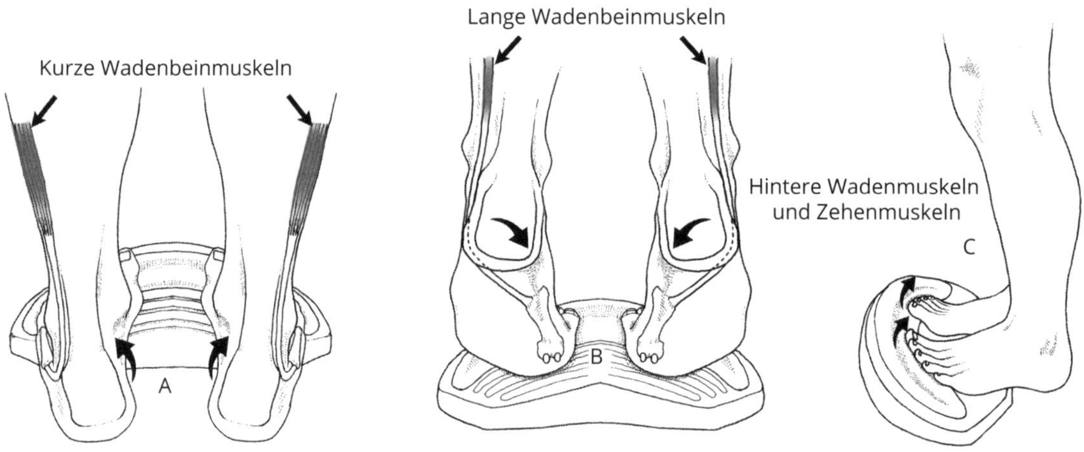

Die ToePro Exercise Platform: Die Plattform ist an den Seiten nach unten geneigt, um die Wadenbeinmuskeln anzusprechen (A und B), und sie flacht von vorn nach hinten ab, um die hintere Wade isoliert zu trainieren (C). Ein erhöhter Kamm am vorderen oberen Rand wurde hinzugefügt, um die Zehenmuskeln zu dehnen.

Die Wadenbeinmuskeln zu kräftigen, ist für die Verbesserung der Laufleistungsfähigkeit extrem wichtig. In einer interessanten Analyse der Muskelaktivität während des Übergangs vom langsamen zum schnellen Laufen zeigten Reber et al.,[124] dass die Aktivität des kurzen Wadenbeinmuskels linear steigt, wenn sich die Laufgeschwindigkeit erhöht. Die Autoren betonen, dass es wichtig ist, diesen häufig übersehenen Muskel zu kräftigen, um die Sprintleistung zu optimieren.

Ein neuerer Artikel aus dem Jahr 2018 bestätigte die Bedeutung starker Wadenmuskeln. Mit zunehmendem Alter ist ihr Erhalt sehr entscheidend, um nicht zu viel an Laufgeschwindigkeit zu verlieren. In einer Studie, in der die Laufeffizienz junger Läufer mit der von Läufern im mittleren Alter verglichen wurde, zeigten Paquette et al.,[125] dass ältere Läufer nicht langsamer werden, weil die Krafterzeugung der Hüfte oder Knie nachlässt, sondern die der Waden. Die Krafterzeugung älterer Läufer war 10,5 Prozent niedriger als die der jüngeren Sportler. Laut den Autoren könnte eine Stärkung der Wadenkraft das altersbedingte Nachlassen beim Lauftempo verzögern.

Läufer können am einfachsten erkennen, ob ihre Zehen schwach sind, indem sie sich die Innensohlen ihrer Schuhe ansehen: Ein Läufer mit einem starken Fuß sollte klare Vertiefungen unter den Zehen hinterlassen, nicht nur unter den mittleren Mittelfußköpfchen. Eine andere Möglichkeit, schwache Zehen zu erkennen, ist der Papierhaltetest. Bei diesem einfachen Test wird eine gewöhnliche Visitenkarte unter die Zehen gelegt. Eine zweite Person probiert, diese Karte wegzuziehen, während die erste versucht, ein Bewegen der Karte zu verhindern (Abbildung unten, A). Laut Menz et al.[126] ist dieser Test sehr zuverlässig und somit ein nützliches Untersuchungswerkzeug, um eine Schwäche der Zehen zu entdecken. Am genauesten lässt sich die Zehenkraft jedoch mit einem Zehenkraftmesser bestimmen (Abbildung unten, B). Die Unfähigkeit, mehr als zehn Prozent des eigenen Körpergewichts unter der Großzehe und mehr als sieben Prozent des eigenen Körpergewichts unter den kleinen Zehen als Kraft erzeugen zu können, korreliert mit der Entstehung zukünftiger Verletzungen.

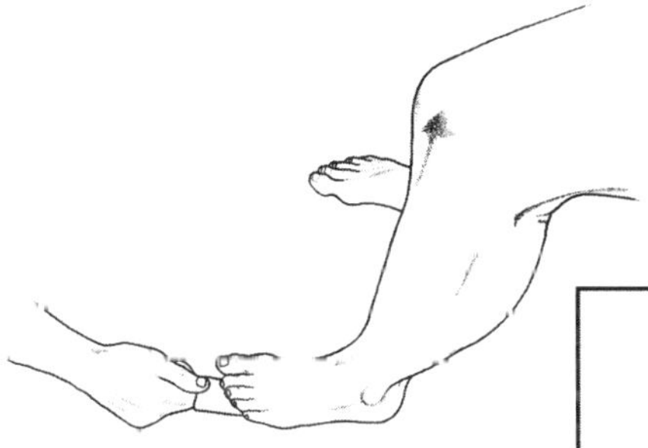

A

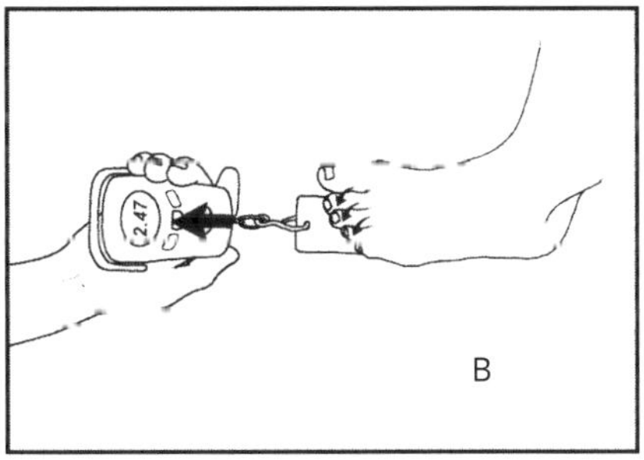

B

Der Papierhaltetest mit einer gewöhnlichen Visitenkarte durchgeführt, bei dem jemand an der Karte zieht (A), und mit einem Zehenkraftmesser (B).

In einer Pilotstudie zur ToePro Exercise Platform aus dem Jahr 2019 ließen Forscher von der Temple University 25 Probanden sechs Wochen lang ToePro-Übungen durchführen.[127] Am Ende der Studie hatten die Probanden in diesem kurzen Zeitraum nicht nur ihre Zehenkraft um 20 Prozent gesteigert, sondern konnten auch das Gleichgewicht besser halten und beim Gehen etwas mehr Kraft unter der Großzehe erzeugen. Die letzte Erkenntnis war besonders bedeutend, da eine Druckerzeugung unter der Großzehe die mittleren Mittelfußköpfchen entlastet und die Plantarfaszie vor Schäden schützen kann. Wer sich keine ToePro-Plattform kaufen möchte, kann auch auf einer Airex Schaumstoffplatte wiederholt in den Zehenspitzenstand gehen und beim Anheben der Fersen bewusst die Zehen in den Schaumstoff drücken. Im Alltag Minimalschuhe zu tragen stellt eine weitere Option dar, die Zehen zu kräftigen; diese Schuhe erhöhen nachweislich die Kraft und die Querschnittsflächen von Fußgewölbemuskeln.[128] Leider sprechen Minimalschuhe und das In-den-Zehenspitzenstand-Gehen die Wadenbeinmuskeln nicht so gut an wie die ToePro-Plattform. Daher müssen diese Muskeln separat trainiert werden.

Kraftasymmetrien

Da Kraftasymmetrien Prädiktoren für zukünftige Verletzungen sein können, ist es wichtig, die Übungen auf beiden Seiten durchzuführen und auf kleine Unterschiede bezüglich Kraft und Ausdauer zu achten. Wer auf einer Seite schwächer ist, sollte die Asymmetrie korrigieren: Mit dem Widerstand, der nötig ist, um die schwächere Seite zu ermüden, gilt es sowohl die schwache als auch die starke Seite zu trainieren. Anfangs wird die starke Seite kaum herausgefordert. Nach sechs bis acht Wochen wird die Kraft jedoch allmählich symmetrisch und der Widerstand kann auf beiden Seiten langsam erhöht werden.

Kraftunterschiede zwischen der rechten und linken Seite kommen meist nach längerer Verletzung vor. Beispielsweise liegt bei Läufern mit chronischer Achillessehnenentzündung und/oder Ermüdungsbrüchen des Schienbeins häufig eine deutliche Schwäche der Wadenmuskeln auf der verletzten Seite vor. Das trifft vor allem zu, wenn Läufer länger als ein paar Wochen einen Fußentlastungsschuh getragen haben. Die Asymmetrie wird offensichtlich, wenn man auf jeder Seite wiederholt bis zur Erschöpfung in den Zehenspitzenstand geht: Die verletzte Seite wird nicht dieselbe Wiederholungsanzahl durchführen können wie die unverletzte Seite. Überraschenderweise ist verletzten Läufern dieser Kraftunterschied beinahe nie bewusst.

Ein anderes verbreitetes Beispiel, vor allem unter Frauen, ist eine Asymmetrie der Hüftstreckerkraft. Eine asymmetrische Hüftstreckerkraft korreliert stark mit zukünftigen Schmerzen im unteren Rücken. Nadler[129] weist darauf hin, dass Patienten mit Schmerzen im unteren Rücken einen Kraftunterschied von 15 Prozent zwischen den rechten und linken Hüftstreckern haben, während Menschen ohne Schmerzen im unteren Rücken nur einen von 5,3 Prozent aufweisen. Verschieden starke Hüftstrecker kann man erkennen, indem man in den Vierfüßlerstand geht und an jedem Sprunggelenk ein Gewicht von etwa 1,5 Kilogramm anbringt. Nun führt man auf einer Seite Kickbacks durch (das heißt, man führt ein Bein nach hinten und oben), zählt die Anzahl der Durchführungen bis zur Erschöpfung und wiederholt die Übung auf der anderen Seite. Falls ein großer Unterschied zwischen den beiden Seiten besteht, sind Gesäßkräftigungsübungen zu empfehlen, bis die Asymmetrie korrigiert wurde.

Spezifische Kräftigungsübungen

Aus irgendeinem Grund mag der Großteil der Läufer Krafttraining nicht. Menschen machen in der Regel am liebsten das, worin sie gut sind. Und auch wenn die meisten Läufer bereit sind, intensive Einheiten auf der Bahn und zermürbende lange Läufe zu absolvieren, meiden viele von ihnen lästige Kräftigungsübungen. Das ist bedauerlich, denn wie bereits erwähnt, sind schwache Läufer verletzungsanfällig.

Die Hüfte angemessen stark zu erhalten, ist nicht nur wichtig, um Laufverletzungen zu verhindern, sondern auch hilfreich, um Arthrose vorzubeugen. In einer interessanten Studie, die in *Arthritis and Rheumatism* veröffentlicht wurde, kamen Forscher zu dem Schluss, dass Menschen mit starken Hüftabduktoren ein viel geringeres Risiko haben, Arthrose in den Knien zu bekommen.[130] Offenbar verhindern die Hüftabduktoren nicht nur, dass der Oberschenkel nach innen rotiert, sondern erzeugen auch eine Druckkraft an der Außenseite des Knies. Die scheint davor zu schützen, dass das Knie nach innen fällt (Abbildung rechts).

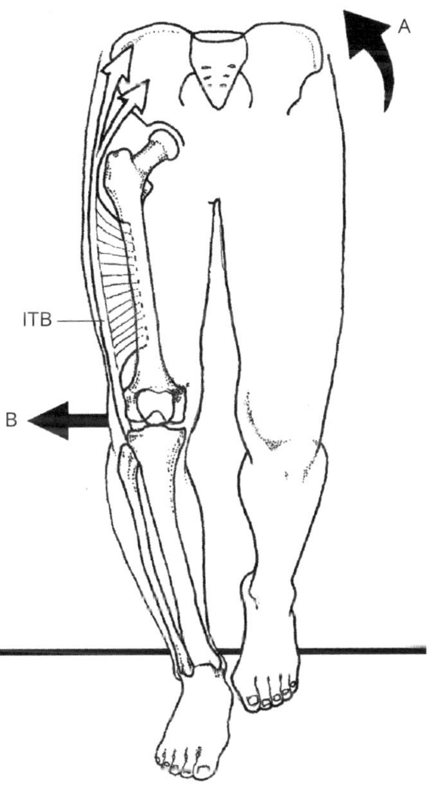

Die Hüftabduktoren halten nicht nur das Becken gerade (A), sondern ziehen auch am *Tractus iliotibialis* (ITB). Die so erzeugte Druckkraft verhindert, dass das Knie zur Seite geschoben wird (B).

In ihrer 18-monatigen Studie über das Fortschreiten von Kniegelenkarthrose bei o-beinigen Menschen bemerkten die Autoren, dass die Erkrankung bei Personen mit starken Hüften weniger schnell fortschritt – unabhängig von ihrem Alter, Geschlecht und dem Maß, wie weit ihre Beine nach außen gebogen waren. Dieses Forschungsergebnis ist bedeutend, weil es zeigt: Kraft kann vor Verletzung schützen, selbst wenn man schlecht ausgerichtet ist. Ab Abbildung Seite 124 werden eine Reihe der effektivsten Kräftigungsübungen vorgestellt, die man leicht zu Hause durchführen kann.

Kräftigungsübungen

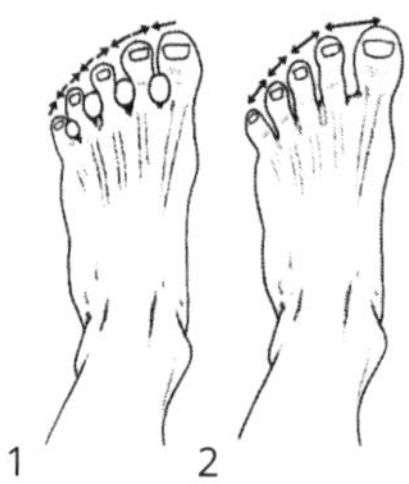

A) Fuß

Kleine Korken oder Gummischläuche zwischen die Zehen stecken. Die Zehen abwechselnd zusammendrücken und spreizen.

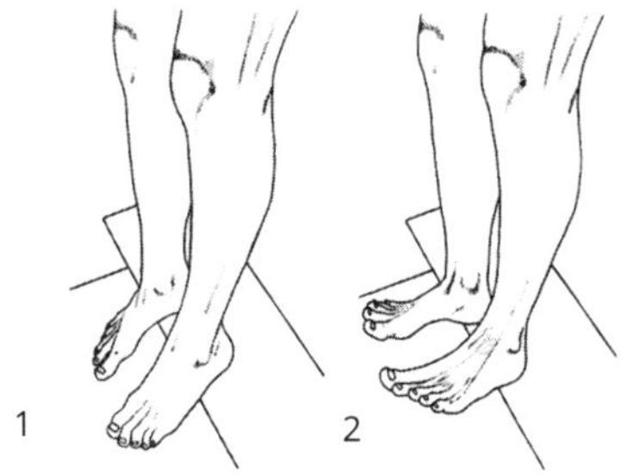

B) Vorderes Kompartiment des Unterschenkels

Mit den Fersen auf die Kante einer Stufe stellen und abwechselnd die Vorfüße mit vollem Bewegungsumfang anheben und absenken.

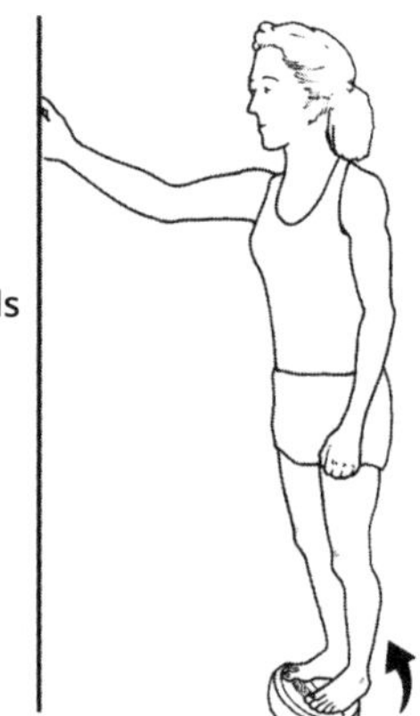

C) Fuß und Wade

Auf einer ToePro-Plattform stehend langsam die Fersen anheben und auf die Großzehen rollen. Zum Abschluss die Zehen kräftig nach unten drücken. Mit gebeugten Knien wiederholen.

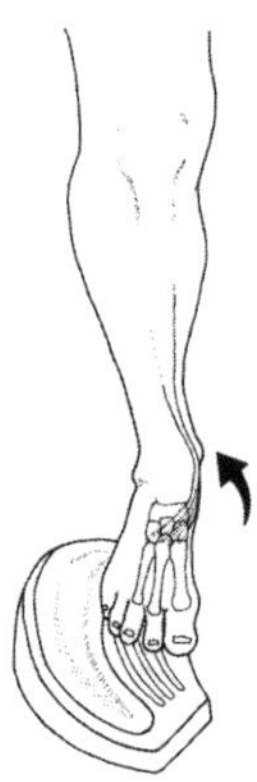

D) Hinterer Schienbeinmuskel

Seitwärts auf einem ToePro oder Airex Balance-Pad stehen und die Ferse anheben (Pfeil). Den Oberkörper leicht zur gegenüberliegenden Seite neigen, um den hinteren Schienbeinmuskel isoliert zu trainieren.

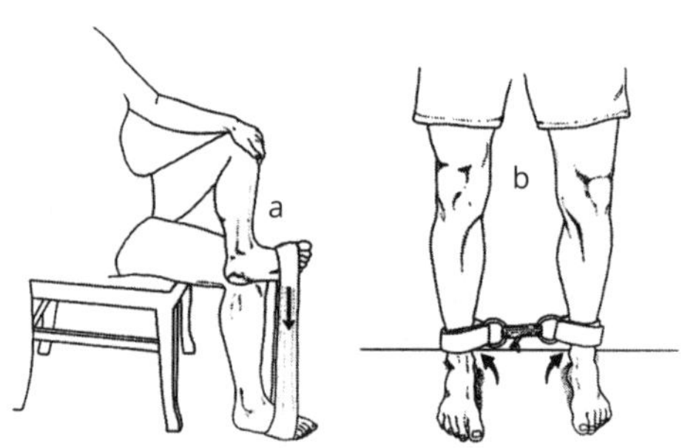

E) Alternativen für den hinteren Schienbeinmuskel

Einen Fuß auf das gegenüberliegende Knie legen und ein Widerstandsband um die Vorfüße legen (a). Der hintere Schienbeinmuskel wird trainiert, indem der obere Vorfuß angehoben und abgesenkt wird. Alternativ mehrere elastische Schläuche zwischen zwei Fußgelenkmanschetten wickeln und abwechselnd die Fußgewölbe anheben und absenken (b).

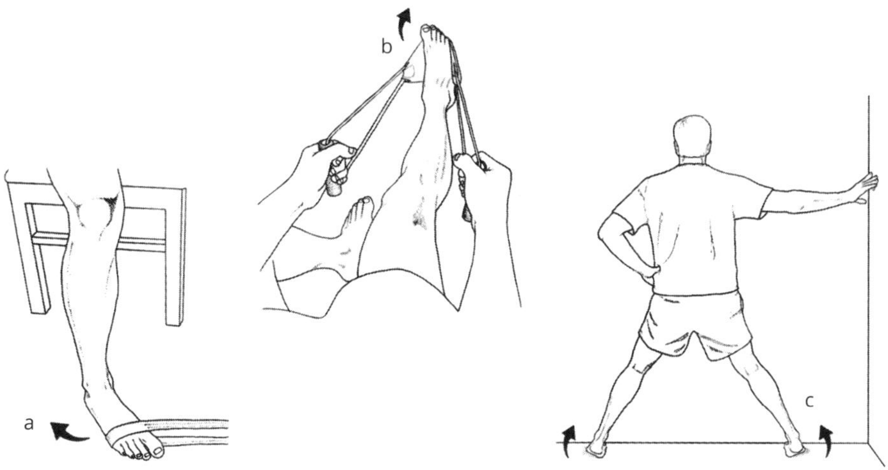

F) Kurzer (a) und langer Wadenbeinmuskel (b und c)

Den Vorfuß gegen den Widerstand, den ein befestigtes Widerstandsband bietet, nach außen ziehen. So wird der kurze Wadenbeinmuskel gekräftigt (a). Die Innenseite des Vorfußes auf ein Widerstandsband setzen und mit Kraft nach unten drücken, um den langen Wadenbeinmuskel zu kräftigen (b). Eine anspruchsvollere Übung für den langen Wadenbeinmuskel besteht darin, mit auseinandergestellten Füßen und leicht gebeugten Knien abwechselnd die Fersen anzuheben und zu senken (Pfeile in c). Diese Übung kann man mit einem beschwerten Rucksack durchführen, um den Widerstand zu erhöhen.

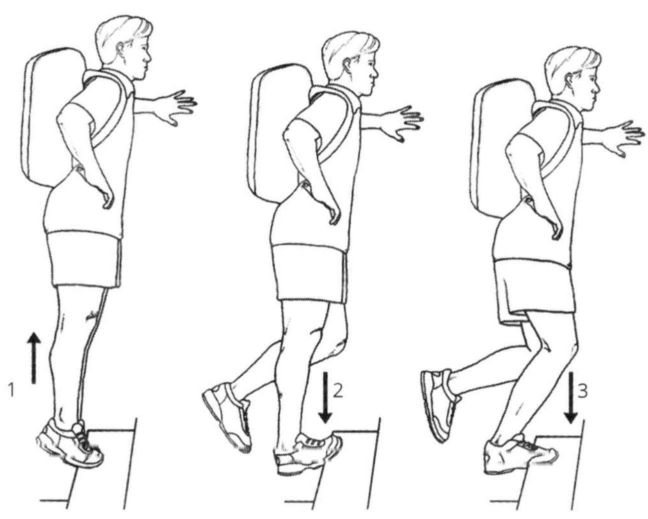

G) Dehn- und Kräftigungsübungen für den Zwillingswadenmuskel und Schollenmuskel

Da diese Muskeln so stark sind, werden die Übungen mit einem beschwerten Rucksack durchgeführt. Auf die Kante einer Stufe stellen, wobei sich die Fersen in der Luft befinden. Um den Zwillingswadenmuskel zu kräftigen, mit beiden Beinen gleichzeitig auf die Zehenspitzen gehen (1). Dann langsam auf einem Bein stehend absenken (2). Auf jeder Seite drei Sätze mit je 15 Wiederholungen durchführen. Um den Schollenmuskel zu kräftigen, diese Übung mit gebeugtem Knie wiederholen (3). Zeichnung basierend auf Alfredson.[131]

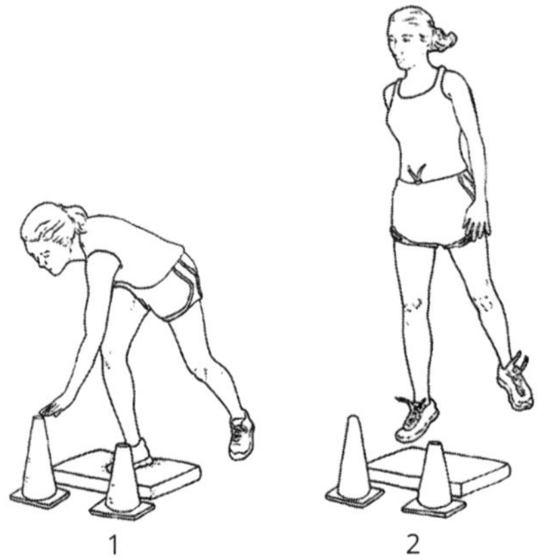

H) Einbeiniges Kegel-Berühren

Auf einem instabilen Untergrund (wie dem Airex Balance-Pad) hinter einem Kegel auf einem Bein stehen. Aus der Hüfte nach vorn beugen, um die Spitze eines Kegels zu berühren (1). Sofort nach oben springen und die Kegel-Berührung bei einem daneben stehenden Kegel wiederholen (2).

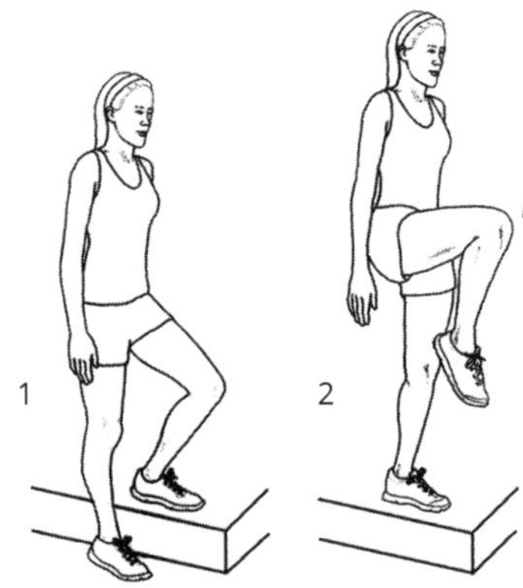

I) Seitliche Step-ups

Um den inneren Anteil des Quadrizeps zu kräftigen, dafür mit einem Fuß auf, mit dem anderen Fuß neben eine 10 cm hohe Stufe stellen (1). Das Knie des unteren Beins anheben (2). Für mehr Widerstand die Übung mit einem beschwerten Rucksack durchführen.

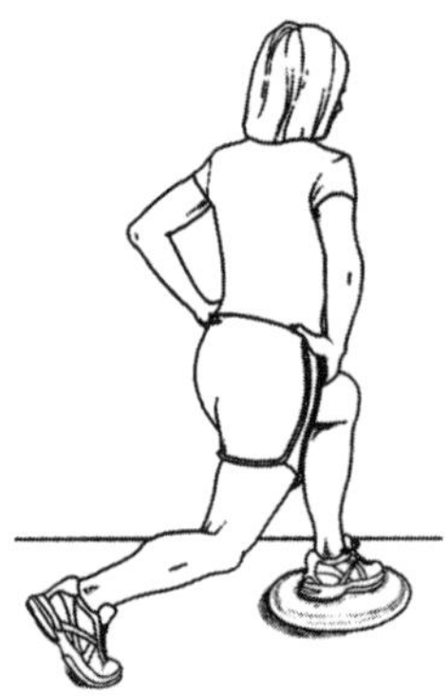

J) Ausfallschritt mit Balancekissen

Ein gewöhnlicher Ausfallschritt kann auf einem instabilen Untergrund durchgeführt werden, um die Koordination zu verbessern. Bei dieser Übung sehr vorsichtig vorgehen. Anfangs darauf achten, dass man sich an etwas festhalten kann, sollte man das Gleichgewicht verlieren.

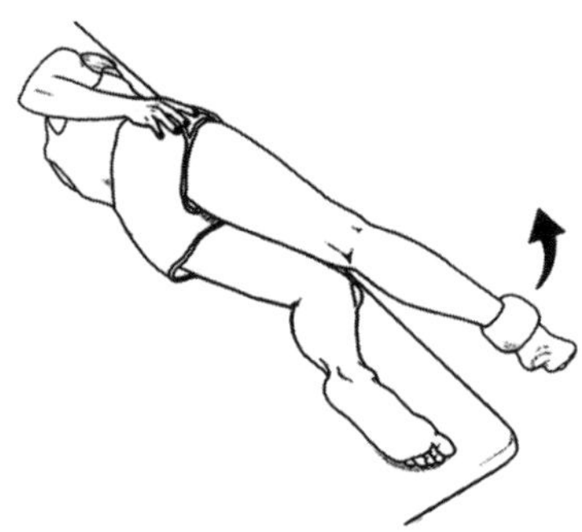

L) Hüftabduktion in Seitlage

Am Rand einer Bank auf die Seite legen. Ein Gewicht am Sprunggelenk des oberen Beins befestigen und das gerade Bein abwechselnd anheben und absenken. Diese Übung kann erst mit nach vorn und dann mit nach hinten gekipptem Becken wiederholt werden. Wird die Übung nach hinten durchgeführt, trainiert man den kleinen Gesäßmuskel isoliert.

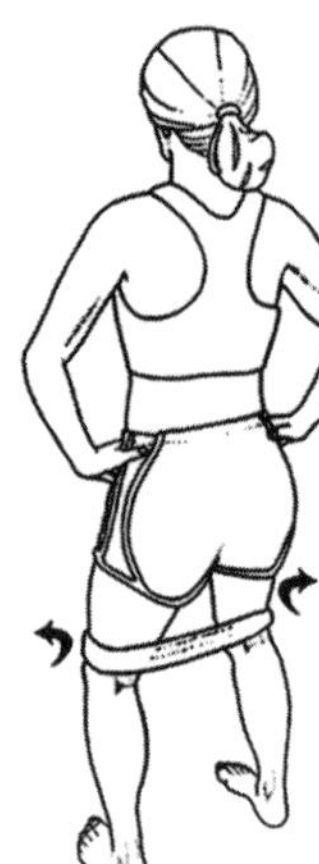

K) Mittlerer Gesäßmuskel im Stand

Im Stand mit leicht gebeugten Knien und leicht gespreizter Hüfte ein Widerstandsband direkt oberhalb der Knie um die Beine legen. Abwechselnd die Knie nach innen und außen führen (Pfeile), ohne dabei die Füße zu bewegen.

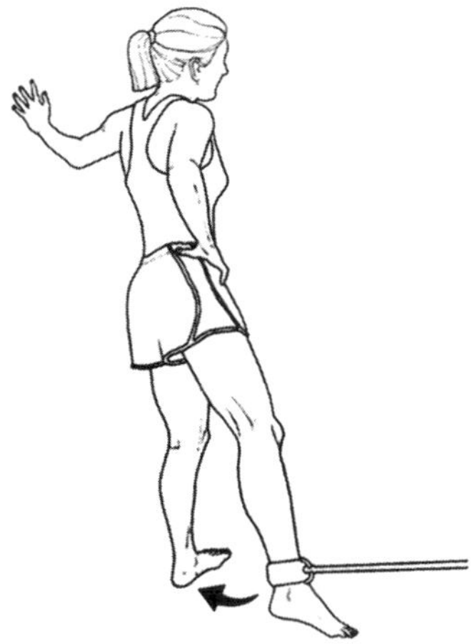

N) Adduktoren mit Kabelzug
Das Bein gegen den Widerstand des Kabelzugs heranziehen.

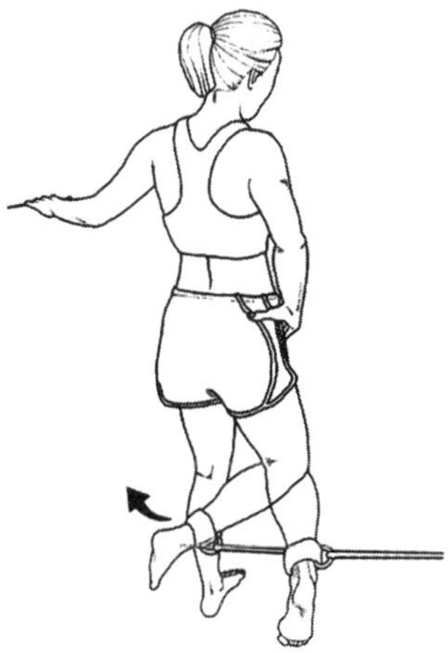

M) Birnenförmiger Muskel mit Kabelzug
Eine Fußschlaufe an einem Kabelzug befestigen. Im Stand Hüfte und Knie leicht beugen. Das Sprunggelenk heranziehen (Pfeil), während der Oberschenkel sich nicht bewegt.

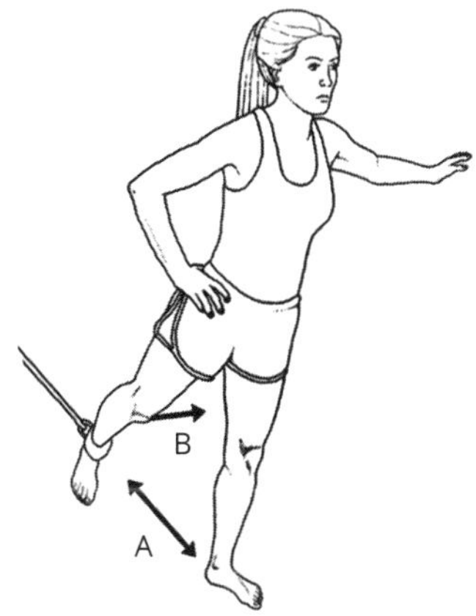

O) Hüftbeuger mit Kabelzug
Das gerade Bein gegen den Widerstand eines Kabelzugs nach vorn bewegen. Diese Übung sollte mit gestrecktem (A) und gebeugtem Knie (B) durchgeführt werden.

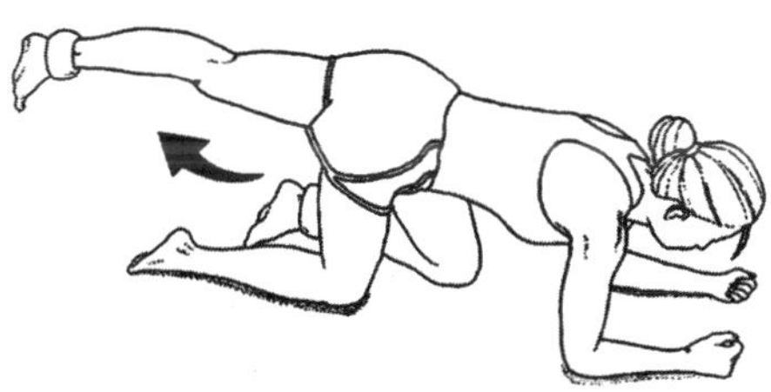

P) Kickbacks für den großen Gesäßmuskel
Um den großen Gesäßmuskel zu kräftigen, im Vierfüßlerstand ein Bein gegen den Widerstand einer Gewichtsmanschette ums Sprunggelenk nach hinten führen.

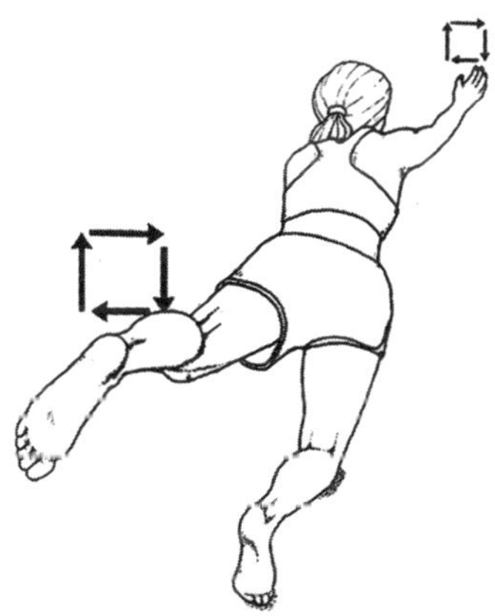

O) Arm-/Beinheben im Vierfüßlerstand
Im Vierfüßlerstand einen Arm und das gegenüberliegende Bein strecken. In dieser Position mit beiden Extremitäten etwa 10 cm große Quadrate zeichnen.

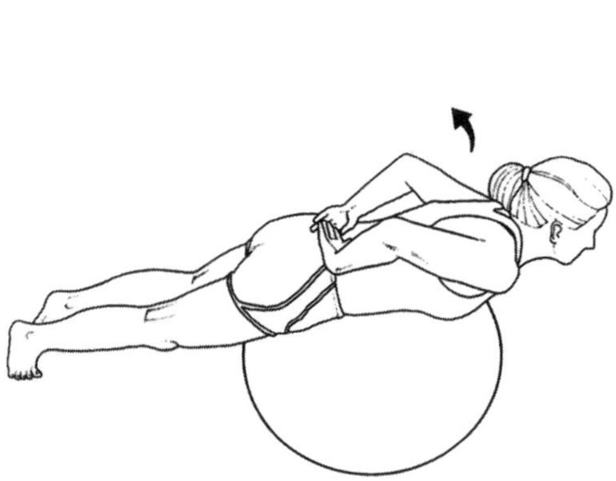

R) Rückenextension in Bauchlage

In Bauchlage auf einen Gymnastikball mit 65 cm Durchmesser legen. Für mehr Stabilität die Füße leicht auseinanderstellen. Den Oberkörper sanft anheben (Pfeil). Diese Position 5 Sekunden lang halten und zehnmal wiederholen. Wer sich bei dieser Übung auch nur leicht instabil fühlt, kann eine Workout-Bank statt eines Gymnastikballs benutzen.

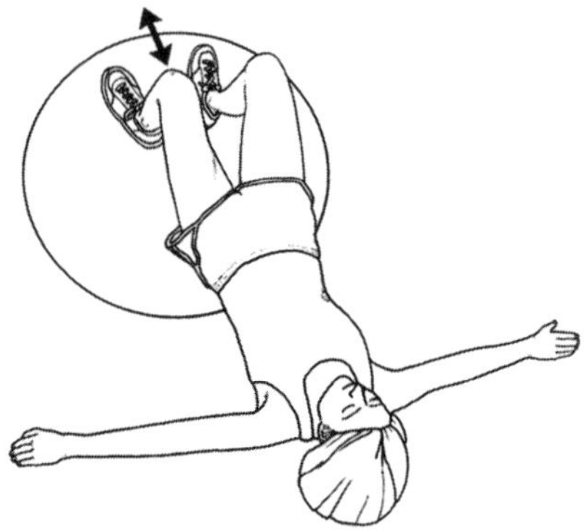

S) Rollout für die Oberschenkelrückseite

Die Arme zur Seite strecken und mit gebeugten Knien und geradem Rücken die Füße auf einen Gymnastikball mit 65 cm Durchmesser stellen. Wirbelsäule und Becken gerade halten und den Gymnastikball durch abwechselndes Strecken und Beugen der Knie schieben und ziehen. Je stärker man wird, desto weiter kann man den Ball bewegen.

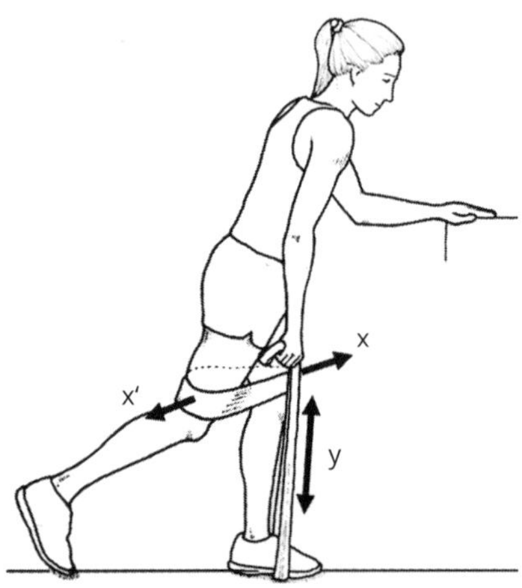

T) Isometrische Multi-Hüftübung

Ein Widerstandsband um die Knie legen und die Knie in Richtung der Pfeile x und x' auseinanderbewegen. Als Nächstes ein Widerstandsband unter den Fuß legen und sich mithilfe der Muskeln der Hüfte und Oberschenkelrückseite nach oben ziehen (y). Die Spannung sollte so hoch sein, dass nach 30 Sekunden eine Ermüdung spürbar ist. Viermal pro Seite wiederholen.

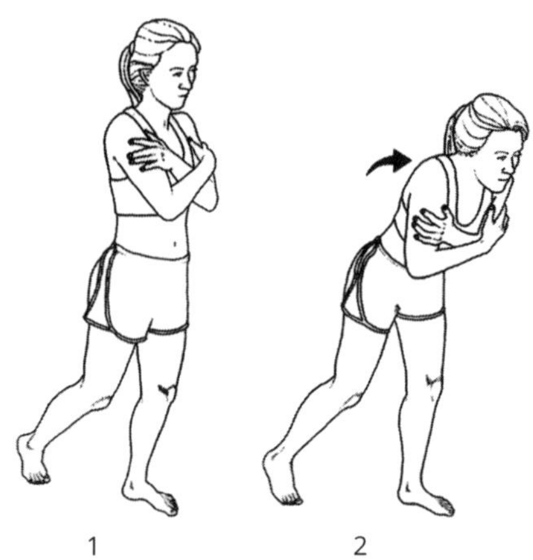

U) Obere Oberschenkelrückseite

Das Gewicht auf das zu trainierende Bein verlagern, während die Zehen des gegenüberliegenden Fußes den Boden leicht berühren (1). Eine leichte Krümmung im unteren Rücken beibehalten und aus der Hüfte heraus nach vorn beugen (2). Es ist wichtig, bei dieser Übung eine kleine Rundung im Rücken zu haben. Um die äußere Oberschenkelrückseite zu isolieren, leicht vom zu trainierenden Bein wegneigen (für die linke äußere Oberschenkelrückseite tut man das beispielsweise, indem man etwas nach rechts kippt).

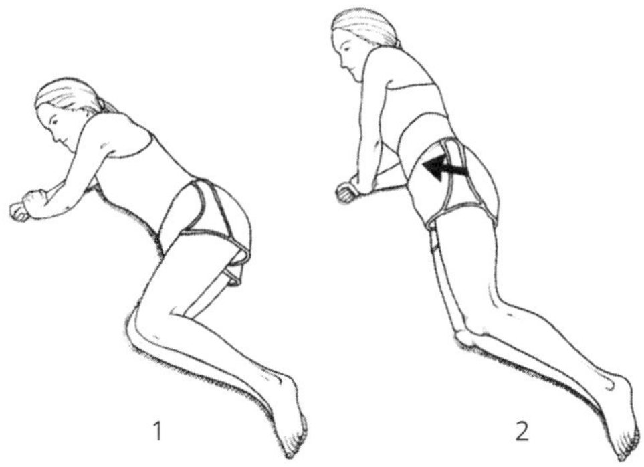

V) Core für Einsteiger

Da herkömmliche Core-Übungen relativ viel Kraft erfordern, gibt es hier eine Alternative zur Core-Kräftigung: Mit gebeugten Hüften und Knien auf den Boden legen und den Oberkörper auf dem angewinkelten Ellbogen abstützen (1). Während der Unterschenkel und das untere Knie Bodenkontakt behalten, das Becken nach oben und vorn schieben, als würde man von einem Stuhl aufstehen (2).

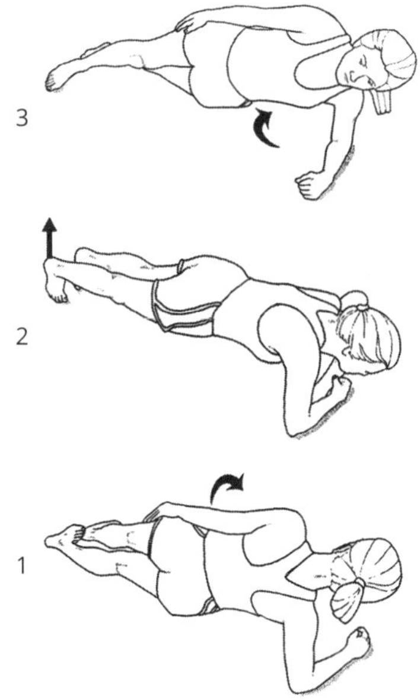

W) Core für Fortgeschrittene

20 Sekunden lang einen Seitstütz halten, wobei die Ferse des oberen Beins die Zehen des unteren Beins berührt (1). 90° rotieren und die Unterarme nebeneinanderlegen. Die Zehen berühren den Boden. Diese Position 20 Sekunden lang halten (2). Erneut 90° rotieren, um den Seitstütz auf der anderen Seite einzunehmen (3). Diese Abfolge dreimal wiederholen. Diese Übung kann erschwert werden, indem man im klassischen Unterarmstütz abwechselnd die Beine anhebt.

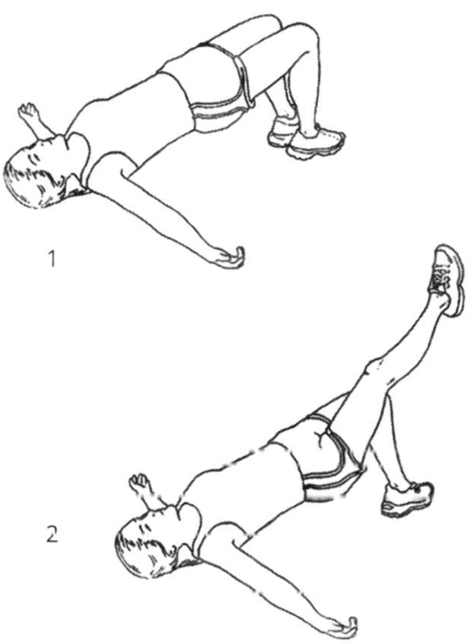

X) Schulterbrücke mit Kniestrecken

Eine gewöhnliche Schulterbrücke mit 90° gebeugten Knien und angehobenem Becken durchführen (1). Mit perfekt geradem Becken abwechselnd die Beine anheben und absenken (2).

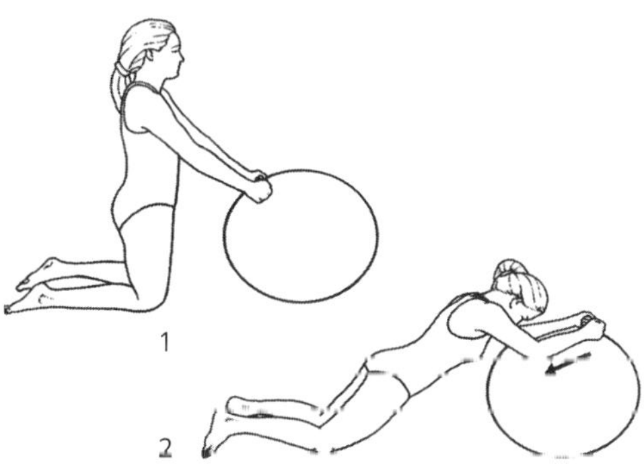

Y) Abrollen für die Bauchmuskeln

Vor einen Gymnastikball knien und die Fäuste auf den Ball legen (1). Nach vorn lehnen und die Unterarme auf den Ball rollen. Dabei den Rücken gerade halten. Den Körper wieder nach hinten ziehen und die Übung wiederholen (2). Diese Übung ist nachweislich eine der besten Möglichkeiten, den geraden Bauchmuskel zu trainieren.

Die ideale Anzahl von Wiederholungen und Sätzen

Um einen Muskel so schnell wie möglich zu kräftigen, empfehlen unterschiedliche Autoren verschiedene Übungsintensitäten wie auch eigene Anzahlen von Sätzen, Wiederholungen und Trainingseinheiten pro Woche. Laut dem American College of Sports Medicine besteht die einzige Möglichkeit, effektiv Muskeln aufzubauen, darin, Sätze zu acht bis zwölf Wiederholungen mit schweren Gewichten durchzuführen.[132] Die Theorie ist, dass Muskeln bis an ihre Kapazitätsgrenze gebracht werden müssen, um eine Reparatur anzustoßen. Das Problem am Training mit schweren Gewichten besteht jedoch darin, dass es häufig zu Verletzungen führt. Vor allem Läufer, die nicht schon jahrelang Muskelaufbau betreiben, sind davon betroffen.

Glücklicherweise zeigte eine Studie aus dem Jahr 2010, dass die oben vorgestellte Theorie falsch ist: Das Training mit leichten Gewichten kann bei richtiger Durchführung genauso effektiv Muskeln aufbauen wie Trainingsprotokolle mit schweren Gewichten (wenn nicht sogar besser).[133] Um zu zeigen, dass sich auch bei leichtem Widerstand Muskelmasse entwickeln kann, bestimmten Forscher von der McMaster University die Proteinsyntheserate im Muskel, bevor und nachdem junge Probanden ein herkömmliches Trainingsprogramm mit hohem Widerstand (mit 90 Prozent der maximalen Anstrengung) absolviert hatten. In der Vergleichsgruppe wurde die Proteinsyntheserate gemessen, bevor und nachdem Probanden ein weniger intensives Programm durchführten. Dieses bestand aus vier Sätzen mit je 24 Wiederholungen bis zur willentlich herbeigeführten Erschöpfung – es wurde mit etwa einem Drittel der maximalen Anstrengung absolviert.[134] Überraschenderweise stellten die Autoren bei der Gruppe mit dem niedrigeren Widerstand eine deutlich höhere Muskelfaserproduktion fest.

Neuere Forschungsergebnisse zeigen, dass man auch Muskelmasse aufbauen kann, wenn man nur das eigene Körpergewicht als Widerstand nutzt.[135] Forscher aus Japan ließen bei dieser Studie aus dem Jahr 2018 insgesamt 158 Senioren an einem Krafttrainingsprogramm teilnehmen, bei dem diese zwölf Wochen lang täglich zwei Sätze mit 10 bis 14 Wiederholungen durchführten. Die Probanden nutzten nur ihr eigenes Körpergewicht und achteten auf langsame Bewegungen (vier Sekunden hoch, vier Sekunden runter). Am Ende des zwölfwöchigen Trainings verzeichneten die Teilnehmer nicht nur signifikante Zunahmen an Muskelmasse, sondern auch geringere Hüft- und Taillenumfänge und weniger Bauchfett. Laut den Autoren hatte dieser Erfolg mit der Gesamtzeit zu tun, in der die Muskeln während des Programms angespannt waren. Trotz geringer Lasten führten das viersekündige Hoch- und das viersekündige Runterbewegen zu insgesamt 1344 Sekunden Muskelkontraktion pro Woche (zwölf Wiederholungen × acht Sekunden × zwei Sätze × sieben pro Woche). Die Autoren geben an, dass die lange Gesamtkontraktionszeit die Muskelmasse erzeugte, nicht die Höhe des Widerstands.

Der wichtigste Aspekt all dieser Trainingsprogramme ist, dass das geringe Gewicht wiederholt gehoben wird, bis der trainierte Muskel ermüdet ist. In manchen Fällen war der trainierte Muskel nach 60 Wiederholungen mit 15 Prozent der maximalen Anstrengung erschöpft. In anderen Fällen war dies nach 24 Wiederholungen mit etwa 30 Prozent der maximalen Anstrengung der Fall. Unabhängig davon, welches Programm hierfür ausgewählt wird, sollte die Pause zwischen den Sätzen kurz sein (weniger als 30 Sekunden), da dies die Anzahl der in den nachfolgenden Sätzen aktivierten Muskelfasern erhöhen kann.[136] Je mehr Muskelfasern in jedem Satz angesprochen werden, desto mehr Satellitenzellen arbeiten an dem Muskelumbau mit. Immer mehr Studien zeigen, dass die sicherste Möglichkeit, Muskelmasse aufzubauen, darin besteht, leichte Gewichte mit längeren Kontraktionszeiten zu heben.[137,138,139]

Erhöhter Muskelumbau bei längeren Kontraktionszeiten erklärt, warum isometrische Übungen so effektiv darin sind, Muskelmasse aufzubauen.[140] Aus unbekannten Gründen geschieht der Muskelumbau rascher, wenn Muskeln in ihren gedehnten Positionen isometrisch angespannt werden. In einer ausführlichen systematischen Literaturübersicht kamen australische Forscher[141] zu dem Ergebnis, dass Muskeln, die in ihren gedehnten Positionen isometrisch kontrahiert werden, schneller Muskelmasse entwickeln als Muskeln, die in ihren verkürzten Positionen beansprucht werden. Die Autoren wiesen auch darauf hin, dass »Training mit langer Muskellänge« zu einer größeren Kraftübertragung auf dynamische Aktivitäten führt. Diese Feststellung ist für Läufer, die ihre Leistungsfähigkeit steigern möchten, von Bedeutung.

In einer anderen wichtigen Studie, die die Auswirkungen von Training mit langer Muskellänge untersuchte, maßen Goldmann et al.[142] die Muskelkraft von Menschen, die ihre Zehen isometrisch anspannten, während diese gerade oder gedehnt waren. Die Probanden führten sechs Wochen lang 15 Wiederholungen durch. Nach dieser Zeit wurden die Probanden, die ihre Zehenmuskeln kräftigten, während diese gedehnt waren, viermal stärker. Diese Information erklärt, warum Widerstandsbänder in Kräftigungsprogrammen selten genutzt werden sollten: Bei diesen kommt die Leistung über die Kraft typischerweise an ihren Höhepunkt, während der Muskel in einer verkürzten Position ist. Das steht im Gegensatz zum Laufen, wo die Kräfte, die auf einen Muskel wirken, beinahe immer ihren Höhepunkt erreichen, wenn er in einer gedehnten Position ist.

Konzentrische versus exzentrische Kontraktionen

Krafttraining kann nicht nur durch unterschiedliche Anzahlen von Wiederholungen und Sätzen variiert werden, sondern auch durch die Betonung von konzentrischen oder exzentrischen Muskelkontraktionen. Konzentrische Kontraktionen finden statt, wenn ein Muskel bei der Krafterzeugung verkürzt wird. Im Gegensatz dazu finden exzentrische Kontraktionen statt, wenn der Muskel bei der Krafterzeugung gedehnt wird. Ein Beispiel: Wenn man sich bei einem Klimmzug hochzieht, verkürzen sich die Bizepse und kontrahieren daher konzentrisch. Wenn man sich wieder ablässt, kontrahieren die Bizepse exzentrisch, da sie sich bei der Krafterzeugung verlängern.

Exzentrische und konzentrische Kontraktionen voneinander abzugrenzen, ist wichtig, weil Übungen 100 Prozent modusspezifisch sind: Wenn man einen Muskel nur konzentrisch trainiert, wird er allein dann stark, wenn er konzentrisch kontrahiert. Wird ein Muskel hingegen exzentrisch trainiert, wird er lediglich während des exzentrischen Anteils einer Kontraktion gekräftigt. Es gibt keine Übertragung von einer Kontraktionsart auf die andere. Das ist für Läufer entscheidend, denn viele Übungen betonen nur eine Kontraktionsart. Das beste Beispiel hierfür ist das Laufen im Schwimmbecken mit Auftriebsweste, wenn man sich von Verletzungen erholt. Zwar ist Aquajogging effektiv, um sich fit zu halten, während etwa Ermüdungsbrüche ausheilen. Allerdings ist damit ein hohes Verletzungsrisiko der rückseitigen Oberschenkelmuskulatur verknüpft, zwingt der Wasserwiderstand diese, sich nur konzentrisch zu aktivieren: Zieht man das Bein nach vorn, kontrahieren der Quadrizeps und die Hüftbeuger konzentrisch, um gegen den Wasserwiderstand anzukommen. Bewegt man das Bein nach hinten, kontrahieren die rückseitigen Oberschenkelmuskeln auch konzentrisch, um den Wasserwiderstand zu überwinden. Die rückseitige Oberschenkelmuskulatur allein durch konzentrische Kontraktionen wiederherzustellen ist gefährlich, weil sie beim Laufen exzentrisch arbeitet, um die Vorwärtsbewegung des Schwungbeins abzubremsen. Wenn die Muskeln im Schwimmbecken nur konzentrisch angespannt werden, werden die rückseitigen Oberschenkelmuskeln während der Rehabilitation exzentrisch schwach. Sobald man wieder schnell läuft, zerrt man sie sich leicht, weil sie das nach vorn schwingende Bein nicht mehr kontrollieren können.

Um das Verletzungsrisiko zu senken, sollten Muskeln daher auf dieselbe Art trainiert werden, auf die sie beim Laufen beansprucht werden. Beinahe immer sollte man bei einer Übung sowohl exzentrische als auch konzentrische Anteile einbeziehen.

Neuromotorische Koordination

Dies ist eines der wichtigsten Kriterien für verletzungsfreies Laufen, denn Läufer mit gut koordinierten Muskeln können hohe Kilometerumfänge aushalten – und zwar unabhängig davon, ob sie Plattfüße, O-Beine, X-Beine oder eine Hypermobilität haben. Koordinierte Muskeln dämpfen nicht nur geschmeidig Stoßkräfte ab, sondern arbeiten auch zusammen, um das Becken gerade zu halten und dafür zu sorgen, dass sich Hüfte und Knie in einer geraden Linie bewegen. Zudem sind sie in der Lage, Gelenkbewegungen geschmeidig abzubremsen, selbst wenn die Muskeln selbst relativ schwach sind. Im Gegensatz dazu lassen unkoordinierte Muskeln zu, dass Gelenke schnell in große Bewegungsumfänge kommen, was beinahe immer zu Verletzungen und/oder einer veränderten Haltung führt.

Motorische Engramme

Die häufigste Ursache für eine beeinträchtigte neuromotorische Koordination ist eine frühere Verletzung. Um einen Menschen vor weiteren Verletzungen zu schützen, verdrahtet sich das zentrale Nervensystem im Grunde neu, indem es ein alternatives Muskelrekrutierungsmuster erschafft. Mit dessen Hilfe soll das beschädigte Weichteilgewebe nicht oder weniger belastet werden. Dieses veränderte Muskelrekrutierungsmuster, ein sogenanntes »motorisches Engramm«, hält noch lange an, nachdem die Verletzung verheilt ist. Das perfekte Beispiel für ein gestörtes motorisches Engramm findet man nach einem Supinationstrauma (in der Alltagssprache als verdrehter Knöchel bekannt). Die Laborauswertung von Muskelaktivität bestätigt, dass sich die Wadenbeinmuskeln an der Außenseite des Beins nach einem Supinationstrauma mit größerer Kraft vorspannen, direkt bevor der Fuß den Boden berührt.[143] Tatsächlich wird das beschädigte Band so geschützt, denn der Rückfuß bleibt während des Anfangskontakts in einer stabilen Position.

Auch wenn sie gewöhnlich helfen, verursachen die motorischen Engramme allzu oft ebenfalls Schaden. Während beispielsweise die erhöhte Aktivität in den Wadenbeinmuskeln nach einem Supinationstrauma schützt, wurde ebenfalls nachgewiesen, dass ein Supinationstrauma die Spannung des großen Gesäßmuskels auf der Seite des Traumas beeinträchtigt. Auch wenn der genaue Mechanismus, der für die Hemmung verantwortlich ist, unklar ist, ist die Stabilisierung von Hüfte und Knie durch die verminderte Aktivierung des großen Gesäßmuskels verschlechtert. Die resultierende Hüftschwäche erzeugt häufig ein Gangmuster, bei dem sich das Knie übermäßig nach innen dreht. Wie schon erwähnt, ist das Nach-innen-Fallen des Knies mit der Entstehung vieler Laufverletzungen verbunden.

Gestörte motorische Engramme kommen auch nach Knieverletzungen vor. Selbst kleinere Knieverletzungen führen zu einer Hemmung des inneren Quadrizeps-Muskels (*Musculus vastus medialis obliquus*, kniewärts gelegener Abschnitt des inneren breiten Oberschenkelmuskels), die noch andauert, nachdem das Knie wieder geheilt ist. Ohne ausreichende Stabilisierung durch den inneren Quadrizeps-Muskel verschiebt sich die Kniescheibe zur Knieaußenseite, was häufig zu chronischen Schmerzen führt.

Ein interessantes motorisches Engramm habe ich an einer Marathonläuferin beobachtet, die die Ausscheidungswettkämpfe für die Teilnahme an den Olympischen Spielen mitmachte: Sie kompensierte die Verletzung eines Muskels außen an der Oberschenkelrückseite, indem sie auf der verletzten Seite von einem Fersenaufsatz- zu einem Vorfußaufsatzmuster wechselte. Außerdem drehte sie das verletzte Bein beim Laufen fast 35 Grad nach außen. Bis sie auf die ungleiche Abnutzung ihrer Schuhe aufmerksam gemacht wurde, war es der Läuferin nicht bewusst, dass sie auf der einen Seite den Vorfuß und auf der anderen die Ferse aufsetzte. Dieses spezielle motorische Engramm bildete sich heraus, weil der Vorfußkontaktpunkt ihre Schrittlänge auf der verletzten Seite verkürzte. Die verkürzte Schrittlänge verringert die Belastung der rückseitigen Oberschenkelmuskulatur, da diese Muskeln die Vorwärtsbewegung des Schwungbeins abbremsen: Je kürzer der Schritt, desto geringer die Beanspruchung der Oberschenkelruckseite. Die Zehen nach außen zu drehen reduzierte ebenfalls die Belastung der rückseitigen Oberschenkelmuskulatur, weil sie dadurch ihre Hüftabduktoren nutzen konnte, um die Vorwärtsbewegung des Schwungbeins abzubremsen. Auch lange nachdem die Muskelverletzung ausgeheilt war, lief sie noch mit diesem gestörten Laufstil.

Gestörte motorische Engramme erkennen

Um gestörte motorische Engramme erkennen zu können, wurden verschiedene funktionelle Tests entwickelt. In diesen wird auf die Fähigkeit geschaut, Muskeln geschmeidig und koordiniert zu beanspruchen. Diese Tests lassen sich leicht zu Hause durchführen. Manchmal sind problematische Bewegungsmuster allerdings auf eine Kompensation für Gelenkarthrose zurückzuführen. Hüft- und Kniegelenkarthrose sind berüchtigt dafür, bei älteren Läufern gestörte motorische Engramme hervorzurufen. Leider ist es häufig nicht möglich, ein aufgrund von Arthrose verändertes Bewegungsmuster komplett zu korrigieren. Läufer mit Arthrose sollten einen Laufstil entwickeln, der die Belastung des betroffenen Gelenks verringert, beispielsweise indem sie zu einem Mittelfußaufsatz wechseln und/oder die Schrittlänge verkürzen. In jedem Fall sollte das Gelenk, das das gestörte Bewegungsmuster verursacht, gedehnt und gekräftigt werden. Auch wenn das gelegentlich einen Termin bei einem Sportchiropraktiker oder Physiotherapeuten erfordert, kann man symmetrische Kraft und Flexibilität mit den zuvor beschriebenen Dehn- und Kräftigungsübungen aufrechterhalten. In den folgenden Abschnitten werden verbreitete funktionelle Tests vorgestellt, mit denen sich gestörte motorische Engramme erkennen lassen.

Vleeming-Test und Multifidus-Lift-Test

Der Vleeming-Test und der Multifidus-Lift-Test sind in der Abbildung unten dargestellt. Der Vleeming-Test untersucht die Fähigkeit der Core-Muskulatur, die Rippen gegen das Becken zu stabilisieren, während die Hüftbeuger aktiviert sind. Mit den Core-Übungen in Kapitel 6 (Abbildung Seite 260) lässt sich ein positiver Vleeming-Test am effektivsten korrigieren.

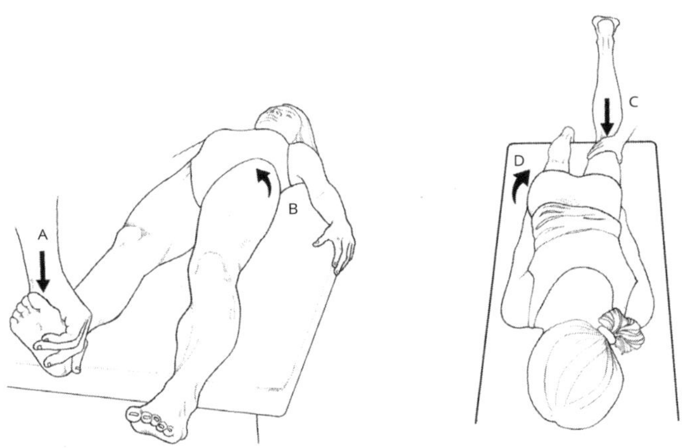

Vleeming-Test und Multifidus-Lift-Test: Wie schon einmal beschrieben (Abbildung Seite 116), wird beim Vleeming-Test ein Bein nach unten gedrückt (A) und beobachtet, ob sich das gegenüberliegende Becken vom Tisch hebt (B). Beim Multifidus-Lift-Test liegt die getestete Person auf dem Bauch und beugt ein Knie. Sie hält gegen, wenn eine zweite Person das Bein direkt über dem Knie nach unten drückt (C). Der Test ist positiv, wenn sich das gegenüberliegende Becken vom Tisch hebt (D). Bei beiden Tests stabilisiert ein starker Core den Rumpf gegen das Becken, sodass sich Hüfte und Wirbelsäule nicht bewegen.

Der Multifidus-Lift-Test untersucht die Fähigkeit der Rückenstrecker, die Wirbelsäule zu stabilisieren, während die Gesäßmuskeln und die rückseitige Oberschenkelmuskulatur aktiviert sind. Forschungsergebnisse aus dem Jahr 2019 zeigten, dass Menschen mit Schmerzen im unteren Rücken ihre Gesäßmuskeln und rückseitige Oberschenkelmuskulatur unangemessen anspannen, bevor ihre Stabilisatoren im unteren Rücken aktiv werden.[144] Die unzureichende Muskelstabilisation macht die Wirbelsäule verletzungsanfällig. Die Rückenextension in Bauchlage (Abbildung Seite 128, R) und Arm-/Beinheben im Vierfüßlerstand (Abbildung Seite 127, Q) sind meine Lieblingsübungen zur Kräftigung der Rückenstrecker. Ich lasse die Rückenextension in Bauchlage normalerweise fünfmal pro Woche mit 30 Wiederholungen für jeweils zehn Sekunden durchführen.

Der modifizierte Romberg-Test

Dieser Test wurde in den 1960er-Jahren entwickelt, um das Gleichgewicht nach einem Supinationstrauma einzuschätzen. Die Unfähigkeit, diesen Test durchzuführen, ist ein besserer Prädiktor für zukünftige Fußgelenksverletzungen als das Ausmaß von Bandschäden, das auf MRT-Aufnahmen zu sehen ist. Da das Risiko besteht, dass man während dieses Tests das Gleichgewicht verliert und fällt, sollte man ihn in der Nähe einer Wand oder in einer Ecke durchführen. So kann man sich abstützen. Zunächst steht man mit offenen Augen auf einem Bein und lässt sich etwa 30 Sekunden Zeit, um das Gleichgewicht zu finden. Sobald man sich sicher fühlt, schließt man die Augen und zählt in Sekunden, wie lange es dauert, bis man instabil wird. Beim ersten Mal verliert man die Balance vielleicht ziemlich schnell, aber nach einigen Versuchen sollte man das Gleichgewicht mindestens 20 Sekunden lang halten können. Wer auch nach mehreren Versuchen mit geschlossenen Augen nicht lange auf einem Bein in Balance bleibt, hat eine beeinträchtigte Muskelstabilisation.

Das Schließen der Augen wirkt sich auf das Gleichgewichtsvermögen aus, weil man mit offenen Augen visuelle Hinweise nutzt. Sobald die Augen zu sind, muss man sich auf sensorische Informationen verlassen, die die Muskeln, Bänder und die Haut an der Fußsohle des Standbeins liefern. Wenn alles richtig funktioniert, sorgen die sensorischen Hinweise des Fußes und Sprunggelenks dafür, dass sich die Muskeln sofort anspannen und man nicht zu weit in eine Richtung schwankt.

Die Fähigkeit, mit geschlossenen Augen das Gleichgewicht zu halten, ist beim Laufen sehr wichtig, weil man während des Laufens nicht nach unten blickt. Wenn der Fuß auf den Boden trifft, sorgen feine Veränderungen des Untergrunds dafür, dass der Fuß und das Sprunggelenk schnell mit verschiedenen Winkeln kippen. Sensorische Fasern in den Muskeln, Bändern und der Haut liefern diesbezüglich Informationen, die es dem Körper ermöglichen, Anpassungen vorzunehmen. Die Unfähigkeit, im einbeinigen Stand mit geschlossenen Augen das Gleichgewicht zu halten, deutet auf eine Störung im sensorischen/motorischen System hin. Der Übeltäter kann ein beschädigtes Band sein, das das zentrale Nervensystem nicht über Längenveränderungen informiert, und/oder ein verletzter Muskel, der nicht auf eine sensorische Mitteilung reagiert. Er spannt sich zum Beispiel nicht gleich an. In jedem Fall muss ein beeinträchtigtes Gleichgewichtsgefühl korrigiert werden.

Am einfachsten kann man das Gleichgewicht verbessern, wenn man regelmäßig übt, mit geschlossenen Augen auf einem Bein zu stehen. Nach ein oder zwei Wochen kann man gewöhnlich länger als 20 Sekunden in Balance stehen. Sobald sich das Gleichgewichtsgefühl verbessert hat, sollte man sich steigern und üben, das Gewicht leicht nach vorn, zur Seite und nach hinten zu verlagern. Dies trainiert man, bis alle Positionen sicher beherrscht werden. Eine alternative Methode, das Gleichgewicht zu verbessern, ist die Nutzung eines Ankle Rockboards (Abbildung Seite 90). Da es das Sprunggelenk zwingt, sich mit vollem Bewegungsumfang zu bewegen, ahmt es die Position eines möglichen Umknickens nach. So zwingt es den Nutzer, aus der riskanten Position herauszugehen. Nach und nach wird das so erwirkte Bewegungsmuster im System verankert. Ein gestörtes motorisches Engramm, das auf einer vorherigen Verletzung beruht, wird durch ein sichereres ersetzt. Während man Übungen mit dem Ankle Rockboard durchführt, sollte man immer darauf achten, sich an etwas festhalten zu können. Das ist wichtig für den Fall des Falles, dass man das Gleichgewicht verliert.

Training auf instabilem Untergrund verbessert nachweislich die Koordination und senkt die Verletzungsquoten. In einer Studie untersuchten Forscher vom Nicholas Institute of Sports Medicine Highschool-Footballspieler, die ein hohes Risiko hatten, sich ein Supinationstrauma zuzuziehen (sie hatten ein solches schon in der Vergangenheit erlebt).[145] Die Untersuchung zeigte, dass fünf Minuten Balance-Board-Training, das vier Wochen lang fünfmal pro Woche durchgeführt wurde, die Häufigkeit nachfolgender Supinationstraumata um 77 Prozent reduzierte.

Um so schnell wie möglich das Gleichgewicht zu verbessern, kann man ein Kinesiotape auf die Beinaußenseite und Ferse kleben, ehe man mit dem Ankle Rockboard übt. Während das Brett das Sprunggelenk zwingt, sich mit vollem Bewegungsumfang zu bewegen, zieht das Tape sanft an der Haut und liefert dem Nervensystem zusätzliche Informationen über die Position und Bewegung des Sprunggelenks. Diese sensibilisierte Wahrnehmung ermöglicht eine effektivere Muskelreaktion. In einer Studie wurde die Zeit erfasst, die eine Gleichgewichtswiederherstellung mithilfe von Ankle Rockboards benötigt. Dabei erreichten getapte Probanden nach sechs Wochen Training Gleichgewichtswerte, die den Referenzwerten entsprachen, während ungetapte Probanden acht Wochen brauchten.[146]

Hüftabduktionstest in Seitenlage

Mit diesem Test lässt sich die Koordination der Hüftabduktoren und Core-Muskulatur untersuchen. Er wird in Seitenlage durchgeführt, wobei das Becken vertikal ist und die Beine gestreckt sind. Ein Arm liegt unter dem Kopf und der andere seitlich am Körper. Nun wird das obere Bein Richtung Decke angehoben, wobei das Knie gestreckt und das Becken senkrecht zum Tisch bleibt (Abbildung unten, 1). Wenn Core und Hüftabduktoren richtig funktionieren, ist es relativ leicht, das Bein anzuheben und die Ausrichtung von Rumpf und Bein beizubehalten (Abbildung unten, 2). Wenn die Hüftabduktoren und Core-Muskeln nicht synchron arbeiten, rotiert das Becken aus der Ausrichtung heraus, wenn das Bein angehoben wird (Abbildung unten, 3). Eine Studie aus dem Jahr 2009 zeigte, dass man bei längerem Stehen ein sechsmal höheres Risiko für Schmerzen im unteren Rücken hat, sollte man nicht in der Lage sein, das Bein geschmeidig in einer geraden Linie anzuheben, während das Becken in einer vertikalen Position bleibt.[147] Ich nutze diesen Test schon seit einigen Jahren und habe festgestellt, dass er bei Läufern auch ein Prädiktor für Probleme im unteren Rücken und in der Hüfte ist.

Wenn man diesen Test nicht besteht, weil die Hüfte beim Beinheben nach vorn oder hinten kippt, ist der erste Schritt, den Test selbst mit vertikalem Becken zu üben. Falls nötig, hebt man das obere Bein nur wenige Zentimeter an, bis man sich stabil fühlt. Im Laufe der Zeit sollte man das Bein mit vollem Bewegungsumfang bewegen können, ohne das Becken zu verdrehen. Sobald man drei Sätze mit 15 Wiederholungen mit stabilem Becken durchführen kann, kann man zu einem Seitstütz übergehen, wobei das obere Bein abwechselnd angehoben und abgesenkt wird. Vom Seitstütz in den Unterarmstütz und weiter in den Seitstütz auf der gegenüberliegenden Seite zu rotieren und dabei das

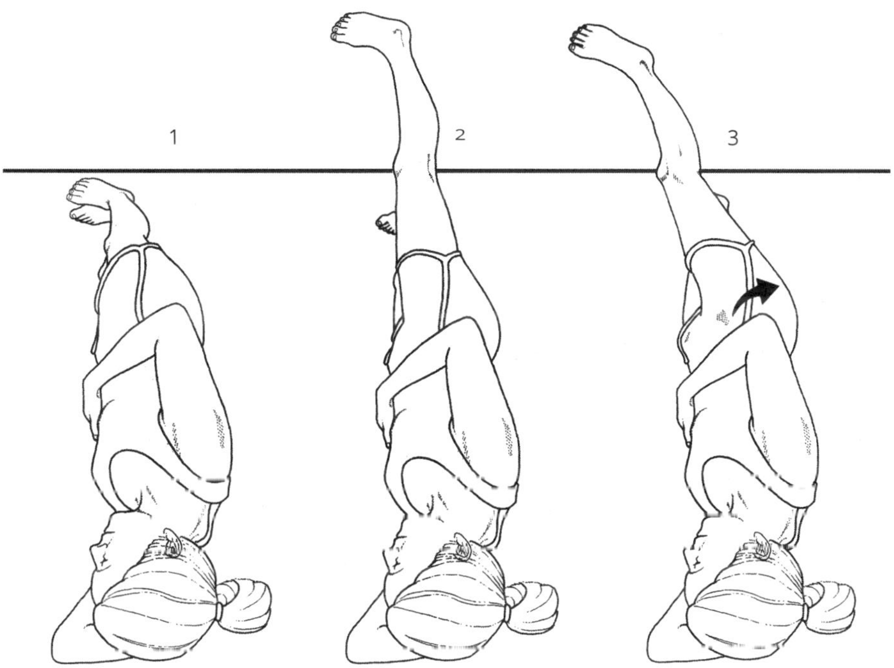

Der Hüftabduktionstest in Seitenlage: Auf der Seite liegen (1) und das obere Bein gerade in Richtung Decke anheben (2). Wenn die Hüftabduktoren richtig funktionieren, bleibt das Becken beim Beinheben vertikal. Wenn Core und Hüftabduktoren nicht richtig arbeiten, rotiert das Becken nach vorn oder hinten (3).

jeweils oben liegende Bein anzuheben ist eine sehr effektive Übung, um die Koordination zwischen Core und Hüftabduktoren zu verbessern (Abbildung Seite 129, W). In jedem Fall muss das Becken im Seitstütz immer vertikal sein. Sollte man das Becken aus der korrekten Ausrichtung herausbewegen, gilt es zur einfacheren Version dieser Übung zurückzugehen – zu der Version, bei der man einfach nur auf der Seite liegt und übt, das gerade Bein in Richtung Decke anzuheben, während das Becken senkrecht zum Boden bleibt. Das Ziel besteht schließlich darin, ein gestörtes motorisches Engramm zu korrigieren. Wenn man den Körper nicht perfekt ausrichtet, verfestigt sich das gestörte Bewegungsmuster.

Der Star-Excursion-Balance-Test

Bei diesem Test wird ein Maßband von dem Fuß aus, auf dem das Gewicht lastet, im 45-Grad-Winkel nach hinten gelegt. Die getestete Person stellt sich auf das bereits belastete Bein. Sie streckt den anderen Fuß nach hinten und berührt so weit entfernt wie möglich das Maßband, ohne das Gleichgewicht zu verlieren (Abbildung unten). Die Messung wird auf beiden Seiten durchgeführt und die Ergebnisse werden miteinander verglichen. Laut einer Studie aus dem Jahr 2006 haben Läufer, bei denen sich die Reichweite mehr als vier Zentimeter unterscheidet, ein 2,5-mal höheres Verletzungsrisiko.[148]

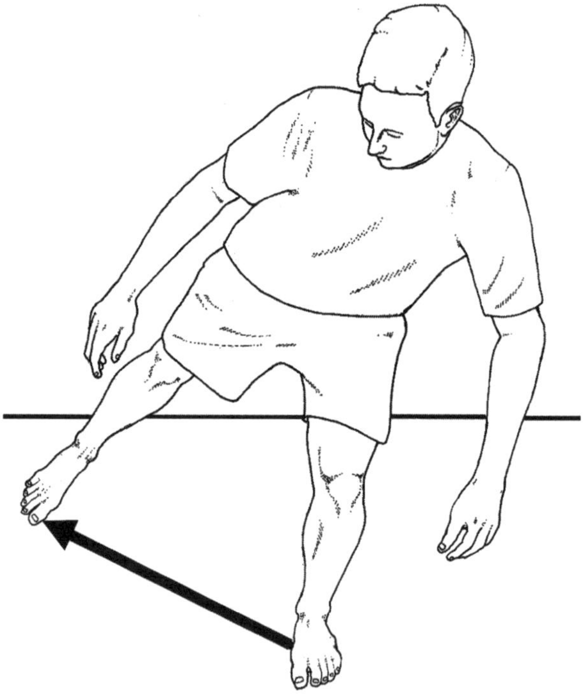

Der Star-Excursion-Balance-Test: Ein Maßband im 45-Grad-Winkel nach hinten auf den Boden legen. Auf ein Bein stellen und das andere Bein so weit wie möglich über dem Maßband strecken. Das Gewicht bleibt auf dem vorderen Bein. Es wird die maximale Reichweite notiert, mit der das hintere Bein das Maßband berühren konnte – und zwar, ohne das Gleichgewicht zu verlieren. Die rechte und linke Seite werden verglichen. Vielleicht muss eine zweite Person den Berührungspunkt auf dem Maßband ablesen. Alternativ eine kleine Box auf das Maßband stellen und nach hinten schieben, während man das Gleichgewicht hält.

Am besten kann man die Reichweite durch die Kräftigung der Knie und Hüfte mit der Übung »Einbeiniges Kegel-Berühren« verbessern (Abbildung Seite 126, H). Sobald man sich dabei sicher fühlt, kann man die Übung auf einem instabilen Untergrund wiederholen, beispielsweise einem Airex Balance-Pad. Eine Studie aus dem Jahr 2002 deutet darauf hin, dass man Bewegungsabläufe ohne bewusstes Nachdenken abspeichern kann, wenn man auf instabilen Untergründen das Gleichgewicht hält. Auch die reflexartigen Korrekturen werden so wohl dauerhafter eingeprägt.[149]

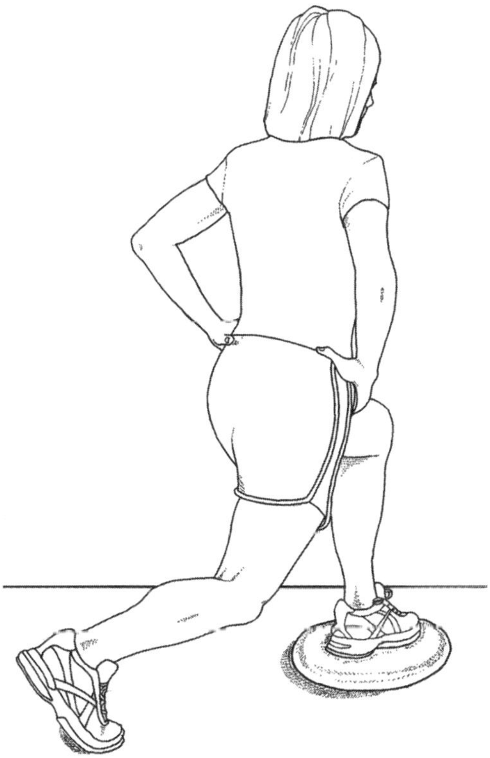
Ausfallschritte auf einem Balancekissen

Eine weitere Möglichkeit, die Reichweite zu verbessern, sind Ausfallschritte auf einem Balancekissen (Abbildung rechts). Dazu legt man das Balancekissen ein kleines Stück vor sich auf den Boden und beginnt mit einem Ausfallschritt von geringem Bewegungsumfang. Bis man sich zutraut, das Gleichgewicht wirklich zu halten, sollte man diese Übung nur in der Nähe einer Wand oder von etwas ähnlich Stabilem durchführen, an dem man sich im Notfall schnell abstützen kann. Anfangs führt schon ein kleines Koordinationsproblem dazu, dass sich Knie und Hüfte schnell hin- und herbewegen. Da das Balancekissen instabil ist, lernt man jedoch schnell, die Hüftabduktoren und -rotatoren anzuspannen, um sich neu auszurichten. Im Laufe der Zeit wird dieses Bewegungsmuster natürlicher und dank der verbesserten Muskelfunktion kann man mit einem sichereren Laufstil trainieren.

Der Triple-Hop-Test

Dieser Test ist mein favorisierter, weil er so simpel ist. Man braucht dafür viel Platz nach vorn, ein langer leerer Flur ist eine Möglichkeit. Dort stellt man sich auf ein Bein und streckt die Arme zur Seite, um das Gleichgewicht zu halten. Nun verlagert man das Gewicht nach vorn und hüpft dreimal auf einem Bein so weit wie möglich in diese Richtung. Dabei gilt es, immer stabil zu landen (verliert man das Gleichgewicht, zählt der Test nicht). Der Punkt, den man erreicht, wird mit einer Münze oder einem anderen kleinen Gegenstand markiert.

Der Test wird auf jeder Seite dreimal wiederholt. Die größte Weite, die auf jedem Bein gesprungen wurde, vermisst man dann mit einem Maßband (es sollte mindestens 7,5 Meter lang sein). Der

Sprungweitenunterschied zwischen den beiden Seiten sollte nicht mehr als zehn Prozent betragen. Wer etwas mit dem rechten Bein nur 80 Prozent der Weite des linken Beins erreicht, sollte sich unbedingt um die rechte Seite kümmern. Läufer mit einer früheren Verletzung der rückseitigen Oberschenkelmuskulatur haben eine besonders hohe Wahrscheinlichkeit, diesen Test nicht zu bestehen. Meine Lieblingsübungen zur Verbesserung der Sprungweite sind in den Abbildungen auf Seite 126 und 128, H, I, J und T, dargestellt.

Der Forward-Step-Down-Test

Mit diesem Test werte ich am liebsten das koordinative Vermögen von Läufern aus. Mit ihm kann man sehr spezielle Veränderungen der Bewegungsmuster erkennen. Zudem haben Laborstudien gezeigt, dass das Testergebnis als zuverlässiger Prädiktor dafür herangezogen werden kann, ob Hüftabduktoren nur verzögert ansprechen.[150] Für die Verletzungsprävention ist es nötig, so etwas zu erkennen, denn Muskeln müssen sich schnell anspannen. Allein so gewähren sie beim Laufen Stabilität. Auch

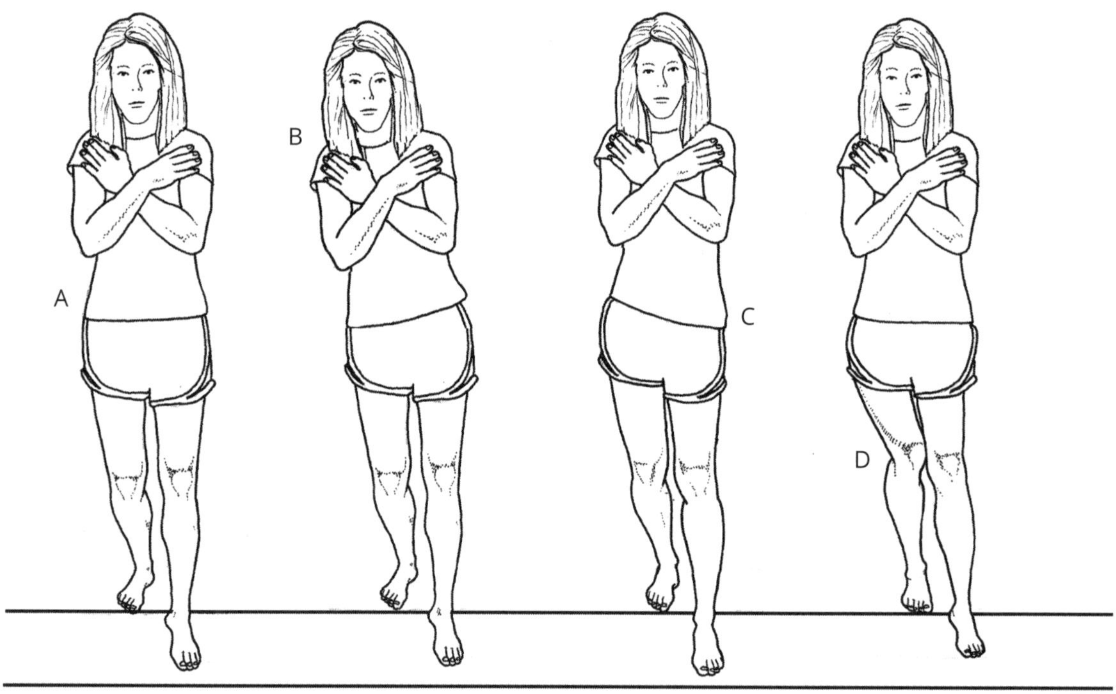

Der Forward-Step-Down-Test: Sofern die Hüftabduktoren korrekt arbeiten, bleiben Bein, Becken und Wirbelsäule richtig ausgerichtet, wenn man von einer zehn Zentimeter hohen Stufe nach unten steigt (A). Sind die Core-Muskeln schwach, neigt man den Oberkörper zur Seite (B). Sollten die Hüftabduktoren zu kraftlos sein, ist die gegenüberliegende Hüfte übermäßig abgesenkt (C). Sind die Außenrotatoren der Hüfte nicht stark genug, dreht sich das Knie zu stark nach innen (D).

wenn ein Muskel nur leicht zu spät kontrahiert, sind dadurch potenziell gefährliche Bewegungsmuster möglich. Eine verzögerte Rekrutierungszeit eines Muskels ist das Gleiche, wie die Stalltür zu schließen, wenn das Pferd schon nach draußen gelaufen ist: Der Muskel ist zu spät dran, um angemessenen Schutz zu bieten.

Für diesen Test steht man auf einer zehn Zentimeter hohen Stufe vor einem Spiegel und steigt langsam nach unten. Wenn die Hüftabduktoren richtig arbeiten, bleiben Becken, Wirbelsäule und das Bein, auf dem das Körpergewicht lastet, in ihrer neutralen Position, während man sich nach unten bewegt (Abbildung Seite 140, A). Wenn die Hüftabduktoren schwach und unkoordiniert sind, sinkt die gegenüberliegende Hüfte übermäßig zum Boden ab oder das Knie, auf dem das Gewicht lastet, rotiert nach innen.

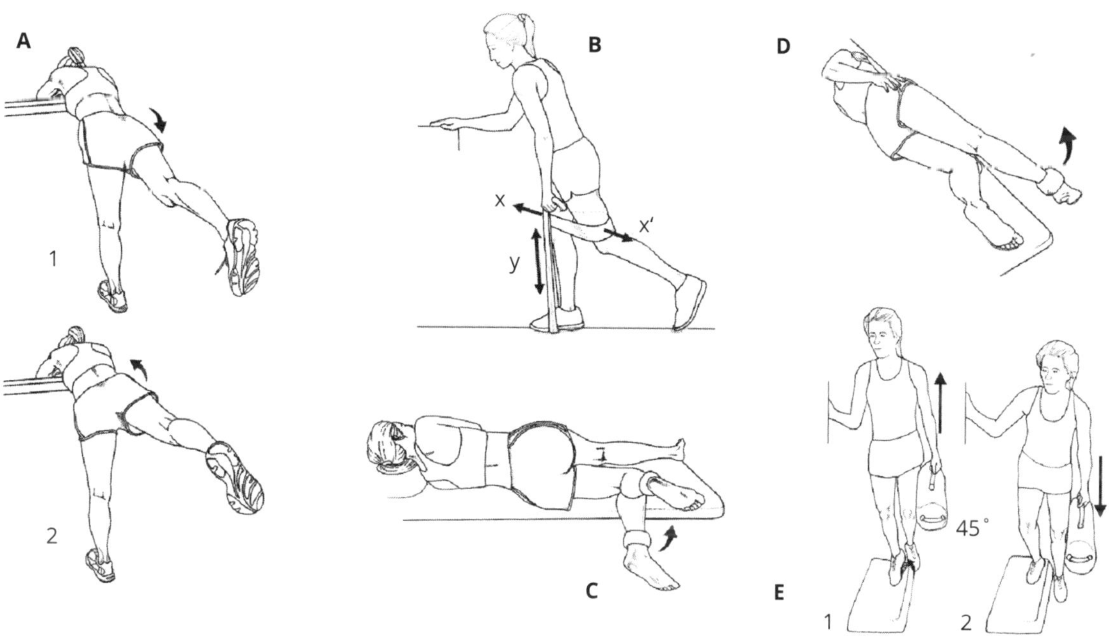

Die besten Kräftigungsübungen für Knie und Hüfte: A) Birnenförmiger Muskel im Stand: Auf einem Bein stehen und das gegenüberliegende Becken anheben (1) und absenken (2). B) Isometrische Multihüftübung: Ein Widerstandsband oberhalb der Knie um die Beine legen und die Knie gegen den Widerstand in Richtung der Pfeile x und x' auseinanderbewegen. Als Nächstes ein Widerstandsband unter den Fuß legen und entlang der Linie von Pfeil y auf Spannung bringen. Der Widerstand sollte in beiden Bändern so hoch sein, dass Hüfte und Oberschenkelrückseite nach 30 Sekunden ermüdet sind. Auf jeder Seite dreimal wiederholen. C) Hüftrotatoren in Seitenlage. Auf die Seite legen und bei 90 Grad gebeugtem Knie das Sprunggelenk heben und absenken (Pfeil). D) Mittlerer Gesäßmuskel in Seitenlage: An die Kante eines Betts oder einer Bank legen und das obere Bein heben und absenken (Pfeil). Um den Widerstand zu erhöhen, kann diese Übung mit einer Gewichtsmanschette ums Fußgelenk durchgeführt werden. E) Seitliche Step ups mit beschwerter Tasche: Einen Fuß auf eine 10 bis 15 Zentimeter hohe Stufe stellen und 25-mal auf die Stufe steigen. Dabei an einer Wand oder etwas anderem Stabilem festhalten (1). Die Hüftrotatoren und -abduktoren werden isoliert angesprochen, indem man beim Heben und Absenken des Gewichts die Hüfte leicht beugt (2).

Die gestörte Haltung, die bei einem positiven Test zu beobachten ist, findet sich häufig auch beim Laufen wieder: Läufer, die in der fehlerhaften Bewegungsform nach unten steigen, wie sie in Abbildung Seite 140, C zu sehen ist, laufen häufig mit einem schiefen Becken. Dagegen ist das in Abbildung Seite 140, D dargestellte Muster beinahe immer damit verbunden, dass das Knie beim Laufen übermäßig nach innen fällt. Unabhängig davon, wie die schwache Hüfte kompensiert wird, sollte der fehlerhafte Bewegungsablauf korrigiert werden.

Wie beim Star-Excursion-Balance-Test besteht der erste Schritt darin, die beteiligten Muskeln zu kräftigen, um die unangemessene Bewegung zu berichtigen. Die in Abbildung Seite 141 dargestellten Übungen trainieren die Hüftabduktoren, -strecker und -rotatoren. Gleichgewichtsübungen auf instabilen Untergründen steigern das koordinative Vermögen. (Außerdem verbessern die in Abbildung Seite 152 aufgelisteten dynamischen Übungen nachweislich die Muskelreaktionszeiten.)

Da Kräftigungsübungen allein gestörte Bewegungsmuster nicht korrigieren können, ist es wichtig, seine Technik bewusst zu modifizieren – sowohl bei der Ausführung der Übungen als auch beim Laufen. Sich auf die Technik zu konzentrieren ist für die Verletzungsprävention entscheidend, denn starke Muskeln können ebenfalls unerwünscht aktiviert werden. Um das Bewegungsmuster zu verändern, muss man neue Verknüpfungen schaffen, damit die nun gekräftigten Muskeln passend reagieren. Lediglich ein Training von Kraft bei einem fehlerhaften Laufstil einzusetzen reicht nicht aus, das wurde auch in einer Studie gezeigt. Bei dieser führten Forscher bei zehn Läufern dreidimensionale Ganganalysen und maßen deren Kraft – bei allen Läufern fielen die Knie übermäßig nach innen.[151] Allen Läufern wurden spezielle Kräftigungsübungen verordnet, die die Hüftabduktoren und -außenrotatoren trainierten. Sechs Wochen später wurden die Kraft- und Ganganalysen wiederholt, und selbst wenn sich die Hüftkraft um beinahe 50 Prozent erhöht hatte, hatte sich der fehlerhafte Laufstil überhaupt nicht verändert. Die Knie der Läufer wichen trotz der signifikanten Kraftzunahmen noch immer nach innen aus.

Dass Kräftigungsübungen Bewegung nicht ändern können, zeigt einen wichtigen Aspekt von Rehabilitationsmaßnahmen auf: Man kann einen Muskel nicht einfach nur kräftigen – man muss ihn umtrainieren, damit er synchron mit anderen Muskeln interagiert. Deshalb werden im nächsten Kapitel die neuesten Studien zu Ganganalysen und spezielle Gangumstellungstechniken vorgestellt, mit denen man das Verletzungsrisiko senken und gestörte motorische Engramme korrigieren kann.

KAPITEL 4

Der ideale Laufstil für Ausdauer, Sprint und Verletzungsprävention

Aus biomechanischer Sicht ergibt es Sinn, dass beinahe jeder Läufer irgendeinen kleinen anatomischen Mangel hat, der verhindert, die optimale Leistungsfähigkeit zu erreichen. Man denke nur einmal an Automobilhersteller, die im Windtunnel Rauch über ein Auto blasen. Hier geht es darum, kleinste Fehler im Design zu finden, die den Kraftstoffverbrauch und/oder die Geschwindigkeit beeinflussen könnten. Aufs Laufen bezogen, ist der bei Weitem häufigste Faktor, der zu einer weniger als optimalen Leistungsfähigkeit führt, eine vorherige Verletzung. Ein Paradebeispiel ist eine beschädigte Achillessehne, die keine freie Energie speichern und wieder abgeben kann. Die Effizienz senkt sie damit erheblich. Eine schwache Muskulatur ist ebenfalls eine häufige Ursache dafür, dass die Leistungsfähigkeit gemindert ist. Das gilt vor allem für schwache Hüftaußenrotatoren, wegen denen sich die unteren Extremitäten zu weit nach innen bewegen. Diese Innenrotation beeinträchtigt nicht allein die Leistungsvermögen, sondern erhöht auch das Verletzungsrisiko stark.

Doch nicht nur frühere Verletzungen können Probleme verursachen. Das regelmäßige Tragen schwerer *Motion-Control-Schuhe*, also von Laufschuhen mit Bewegungskontrolle, sorgt dafür, dass sich die Zehen während des Abdrückens weniger beugen. Dadurch bauen die intrinsischen Fußgewölbemuskeln allmählich ab. Ein schwaches Fußgewölbe korreliert mit der Entstehung von Plantarfasziitis und einer beeinträchtigten sportlichen Leistungsfähigkeit, vor allem mit zunehmendem Alter. Da das Risiko so groß ist, die optimale Leistungsfähigkeit durch ungünstige Bewegungsmuster stark zu reduzieren, gilt es jeden einzelnen Risikofaktor aufzudecken, der in dieser Hinsicht möglicherweise schmälernd wirkt.

Angenommen, Sie haben Kapitel 1 bis 3 gelesen und arbeiten daran, Ihre speziellen biomechanischen Störungen zu beheben. Dann besteht für Sie der nächste Schritt darin, den idealen Laufstil zu entwickeln, um die Effizienz zu maximieren und das allgemeine Verletzungsrisiko zu senken. Welchen Laufstil Sie wählen sollten, hängt davon ab, wie schnell Sie laufen möchten. Da sich die Laufstile von Sprintern, Elite-Ausdauerläufern und Freizeitläufern unterscheiden, muss man den Laufstil wählen, der zur gewünschten Geschwindigkeit passt. Die schnellsten Sprinter der Welt benötigen beispielsweise größere Bewegungsumfänge in der Hüfte als Ausdauerläufer. Nur so erreichen sie die Doppelschrittlänge von knapp 4,9 Metern, die für Spitzenleistungen nötig ist. Die kaum vorstellbare neuromotorische Koordination, die für eine Sprint-Schrittfrequenz von 250 Bodenkontakten pro Minute erforderlich ist, muss mit speziellen Lauf-Drills trainiert werden. Elite-Marathonläufer benötigen dagegen insgesamt weniger Beweglichkeit als Sprinter, aber ihre Sehnen müssen extrem elastisch sein. Denn nur so können sie ausreichend freie Energie speichern und wieder abgeben, die nötig ist, um 42,195 Kilometer mit einem Tempo von weniger als 3:05 Minuten pro Kilometer zu laufen. Während eines Marathons müssen Eliteläufer Stoßkräfte, die über 6500 Tonnen entsprechen, absorbieren und versuchen wiederabzugeben. Daher müssen sie sich darauf konzentrieren, ihre Stoßdämpfsysteme zu maximieren. Die Bewegungsmuster von Elite-Sprintern und -Ausdauerläufern unterscheiden sich deutlich von denen langsamerer Freizeitläufer, die Doppelschrittlängen von 1,5 Metern und Schrittfrequenzen von 150 Bodenkontakten pro Minute haben. Häufig vermeiden Freizeitläufer auch komplett die Flugphase, indem sie Ground Running betreiben und immer mit einem Fuß Bodenkontakt haben. Das Vermeiden der Flugphase ermöglicht zwar kein schnelles Laufen, senkt das Verletzungsrisiko jedoch erheblich.

Im folgenden Abschnitt werden die biomechanischen Unterschiede zwischen Elite-Langstreckenläufern und -Sprintern vorgestellt. Diese Informationen sind auf die Frage bezogen, wie man die eigene Leistungsfähigkeit und Effizienz steigern kann. Am Ende des Kapitels wird erklärt, wie eine eigene ausführliche Video-Laufanalyse selbst durchgeführt werden kann. Ebenfalls finden sich Empfehlungen für eine Laufstilumstellung unter der Zuhilfenahme von auditivem und visuellem Feedback. Außerdem enthält das Kapitel eine umfassende Liste mit speziellen Übungen und Agility Drills, die jedem Läufer unabhängig vom Leistungsniveau helfen können, schneller und effizienter zu laufen.

Was macht einen großartigen Ausdauerläufer aus?

Laut dem Sportphysiologen Tim Anderson[152] sind die besten männlichen Langstreckenläufer ein bisschen kleiner, als es Männer im Durchschnitt sind. Dagegen überragen die erfolgreichsten Läuferinnen die Durchschnittsfrau ein wenig. Ob männlich oder weiblich, in beiden Fällen haben die besten Langstreckenläufer muskulöse Hüften, dünne Beine und kleine Füße. Langstreckenläufer mit muskulösen Hüften und relativ schmalen Unterschenkeln sind effizienter, weil das Beschleunigen und Abbremsen schwerer Beine den metabolischen Aufwand erhöht, der mit der Fortbewegung verbunden ist. Da die Füße und Unterschenkel lange Hebel zu den Hüften haben, verringert selbst ein geringes Mehr an Fußgewicht die Effizienz erheblich. Um das zu zeigen, maßen Forscher den Sauerstoffverbrauch, bevor und nachdem sie Gewichtsmanschetten am Fuß oder Oberschenkel von Freizeitläufern angebracht hatten. Sie fanden heraus, dass zusätzliches Gewicht an den Oberschenkeln nur geringe Auswirkungen auf die Leistung hatte, während dasselbe zusätzliche Gewicht an den Füßen den mit der Fortbewegung einhergehenden metabolischen Aufwand mehr als verdoppelte. Andere Studien haben gezeigt, dass sich pro 100 Gramm Gewicht, die man zu einem Laufschuh hinzufügt, der mit dem Laufen verbundene metabolische Aufwand um ein Prozent erhöht. Diese Erkenntnisse erklären, warum Ausdauerläufer mit kleinen Füßen effizienter sind als ihre Konkurrenten mit großen Füßen.[153]

Einer der wichtigsten Faktoren, der die besten Langstreckenläufer der Welt von weniger erfolgreichen Läufern unterscheidet, ist, dass erfolgreiche Langstreckenläufer ihre Sprunggelenke während der Vortriebsphase zehn Grad weniger plantarflektieren – sie beugen den Fuß also zehn Grad weniger im Sprunggelenk in Richtung Fußsohle. Diese geringere Bewegung geschieht zudem mit schnellerer Geschwindigkeit (Abbildung Seite 146).[154, 155] Der verminderte Umfang und die erhöhte Geschwindigkeit der Plantarflexion des Sprunggelenks sind wahrscheinlich darauf zurückzuführen, dass die Achillessehne während der frühen Vortriebsphase rasch zurückschnellt, wenn sie sich verkürzt, um gespeicherte Energie wieder abzugeben.

In einem Artikel im *European Journal of Applied Physiology* stellte sich heraus, dass kenianische Weltklasse-Ausdauerläufer im Vergleich zu gleich großen Kontrollprobanden längere Achillessehnen hatten, die effektiver Energie speicherten und wieder abgaben.[156] Laut den Autoren waren die längeren, elastischeren Achillessehnen der kenianischen Läufer »optimiert für die effiziente Speicherung und Rückgabe elastischer Energie«. Die einzige Schwachstelle dieses Artikels ist, dass die Autoren kenianische Weltklasse-Läufer mit Kontrollprobanden verglichen, die nicht der Weltklasse angehörten. Wahrscheinlich haben alle Weltklasse-Ausdauerläufer längere, elastischere Achillessehnen als Kontrollprobanden. Wie im vorherigen Kapitel erwähnt, kann man die Fähigkeit der Achillessehne, Energie zu speichern und wieder abzugeben, verbessern, indem man isometrische Kontraktionen durchführt, wobei sich die Sehne in einer gedehnten Position befindet. Auch wenn man die Achillessehne nicht längen kann, kann man sie ein wenig elastischer machen.

In einer interessanten Studie zur Effizienz von Mittel- und Langstreckenläufern, die an einem 5-Kilometer-Wettkampf teilnahmen, fanden japanische Forscher heraus, dass sich der Körperschwerpunkt der besten Läufer vertikal nur sechs Zentimeter bewegte, während die weniger effizienten Läufer durchschnittlich vertikale Bewegungen von zehn Zentimetern erreichten.[157] Die Autoren merkten auch an, dass die guten Läufer fünf Kilometer mit 2825 Schritten zurücklegten, während die schlechteren Läufer 3125 Schritte benötigten. Die zusätzliche Arbeit, die damit einherging, den Körperschwerpunkt bei jedem Schritt noch vier Zentimeter mehr anzuheben, war etwa mit dem Aufwand zu vergleichen, ein 50-stöckiges Gebäude hochzulaufen.

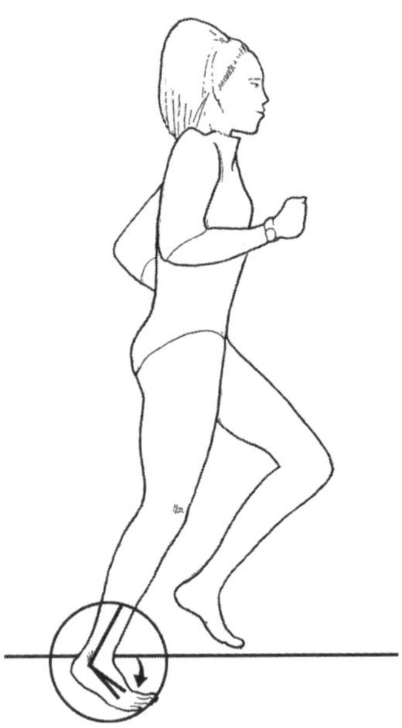

Die besten Läufer plantarflektieren ihre Sprunggelenke schneller und mit geringerem Bewegungsumfang

In der bis heute zweifellos gründlichsten Veröffentlichung zu Laufökonomie und Leistungsfähigkeit analysierten Forscher aus dem Vereinigten Königreich 97 erfahrene Langstreckenläufer (47 davon Läuferinnen), um herauszufinden, welche biomechanischen Faktoren mit verbesserter Laufökonomie und welche Faktoren mit Leistungsfähigkeit verbunden waren.[158] Um die Ökonomie auszuwerten, untersuchten die Autoren verschiedene Atemgase und die Geschwindigkeit am Laktatumschlagpunkt (einen Marker für Erschöpfung). Die Korrelation zwischen Laufleistung und Laufstil wurde bestimmt, indem die dreidimensionale Bewegung der Wirbelsäule, des Beckens und der unteren Extremitäten während aller Gangphasen gemessen und dann analysiert wurde, ob bestimmte Bewegungsmuster mit der Saisonbestleistung eines Läufers korrelierten. Die Autoren betrachteten die auf die Körpergröße bezogene Doppelschrittlänge, die Schrittfrequenz, das vertikale Heben und Senken des Beckens, die Bremskräfte sowie die Haltung und Position von Hüfte, Knie und Fuß während verschiedener Phasen des Laufzyklus.

Obwohl alle Teilnehmer erfahrene Langstreckenläufer waren – 29 von ihnen gehörten sogar zu den Eliteläufern –, variierten die Aspekte des Laufstils in jederlei Hinsicht überraschenderweise sehr stark. Beispielsweise war bei manchen Läufern die vertikale *Oszillation* des Beckens, also das vertikale Heben und Senken des Beckens, doppelt so groß wie bei anderen. Und die gemessenen Bremskräfte unterschieden sich sogar um 280 Prozent. Die Schrittfrequenz lag zwischen 144 und 222 Bodenkontakten pro Minute, während die Doppelschrittlänge 1,04- bis 1,49-mal die Körpergröße des Läufers betrug. Auch die Positionen der Füße, Beine und Hüften beim Fußaufsatz waren sehr unterschiedlich. Beim Anfangskontakt hatten manche Läufer den Fuß elf Grad plantarflektiert, während andere ihn 24 Grad dorsalflektiert hatten. Die Position der Unterschenkel reichte von 1 bis 16 Grad im Vergleich zur Vertikalen und die Vorneigung des Rumpfs unterschied sich um 20 Grad.

Nachdem die Autoren alle Daten analysiert hatten, fanden sie heraus, dass die ökonomischsten Läufer weniger vertikale Oszillation des Beckens, geringere Bremskräfte, steifere Knie, kürzere Doppelschrittlängen und einen vertikaleren Unterschenkel beim Anfangskontakt hatten. Die Laufleistung konnte tatsächlich vorhergesagt werden durch geringere Bremskräfte, einen vertikaleren Unterschenkel beim Bodenkontakt, weniger Bewegung der Wirbelsäule und kürzere Bodenkontaktzeiten. Das Beste an dieser Studie war die Schlussfolgerung, dass sich sowohl die Ökonomie als auch die Leistung beim Laufen verbessern können, wenn man einfach nur beim Anfangskontakt den Unterschenkel in eine beinahe vertikale Position bringt. Ein fast vertikaler Unterschenkel beim Fußaufsatz erklärte sogar zehn Prozent des Leistungsvermögens und ist eine der Veränderungen des Laufstils, die man am leichtesten durchführen kann. Die Abbildung unten fasst die verschiedenen Gelenkinteraktionen zusammen, die mit verbesserter Leistung und Effizienz verbunden sind. Die Autoren stellen fest, dass ihre Studie »neue und belastbare Beweise« liefert, dass der Laufstil die Laufökonomie und das Leistungsvermögen stark beeinflusst.

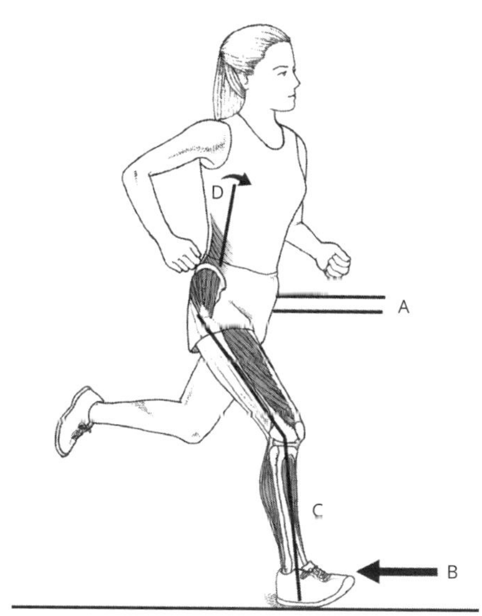

Biomechanische Messergebnisse, die mit mehr Leistungsvermögen und verbesserter Effizienz einhergehen: Folland et al.[159] zeigten, dass die ökonomischsten Läufer eine geringere vertikale Oszillation des Beckens (A), geringere Bremskräfte (B), kürzere Doppelschrittlängen und einen vertikaleren Unterschenkel beim Anfangskontakt (C) aufwiesen. Läufer mit den schnellsten Laufzeiten hatten geringere Bremskräfte, kürzere Bodenkontaktzeiten, einen vertikaleren Unterschenkel beim Anfangskontakt (C) und eine geringere Wirbelsäulenbewegung (D). Eine geringere vertikale Oszillation des Beckens und ein vertikalerer Unterschenkel beim Fußaufsatz korrelierten am stärksten sowohl mit verbesserter Ökonomie als auch mit schnelleren Laufzeiten.

Faktoren, die für erfolgreiches Sprinten verantwortlich sind

In einer klassischen Studie, die im *Journal of Applied Physiology* veröffentlicht wurde, zeigten Peter Weyand und seine Kollegen, dass die schnellsten Sprinter weniger Zeit auf dem Boden verbringen und dass sie während des Bodenkontakts deutlich mehr Kraft erzeugen.[160] Interessanterweise bleiben schnelle und langsame Sprinter etwa gleich lang in der Luft und bewegen ihre schwingenden Gliedmaßen in sehr ähnlicher Art. Die Autoren zeigten, dass eine Erhöhung der Kraft, die auf den Boden ausgeübt wird, die Spitzengeschwindigkeit steigert – eine Erhöhung der Kraft um ein Zehntel des Körpergewichts bringt ein Meter pro Sekunde bei der Spitzengeschwindigkeit. Auch wenn sich die Doppelschrittlänge bei schnellerem Laufen deutlich erhöht, hat jeder Läufer diesbezüglich eine Obergrenze. Über ihr senkt eine weitere Verlängerung des Doppelschritts das Tempo. Bei den 30 Sprintern aus der Studie war die Doppelschrittlänge bei acht Metern pro Sekunde (2:05 Minuten pro Kilometer) optimiert, während sich die Schrittfrequenz bis zur maximalen Geschwindigkeit von neun Metern pro Sekunde (1:51 Minuten pro Kilometer) allmählich erhöhte. Bei allen Sprintern verlängerte sich die Flugphase kontinuierlich bis zu einem Tempo von 2:49 Minuten pro Kilometer. Ab da verkürzte sie sich leicht, bis die maximale Sprintgeschwindigkeit erreicht wurde.

Um die Mechanik des Doppelschritts zu verstehen, analysierten Forscher aus dem Vereinigten Königreich[161] die Doppelschrittlängen verschiedener Sprinter und fanden heraus, dass manche Sprinter übermäßig lange Doppelschritte bei niedrigen Schrittfrequenzen wählten, während andere mit kurzen Doppelschritten und hohen Schrittfrequenzen liefen. Die Autoren nehmen an, dass die Sprinter mit den längsten Doppelschritten dieses Vorgehen womöglich nutzen, weil sie ihre Beine nicht schnell bewegen können. Die Sprinter, die hohe Schrittfrequenzen wählen, machen dies hingegen vielleicht, weil sie ihre Schritte nicht weiter ziehen können. Die Forscher empfehlen, dass Sportler, die zu sehr auf lange Schritte angewiesen sind, ein Training absolvieren sollten, das ihre Schrittfrequenz erhöht (wie Laufen im Schwimmbecken mit hoher Schrittfrequenz). Sportler, die von hohen Schrittfrequenzen abhängig sind, sollten sich hingegen darauf konzentrieren, ihre Flexibilität und Kraft zu verbessern, um größere Doppelschrittlängen zu erreichen. Wenn ein Sportler die Option nutzt, die Schrittfrequenz und/oder Doppelschrittlänge zu erhöhen, sind schnellere Laufzeiten möglich.

Anatomische Studien haben gezeigt, dass Sprinter deutlich längere Muskelfasern in ihren Zwillingswadenmuskeln haben als Nicht-Sprinter.[162, 163] Die längeren Fasern ermöglichen es diesen Muskeln womöglich, sich wie lange Gummibänder zu verhalten. Sie könnten so die Energie effektiver speichern und wieder abgeben als kurze Fasern. Die längeren Fasern können erblich bedingt sein. Wahrscheinlich sind sie aber eher aufs Training zurückzuführen, da sich Muskeln schnell an hochintensives Training anpassen, indem sie die Muskelfaserlänge erhöhen. Forschungsergebnisse aus dem Jahr 2006 zeigten, dass die Muskelfasern an Länge gewinnen können, indem man die Muskeln in ihren gedehnten Positionen trainiert.[164]

Im Vergleich zu Langstreckenläufern beugen Sprinter während der Schwungphase ihre Hüfte und Knie mit größeren Umfängen. Diese Bewegungen laufen zudem schneller ab. Dadurch ist bei den erfolgreichsten Sprintern das Knie des Abdruckbeins weiter vorn, wenn der Fuß des Schwungbeins den Boden berührt (Abbildung rechts).

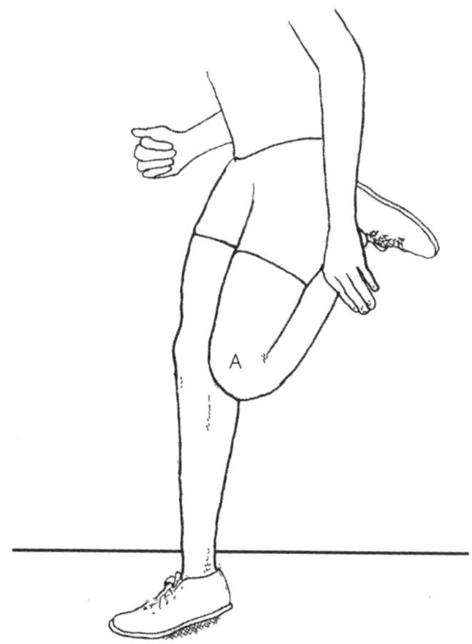

Die besten Sprinter beugen ihre Knie und Hüfte mit großen Bewegungsumfängen: Das Knie des Abdruckbeins ist bei ihnen weiter vorn (A), wenn der Fuß des Schwungbeins den Boden berührt.

Laut einigen Fachleuten ermöglicht das schnellere Nach-vorn-Holen des hinteren Beins Sprintern, den Fuß des Schwungbeins direkt nach dem Bodenkontakt nach hinten zu ziehen. Die übermäßige Knieflexion während der Schwungphase ist für schnelles Sprinten unbedingt erforderlich, weil die Beugung des Knies die relative Länge des Beins verkürzt, was die muskuläre Belastung der Hüftbeuger verringert (der Hebelarm zur Hüfte ist bei gebeugtem Knie kürzer). Das kann man sich im Selbstversuch vor Augen führen, indem man ein Widerstandsband ums Sprunggelenk legt und nach vorn zieht: Wenn das Bein gestreckt ist, spürt man, dass die Hüftbeuger beansprucht werden, aber mit gebeugtem Knie ist die Belastung der Hüftbeuger deutlich geringer. Die schnellsten Sprinter der Welt nutzen den kürzeren Hebelarm des Beins, der mit Knieflexion verbunden ist, indem sie ihre Fersen zur Hüfte bringen, wenn sie die Knie nach vorn ziehen. Da Marathonläufer gelegentlich zur Ziellinie sprinten müssen, empfehlen die besten Trainer Ausdauerläufern, zu lernen, ihre Hüfte und Knie wie Sprinter zu bewegen. Wenn man sich Zeitlupenaufnahmen von Elite-Marathonläufern ansieht, stellt man fest, dass sie genau dies während der Schwungphase auch tun.

In einer interessanten Studie zur Fußform von Sprintern kamen Lee und Piazza[165] zu dem Schluss, dass der Abstand zwischen der Rückseite der Ferse und der Mitte des Knöchels bei Elitesprintern 25 Prozent kürzer ist als bei den Mitgliedern der Nicht-Sprinter-Kontrollgruppe. Sprinter haben außerdem beinahe zehn Millimeter längere Zehen als Nicht-Sprinter. Auch wenn es der Intuition widerspricht, ermöglicht der 25 Prozent kürzere Hebelarm der Achillessehne, effektiv eine Plantarflexion des Sprunggelenks zu bewirken, wobei sich die Länge des Zwillingswadenmuskels und Schollenmuskels kaum verändert (Abbildung Seite 150). Der kürzere Hebelarm verringert vielleicht die mechanische Effizienz der Achillessehne, aber er ermöglicht dem Zwillingswadenmuskel und dem Schollenmuskel, das Sprunggelenk mit einer beinahe isometrischen Kontraktion zu bewegen.

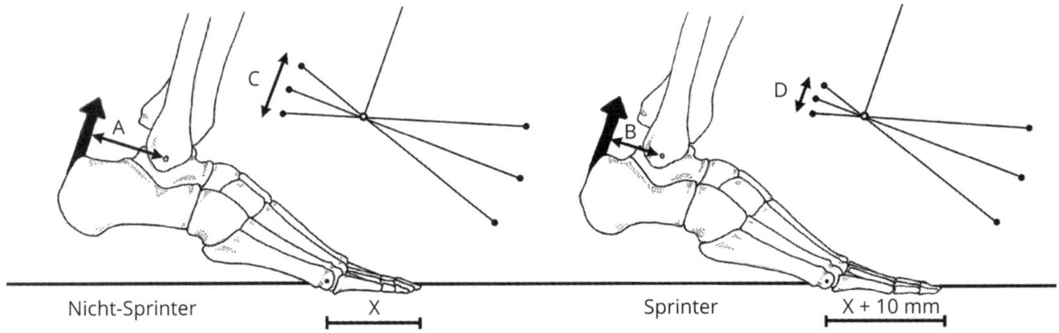

Da der Abstand zur Achillessehne bei Nicht-Sprintern 25 Prozent länger ist (vergleiche A und B), müssen sich der Zwillingswadenmuskel und der Schollenmuskel mit größeren Bewegungsumfängen bewegen, um eine Plantarflexion des Sprunggelenks zu bewirken (vergleiche C und D). Die Zehen von Sprintern sind außerdem zehn Millimeter länger als die von Nicht-Sprintern.

An der anderen Seite des Drehpunkts führen die längeren Zehen zu einer größeren Krafterzeugung im Vorfuß. Die größeren Zehenlängen bieten den Zehenmuskeln deutlich längere Hebelarme und unterstützen somit ein kraftvolleres Abdrücken. Auch wenn der zusätzliche metabolische Aufwand, der mit dem Beschleunigen und Abbremsen der längeren, schwereren Zehen verbunden ist, die Effizienz beim Gehen und Langstreckenlaufen senkt (weshalb die Evolution kürzere Zehen bevorzugt), sorgen die längeren Zehen für eine größere Krafterzeugung während der Vortriebsphase. Sie ermöglichen es den Elitesprintern, mit der schnellstmöglichen Geschwindigkeit zu laufen. Die Kombination eines kurzen Achillessehnen-Hebelarms und langer Zehen findet man auch in der Natur; Geparden, die Sprintgeschwindigkeiten von über 110 Kilometer pro Stunde erreichen können, haben beispielsweise kürzere Fersen und längere Zehen als Löwen. Auch wenn man die Zehenlänge nicht verändern kann, kann man die Sprintgeschwindigkeit durch Erhöhung der Zehenkraft deutlich verbessern.

Die besten Übungen und Trainingsmethoden für verbesserte Leistungsfähigkeit

Für jeden, der schneller werden möchte – ob Sprinter, Langstreckenläufer oder Freizeitläufer –, lohnt sich spezielles *plyometrisches Training*, da es die Speicherung und Wiederabgabe von Energie verbessert. Genutzt werden hier Methoden des Schnellkrafttrainings, es handelt sich um ein dynamisches Üben. Das plyometrische Training, das ich am liebsten mag, ist in Abbildung Seite 152 dargestellt.

Eine Studie zeigte, dass sich nach nur sechs Wochen plyometrischen Trainings die maximale Sauerstoffaufnahme um fünf Prozent und die Leistungsfähigkeit über drei Kilometer um drei Prozent verbesserte.[166] Die Autoren führten die höhere Leistungsfähigkeit und Geschwindigkeit darauf zurück, dass die Muskeln und Sehnen nach dem dynamischen Üben besser Energie speichern und wieder abgeben konnten. Durch eine schnellere Krafterzeugung ohne Erhöhung der Muskelgröße (große Muskeln verbrauchen mehr Kalorien und sind daher für Langstreckenlaufen weniger erstrebenswert) ermöglichen es das plyometrische Training Sportlern, weniger Zeit auf dem Boden zu verbringen und gleichzeitig mehr Kraft zu erzeugen. Sprungübungen, die eine schnelle Plantarflexion des Sprunggelenks während der Vortriebsphase fördern, sind besonders hilfreich, um die Effizienz zu steigern.

In einem anderen interessanten Artikel[167] ließen Forscher aus Neuseeland leistungsstarke Langstreckenläufer eine Serie von sechs Steigerungsläufen à zehn Sekunden durchführen, während sie eine Gewichtsweste trugen (mit 20 Prozent ihres Körpergewichts beladen). Eine Kontrollgruppe führte dieselbe Laufserie ohne Gewichtswesten durch. Die Forscher bemerkten, dass die Läufer mit den Gewichtswesten gleich nach Durchführung der kurzen Steigerungsläufe immense Verbesserungen bezüglich Spitzenlaufgeschwindigkeit und Ökonomie aufwiesen. Anscheinend ermöglichten die Gewichtswesten schnellere Laufzeiten und eine höhere Effizienz, da die Läufer gezwungen waren, ihre Knie und Hüften zu versteifen, um die Kräfte abzudämpfen, die mit dem Tragen des Zusatzgewichts verbunden waren. Dies führte zu großen Verbesserungen der Leistungsfähigkeit und Ökonomie, weil steife Muskeln effizienter darin sind, Energie zu speichern und wiederabzugeben. Der derart optimierte Laufstil hielt auch an, als die Läufer die Gewichtswesten nicht mehr trugen.

Mir gefällt diese Studie sehr gut, da das Zusatzgewicht dem zentralen Nervensystem ermöglicht, die Stoßkräfte beim Bodenkontakt zu analysieren und die Position und Steifigkeit der Beine entsprechend anzupassen. Wenn sich beispielsweise der Körperschwerpunkt eines Läufers übermäßig auf und ab bewegt und/oder dieser Läufer den Fuß verhältnismäßig weit vor dem Körper aufsetzt, ist es ihm vielleicht nicht bewusst, wenn er stark und gesund ist. Die verstärkte Stoßkraft, die mit dem Tragen der Gewichtsweste einhergeht, macht es ihm allerdings offensichtlich. Ein wenig bedenklich finde ich nur, dass die in der Studie verwendeten Gewichtswesten recht schwer waren.

Damit ist ein höheres Verletzungsrisiko verbunden. Weniger fitte oder unerfahrene Läufer sollten definitiv mit leichteren Gewichten beginnen. Sobald sie sich damit wohlfühlen, können sie die Last allmählich erhöhen. Läufer, die nicht mit Gewichtswesten experimentieren möchten, können mit plyometrischem Training und/oder hochintensivem Bergauf-Intervalltraining an ihrer Effizienz und Leistungsfähigkeit arbeiten. Wie es bei Gewichtswesten der Fall ist, wirkt auch plyometrisches und hochintensives Training auf das Verletzungsrisiko. Daher sollte man vorsichtig an diese herangehen. Werden isometrische Kontraktionen durchgeführt, während die Muskeln in ihren gedehnten Positionen sind, verbessert dies nachweislich die Sehnenelastizität. Ich habe daher einige solcher einfachen Übungen zusammengestellt, die lediglich fünf Minuten oder sogar noch weniger Zeit in Anspruch nehmen. Dennoch kann man mit ihnen die Muskeln und Sehnen stark und geschmeidig erhalten (Abbildung Seite 153). Ob nun jemand einen Marathon in zwei oder in sechs Stunden läuft – diese Übungen können jedem helfen, die Leistungsfähigkeit zu verbessern und das Verletzungsrisiko zu senken.

Dynamisches Stretching (Modifiziert nach Turki et al.[168])

Gesäßmuskeln	Beim Gehen das Knie Richtung Brust anheben. Auf dem gegenüberliegenden Bein den Körper auf die Zehenspitzen hochdrücken.	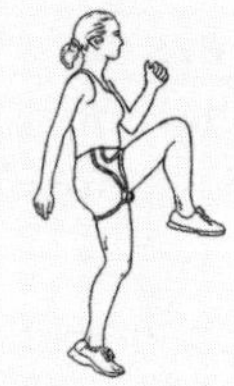
Rückseitige Oberschenkelmuskulatur	Beim Gehen das Bein nach vorn schwingen, bis eine Dehnung in der rückseitigen Oberschenkelmuskulatur zu spüren ist. Die Zehen zeigen dabei zum Knie.	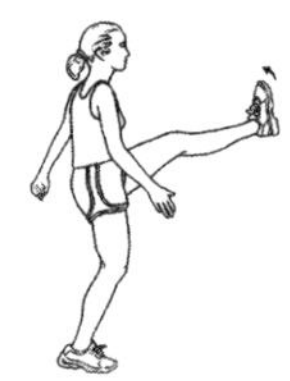
Adduktoren	Beim Gehen das Abdruckbein mit gebeugtem Knie seitlich anheben, um einen 90-Grad-Winkel in der Hüfte herzustellen. So bewegen, als würde man über einen beinahe hüfthohen Gegenstand steigen.	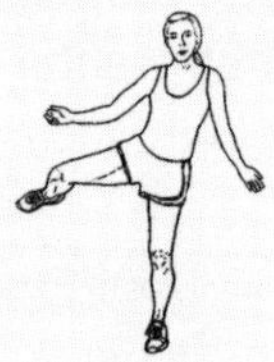
Zwillingswadenmuskel	Auf Zehenspitzen gehen. Beim Gehen sich auf die Zehenspitzen drücken und wieder nach unten kommen. Das Ziel ist, den Körper bei jedem Schritt so hoch, wie möglich zu heben.	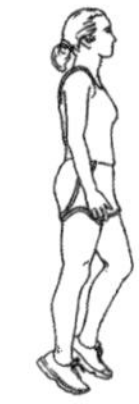
Quadrizeps	In der Vorwärtsbewegung schnell die Fersen zum Gesäß bringen.	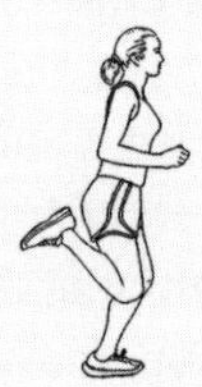
Abduktoren	Schnell zur Seite bewegen und dabei immer abwechselnd ein Bein vor das andere führen. Etwa 15 Meter in eine Richtung und dann in die andere Richtung wiederholen.	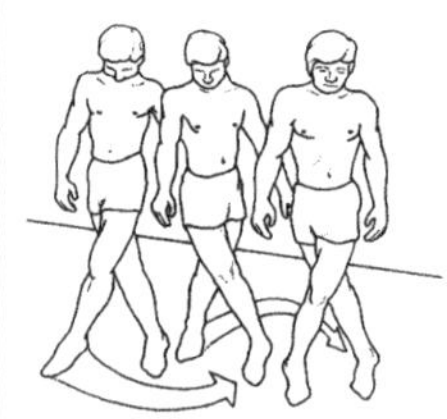

Um die Elastizität der Gesäßmuskel- und Quadrizepssehnen zu verbessern, mit seitlichen Step-ups aufwärmen, dabei 25-mal auf jeder Seite nach oben und unten gehen, die Übung kann zusätzlich mit einer beschwerten Tasche durchgeführt werden (Abbildung unten, A). Als Nächstes einen langen Ausfallschritt nach vorn machen und diese Position halten, wobei das hintere Knie leicht über dem Boden schwebt (Abbildung unten, B). Diese Übung belastet das Knie weniger als konventionelle Ausfallschritte.[169] Außerdem bringt sie nicht nur die Gesäßmuskeln und den Quadrizeps des vorderen Beins in ihre gedehnten Positionen, sondern auch der gerade Oberschenkelmuskel des hinteren Beins wird in einer solchen isometrisch angespannt. Die Position 20 Sekunden lang halten und viermal wiederholen. Für schnelles Laufen ist es unerlässlich, dass die Sehne des geraden Oberschenkelmuskels elastisch ist, da sie das Abdruckbein nach vorn schnellen lässt, um die Schwungphase einzuleiten.

Die Achillessehne und die Wadensehnen können mit der ToePro-Plattform elastischer gemacht werden. Mit 25 Wiederholungen auf dem ToePro aufwärmen (Abbildung unten, C1) und dann langsam die Fersen absenken, sodass sie sich etwa einen Zentimeter über dem Boden befinden (Abbildung Seite unten, C2). Diese Position mit angespannten Muskeln (also isometrisch) 20 Sekunden lang halten und

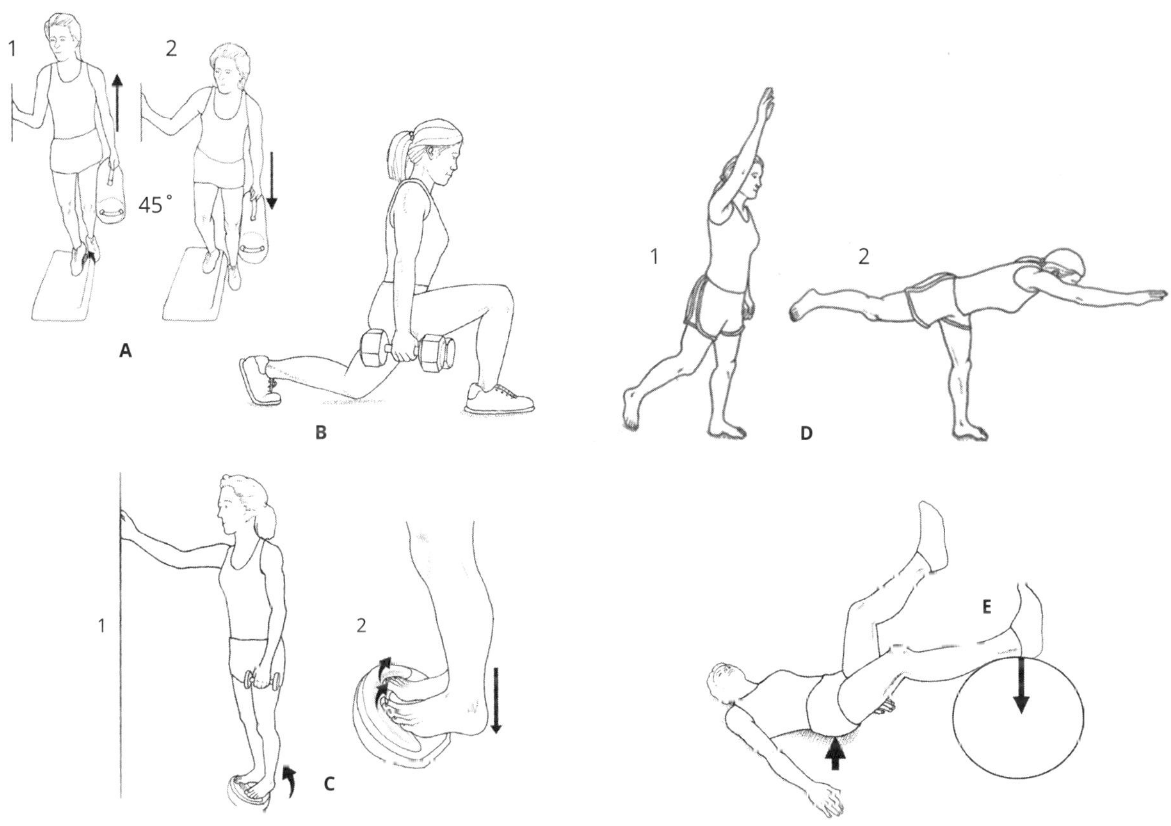

Die besten Übungen zur Verbesserung der Sehnenelastizität

die Abfolge viermal wiederholen. Bei jedem Satz das Fußgewölbe mit verschiedenen Belastungspunkten heben und senken, um bestimmte Sehnen isoliert zu trainieren: Die Wadenbeinmuskeln werden gedehnt, wenn das Gewicht auf die Außenseite des Fußes verlagert wird, während die Sehne des hinteren Schienbeinmuskels gedehnt wird, wenn der Fuß nach innen gerollt ist. Statt mit einem ToePro kann man diese Übung auch durchführen, wenn man sich nach vorn gegen eine Wand lehnt, während man auf einem Airex Balance-Pad steht. Bei all diesen Übungen sollte man am Ende erschöpft sein – stärkere Läufer müssen daher vielleicht einen beschwerten Rucksack tragen oder eine Kurzhantel zur Hilfe nehmen.

Die effektivste Übung zur Verbesserung der Elastizität der Gesäßmuskeln und rückseitigen Oberschenkelmuskulatur ist das einbeinige Nach-unten-Drücken. Vor dieser Übung mit der Standwaage aufwärmen, wie in Abbildung Seite 153, D, dargestellt. Nach dem Aufwärmen auf den Rücken auf den Boden legen und die Arme zur Stabilisierung zur Seite strecken. Einen Fuß auf einen Gymnastikball oder eine Workout-Bank stellen und die Ferse nach unten drücken. Dabei so viel Kraft einsetzen, dass das Becken vom Boden abhebt (Abbildung Seite 153, E). Die Position nachahmen, in der die Hüfte beim Anfangskontakt ist, das heißt üblicherweise, die Hüfte zwischen 20 und 30 Grad beugen. Diese Position 20 Sekunden lang halten und mit jedem Bein viermal wiederholen. Falls diese Übung zu schwierig ist, das gegenüberliegende Knie zur Brust bringen. Falls hingegen nach 20 Sekunden keine Erschöpfung eintritt, das gegenüberliegende Bein strecken, sodass es näher an dem Bein ist, das nach unten gedrückt wird – das erschwert diese Übung deutlich. Diese Übung ahmt die Position nach, in der sich der Fuß kurz vor dem Anfangskontakt befindet. Sie kräftigt erheblich die Sehnen der rückseitigen Oberschenkelmuskulatur, die sowohl für die Stoßdämpfung als auch für die Speicherung und Wiederabgabe von Energie wichtig sind.

Den Laufstil zur Verletzungsprävention modifizieren

Der beste Prädiktor für eine zukünftige Verletzung ist eine frühere Verletzung. Indem man bei seinem Laufstil die Verletzungen der Vergangenheit berücksichtigt, kann man am effektivsten das Risiko für weitere Schädigungen senken. Je nach den früheren Verletzungen wählt man am einfachsten dazu entweder die Ferse oder den Vorfuß als Kontaktpunkt. Zwar zeigen Studien zu den Stoßkräften bei verschiedenen Kontaktpunkten immer wieder, dass der Körper dieselbe Kraft absorbiert, egal wie der Fuß auf den Boden trifft. Dennoch kann man den Ort, an dem die Kraft wirkt, verschieben, indem man die Kontaktposition verändert. Wurde man von chronischen Knieschmerzen geplagt, kann der Wechsel zu einem Vorfußaufsatz die Belastung der Knierückseite um 50 Prozent reduzieren. Waren hingegen die Plantarfaszie oder Achillessehne verletzt, sollte man definitiv darüber nachdenken, die Fersenaußenseite zuerst aufzusetzen, da die Waden und Fußgewölbe dadurch deutlich weniger belastet werden. Dasselbe gilt für Läufer, die schon mehrfach umgeknickt sind, da der Vorfuß als Kontaktpunkt das Risiko für Supinationstraumata erhöht. Allgemein sind Kontaktpunkte am Mittel- oder Vorfuß meist angenehmer für Läufer mit neutralen Fußgewölben und breiten Vorfüßen. Läufer mit niedrigen Fußgewölben und schmalen Vorfüßen stellen hingegen in der Regel lieber mit der Außenseite der Ferse den Bodenkontakt her.

Läufer, die mit Knieverletzungen zu kämpfen hatten und nicht zu einem Vorfußaufsatz wechseln möchten, können das Knie auch entlasten, indem sie sich während des Anfangskontakts aus der Hüfte heraus ein bisschen weiter nach vorn lehnen. Es wurde gezeigt, dass diese leichte Vorlage den Druck vom Knie in die rückseitige Oberschenkelmuskulatur umleitet (Abbildung unten).

Auch wenn es keine Option für schnelle Läufer darstellt, ist Ground Running definitiv die einfachste Möglichkeit, Verletzungen zu vermeiden. Der Haken ist allerdings, dass man langsamer als acht Minuten pro Kilometer laufen muss. Schnellere Läufer, die weniger Wert auf ihre Leistung und mehr Wert auf ihre Gesundheit legen, können Verletzungen am einfachsten vorbeugen, indem sie ihre Doppelschrittlänge verkürzen. Leichte Verkürzungen reduzieren nicht nur Stoßkräfte, sondern führen auch dazu, dass sich der seitliche Abstand zwischen den Füßen beim Bodenkontakt vergrößert. Forscher von der Iowa State University[170] zeigten 2015, dass eine Verkürzung der Doppelschrittlänge um fünf bis zehn Prozent dazu führte, dass Läufer ihre Füße beinahe zehn Millimeter weiter auseinander auf den Boden aufsetzten. Der größere Abstand zwischen den Füßen ging einher mit einem etwas geringeren Abfallen des Beckens und einer minimaleren Belastung des *Tractus iliotibialis*, der sich von der Außenseite des Oberschenkels vom Becken bis zum Schienbein zieht. Eine frühere Studie zeigte auch, dass eine Erhöhung des Abstands zwischen den Füßen beim Laufen ein effektiver Weg sein kann, das Risiko für Ermüdungsbrüche des Schienbeins zu senken.[171]

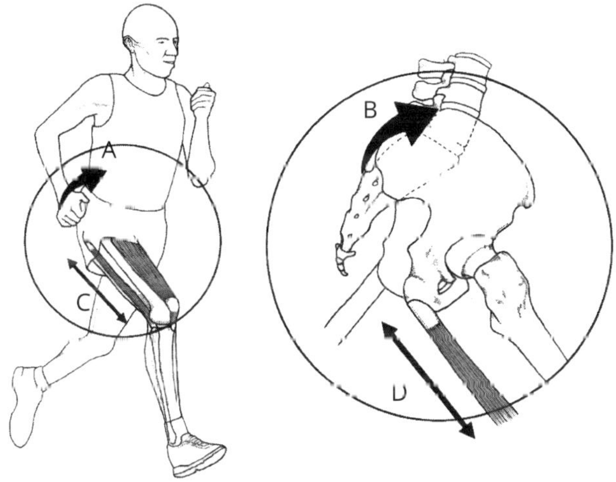

Durch leichte Vorlage aus der Hüfte heraus (Pfeile A und B) nutzen Läufer ihre oberen rückseitigen Oberschenkelmuskeln (C und D), um Kraft aufzunehmen, die normalerweise vom Knie absorbiert werden würde. Sehr bemerkenswerte Forschungsergebnisse haben aufgezeigt, dass die besten Läufer der Welt ihre Oberkörper beim Anfangskontakt leicht nach vorn neigen, während die Wirbelsäulen weniger effizienter Läufer beim Bodenkontakt beinahe vertikal sind.[172]

In einer raffinierten Studie über Läufer mit *patellofemoralem Schmerzsyndrom* – also über Läufer mit Schmerzzuständen im Bereich des vorderen Knies und der Kniescheibe – ließen Forscher aus dem Vereinigten Königreich Läufer mit chronischen Knieschmerzen ihre Schrittfrequenz mithilfe eines hörbaren Metronoms um zehn Prozent erhöhen.[173] Das Training bestand aus einer einzigen Trainingseinheit, in der die Schrittfrequenz an das Metronom angepasst wurde. Und die Ergebnisse sind sehr beeindruckend: Das Metronomtraining führte zu einem deutlich geringeren Abfallen des Beckens. Außerdem wurden die Oberschenkel weniger zueinander hingezogen. Auch eine geringere Knieflexion beim Bodenkontakt war die Folge. Diese Veränderungen hielten an und waren noch vorhanden, als die Läufer drei Monate später erneut analysiert wurden. Während dieser Zeit war es den Läufern möglich, ihren wöchentlichen Kilometerumfang zu erhöhen und sie hatten deutlich weniger Knieschmerzen. Es gibt verschiedene Laufmetronom-Apps, die man für ein iPhone im App Store oder für ein Android-Gerät bei Google Play herunterladen kann.

Da jeder Läufer einen anderen Körperbau hat, gibt es keinen Laufstil, der für alle gleichermaßen ideal ist. Jeder Läufer muss einen Laufstil entwickeln, der zu seinen speziellen biomechanischen Bedürfnissen passt. Ein Paradebeispiel dafür ist, dass manche Menschen von Natur aus beim Laufen die Zehen nach außen drehen. Obwohl die meisten Lauffachleute sagen, dass Läufer ihre Füße gerade nach vorn ausrichten sollten, wären Läufer mit einer Tibia-Außentorsion chronisch verletzt, würden sie ihre Füße gerade nach vorn zeigen lassen. Angesichts der hohen Stoßkräfte, die beim Laufen wirken, und der jährlichen Verletzungsquote von beinahe 90 Prozent besteht die beste Möglichkeit, verletzungsfrei zu bleiben, darin, die eigenen biomechanischen Ausrichtungsmuster zu berücksichtigen, sowie Kraft, Flexibilität und Ausdauer zu verbessern. Entscheidend ist auch, den eigenen Gang zu analysieren, um kleine Probleme zu erkennen, die vielleicht das Verletzungsrisiko erhöhen; eine übermäßige Innenrotation der Hüfte, das Overstriding, gehört beispielsweise dazu, ebenfalls ein übermäßiges Abfallen des Beckens und/oder Überkreuzen der Mittellinie mit den Füßen.

Die Zusammenführung: eine Laufanalyse für zu Hause

Zwar sind Laufanalysen komplex und erfordern eigentlich ein geschultes Auge. Dennoch kann man bestimmte Messungen selbst zu Hause vornehmen, um die Leistungsfähigkeit zu verbessern und Verletzungen vorzubeugen. Auch wenn man Gangasymmetrien meist mit speziellen Dehnübungen, Kräftigungsübungen und/oder einer Umstellung des Laufstils korrigieren kann, sollten Läufer mit komplexen Bewegungsmustern darüber nachdenken, einen Termin mit einem Laufspezialisten vor Ort zu vereinbaren. Denn es gibt viele Variablen in der neuromotorischen Koordination und/oder weichteilgewebebedingte *Kontrakturen* (Funktionseinschränkungen von Gelenken), die man allein nur schwer aufklären kann. Bei den meisten Läufern vermag eine sorgfältig zu Hause durchgeführte

Laufanalyse jedoch, offensichtliche Ausrichtungsprobleme aufzudecken. Deren Korrektur kann die Leistungsfähigkeit erheblich steigern und ermöglicht eine deutlich längere Laufpraxis.

Für die Laufanalyse benötigt man ein Laufband, um das herum so viel Platz ist, dass man vorn, an der Seite und hinten eine Kamera aufstellen kann, während man läuft. Falls möglich, leiht man sich eine Kamera und/oder ein Handy mit guter Kamera aus, sodass man alle drei Winkel gleichzeitig aufnehmen kann. Drei Kameras sind zwar nicht unabdingbar nötig, beschleunigen den Prozess aber. Im Idealfall sollten alle auf einem Stativ befestigt sein, allerdings kann auch eine Person mit einer ruhigen Hand die Videos aufnehmen. Von hinten und der Seite muss der gesamte Körper zu sehen sein, von vorn reicht die Ansicht von der Hüfte abwärts. Vorn und hinten sollten sich die Kameras an der Mittellinie des Laufbands befinden. Die Kamera an der Seite gilt es im 90-Grad-Winkel zur Mitte der Hüfte beim Laufen zu platzieren. Falls eine Handykamera genutzt wird, sollten in den Einstellungen 120 Bilder pro Sekunde ausgewählt werden. Zunächst wärmt man sich etwa fünf Minuten auf dem Laufband mit einer selbst gewählten Geschwindigkeit auf. Die anschließende Ganganalyse dauert nur wenige Minuten.

Bevor man die Kameras einschaltet, klebt man sich ein fünf Zentimeter langes Stück Klebeband auf die Seite der Hüfte, wie in Abbildung Seite 162, A, gezeigt. Sobald die Kameras laufen, benötigt man etwa zwei Minuten Video von jeder der drei Positionen. Wie bereits erwähnt, ist es nicht nötig, von allen drei Positionen gleichzeitig zu filmen, aber es vereinfacht den Prozess. Anschließend muss man bestimmte Standbilder von jeder Kamera speichern, die genauen Phasen des Gangzyklus entsprechen (Abbildung unten). Dazu kann man die Aufnahmen in jede Software importieren, die das Markieren bestimmter Winkel auf den ausgewählten Bildern ermöglicht.

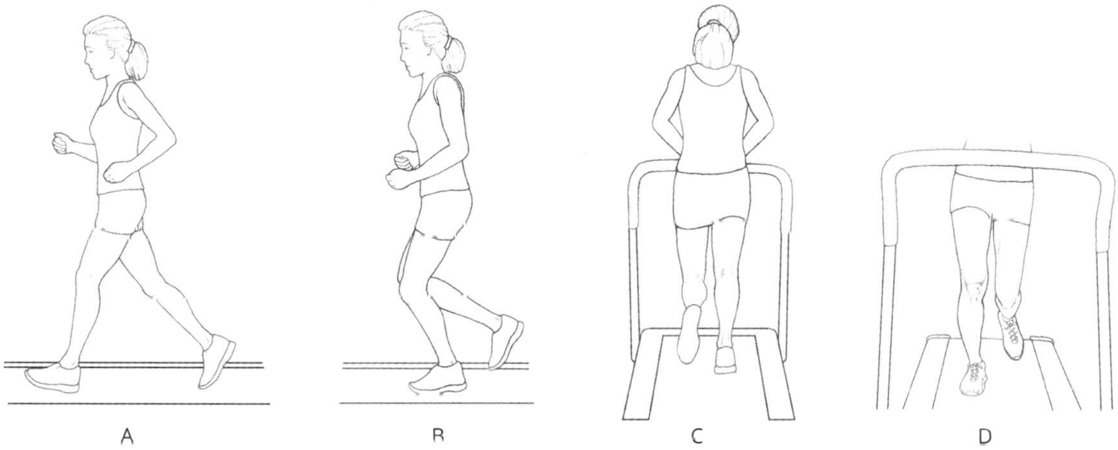

Standbilder von jeder Kamera, die bestimmten Phasen des Gangzyklus entsprechen: Bild A zeigt die Körperposition beim Anfangskontakt, während Bilder B, C und D Ansichten von der Seite, von hinten und von vorn während der mittleren Standphase sind.

In den folgenden Abschnitten wird die klinische Bedeutung jeder Messung beschrieben. Anschließend werden Empfehlungen gegeben, wie man seinen Laufstil mit bestimmten Kräftigungsübungen, Dehnübungen und/oder einer bewussten Umstellung des Laufstils verbessern kann. Auch wenn jeder Läufer einen einzigartigen Laufstil hat, lassen sich mit der Laufanalyse die Einflussfaktoren beinahe aller Laufstile erfassen. Die in der Analyse gewonnenen Informationen helfen hoffentlich, schneller und effizienter zu laufen sowie das allgemeine Verletzungsrisiko deutlich zu senken.

Der Anfangskontakt am Boden

Auf dem vorher aufgenommenen Standbild der Seitenansicht des Anfangskontakts (Abbildung Seite 157, A) zeichnet man eine vertikale Linie vom Mittelpunkt der Hüfte zum Laufband (Abbildung Seite 159) und misst anschließend den Abstand zwischen der Rückseite der Ferse und der vertikalen Linie (Abbildung Seite 159, A).

Auch wenn die meisten Lauffachleute sagen, beim Anfangskontakt solle sich der Fuß direkt unter dem Körperschwerpunkt befinden, ist das nur bei extrem langsamen Laufgeschwindigkeiten möglich. Forscher von der University of Wisconsin zeigten, dass es nicht nur von der Doppelschrittlänge, sondern auch von der Schrittfrequenz abhängt, wo genau der Fuß auf den Boden trifft.[174] Diese Forscher ließen 45 Freizeitläufer mit verschiedenen Schrittfrequenzen zwischen fünf und zehn Prozent ober- und unterhalb ihrer bevorzugten Frequenz laufen.

Ihre Ergebnisse sind in der Tabelle auf der rechten Seite von Abbildung Seite 159 zusammengefasst. Bemerkenswert ist, dass sich der Abstand zwischen Ferse und Körperschwerpunkt von 11,5 auf sieben Zentimeter verringerte, wenn Läufer von ihrer niedrigsten Schrittfrequenz und größten Doppelschrittlänge zu ihrer maximalen Schrittfrequenz und kürzesten Doppelschrittlänge übergingen. Die vertikale Bewegung des Körperschwerpunkts wurde auch geringer, als die Läufer ihre Schrittfrequenz erhöhten.

Einer der faszinierendsten Aspekte der Studie war, wie stark und beständig sich der Fußaufsatzwinkel mit zunehmender Doppelschrittlänge veränderte. Als der Fußaufsatz sieben Zentimeter vor dem Körperschwerpunkt erfolgte, befand sich der Fuß beinahe in einer neutralen Position, was seine Ausrichtung zum Sprunggelenk anbelangte. Mit zunehmender Doppelschrittlänge und sinkender Schrittfrequenz erhöhte sich der Fußaufsatzwinkel kontinuierlich, bis er bei einer Schrittfrequenz, die zehn Prozent unterhalb der bevorzugten Frequenz lag, fast acht Grad erreichte. Meiner Meinung nach stellt der erhöhte Fußaufsatzwinkel einen Versuch dieser Läufer dar, die Bremskräfte zu verringern, indem sie bei der größeren Doppelschrittlänge ihre Sprunggelenke als Stoßdämpfer nutzten. Wie bereits erwähnt, korrelieren extreme Fußpositionen beim Laufen mit verringerten Stoßkräften.[175] Die am weitesten vorn gelegene Position von 11,5 Zentimetern, die mit den längsten Doppelschritten einherging, war nicht einmal ein sehr hoher Wert.

Gangparmeter	-10 %	-5 %	Bevorzugte Schrittfrequenz	+5 %	+10 %
Doppelschrittlänge	2,23 m	2,13 m	1,98 m	1,90 m	1,83 m
Ferse bis Körperschwerpunkt	11,5 cm	10 cm	9,15 cm	8 cm	7 cm
Fußaufsatzwinkel	7,9°	6,6°	5,5°	3,3 °	1,2°
Vertikale Bewegung des Körperschwerpunkts	10,7 cm	9,65 cm	8,25 cm	8 cm	7,4 cm

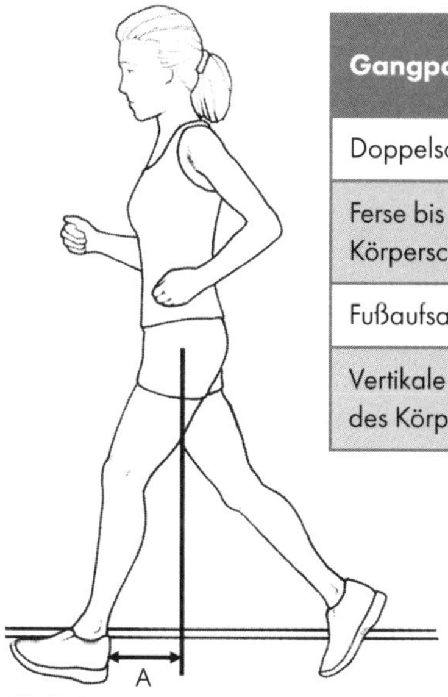

Anfangskontakt: Den Abstand A zwischen der Rückseite der Ferse und einer vertikalen Linie messen, die vom Mittelpunkt der Hüfte zum Laufband gezeichnet wird.

In einer Studie mit Eliteläufern, die an einem 5-Kilometer-Straßenlauf teilnahmen,[176] befand sich der Fuß beim Anfangskontakt sowohl bei den Männern als auch bei den Frauen 33 Zentimeter vor ihrem Körperschwerpunkt. Diese extrem weit vorn gelegene Fußposition war nötig, damit die Läufer ihre Doppelschrittlängen von 3,3 bis 3,7 Metern erreichen konnten.

Winkel in der Sagittalebene beim Anfangskontakt

In der Seitenansicht des Anfangskontakts (Abbildung Seite 157, A) misst man die wichtigen Winkel A bis D in der *Sagittalebene* (Ebene, die von vorn nach hinten durch die Körpermitte verläuft). Diese sind in der Abbildung Seite 160 oben dargestellt.

Winkel A ist der Fußaufsatzwinkel. Wie im vorherigen Abschnitt im Kontext Anfangskontakt erwähnt, sind größere Winkel häufig mit übermäßig langen Doppelschrittlängen verbunden. Die schnellsten und effizientesten Läufer setzen den Fuß typischerweise so auf, dass sich das Sprunggelenk in einer beinahe neutralen Position befindet. Feine Abweichungen von leicht plantarflektiert bis hin zu ein wenig dorsalflektiert sind eine Frage der persönlichen Vorliebe, aber die meisten Freizeitläufer sind mit einem dezenten Fersenaufsatz effizienter unterwegs.

Der wichtigste Winkel in Abbildung Seite 160 oben ist der Schienbeinneigungswinkel B. Dies ist der Winkel zwischen der Vertikalen und der Längsachse des Schienbeins, er sollte sieben Grad oder weniger betragen. Hohe Winkel sind mit Ineffizienz, einer verringerten Leistungsfähigkeit und übermäßigen Bremskräften verbunden.[177] Bei Läufern mit hohen Schienbeinneigungswinkeln ist der Fußaufsatz häufig sehr geräuschvoll. Der Laufstil lässt sich effektiv umstellen, indem man sich darauf konzentriert, den Fuß weich und leise auf den Boden aufzusetzen.

Winkel C ist der Winkel zwischen dem Oberschenkel und der Vertikalen. Freizeitläufer haben beim Anfangskontakt meist zwischen 20 und 25 Grad Hüftflexion, während Eliteläufer und -läuferinnen zwischen 25 und 35 Grad aufweisen. Die größere Hüftbeugung von Elitesportlern ist mit ihren unglaublichen Doppelschrittlängen verbunden.

Winkel D stellt die Rumpfvorlage beim Anfangskontakt dar. Eine leichte Vorlage entlastet das Knie, während eine Rücklage das Risiko für Schmerzen im unteren Rücken erhöht.

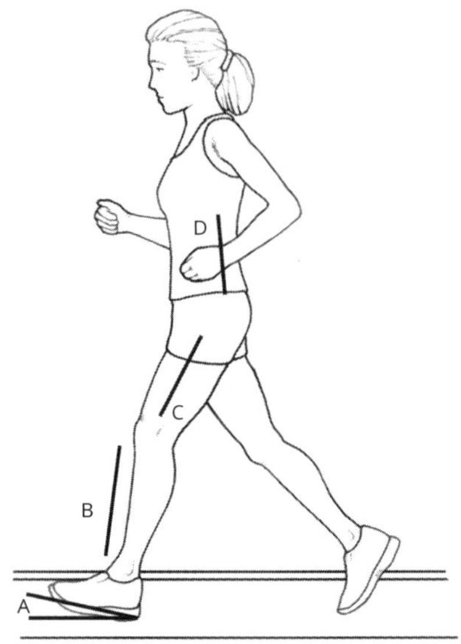

Wichtige Winkel in der Sagittalebene in der Seitenansicht des Anfangskontakts: Den Fußaufsatzwinkel (A), den Schienbeinneigungswinkel (B), den Winkel zwischen Oberschenkel und der Vertikalen (C) und die Vorlage des Rumpfs (D) messen.

Maximale Knieflexion während der mittleren Standphase

In der Seitenansicht der mittleren Standphase (Abbildung Seite 157, B) misst man den maximalen Knieflexionswinkel (Abbildung unten, A). Die meisten Freizeitläufer erreichen in der mittleren Standphase eine maximale Knieflexion von etwa 40 Grad. Hybride Läufer mit sehr gemäßigtem Tempo haben meist steifere Knie. Für einen langsamen Läufer mit kurzer Doppelschrittlänge ist es nicht ungewöhnlich, das Knie nur 25 bis 30 Grad zu beugen. Solange die Doppelschrittlänge kurz bleibt, ist die geringere Knieflexion kein Problem und kann sogar die Effizienz verbessern.

Da schnelle Läufer lange Doppelschrittlängen haben, benötigen sie für eine angemessene Stoßdämpfung eine höhere Knieflexion. Wie erwähnt, beugen Freizeitläufer ihre Knie in der mittleren Standphase etwa 40 Grad. Elitelangstreckenläufer und -läuferinnen allerdings erreichen in der mittleren Standphase durchschnittlich etwas mehr als 50 Grad Knieflexion, manche sogar mehr als 65 Grad. Auch wenn eine übermäßige Knieflexion die Stoßdämpfung verbessern kann, ist sie metabolisch aufwendig und geht mit einer verringerten Effizienz einher.

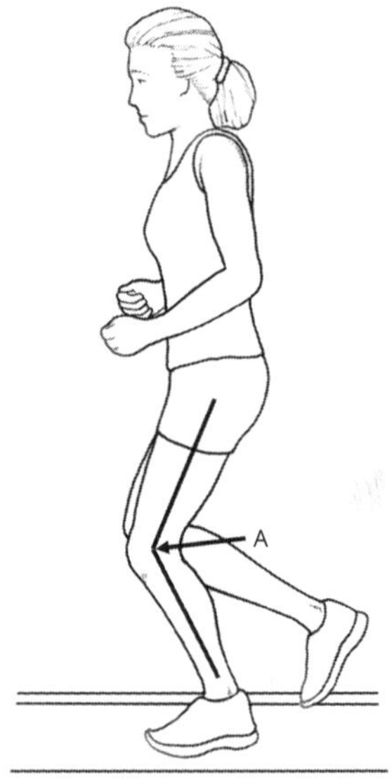

Knieflexion während der mittleren Standphase: Hier wird der maximale Knieflexionswinkel (A) gemessen.

Hüftstreckung während der Zehenablösung

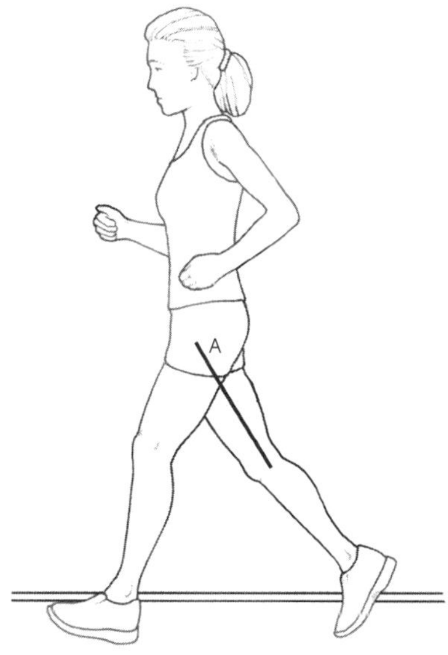

Hüftstreckung während der Zehenablösung: Das Ausmaß der Hüftstreckung (A) wird gemessen zwischen dem Oberschenkel und einer von der Hüftmitte nach unten verlaufenden Vertikalen zum Boden hin.

Man misst die Hüftstreckung während der Zehenablösung (Abbildung oben). Meiner Meinung nach ist dies eine der wichtigsten Messungen bei einer Laufanalyse.

Langsamere Freizeitläufer erreichen während der Zehenablösung durchschnittlich 15 bis 20 Grad Hüftstreckung – gemessen wird hier der Winkel zwischen Oberschenkel und einer von der Hüftmitte nach unter verlaufenden Vertikalen zum Boden hin. Schnellere Freizeitläufer strecken ihre Hüften 20 bis 30 Grad. Da Elitelangstreckenläufer während der mittleren Standphase und der Vortriebsphase viel Kraft erzeugen müssen, erreichen sie während der Zehenablösung beständig durchschnittlich zwischen 35 und 40 Grad Hüftstreckung. Dieser hohe Wert ist nötig, damit die Gesäßmuskeln und rückseitigen Oberschenkelmuskeln den Körperschwerpunkt nach vorn katapultieren können, während sich die Hüfte mit einem größeren Bewegungsumfang streckt. Ein Mehr an Kraft, das derart erzeugt wird, ermöglicht diesen Sportlern, eine Doppelschrittlänge von 3 bis 3,7 Metern zu schaffen. Diese wird gebraucht, um ein Tempo von gut drei Minuten pro Kilometer oder schneller zu erreichen. Für Elite-Marathonläufer ist eine Kräftigung der Gesäßmuskulatur und der rückseitigen Oberschenkelmuskulatur sowie das Dehnen der Hüftbeuger unbedingt notwendig. Doch auch beinahe alle anderen Läufer profitieren von diesen Übungen, denn sie ebnen einem den Weg zu mehr Kraft, indem man die Hüfte weiter streckt.

Knieflexion des Schwungbeins

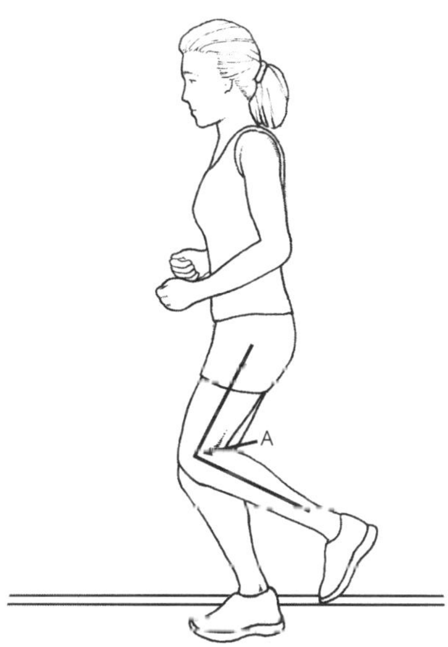

Knieflexion des Schwungbeins: Der Knieflexionswinkel (A) wird gemessen.

Beim Laufen werden 20 Prozent der Energie darauf verwendet, das Schwungbein nach vorn zu bringen. Das Beugen des Knies (Abbildung unten) verbessert die Effizienz, da es die Länge des Hebelarms verkürzt, gegen den die Hüftbeuger arbeiten müssen (wie in Abbildung Seite 149 dargestellt).

Während Freizeitläufer das Knie ihres Schwungbeins etwa 90 Grad anwinkeln, erreichen Elitelangstreckenläufer und -läuferinnen während der mittleren Schwungphase durchschnittlich 135 Grad Knieflexion. Für die meisten Freizeitläufer sind um die 90 Grad als Wert in Ordnung. Dagegen sollten schnellere Läufer ihr Knie während der Schwungphase mindestens 130 Grad beugen.

Vertikale Bewegung des Körperschwerpunkts während der Standphase

Die vertikale Bewegung des Körperschwerpunkts während der Standphase ist einer der wichtigsten Prädiktoren für Geschwindigkeit und Effizienz.[178] Für diese Messung klebt man sich vor dem Erstellen der Videos ein fünf Zentimeter langes Stück Klebeband auf die Seite der Hüfte, wie in der Abbildung rechts, A, gezeigt. Im Seitenansichtvideo erstellt man Standbilder der Momente, in denen der Körperschwerpunkt am höchsten und am niedrigsten ist. Bei dem Bild, das die tiefste Position zeigt, platziert man eine horizontale Linie an der oberen Kante des Klebebands und vergleicht sie mit der Höhe des unteren Klebebandrands am höchsten Punkt des Körperschwerpunkts (Abbildung rechts, Pfeil).

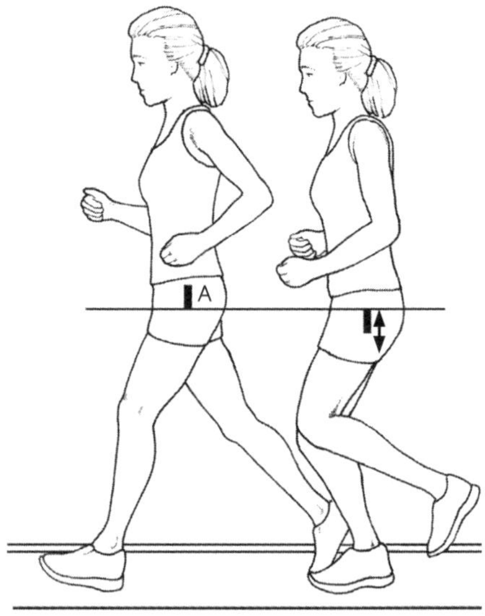

Vertikale Bewegung des Körperschwerpunkts während der Standphase: Ein fünf Zentimeter langes Stück Klebeband auf der Seite der Hüfte (A) befestigen. Eine horizontale Linie anzeichnen, die an der oberen Kante des Klebebands ausgerichtet ist, wenn der Körperschwerpunkt maximal tief ist. Diese Höhe mit der niedrigsten Position des Klebebands vergleichen, wenn der Körperschwerpunkt am höchsten Punkt ist (Pfeil).

In der Abbildung beträgt die vertikale Bewegung des Körperschwerpunkts fünf Zentimeter (1,0-mal die Länge des Klebebands). Wäre der obere Abstand 1,5-mal die Länge des Klebebands, würde die vertikale Bewegung 7,5 Zentimeter betragen. Es klingt kompliziert, ist aber ganz einfach. Typische Werte für die vertikale Bewegung des Körperschwerpunkts liegen zwischen fünf und zehn Zentimetern, wobei der Durchschnitt bei etwa 7,5 Zentimetern zu verorten ist.[179]

Wie bereits ausgeführt, geht eine übermäßige vertikale Bewegung des Körperschwerpunkts mit Ineffizienz und verringerter Leistungsfähigkeit einher. Wie bei Läufern mit einer übermäßigen Schienbeinneigung beim Anfangskontakt ist auch der Fußaufsatz von Läufern mit zu viel vertikaler Bewegung häufig geräuschvoll. Das ist besonders beim Laufen auf dem Laufband zu hören. Am besten kann man die vertikale Bewegung des Körperschwerpunkts reduzieren, indem man die Knie während des Kontakts versteift und sich auf weiches Auftreten konzentriert. Leises Laufen zu lernen ist eines der wichtigsten Dinge, die man tun kann, um Verletzungen zu vermeiden und die Leistungsfähigkeit zu steigern.

Seitbeugung des Rumpfs

In der Rückansicht während der mittleren Standphase (Abbildung Seite 157, C) misst man die Seitbeugung des Rumpfs (Abbildung rechts, A). Idealerweise sollte der Winkel weniger als fünf Grad betragen.

Läufer mit Problemen an der Sehne des mittleren Gesäßmuskels und/oder Hüftgelenkbeschwerden in einem frühen Stadium neigen sich leicht zum betroffenen Hüftgelenk. Die Behandlung erfolgt in diesem Fall über die Kräftigung der Hüftabduktoren, die Verbesserung der Hüftflexibilität und die Durchführung von Core-Übungen.

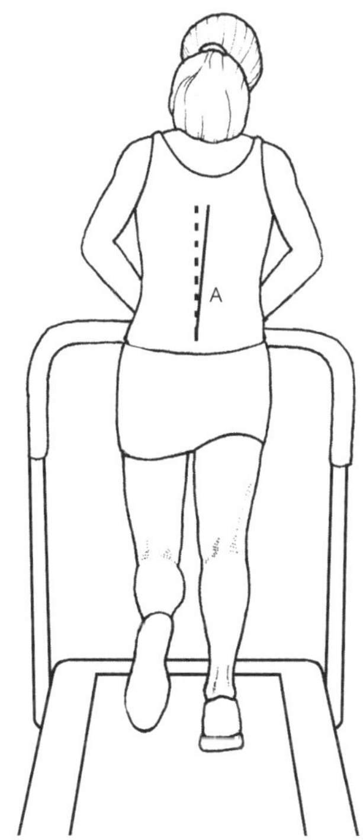

Seitbeugung des Rumpfs: So wird der Umfang der Seitbeugung des Rumpfs (A) gemessen.

Seitliches Absinken des Beckens

Das seitliche Absinken des Beckens wird über den Winkel erfasst, der zwischen einer Linie, die durch den oberen Rand des Beckens gezeichnet wird, und der Horizontalen entsteht (Abbildung Seite 164, A). Für Männer beträgt der Winkel typischerweise zwischen drei und fünf Grad, für Frauen zwischen vier und sieben Grad.

Ein übermäßiges Absinken des Beckens korreliert mit vielen Verletzungen, wie zum Beispiel einer des *Tractus iliotibialis*, womit Schmerzen im vorderen Kniebereich und Schmerzen an der Hüftaußenseite verbunden sind.[180] Am liebsten korrigiere ich ein übermäßiges Absinken des Beckens mit den Übungen, die in Abbildung Seite 141 dargestellt sind (die isometrischen Kontraktionen in Abbildung Seite 141, B, sind besonders effektiv).

Ein zu starkes Absinken des Beckens wird beinahe immer einer Schwäche der Hüftabduktoren zugeschrieben. Neue Forschungsergebnisse deuten allerdings darauf hin, dass manche Läufer einen schwachen großen Gesäßmuskel kompensieren, indem sie beim Anfangskontakt den großen Adduktor übermäßig aktivieren.[181] Die *Kokontraktion*, bei der sich normalerweise Muskeln abgestimmt zusammenziehen, um ein Gelenk zu stabilisieren, ist hier insofern unpassend, als dass der große Adduktor das Becken nach unten zieht (Abbildung Seite 164, B). Dieses Absinken des Beckens kann nicht mit konventionellen Übungen behoben werden. Da der große Adduktor als Hüftstrecker fungiert, wenn die Hüfte gebeugt ist (Abbildung Seite 164, C), sind Übungen zur Kräftigung der Gesäßmuskeln ineffektiv, weil der große Adduktor übernimmt. Deshalb empfehle ich, dass Läufer Gesäßmuskelübungen nur von der neutralen Position bis in die Streckung durchführen (Abbildung Seite 164, D), wodurch sie gezwungen sind, den großen Gesäßmuskel zu aktivieren. Warum wird bei dieser Übung nun der große Gesäßmuskel beansprucht? Der Grund liegt darin, dass der Ansatz des großen Adduktors hinter die Bewegungsachse der Hüfte verschoben wird, wenn die Hüfte gestreckt ist, wodurch der Adduktor als Hüftbeuger fungieren muss (Abbildung unten, E). Wenn der große Gesäßmuskel von der neutralen Position bis in die Streckung trainiert wird, kann der Adduktor sich nicht beteiligen und der schwache Gesäßmuskel wird schließlich stärker. Vier Wochen lang viermal pro Woche vier Sätze mit je 25 Wiederholungen durchzuführen reicht gewöhnlich, um den großen Gesäßmuskel so zu kräftigen, dass der große Adduktor nicht mehr übernimmt.

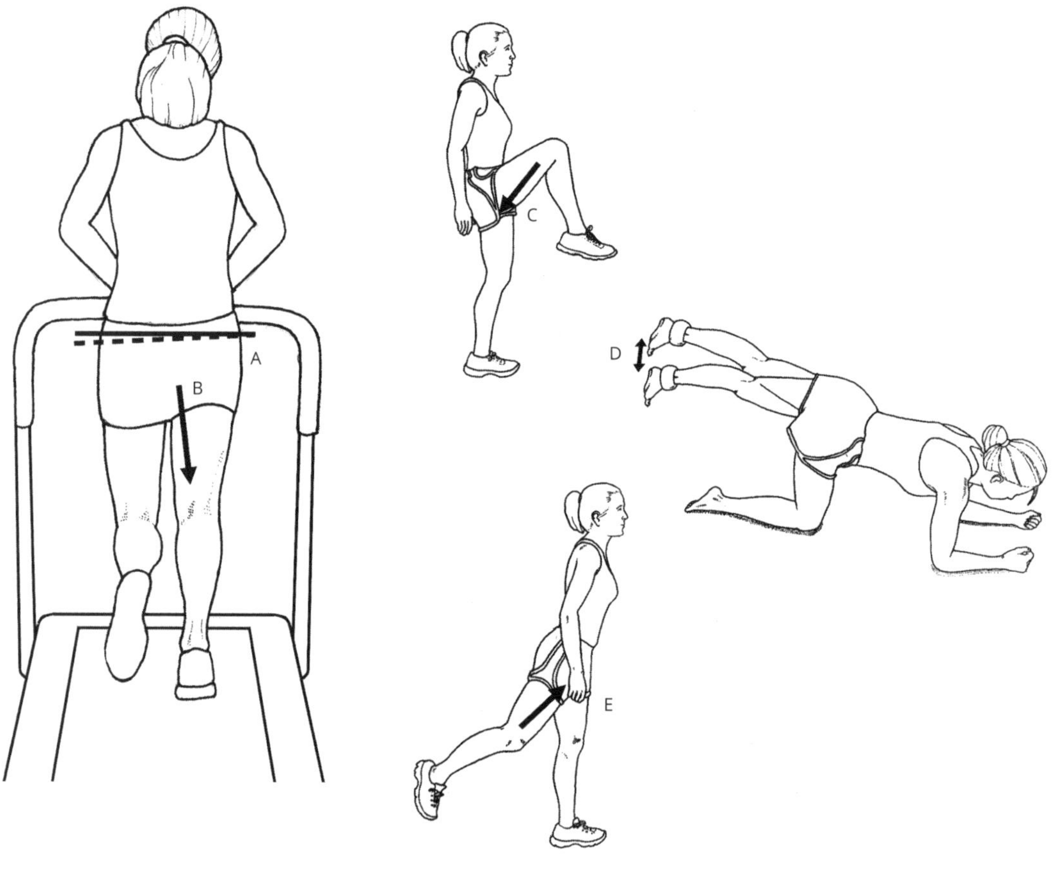

Seitliches Absinken des Beckens: Den Winkel zwischen einer Linie, die durch den oberen Rand des Beckens gezeichnet ist, und der Horizontalen messen (A). Eine unpassende Kokontraktion des großen Adduktors zieht das Becken nach unten (Pfeil B), wodurch das Becken absinkt. Wenn die Hüfte gebeugt ist, fungiert der große Adduktor als Hüftstrecker (C). Daher sollte man Gesäßmuskelübungen nur von der neutralen Position bis in die Streckung durchführen (D). Bei gestreckter Hüfte wird der Adduktor gezwungen, sich wie ein Hüftbeuger zu verhalten (E).

Armbewegungen während der Standphase

Während der Standphase ist die Schulter gewöhnlich 45 Grad gestreckt (Abbildung oben, A), während der Ellbogen etwa 70 Grad gebeugt ist (Abbildung oben, B).

Im Ausmaß der Ellbogenflexion können allerdings große Unterschiede bestehen, denn das typische Ausmaß liegt zwischen 42 und 102 Grad.[182] Es besteht kein starker Zusammenhang zwischen dem Ausmaß der Schulterextension beziehungsweise der Ellbogenflexion und Effizienz, aber die Hand sollte niemals die Mittellinie überqueren (Abbildung oben, C), da eine übermäßige Rotation des Rumpfs mit Ineffizienz korreliert.[183]

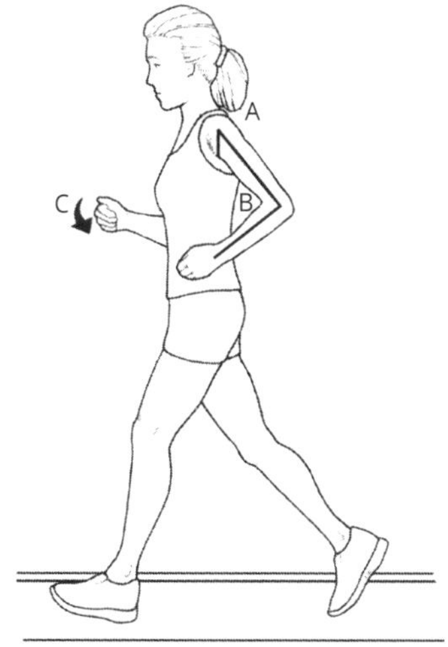

Armbewegungen während der Standphase: Zu sehen sind die Winkel der Schulterextension (A) und Ellbogenflexion (B). Die Hand sollte nie die Mittellinie überqueren (C).

Position des Kniemittelpunkts

Eine Linie, die zwischen dem Mittelpunkt der Hüfte und dem der Achillessehne gezeichnet wird, sollte durch den Mittelpunkt des Knies verlaufen (Abbildung unten, A).

Bei o-beinigen Läufern verläuft die Linie durch die Knieinnenseite, während sie bei x-beinigen Läufern durch die Knieaußenseite verläuft. O-beinige Läufer sollten ihr Bestes geben, um die Hüftabduktoren zu kräftigen, da starke Hüftabduktoren mit einem langsameren Fortschreiten von Kniegelenkarthrose bei diesen Menschen korrelieren.[184] X-beinige Läufer sollten ihre Hüftabduktoren und -rotatoren kräftigen. Meine Lieblingsübungen sind in Abbildung Seite 141 dargestellt. Seitliche Step-ups sind sowohl für Läufer mit X-Beinen als auch mit O-Beinen wichtig, weil diese Übung die Knie weniger belastet als Kniebeugen und sie die Hüftmuskulatur effektiver anspricht.

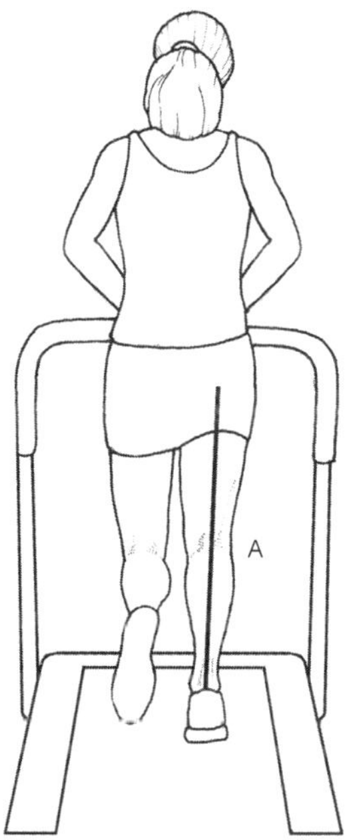

Position des Kniemittelpunkts: Interessant ist, wo sich der Kniemittelpunkt im Verhältnis zu einer Linie befindet, die vom Mittelpunkt der Hüfte zu dem der Achillessehne gezeichnet wird (A).

Knieabstand während der mittleren Standphase

Von hinten betrachtet sollte während der mittleren Standphase ein kleiner Abstand zwischen den Knien bestehen (Abbildung unten, A). Wenn sich die Knie übermäßig annähern, korreliert es mit einer *Valgusstellung*. (Vom lateinischen Wort *valgus* her, das »schief« bedeutet, bezeichnet man mit Valgusstellung eine Fehlstellung, bei der die Knochen im Gelenk nicht im richtigen Winkel zueinander stehen.) In dem speziellen Fall hier gibt es ein Nach-innen-Fallen der Knie. Ein erhöhter Abstand zwischen den Knien liegt gewöhnlich bei o-beinigen älteren Männern vor. Von vorn betrachtet sollte sich der Mittelpunkt der Kniescheibe während der mittleren Standphase im Zentrum des Knies befinden (Abbildung unten, B).

Eine übermäßige Innenrotation des Knies (Abbildung unten, C) verringert die Effizienz und erhöht das Risiko einer Laufverletzung stark. Die übermäßige Rotation kann auf eine erhöhte Femur-Antetorsion, Tibia-Außentorsion, auf schwache Hüftaußenrotatoren und/oder ausgeprägte Pronation zurückzuführen sein. Es ist wichtig, die genaue Ursache des Problems herauszufinden und die fehlerhafte Bewegung zu korrigieren. Dazu kann man die Hüftmuskulatur kräftigen. Beim Vorliegen einer Tibia-Außentorsion kann man den Laufstil so anpassen, dass die Zehen beim Landen leicht nach außen gedreht und/oder Varus-Keile oder Einlagen genutzt werden, um die Pronation zu kontrollieren.

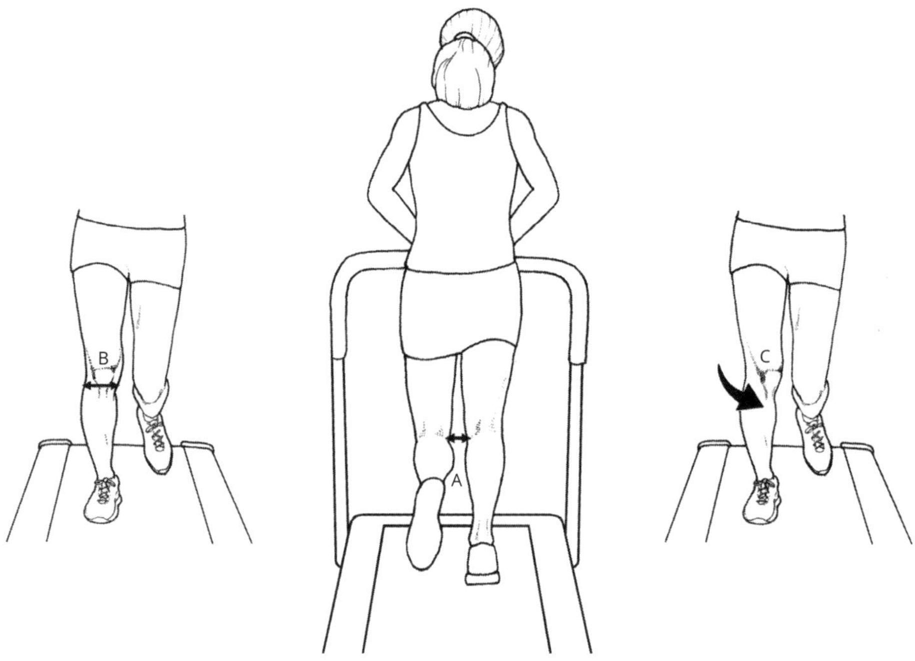

Knieabstand während der mittleren Standphase: Den Abstand zwischen den Knien (A) messen. Der Mittelpunkt der Kniescheibe sollte sich im Zentrum des Knies befinden (B). Hier ist eine übermäßige Innenrotation des Knies zu sehen (C).

Fußposition im Verhältnis zum Körperschwerpunkt

Die Innenseite des Fußes sollte sich immer außen neben einer vertikalen Linie befinden, die vom Körperschwerpunkt zum Laufband verläuft (Abbildung rechts, A). Alternativ kann man diese Analyse vornehmen, indem man ein Stück Kreide an die Mitte des Laufbands hält und das Laufband einschaltet. Dadurch entsteht vorübergehend eine Kreidelinie in der Mitte der Laufstrecke auf dem Band, die die Innenseiten der Laufschuhe nie überqueren sollten.

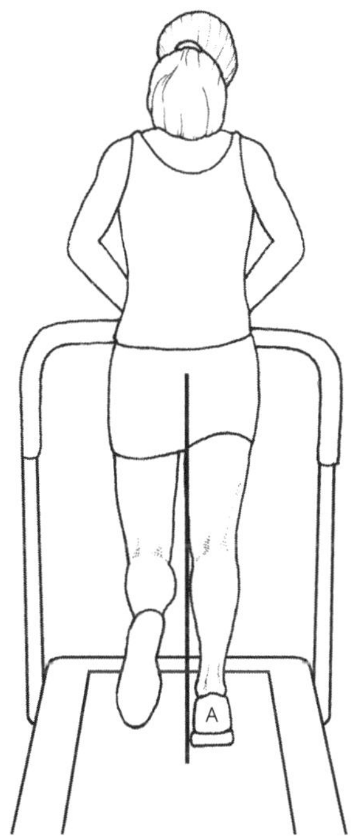

Fußposition im Verhältnis zum Körperschwerpunkt: Die Fußposition mit Hinblick auf eine vertikale Linie überprüfen, die vom Körperschwerpunkt zum Laufband führt (A).

Überkreuzen die Füße beim Laufen die Mittellinie, landet der Fuß innen neben der Mittellinie, was das Risiko für viele Verletzungen erhöht. Zu den Verletzungen zählen das *mediale Schienbeinkantensyndrom*, bei dem Schmerzen an der Innenseite des unteren Schienbeins entstehen, die Achillessehnenentzündung, Plantarfasziitis und vor allem Ermüdungsbrüche des Schienbeins. Ein Überkreuzen der Mittellinie beim Laufen ist problematisch, weil die Biegebelastung der Kortikalis des Schienbeins steigt, wenn der Fußaufsatz mit einem schrägen Schienbein erfolgt,[185] was den Zusammenhang zwischen Ermüdungsbrüchen des Schienbeins und einem Überkreuzen der Mittellinie beim Laufen erklärt.[186] Häufige Ursachen für das Überkreuzen der Mittellinie sind lange Doppelschrittlängen, niedrige Schrittfrequenzen und/oder schwache Hüftabduktoren.

Zusätzlich zu einer Verringerung der Doppelschrittlänge und der Kräftigung der Hüftabduktoren muss man beinahe immer den Laufstil bewusst umstellen, um das Überkreuzen der Mittellinie beim Laufen zu korrigieren. Dabei muss man sich darauf konzentrieren, mit keinem Fuß die Mittellinie zu passieren, während man auf einem Laufband trainiert, das vor einem Spiegel steht. Fitnessstudiobesitzer sind vielleicht einverstanden, dass man eine Kreidemarkierung auf der Mitte eines Laufbands anbringt, da die Kreide im Laufe der Zeit wieder verschwindet. Zu Beginn sollte man langsam laufen und darauf achten, dass jeder Fuß immer außen neben der Mittellinie landet. In schwierigen Fällen lasse ich Läufer mit einem Widerstandsband direkt unterhalb ihrer Hüften langsam auf einem Laufband laufen. Dieses Band zwingt sie, die Hüftabduktoren während des gesamten Gangzyklus zu aktivieren, was das Überkreuzen der Mittellinie schnell beseitigt. Natürlich muss man langsam laufen, um sich an das Band zu gewöhnen.

Fußposition während der mittleren Schwungphase und der mittleren Standphase

Während der mittleren Schwungphase sollte die Linie, die den Fuß längs halbiert, senkrecht sein. Wenn eine Tibia-Außentorsion vorliegt, rotiert diese Linie nach außen (Abbildung rechts, A). Wenn keine Tibia-Außentorsion vorliegt und der Fuß trotzdem nach außen gedreht ist, könnte es an übermäßiger Pronation, einem schwachen hinteren Schienbeinmuskel und/oder einem verkürzten Zwillingswadenmuskel liegen.

Um eine Außenrotation des Fußes zu korrigieren, muss man die Waden dehnen und die Hüfte und Füße kräftigen. Überdies gilt es beinahe immer auch, den Laufstil umzustellen, indem man die Fußposition während des Abdrückens bewusst verändert. Man sollte das genaue Maß der Tibia-Torsion auf jeder Seite kennen und versuchen, dieses Maß beim Laufen widerzuspiegeln. Es ist in Ordnung, wenn die Füße beim Landen geringere Winkel als die der Torsion aufweisen, solange die Knie gerade nach vorn zeigen.

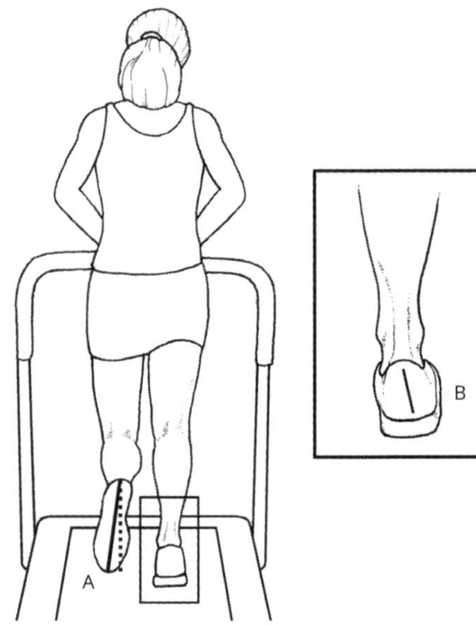

Fußposition während der mittleren Schwungphase und der mittleren Standphase: Die Linie, die den Fuß längs halbiert, sollte senkrecht stehen, rotiert bei einer Tibia-Außentorsion aber nach außen (A). Die Rückfußposition wird während der mittleren Standphase analysiert (B).

Abbildung B zeigt, wie man die Rückfußposition während der mittleren Standphase analysiert. Typischerweise sollte die Halbierungslinie der Ferse während der mittleren Standphase vertikal sein, aber bei übermäßiger Pronation fällt die Halbierungslinie der Ferse nach innen. Übermäßige Pronation korreliert mit Achillessehnenverletzungen, dem medialen Schienbeinkantensyndrom und Schmerzen an der Knievorderseite. Im Gegensatz dazu sind bei Läufern mit hohen Fußgewölben die Fersen nach außen geneigt und sie haben ein größeres Risiko für Ermüdungsbrüche und Schmerzen an der Knie- und Hüftaußenseite.

Überpronierer sollten erwägen, Fußkräftigungsübungen durchzuführen und/oder im Alltag Minimalschuhe zu tragen, da sie mit diesbezüglicher Robustheit ein geringeres Verletzungsrisiko haben.[187] Überpronierer bevorzugen beinahe immer stabilisierende Laufschuhe, während Läufer mit hohen Fußgewölben weiche Laufschuhe vorziehen (in Kapitel 5 werden ausführliche Informationen zur Auswahl von Laufschuhen gegeben). Läufer mit hohen Fußgewölben sollten auch darüber nachdenken, ihren Laufstil umzustellen, indem sie versuchen, die Fußaufsatzgeräusche beim Anfangskontakt zu reduzieren. Wie in Kapitel 3 erwähnt, sollten Läufer mit hohen Fußgewölben daran arbeiten, einen angemessenen Bewegungsumfang in den Füßen und Sprunggelenken zu erhalten. Sie sollten lernen, den Fuß mit beinahe senkrechtem Schienbein auf den Boden zu setzen, um Bremskräfte zu reduzieren.

KAPITEL 5

Die Auswahl des idealen Laufschuhs

Bedenkt man das Risiko für Schnittwunden, Schürfwunden und/oder Verbrennungen, erscheint es seltsam, dass wir Menschen fast die komplette Zeit, die wir uns als Zweibeiner auf dem Planeten fortbewegt haben, dies barfuß taten. Tatsächlich ist diese Art der Fortbewegung beinahe sieben Millionen Jahre normal gewesen. Und auch wenn wir unsere Füße als empfindlich wahrnehmen, als etwas, das geschützt werden müsste, so sind menschliche Füße von der Struktur her bemerkenswert widerstandsfähig. Allerdings liegt ein Unterschied darin, ob die Füße von Geburt an unbekleidet bleiben oder ob dies nicht der Fall ist. In einer Studie wurden Menschen untersucht, die ihr Leben lang Schuhe trugen, und Menschen, die stets unbeschuht unterwegs waren. Hierbei fanden belgische Forscher heraus, dass der unbeschuhte Vorfuß 16 Prozent breiter ist als der beschuhte Vorfuß.[188] Die größere Breite ermöglicht eine bessere Druckverteilung beim Gehen und Laufen. Bei der Analyse des Drucks, der unter dem Vorfuß bei lebenslang beschuhten und bei lebenslang unbeschuhten Menschen gemessen wurde, kamen die Autoren zu dem Schluss, dass die regelmäßige Schuhnutzung mit deutlich mehr Gewicht direkt unter der Mitte des Vorfußes verbunden ist. Bleibt man von Geburt an barfuß, drücken sich die Zehen mit mehr Kraft nach unten, wodurch Druck von der Mitte des Vorfußes zu den Zehenspitzen umverteilt wird. Diese Ergebnisse stimmen mit einer Analyse von 100 000 Jahre alten Skelettresten überein, bei der aufgezeigt wurde: Menschen, die von Geburt an barfuß sind, bekommen weniger Vorfußarthrose, weil ihre starken Zehen Druck effektiver verteilen.[189] Um besseren Schutz zu bieten, wird die Haut eines unbeschuhten Fußes extrem robust und ähnelt Leder. Diese Eigenschaften ermöglichten es den Füßen unserer frühesten Vorfahren, mit den Beanspruchungen zurechtzukommen, die mit der Fortbewegung im südlich der Sahara gelegenen Afrika verbunden waren.

Erstaunlicherweise kamen die unbeschuhten Füße einstmals sogar mit den extrem kalten Temperaturen und schroffen Gebirgen zurecht, denen sie bei der Durchquerung Eurasiens ausgesetzt waren. Es gibt Belege dafür, dass Menschen erst vor 30 000 Jahren begannen, schützende Fußbekleidung zu tragen. Das bedeutet, dass Menschen in den ersten 80 000 Jahren nach ihrem Auszug aus Afrika ohne Schuhe die Alpen in Italien und der Schweiz bewältigten und sich schnell in den kalten Klimazonen Europas und Asiens ausbreiteten. Wie an anderer Stelle schon einmal erwähnt, enthalten die Fettpolster unter unseren Füßen 4,5-mal so viel mehrfach ungesättigte Fettsäuren wie konventionelles Fett. Die geringere Viskosität, die mit größeren Anteilen ungesättigter Fettsäuren einhergeht, isoliert unsere Weichteilgewebe sogar vor Temperaturen unter null Grad. Die Haut an unserer Fußsohle entwickelte auch die besondere Fähigkeit, sich variabel an Oberflächen anpassen zu können – je nachdem, ob wir auf rutschigen nassen Felsen oder glattem trockenem Terrain gehen. Wer sich schon mal gefragt hat, warum nur die Haut an der Handinnenfläche und unter den Fußsohlen schrumpelig geworden ist, wenn man aus der Badewanne oder Dusche kommt, erhält von Neurobiologen eines Forschungsinstituts in Idaho eine Antwort. [190] Diese behaupten, dass sich die derart entstandenen Falten wie das Profil eines Reifens verhalten. Sie verbessern unsere Fähigkeit, auf nassen Flächen zu haften. Auf trockenen Flächen ist es in Sachen Bodenhaftung hingegen dienlich, wenn unsere Haut glatt ist. Die schnellsten Rennautos der Welt können auf trockenem Asphalt Kurven mit 380 Kilometern pro Stunde nehmen, da sie profillose Reifen haben. Dieselben Reifen wären bei Regen jedoch katastrophal, weil sie aufschwimmen würden.

Die ersten Beweise für Schuhnutzung

Das genaue Datum zu bestimmen, als Menschen routinemäßig begannen, Schuhe zu tragen, ist schwierig. Die frühen Schuhe bestanden aus Leder, Gras und anderen biologisch abbaubaren Materialien, die keine Beweise ihrer Existenz hinterließen. Auch wenn man davon ausgeht, dass Neandertaler gelegentlich isolierende Fußbekleidung trugen, ist der erste direkte Beleg für Schuhnutzung nur 3500 Jahre alt (Abbildung unten). Primitive Sandalen und Mokassins, die in Oregon entdeckt wurden, wurden mithilfe der Radiokarbonmethode auf ein Alter von 10 000 Jahren datiert, doch der tatsächliche Zeitpunkt, wann unsere Vorfahren begannen, schützende Fußbekleidung zu nutzen, bleibt ein Rätsel.

Da die ersten Schuhe schnell zerfielen und keine Beweise für ihre Nutzung hinterließen, beschlossen die beiden Wissenschaftler Trinkaus und Shang,[191] den Beginn des Tragens von Fußbekleidung zu datieren, indem sie nach Veränderungen der Zehenform unserer frühen Vorfahren suchten. Da eine regelmäßige Schuhnutzung die Belastung der Zehenmuskeln verringert, entwickelten die Autoren die Theorie, dass eine gewohnheitsmäßige Schuhnutzung mit einer plötzlichen Verdünnung der *proximalen Phalangen* (der Grundglieder unserer Zehen) einherging. Indem sie alle Aspekte der Zehenform und -struktur in ihre Analyse einbezogen, stellten die Autoren ein deutliches Nachlassen der Robustheit der Zehenknochen während des späten *Pleistozäns* (ein Zeitabschnitt in der Erdgeschichte) vor etwa 30 000 Jahren fest (Abbildung Seite 172).

Da sich die allgemeine Robustheit der Gliedmaßen nicht veränderte, lautete die anatomische Schlussfolgerung, dass Fußbekleidung schließlich zu schmaleren Zehen führte. Die Autoren stellten fest, es gebe keine Beweise für eine deutliche Verringerung der biomechanischen Belastung menschlicher Beine während des späten Pleistozäns (wie das Zurücklegen kürzerer Distanzen bei der Nahrungssuche). Die logische Schlussfolgerung sei daher, dass die dünneren Zehen nur auf die Nutzung von Schuhen zurückgeführt werden könnten. Die Autoren analysierten zahlreiche Skelettreste aus verschiedenen Zeitaltern und kamen – ausgehend von der plötzlichen Verringerung des Zehendurchmessers – zu dem Ergebnis, dass seit rund 28 000 bis 32 000 Jahren gewohnheitsmäßig Fußbekleidung

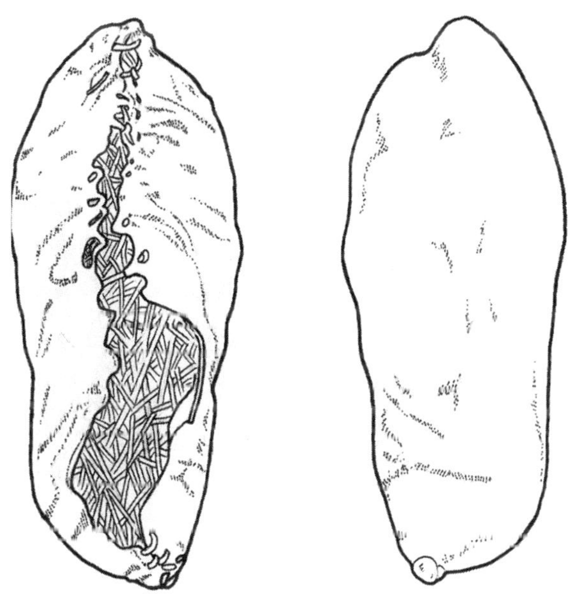

Die frühesten Schuhe ähnelten zusammengenähten Ledertaschen.

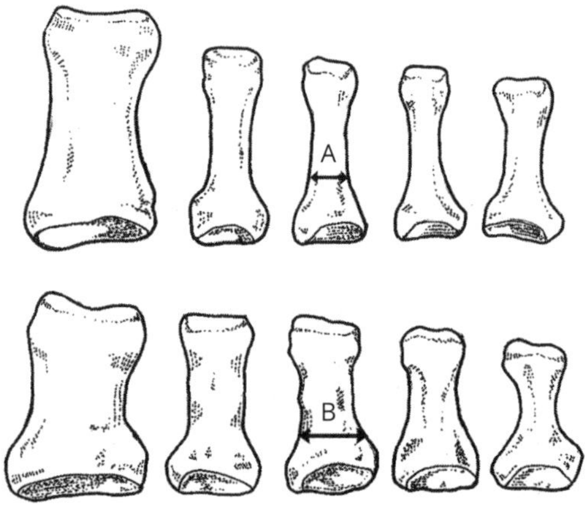

Ein Vergleich der Zehenknochenbreite aus dem frühen (unten) und späten (oben) Pleistozän: Laut Trinkaus und Shang[192] sorgte die geringere Belastung der Zehen, die mit regelmäßiger Schuhnutzung einherging, für einen Knochenumbau, wodurch die Zehenknochen allmählich schmaler wurden (vergleiche A und B).

genutzt wird. Die ersten Schuhe ähnelten vermutlich denen, die in einer armenischen Höhle entdeckt wurden: Sie waren einfache Ledertaschen, die teilweise mit Gras gefüllt waren, um den Fuß vor kaltem Untergrund zu schützen. Da sich die Fußbekleidung nach Region unterschied, ähnelten die frühesten Schuhe, die in tropischen Gebieten getragen wurden, möglicherweise den 3000 Jahre alten Sandalen, die man kürzlich in Israel gefunden hat. Nach ihrer Erfindung verbreitete sich die Nutzung schützender Fußbekleidung schnell. Man nimmt an, dass die frühen Ägypter die erste Zivilisation waren, die stabile Sandalen herstellte. Diese bestanden ursprünglich aus geflochtenen Papyrusblättern, die man in nassem Sand geformt hat. Wohlhabende Bürger schmückten ihre Sandalen sogar mit teuren Juwelen.

Auch wenn reiche Griechen und Ägypter für den rechten und linken Fuß jeweils eigene Schuhe oder Sandalen anfertigen ließen, hielt diese Vorgehensweise nicht lange an. Während des Mittelalters wurden Schuhe so hergestellt, dass sie an jedem der beiden Füße getragen werden konnten. Verbesserungen in der Fertigungstechnik vor dem Sezessionskrieg veränderten das. Ein Schuster aus Philadelphia modifizierte eine Drehbank, die zur Massenproduktion von hölzernen Gewehrschäften genutzt worden war. Er konnte so seitenverkehrte Leisten (dreidimensionale Fußmodelle) herstellen, was die Produktion von Schuhen speziell für den linken oder rechten Fuß ermöglichten. Dank dieser neuen Technik versorgte das Unionsheer im Sezessionskrieg mehr als 500 000 Soldaten mit zueinander passenden rechten und linken Lederschuhen.

Sportschuhe ab dem frühen 20. Jahrhundert

Bis ins späte 19. Jahrhundert blieb Leder das für die Schuhherstellung beliebteste Material. Dann ließ Charles Goodyear versehentlich Kautschuk in erhitzten Schwefel fallen, wodurch dieser vulkanisiert wurde und Gummi entstand. Vor dieser Zufallsentdeckung war Kautschuk ein recht nutzloses Material, da es bei relativ niedrigen Temperaturen schmolz. Die neugewonnene Widerstandsfähigkeit des Materials führte zu zahlreichen Anwendungen – die Herstellung des ersten Sportschuhs gehörte auch dazu. *Sneaker* wurde einer der beliebtesten Bezeichnungen für dieses neue Schuhwerk. Die Verbreitung des Begriffs hat mit einer Kolumne in der *New York Times* aus dem Jahr 1887 zu tun,[193] in der ein Artikel aus dem Bostoner *Journal of Education* zitiert wurde: »Nur schikanierten

Lehrern ist bewusst, wie passend der Name ist, den Jungen ihren Tennisschuhen geben – Sneaker (abgeleitet vom englischen Verb *sneak up*, das für »anschleichen« steht). Sneaker ermöglichten es Schulkindern dank der weichen Gummisohlen tatsächlich, sich nichtsahnenden Lehrern heimlich und leise zu nähern.«

Der US-amerikanische Sportartikelhersteller Spalding fertigte einen der ersten Sportschuhe an: den Converse All Star. Sportler vom Springfield College trugen ihn, als sie das gerade erst erfundene Spiel Basketball spielten. Sofort wurde der Schuh sehr beliebt. Seitdem er 1908 auf den Markt kam, wurden weltweit mehr als 70 Millionen Paare Converse verkauft. 1916 brachte die US Rubber Company die sogenannten Keds heraus, Sportschuhe mit einer flexiblen Gummisohle und einem Leinenschaft. Sie waren vergleichbar mit den Converse All Stars. Der erste orthopädische Sportschuh wurde kurz vor der Weltwirtschaftskrise von New Balance entwickelt. Bis heute ist New Balance der global größte Hersteller von Sportschuhen, die in verschiedenen Weiten verfügbar sind. Der deutsche Schuhmacher Adi Dassler gründete in den 1930er-Jahren Adidas, während sein Bruder Rudi in den 1940er-Jahren Puma aufbaute. Adidas war die beliebtere Marke und bis in die 1960er-Jahre der führende Sneaker-Hersteller. Allerdings starteten dann Phil Knight und Bill Bowerman mit Blue Ribbon Sports. 1978 wurde Blue Ribbon Sports in Anlehnung an die griechische Siegesgöttin in Nike Inc. umbenannt – insgesamt ist die Firma seit über 50 Jahren der größte Sportschuh- und Sportartikelhersteller der Welt.

Laufschuhe von den 1970er-Jahren bis 2010

Das Design des ersten Sneakers, der speziell fürs Laufen hergestellt wurde, war simpel: Eine dünne Gummisohle wurde mit Obermaterial aus Leinen bezogen, was allerdings kaum Dämpfung oder Schutz bot. Die nächste Generation Laufschuhe hat man mit dickerer Zwischensohle gebaut, im mittleren Fersenbereich und an den Seiten waren diese stark ausgestellt – medial und lateral –, was die Stabilität verbessern sollte. Leider hat sich schnell gezeigt, dass gerade die seitlichen Erweiterungen der Fersenbereiche das Verletzungsrisiko erhöhten. Denn sie boten dem Boden einen längeren Hebel, um den Rückfuß während des Fersenaufsatzes zu pronieren[194] (Abbildung unten). Auch wenn dieses Forschungsergebnis in den späten 1980er-Jahren von einem der weltweit führenden Biomechaniker veröffentlicht wurde, reagierten die Schuhhersteller nur langsam und stellten die Fersenbereiche noch jahrelang lateral aus.

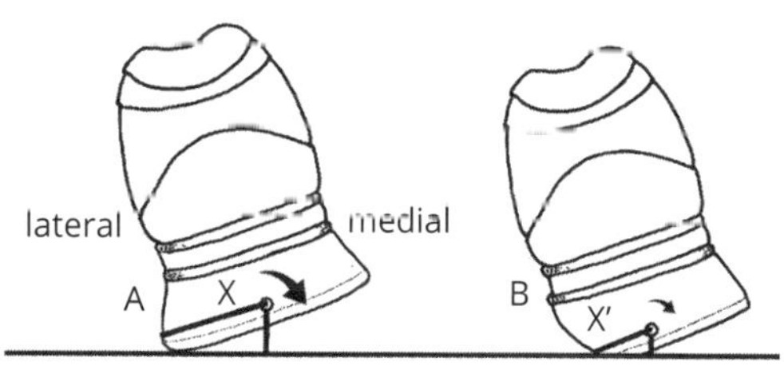

Die ersten Laufschuhe waren im Fersenbereich stark lateral ausgestellt (A). Das bot den Bodenreaktionskräften einen längeren Hebelarm (X), um den Rückfuß während des Fersenaufsatzes zu pronieren. Damit war sowohl eine deutliche Erhöhung des anfänglichen Umfangs als auch der Geschwindigkeit der Pronation verbunden. Eine nach innen abgerundete Sohle (B) bietet den Bodenreaktionskräften einen kürzeren Hebelarm (X') für die Pronation des Rückfußes.

Die ausgehend von den instabilen Laufschuhen der 1960er-Jahre bedeutendste Designveränderung war, dass Hersteller begannen, Laufschuhe speziell für drei verschiedene Fußgewölbehöhen anzufertigen: gedämpfte Schuhe für Läufer mit hohen Fußgewölben, stabilisierende Schuhe für Läufer mit neutralem Fußgewölbe und Motion-Control-Schuhe für Überpronierer mit Senkfüßen (Abbildung unten).

Die überwiegende Mehrheit der Zwischensohlen wurde aus *Polyurethanen* (PU) oder *Ethylen-Vinylacetat-Copolymeren* (EVAC) hergestellt – beide gehören zu den Kunststoffen. Polyurethane sind die widerstandsfähigsten dieser Materialien, da sie maximalen Widerstand gegen Kompression bieten, ohne Schaden zu nehmen. Erkennen kann man PU an seinem Gewicht (es ist das schwerste Zwischensohlenmaterial) und an der Tendenz, im Laufe der Zeit gelb zu werden. EVAC ist hingegen leichter, zerfällt jedoch auch schneller, da es sich bei wiederholten Stößen rasch verformt. Daher wurde EVAC häufig in einfachen Sneakern für Einsteiger verwendet, da es günstig zu produzieren ist.

Später wurden andere hybride Materialien in Zwischensohlen verarbeitet, *Phylon* beispielsweise, das aus EVAC-Granulat hergestellt und in einer Form erhitzt und abgekühlt wird. Oder auch *Phylite*, eine Kombination aus Phylon und Gummi. Beide Materialien lassen sich durch Spritzgießen verarbeiten und leicht formen. Da Phylite so strapazierfähig ist, dass es ohne Außensohle verwendet werden kann, entsteht damit ein extrem leichter und flexibler Schuh.

Die Dichte der verschiedenen Zwischensohlenmaterialien unterscheidet sich erheblich. Das ist nützlich, wenn man Schuhe speziell für Läufer mit hohen oder niedrigen Fußgewölben designen möchte. Läufer mit hohen Fußgewölben benötigen die am wenigsten dichten Zwischensohlen, um die Dämpfung zu verbessern. Dagegen brauchen Überpronierer gewöhnlich eine Mischung von Zwischensohlenmaterialien, wobei weiches Material in den Außenbereich und festes Material in den Innenbereich der Zwischensohle eingearbeitet wird. Bei den sogenannten *Dual-Density-Zwischensohlen*, das heißt

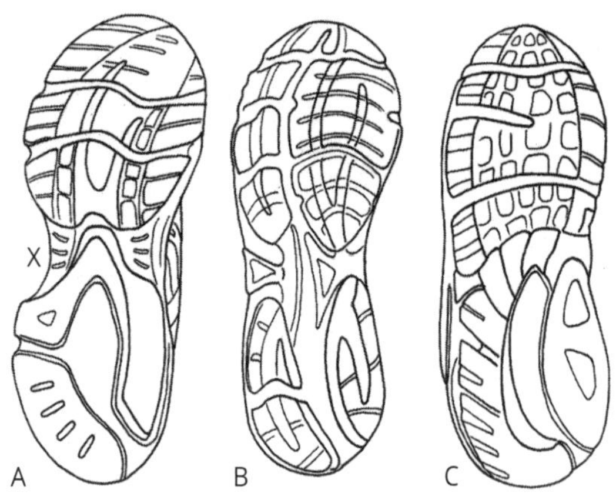

Ansicht der drei verschiedenen Laufschuharten von unten: Gedämpfte Schuhe (A) werden für Menschen mit hohen Fußgewölben hergestellt. Passend zur Form des typischen Fußes mit hohem Gewölbe sind sie leicht gebogen. Außerdem haben sie flexible Zwischensohlen mit deutlich weniger Masse im Mittelfußbereich (X). Durch das reduzierte Sohlenmaterial im Mittelfußbereich erinnern die Schuhe von unten an eine Sanduhr. Stabilisierende Schuhe (B) sind für Menschen mit neutralem Fuß geeignet. Vergleicht man sie mit den gedämpften Schuhen, sind sie gerader und haben zur Unterstützung ein wenig mehr Zwischensohlenmaterial unter dem Fußgewölbe. Motion-Control-Schuhe (C) sind hingegen sehr gerade und im Mittelfußbereich mit extradickem Zwischensohlenmaterial ausgeprägt verstärkt. Wegen des zusätzlichen Zwischensohlenmaterials sind Motion-Control-Schuhe extrem steif – bekannt sind sie auch als Schuhe mit Bewegungskontrolle.

Zwischensohlen mit zwei verschiedenen Dichten, dämpft das weichere Material an der Außenseite die Stoßkräfte ab und verringert die Anfangsgeschwindigkeit der Pronation, während das festere Material an der Innenseite Schutz vor übermäßiger Pronation bietet.[195] Die Dual-Density-Zwischensohle erzeugt im Grunde einen funktionellen Varus-Keil am Rückfuß, der das Ausmaß der Rückfußpronation nach dem Fersenaufsatz schmälert.

Auch wenn die frühen dicken Zwischensohlen Dämpfung und Bewegungssteuerung boten, war einer ihrer Hauptnachteile ihr Gewicht. Da ein Laufschuh so weit von der Hüfte entfernt ist, hat er einen sehr langen Hebelarm zur Hüftmuskulatur. Das zwingt diese Muskeln dazu, härter zu arbeiten, um das zusätzliche Gewicht zu beschleunigen und abzubremsen. Es ist vergleichbar mit einer Wippe, auf der eine Person plötzlich weiter nach hinten rutscht: Da das Körpergewicht der Person dann einen längeren Hebelarm zum Drehpunkt der Wippe hat, bleibt die Person auf der anderen Seite der Wippe in der Luft. Aufs Laufen bezogen erhöhen 100 Gramm Zwischensohlenmaterial, das man zu einem Laufschuh hinzufügt, den metabolischen Aufwand des Laufens um ein Prozent. Dieser Zusammenhang ist auch als 1-Prozent-Regel bekannt. Die erhöhte Anstrengung, die mit dem Beschleunigen und Abbremsen einer schweren Zwischensohle verbunden ist, kann im Laufe eines Marathons extrem ermüdend werden.

Bis vor Kurzem waren die Fersen von Laufschuhen beinahe immer erhöht. zehn bis zwölf Millimeter zusätzliches Zwischensohlenmaterial sollte die Ferse stützen und vor Stoßkräften schützen. Im Gegensatz zu den flachen Converse All Stars und Keds waren auch die vorderen Bereiche der frühen Zwischensohlen modifiziert. Hier hat man in unterschiedlichem Ausmaß den Abstand der Schuhspitze vom Erdboden erhöht, was man als Spitzenhub bezeichnet (Abbildung unten).

Die Modifikation des Spitzenhubs, der Abrundung des vorderen Endes der Zwischensohle nach oben, verkürzt faktisch die funktionelle Länge des Schuhs und verringert für die Zehen den Bewegungsumfang während der Vortriebsphase. Dieses Zwischensohlendesign ist bei der Behandlung von Achillessehnenentzündung, Plantarfasziitis, Mittelfußschmerzen und/oder durch Ballenzehen verursachte Schmerzen außerordentlich wertvoll, da der Fuß beim Abdrücken abrollen kann.

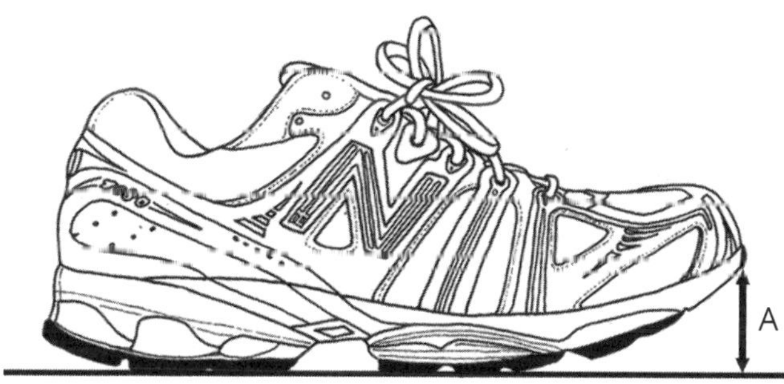

Der typische Laufschuh wird mit einem Spitzenhub (A) hergestellt, der es dem Fuß ermöglicht, sich natürlicher zu bewegen. Er reduziert auch die Belastung der Achillessehne und Plantarfaszie.

Laufschuhhersteller gingen davon aus, dass Laufschuhe, die speziell auf die biomechanischen Bedürfnisse von Läufern mit unterschiedlichen Fußgewölbehöhen ausgerichtet waren, im Vergleich zu den instabilen Sneakern aus den 1960er-Jahren nicht nur das Verletzungsrisiko senken, sondern auch die Leistungsfähigkeit verbessern würden. Einige Kritiker sind jedoch der Meinung, dass die langfristige Nutzung übermäßigen Spitzenhubs zu einer Schwäche der intrinsischen Fußgewölbemuskeln führt.

2010 untersuchten mehrere hochwertige Studien, ob es vorteilhaft ist, Laufschuhe basierend auf der Fußgewölbehöhe auszuwählen. In einer der bisher größten Studien teilten Knapik et al.[196] 1400 männliche und weibliche Marine-Corps-Rekruten in zwei Gruppen ein: eine Experimentalgruppe, der Laufschuhe basierend auf der Fußgewölbehöhe empfohlen wurde, und eine Kontrollgruppe, die unabhängig von der Fußgewölbehöhe neutrale stabilisierende Laufschuhe trug. Nachdem die Probanden ein intensives zwölfwöchiges Trainingsprogramm absolviert hatten, kamen die Autoren zu dem Schluss, dass es unnötig ist, die Laufschuhwahl von der Fußgewölbehöhe abhängig zu machen, da es keine Unterschiede bezüglich der Verletzungsquoten beider Gruppen gab.

In einer anderen Studie, die untersuchte, wie sinnvoll eine Laufschuhempfehlung basierend auf der Fußgewölbehöhe ist, kategorisierten Ryan et al.[197] 81 Läuferinnen als supinierend, neutral oder pronierend und teilten ihnen dann zufällig neutrale, stabilisierende oder Motion-Control-Laufschuhe zu. Erneut kamen die Autoren zu dem Schluss, dass keine Korrelation zwischen Fußtyp, Laufschuhnutzung und der Häufigkeit von Berichten über Schmerzen bestand. Eine der interessantesten Erkenntnisse dieser Studie war, dass die als Proniererinnen klassifizierten Läuferinnen über stärkere Schmerzen berichteten, wenn sie die Motion-Control-Laufschuhe trugen, was mich nicht überrascht, weil diese Schuhe häufig steif wie ein Brett sind.

Die Zwischensohle

Probleme, die mit zu viel Zwischensohlenmaterial verbunden sind

In den 1980er- und 1990er-Jahren stellten kanadische Forscher die Annahme infrage, dass eine Dämpfung des Fußes durch mehr Zwischensohlenmaterial Schutz vor Verletzungen bietet.[198, 199] Sie waren der Meinung, dass stark gedämpfte Laufschuhe das Verletzungsrisiko erhöhen können, da Läufer den Boden nicht richtig spüren. Um das zu zeigen, drückten sie an verschiedenen Stellen kleine Metallbälle gegen die Fußsohle und kamen zu dem Schluss, dass die Haut unter dem Köpfchen des ersten Mittelfußknochens beinahe zehnmal druckempfindlicher ist als die Haut unter der Ferse. Die erhöhte Empfindlichkeit unter dem ersten Mittelfußknochen hat einen Sinn, denn die dortigen Sinnesrezeptoren können eine reflexartige Kontraktion der Zehenmuskeln bewirken, wenn sie beim

Gehen und Laufen stimuliert werden. Werden die Zehen nach unten gedrückt, um das sensible Köpfchen des ersten Mittelfußknochens zu entlasten, verteilen sie den Druck über einen größeren Bereich und reduzieren dadurch die starke Belastung der Mittelfußköpfchen (Abbildung unten). Diese Forschungsergebnisse erklären, warum unsere Vorfahren vor über 100 000 Jahren selten Arthrose in den Gelenken ihrer Vorfüße bekamen, wohingegen wir heutzutage häufig schwere Arthrose in diesen Gelenken sowie Ballenzehen beobachten.

1997 untersuchten Robbins und Waked[200] mit einem einfachen Test, wie sich weiche Materialien auf unsere Fähigkeit auswirken, auf Stöße zu reagieren. Sie maßen die Stoßkräfte, als gesunde Probanden von einer Erhöhung auf eine 4,5 Zentimeter darunter liegende Plattform stiegen. Diese Plattform bestand aus 0, 2,5, 5 oder 7,5 Zentimeter dickem EVAC. Paradoxerweise hatten die Probanden die höchsten Stoßkräfte, wenn sie auf den dicksten Schaumstoffen landeten. Laut den Autoren erschweren es weiche Oberflächen, den Untergrund richtig zu spüren. Deshalb landeten die Probanden auf der weicheren Oberfläche härter, da sie ihre Knie- und Hüftflexion reduzierten, um den Schaumstoff zu komprimieren und so die Oberfläche besser zu spüren.

Die Autoren beziehen sich auch auf eine andere interessante Studie, die zeigt, dass Turner eine 20 Prozent höhere Stoßkraft erzeugen, wenn sie auf einer zehn Zentimeter dicken weichen Matte landen, als wenn sie dies auf einem harten Boden tun.[201] Das einzige Problem an Robbins' und Wakeds Studie ist, dass die Probanden auf 2,5 bis 7,5 Zentimeter dickem EVAC landeten, was deutlich mehr Schaumstoff war, als man damals in einem Laufschuh unterbringen konnte.

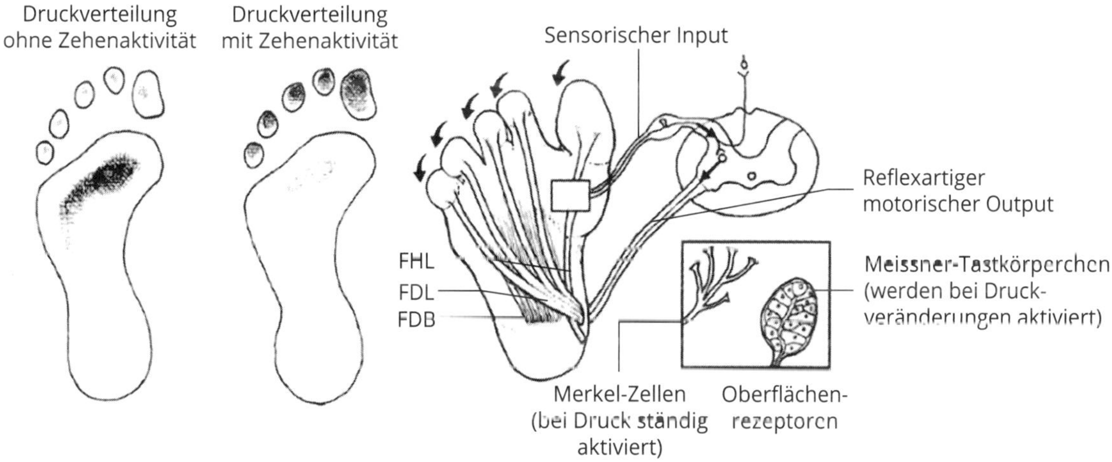

Bei Stimulation bewirken die Hautrezeptoren, die sich unter dem Köpfchen des ersten Mittelfußknochens befinden, eine reflexartige Kontraktion der Zehenmuskeln, die Druck von der Mitte des Vorfußes auf die Zehenspitzen überträgt. Diese reflexartige Kontraktion schützt unsere Vorfüße vor Verletzungen. (FDB = kurzer Zehenbeuger, FDL = langer Zehenbeuger, FHL = langer Großzehenbeuger)

Probleme, die mit zu wenig Zwischensohlenmaterial verbunden sind

Da eine übermäßige Zwischensohlendämpfung die Stoßkraft erhöhen und die Effizienz verringern kann (man denke an die 1-Prozent-Regel), könnte man meinen, die beste Zwischensohle wäre keine Zwischensohle. Auch wenn die Befürworter des Barfußlaufens dies häufig behaupten, kann der komplette Verzicht auf eine Zwischensohle zu chronischen Verletzungen führen, weil eine gewisse Zwischensohlendämpfung nötig ist, um die Fersen- und Vorfußfettpolster vor Verletzungen zu schützen. Niederländische Forscher zeigten, dass Barfußlaufen zu einer Deformation des schützenden Fersenfettpolsters um 60 Prozent führt, während Laufen mit Laufschuhen, die eine herkömmliche Zwischensohle haben, nur eine Fettpolsterdeformation um 35 Prozent mit sich bringt.[202] Wenn die Deformation um 60 Prozent im Verlauf einer Laufkarriere Zehntausende Male wiederholt wird, kann sie die Wände der schützenden Fettpolster dauerhaft schädigen und chronische Fersen- und/oder Vorfußschmerzen bedingen.

Die Forschung zeigt, dass die weicheren Laufschuhzwischensohlen nicht nur die Lebensdauer der Fersenfettpolster verlängern können, sondern sie vermögen auch, Energie zu speichern und abzugeben. Dies gleicht die reduzierte Effizienz wieder aus, die die Schuhe wegen ihres zusätzlichen Gewichts haben. Forscher von der University of Colorado untersuchten den Sauerstoffverbrauch, während Läufer entweder barfuß oder mit Laufschuhen liefen, die zehn Millimeter dicke Zwischensohlen hatten. Sie zeigten, dass Barfußlaufen und Laufen mit gedämpften Zwischensohlen sich in Sachen Effizienz nicht unterschieden.[203] Die Autoren stellen fest: »Die positiven Auswirkungen der Schuhdämpfung wirken den negativen Auswirkungen der zusätzlichen Masse entgegen, weshalb der metabolische Aufwand des beschuhten Laufens etwa dem des Barfußlaufens entspricht.«

Eines der faszinierendsten Ergebnisse dieser Studie war, dass die Forscher auch die Effizienz auswerteten, als die Läufer auf speziellen Laufbändern liefen, bei denen zehn und 20 Millimeter dickes Zwischensohlenmaterial direkt auf dem Laufband angebracht war. Interessanterweise erzeugte das Laufband, das mit zehn Millimeter dickem Zwischensohlenmaterial ausgestattet war, dieselbe Effizienzverbesserung wie das Laufband, das mit 20 Millimeter dickem Zwischensohlenmaterial ausgestattet war. So wie flexible Laufbahnen, die eine Durchbiegung um sieben Millimeter haben, die schnellsten Laufzeiten ermöglichen (wie auf Seite 66 erläutert), so bietet anscheinend eine zehn Millimeter dicke Zwischensohlendämpfung das ideale Maß an Energierückgabe bei weniger Gewicht und nur minimaler Reduktion der Sinneswahrnehmung. Wie erwähnt, war das von Robbins und Waked[204] in ihrer Studie genutzte EVAC, das zu erhöhten Stoßkräften führte, 2,5 bis 7,5 Zentimeter dick. Hier war die Wahrscheinlichkeit höher, dass es den sensorischen Input abschwächte und eine paradoxe Reaktion auf die Dämpfung bewirkte.

Veränderung der Sprengung der Zwischensohle

In den 1980er-, 1990er- und frühen 2000er-Jahren hatten Laufschuhe zusätzlich zehn beziehungsweise 20 Millimeter Zwischensohlenmaterial, wodurch die sogenannte *Sprengung*, also die Höhendifferenz zwischen Ferse und Vorfuß, möglich wurde (Abbildung unten). Man nahm an, eine Erhöhung der Ferse sei nötig, um die Achillessehne zu entlasten und Stoßkräfte zu absorbieren, wenn die Ferse auf den Boden trifft. Um Gewicht zu sparen und näher an die Art und Weise heranzukommen, in der sich ein Fuß barfuß bewegt, reduzierten verschiedene Hersteller allmählich die Menge des Zwischensohlenmaterials unter der Ferse.

Schließlich kamen Laufschuhe ohne Sprengung auf den Markt, die unter dem Vor- und Rückfuß dieselbe Dämpfungsmenge hatten. Sie werden häufig für »natürlicher« gehalten, weil der Fuß mit ihnen so funktionieren kann, als wäre man barfuß. Befürworter der Schuhe ohne Sprengung behaupten, die übermäßige Dämpfung von Laufschuhen mit hoher Sprengung sorge für einen stärker ausgeprägten Fersenaufsatz, was auch zu kleineren Knieflexionswinkeln bei der Landung sowie weniger Dorsal flexion des Sprunggelenks während der mittleren Standphase führe.[205] Befürworter der Laufschuhe mit einer Sprengung von zwölf Millimetern behaupten, die zusätzliche Dämpfung der Ferse biete Komfort und schütze den Träger vor Verletzungen.

Um die Kontroverse bezüglich der Sprengung zu lösen, ließen französische Forscher 553 Läufer Laufschuhe mit 0, 6 und zehn Millimetern Sprengung tragen.[206] Abgesehen vom Ausmaß der Fersenerhöhung waren die Schuhe identisch. Sie wurden den Läufern zufällig zugeteilt und diese wurden sechs Monate lang begleitet. Die Tatsache, dass die Schuhe bis auf die Fersenerhöhung identisch waren, macht diese Studie so bedeutsam: Da Laufschuhmodelle sich in so vielen Punkten unterscheiden, ist es unmöglich, den Effekt einzelner Variablen zu analysieren – man schafft es nicht, die anderen Einflussfaktoren zu kontrollieren. Bei vorangegangenen Studien, bei denen die Auswirkungen der Fersenhöhe ausgewertet wurden, konnte man nicht garantieren, dass die Ergebnisse tatsächlich auf die Sprengung zurückzuführen waren und nicht auf eine andere Eigenschaft des Schuhs.

Am Ende der sechsmonatigen französischen Studie unterschieden sich die Verletzungsquoten allgemein zwar nicht, aber Laufschuhe mit null und sechs Millimetern Sprengung waren mit einem geringeren Verletzungsrisiko für Gelegenheitsläufer verbunden.

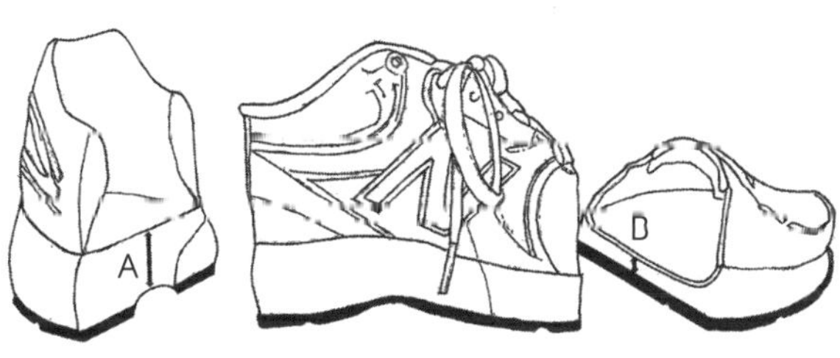

Die Sprengung ist der Unterschied zwischen der Zwischensohlendicke unter der Ferse (A) und unter dem Vorfuß (B). Dieser Schuh hat unter der Ferse 22 Millimeter und unter dem Vorfuß zwölf Millimeter dickes Zwischensohlenmaterial, was eine Sprengung von zehn Millimetern ergibt.

Dagegen wurde bei erfahrenen Läufern eine Abnahme des Verletzungsrisikos festgestellt, wenn diese Schuhe mit zehn Millimetern Sprengung trugen. Tatsächlich stimmen die Ergebnisse dieser Studie mit dem überein, was ich in der Praxis beobachtet habe: Schnellere Läufer, die höhere Kilometerumfänge zurücklegen, bevorzugen Schuhe mit zehn bis zwölf Millimetern Sprengung, während langsamere Freizeitläufer gut mit null und sechs Millimetern Sprengung zurechtkommen. Wie Zwischensohlensteifigkeit und Gewicht ist auch die Sprengung ein wichtiger Faktor – für mehr Komfort beim Laufen sollte man mit verschiedenen Modellen experimentieren, bis man die Zwischensohlenhöhe findet, die sich am besten anfühlt.

Laufschuhe von 2010 bis zu den aktuellen Minimallaufschuhen

Zum Teil inspiriert von Christopher McDougalls beliebtem Buch *Born to Run* wurden Minimallaufschuhe ursprünglich entwickelt, um Barfußlaufen nachzuahmen (Abbildung Seite 181). Laut dem Paläoanthropologen Daniel Lieberman wechseln Barfußläufer instinktiv zu einem weiter vorn gelegenen Kontaktpunkt, um ihre Fersen vor Verletzung zu schützen. Das verbessert theoretisch die Speicherung und Wiederabgabe von Energie und dämpft Stoßkräfte effektiver ab.[207]

Auch wenn die Möglichkeit einer verbesserten Energiewiederabgabe und abgedämpfter Stoßkräfte reizvoll klingt, müssen Läufer, die Minimalschuhe tragen, zudem tatsächlich zu dem weiter vorn gelegenen Kontaktpunkt wechseln, um diese Vorteile zu erhalten. In einer Studie mit Läufern, die sich auf Minimalschuhe umstellten, praktizierten 35 Prozent der Läufer nach wie vor den Fersenaufsatz, auch nachdem sie die Minimalschuhe schon über zwei Jahre lang nutzten.[208] Obwohl Läufer mit einem Mittelfußaufsatz von Minimalschuhen profitieren können, steigt für langsame Läufer, die beim Fersenaufsatz bleiben, das Verletzungsrisiko. Immerhin sind die vertikalen Krafteinwirkungen unter der Ferse bei einem Minimalschuh beinahe 40 Prozent höher, wenn der Bodenkontakt mit dem Rückfuß erfolgt.[209] Außerdem zeigen Forschungsergebnisse, dass eine zehn Millimeter dicke Zwischensohle die Effizienz nicht reduziert. Sie verbessert nämlich die Energiespeicherung und -wiederabgabe, sodass sogar schnelle Läufer von dem Schutz profitieren können, den konventionelle Zwischensohlen bieten.[210]

Ein weiteres Problem mit Minimalschuhen ist, dass man während des Schuh-Einlaufens ein höheres Verletzungsrisiko hat. In einer häufig zitierten Studie, die in *Medicine & Science in Sports & Exercise* veröffentlicht wurde, bemerkten Forscher von der Brigham Young University, dass sich zehn von 19 Läufern verletzten, die zu Minimalschuhen wechselten, verglichen mit nur einem der 17 Läufer in der Kontrollgruppe, die herkömmliche Laufschuhe trugen.[211] Meiner Meinung nach ist die hohe Verletzungsquote, die mit Minimalschuhen verbunden ist, darauf zurückzuführen, dass sich die moderne Fußarchitektur deutlich von der unserer barfüßigen Vorfahren unterscheidet. Wie erwähnt, hatten die frühen Hominiden robuste Zehen und 16 Prozent breitere Vorfüße als wir. So konnten sie problemlos mit den Kräften zurechtkommen, die beim Laufen während der Abdrückphase wirken. Unsere Vorfahren hatten aber nicht nur stärkere, ausladendere Vorfüße, sondern waren auch winzig. Homo erectus, der erste Hominid, der regelmäßig lief, war lediglich 1,57 Meter groß und wog etwa 50 Kilogramm. Wenn man die zierliche Statur und die breiten Vorfüße dieser Hominiden bedenkt, ist es nicht verwunderlich, dass schwerere männliche Läufer ein deutlich höheres Verletzungsrisiko haben, wenn sie Minimalschuhe tragen.[212]

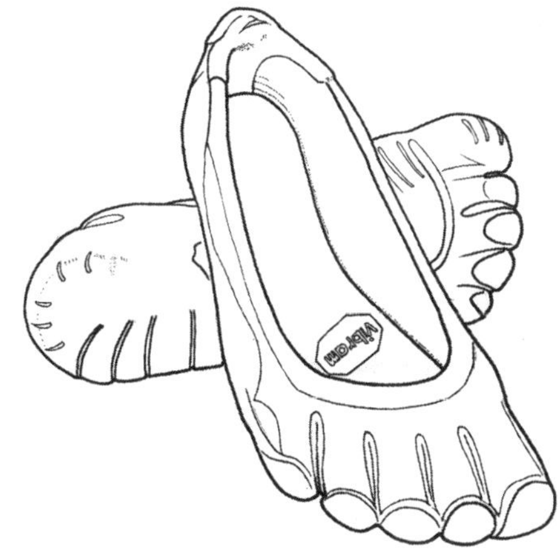

Der Laufschuh Vibram FiveFingers ist so designt, dass er Barfußaktivität nachahmt.

In der bisher ausführlichsten Studie zu Minimalschuhen werteten australische Forscher[213] die kurz- und langfristigen Auswirkungen aus, die das Tragen von Minimalschuhen hat, während sich Läufer bei ihren täglichen Trainings schrittweise von 0 auf 100 Prozent Minimalschuhnutzung steigerten. In den ersten sechs Wochen der Studie ließen die Autoren 50 männliche Läufer, die in ihrer Freizeit an Wettkämpfen teilnahmen, allmählich dazu übergehen, bei 35 Prozent ihres wöchentlichen Gesamtkilometerumfangs Minimalschuhe zu tragen. Alle Läufer waren gewohnheitsmäßige Rückfußläufer und an konventionelle Laufschuhe gewöhnt. Nach der sechswöchigen Eingewöhnungsphase sollten die Läufer die Minimalschuhnutzung weiter steigern, indem sie sie jede Woche um fünf Prozent erhöhten. Dann sollten sie insgesamt noch 20 Wochen Minimalschuhe tragen. Nach sechs und nach weiteren 20 Wochen untersuchten die Forscher die Laufleistungsfähigkeit, Laufökonomie, Wadenkraft, Knochendichte der Beine, Doppelschrittlänge und Schrittfrequenz.

Nach sechs Wochen zeigten die Läufer, die allmählich zu Minimalschuhen übergingen, leichte Verbesserungen bei der Laufökonomie und Leistungsfähigkeit, was die Autoren auf das geringere Gewicht der Minimalschuhe zurückführten. Zwei der 50 Läufer wechselten innerhalb der ersten sechs Wochen von einem Fersen- zu einem Vorfußkontaktpunkt. Als die Studie nach weiteren 20 Wochen abgeschlossen wurde, stellte sich heraus, dass die regelmäßige Nutzung der Minimallaufschuhe überhaupt keine Auswirkungen auf die Leistungsfähigkeit, Laufökonomie, Doppelschrittlänge, Schrittfrequenz, Knochendichte und nicht einmal auf den Anfangskontaktpunkt hatte (die beiden Läufer, die zum Vorfußkontakt übergegangen waren, waren nach den weiteren 20 Wochen wieder zu ihrem üblichen Rückfußaufsatz zurückgekehrt). Bedeutsam ist, dass die Minimalschuhe die Kraft der Plantarflexoren des Sprunggelenks leicht erhöhten, was mit vorherigen Forschungsergebnissen übereinstimmt, die zeigten, dass acht Wochen lang in Minimalschuhen zu laufen, die Querschnittsflächen der intrinsischen Fußmuskeln vergrößert.[214] Die Autoren resümierten, dass angesichts der begrenzten Vorteile, die mit der 100-Prozent-Nutzung von Minimalschuhen einhergehen, Läufer »vielleicht darüber nachdenken sollten, die Minimalschuhnutzung auf einen geringeren prozentualen Anteil des Trainingsvolumens zu beschränken. Immerhin wird ein höheres Volumen an Minimalschuhnutzung mit einem größeren Verletzungsrisiko in Verbindung gebracht«.

Aus dieser Studie nehme ich mit, dass Minimalschuhe die Fußgewölbe- und Wadenmuskulatur vorteilhaft stimulieren, ohne sie zu überlasten, wenn man sie im Alltag beim Gehen und/oder bei kurzen langsamen Läufen trägt. Solches bringt häufig eine deutliche Erhöhung der Kraft und des Volumens der Fußgewölbe- und Unterschenkelmuskulatur mit sich.[215] Im Laufe der Zeit kann dies nicht nur zu Kraftzunahmen führen, sondern auch die Fähigkeit verbessern, Energie in den Muskeln und Sehnen der Fußgewölbe und Unterschenkel zu speichern beziehungsweise sie wieder abzugeben. Diese Feststellung wird von der Tatsache gestützt, dass erfahrene Minimalschuhläufer im Vergleich zu Läufern, die herkömmliche Laufschuhe tragen, größere und elastischere Achillessehnen haben.[216] Kräftigere Muskeln und elastischere Sehnen können langfristige Vorteile haben, vor allem für Läufer über 40, die mit zunehmendem Alter langsamer werden. Dem ist so, da ihre Waden schwächer werden, tatsächlich hat dies nichts damit zu tun, dass sie weniger Kraft in den Hüften oder Knien aufbringen können.[217]

Maximallaufschuhe

Als die Beliebtheit von Minimalschuhen langsam nachließ (auch wegen der hohen Verletzungsraten), brachte ein eher unbekanntes französisches Unternehmen namens Hoka One One den ersten Maximallaufschuh heraus: den Mafate (Abbildung unten).

Der Unternehmensname stammt aus der maorischen Sprache und bedeutet »über die Erde fliegen« (*One* wird wie das deutsche Wort »ohne« ausgesprochen). Die ersten Hoka-Modelle waren speziell darauf ausgelegt, dass Läufer dank ihrer besser mit den extremen Stoßkräften zurechtkommen sollten, die bei schnellem Bergablaufen entstehen. Deshalb wurden große Mengen Zwischensohlenmaterial im Schuh verarbeitet.

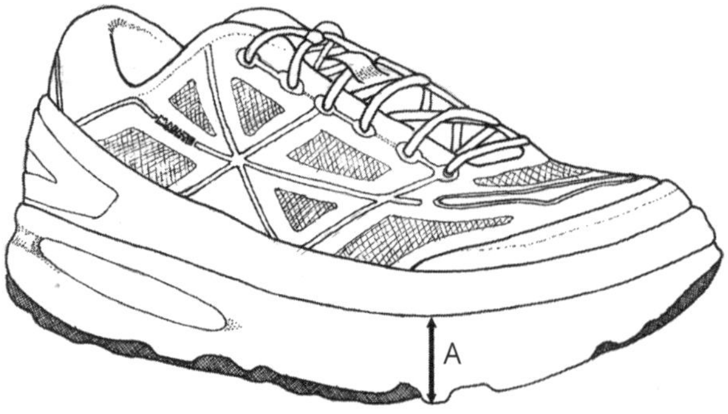

Der Hoka One One Mafate hat bis zu 37 Millimeter Zwischensohlendämpfung (A).

Da diese Schuhe eine extrem dicke Sohle haben, wurde der Begriff der *Bauhöhe* eingeführt, um zu erfassen, wie viel Schuhmaterial sich zwischen Fuß und Boden befindet. Die Bauhöhe wird gewöhnlich mit zwei Werten angegeben: Der erste Bauhöhenwert ist die Dicke unter der Ferse, der zweite die Dicke unter dem Vorfuß. Im Gegensatz zu Minimalschuhen ohne Sprengung und mit einer Bauhöhe von 12/12 Millimetern haben Maximalschuhe häufig Bauhöhen von deutlich über 30 Millimetern. Der Hoka One One Bondi hat beispielsweise eine Bauhöhe von 37/33 Millimetern.

Bei der Ultra-Running-Community erfreuten sich Maximalschuhe sofort großer Beliebtheit. Auch immer mehr Freizeitläufer tragen sie. Anderen Laufschuhherstellern ist der Erfolg der Maximalschuhe nicht entgangen – Unternehmen wie Altra, Vasque, New Balance, Brooks und Adidas haben eigene Modelle entwickelt, die alle unterschiedliche Formen, Bauhöhen und Sprengungen haben.

Wenn man an die zuvor erwähnte Originalarbeit von Robbins und Waked denkt, würde man meinen, dass Maximalschuhe wegen des übermäßigen Zwischensohlenmaterials die Stoßkräfte erhöhen. Die ersten Forschungsergebnisse deuteten auch darauf hin, dass dem so sei. 2018 verglichen Forscher von der Oregon State University die vertikalen Bodenreaktionskräfte eines Hoka One One und eines traditionellen New-Balance-Laufschuhs.[218] Mit früheren Forschungsergebnissen zum paradoxen Verhältnis von Zwischensohlendicke und Stoßkräften übereinstimmend, hatten die Probanden, die Schuhe von Hoka One One trugen, deutlich höhere Stoßkräfte und Kraftanstiegsraten als diejenigen, die mit konventionellen Laufschuhen trainierten. Die Ergebnisse dieser Studie wurden von einer weiteren Untersuchung bestätigt,[219] standen zu einer anderen Studie aber im Widerspruch.[220] Das Problem bei all diesen Arbeiten ist, dass die Forscher vollkommen unterschiedliche Laufschuhe miteinander in Beziehung setzten, die zu viele verschiedene Eigenschaften hatten, als dass man die Bauhöhe isoliert beurteilen könnte.

Um die Auswirkungen der Bauhöhe allein untersuchen zu können, führten Forscher von der San José State University 2020 eine ausführliche Studie durch, in der sie die Bodenreaktionskräfte und die dreidimensionalen Bewegungen von 20 Freizeitläufern verglichen. Die liefen in drei verschiedenen Laufschuharten: in Maximal-, traditionellen und Minimalschuhen.[221] Anders als bei vorherigen Studien nutzten die Forscher in jeder Kategorie dasselbe Laufschuhmodell (New Balance Boracay) und veränderten nur die Bauhöhe: Der Maximalschuh hatte 33 Millimeter Rückfuß- und 29 Millimeter Vorfußdämpfung; der traditionelle hatte 22 Millimeter Rückfuß- und 18 Millimeter Vorfußdämpfung; und der Minimalschuh hatte zehn Millimeter Rückfuß- und sechs Millimeter Vorfußdämpfung. Von der Dicke der Zwischensohlen abgesehen waren die Schuhe ansonsten identisch.

Nach der Analyse der dreidimensionalen Bewegung und der Stoßkräfte, die mit den verschiedenen Schuhen verbunden waren, kamen die Autoren zu dem Schluss: Läufer, die die Maximalschuhe trugen, pronierten deutlich weiter als diejenigen, die traditionelle oder Minimalschuhe nutzten. Das übermäßige Nach-innen-Rollen war beim Abdrücken besonders offensichtlich. Die Autoren stellen fest, dass »der Maximalschuh mit seinem Mechanismus des Nach-außen-Führens Läufern einem höheren Verletzungsrisiko aussetzen können«. Frühere Forschungsergebnisse haben viele verschiedene Bein- und Unterschenkelverletzungen mit übermäßiger Pronation in Verbindung gebracht.[222,223] Obwohl sie die Einwärtsrotation des Fußes erhöhen können, werden viele maximalistische Modelle immer beliebter. Und zwar nicht nur in der Lauf-Community, sondern beispielsweise auch bei Pflegekräften, bei denen Fußschmerzen als berufsbedingte Verletzungen am weitesten verbreitet sind. Nach einer kurzen Eingewöhnungsphase korrigieren sich die veränderten Bewegungsmuster, die mit dem Tragen von Maximalschuhen verbunden sind, sehr wahrscheinlich von selbst.

Neue Kategorien: schnell, weich oder stabil

Bei den heutigen Laufschuhen eignen sich die alten Einteilungen – gedämpft, stabilisierend und Motion Control – nicht mehr, um die Modelle zu klassifizieren. Tatsächlich gab es eine Vielfalt an Struktur- und Funktionsveränderungen. Daher kategorisieren viele Fachleute Laufschuhe heutzutage als schnell, weich oder stabil. Im Einklang mit der 1-Prozent-Regel sind die schnellen Modelle leichter und haben meist etwas weniger Sprengung als andere Sneaker. Die stabilen Schuhe wiegen gewöhnlich ein bisschen mehr als die weichen Modelle. Zudem sind in ihre Zwischensohlen oft Stützen und/oder Platten eingebettet, die Halt geben sollen.

Was all diese Modelle von ihren klobigen Vorgängern unterscheidet, ist, dass beinahe jeder Hersteller heutzutage eigene High-Tech-Zwischensohlenschaumstoffe nutzt, die Stabilität und Dämpfung bieten. Diese bringen nur einen Bruchteil des Gewichts der frühen PU/EVAC-Zwischensohlen auf die Waage, die es in den 1980er- und 1990er-Jahren gab. Die meisten neuen Zwischensohlen enthalten eigene Mischungen aus *TPU*-Kügelchen (TPU steht für thermoplastische Polyurethane), leichtem EVAC, verschiedenen mit Gel oder Luft gefüllten Kammern und/oder *Pebax*, dem erstaunlich leichten thermoplastischen Polymer. Dieses wird aus für Festigkeit sorgenden Polyamid-Blöcken und für Flexibilität sorgendem Polyether hergestellt.

Was die weichen Modelle betrifft, arbeitete der Sportartikelhersteller Salomon bei der Entwicklung des Laufschuhs Sonic 3 Balance mit dem Chemieunternehmen Dow Chemicals zusammen. Der so entwickelte Schuh enthält eine Schaumstoffschicht für die Stoßdämpfung, die *Memory Foam* ähnelt (Memory Foam passt sich den Körperkonturen bestmöglich an). Eine weitete Schicht zeichnet sich dadurch aus, dass sie leicht und reaktiv ist. Der Asics Nimbus ist ein weiteres beliebtes weiches Modell. Zusätzlich zu seiner speziellen Gel-Einfassung um die Ferse herum hat der Gel-Nimbus 22 eine Schicht aus leichtem *FlyteFoam Lyte* (hergestellt aus Zellulose-Mikrofasern) auf einer Schicht aus *FlyteFoam Propel*, einem stark federnden Elastomer. Diese Schicht zieht über die gesamte Länge des Schuhs, was für zusätzliche Rückfederung während des Abdrückens sorgt. Der New Balance Fresh Foam X 1080 wurde 2020 bei *Runner's World* zur Empfehlung der Redaktion, was weiche Laufschuhe anbelangt – der *Fresh Foam* besteht aus Schaumstoffkügelchen mit viel Federkraft. An diesem Modell gefällt mir, dass die Fresh-Foam-Zwischensohle eine vorgeformte Ferse hat, die die Rückseite des Fußes fest umschließt und ungewollte Bewegung verhindert. Meiner Meinung nach ist eine gut sitzende Fersenkappe einer der wichtigsten Aspekte bei der Laufschuhwahl. Auch der Adidas Adizero Boost zählt zu den beliebten weichen Laufschuhen. Die Zwischensohle dieses Schuhs enthält *Adiprene*, eine eigene Mischung aus Urethan-Polymeren, die mit speziellen Chemikalien behandelt werden. So wird die Festigkeit und Elastizität erhöht. Der einzigartige Schaum behält selbst bei Temperaturen unter dem Gefrierpunkt seine Stoßdämpfungsfähigkeiten. Adiprene ist sehr effektiv darin, Energie zu speichern und wieder abzugeben, weshalb diese Schuhe so häufig von den schnellsten Läufern der Welt getragen werden.

Anders als die schweren Motion-Control-Schuhe der Vergangenheit wiegen einige der neuen stabilisierenden Modelle weniger als 284 Gramm. Der Nike React Infinity Run Flyknit wiegt nur 272 Gramm und verfügt über einen breiten Vorfußbereich, eine ausgestellte Zwischensohle und eine leichte Schräge unter dem Mittelfuß, die »dem Fuß propriozeptive Signale geben« soll. Man kann sich darüber streiten, ob das stimmt oder nicht, aber ich arbeite seit Jahrzehnten mit verschiedenen Leuten aus der Laufschuhindustrie – und vor 30 Jahren wussten die meisten von ihnen nicht einmal, was *Propriozeption* ist (Propriozeption meint das Sinnessystem, das uns ein Empfinden von Lage, Haltung und Bewegungen des Körpers im Raum gibt). Wenn also Hersteller von »propriozeptiv« reden, werte ich diese Aussage als Zeichen, dass sie sich in die passende Richtung bewegen. Bei einem anderen stabilisierenden Schuh, dem Mizuno Wave Inspire Waveknit, sind spezielle verstärkende Platten in die Zwischensohle eingebettet, konkret befinden sich diese in der Nähe der Innenseite des Fußlängsgewölbes. Diese Platten bieten zusätzliche Unterstützung, falls der Fuß zu weit nach innen rollt. Der stabilisierende Schuh New Balance 860 hat noch immer einen Varus-Keil, der die Bewegung steuert. Allerdings wurde der Winkel der Schräge verringert, damit das Laufgefühl geschmeidiger wird. Im Gegensatz dazu wurde beim Brooks Adrenaline der Rückfußkeil weggelassen; stattdessen wurden feinere Veränderungen an der Form der Zwischensohle vorgenommen.

Was schnelle Laufschuhe angeht, ist der Nike Air Zoom Alphafly NEXT% (wer denkt sich diese Namen aus?) zweifellos der Gewinner. Eliud Kipchoge schrieb mit diesem Schuh Geschichte, als er als erster Mensch 42,195 Kilometer in unter zwei Stunden lief. Nike brüstet sich damit, dass der Alphafly und sein Vorgänger, der Vaporfly, unabhängig vom Leistungsniveau eines Läufers die Ökonomie um bis zu vier Prozent verbessern können. Für die schnellsten Marathonläufer der Welt würde das eine Geschwindigkeitssteigerung um 3,4 Prozent bedeuten und für Läufer, die einen Marathon in drei Stunden absolvieren können, eine Erhöhung um vier Prozent.[224] Auch wenn Schuhhersteller in der Hinsicht Politikern ähneln, als dass sie häufig sagen, was die Menschen hören möchten, könnten die angegebenen Leistungs- und Ökonomieverbesserungen um vier Prozent tatsächlich wahr sein. Abgesehen davon, dass der Alphafly weniger als 200 Gramm wiegt, hat er spezielle Luftkammern unter dem Vorfuß (sogenannte *Air Pods*). Zudem besitzt er eine Carbonplatte in der Zwischensohle, die Energie speichern und während der Vortriebsphase wieder abgeben kann (Abbildung unten). (Man denke an die Carbonstäbe, die beim Stabhochsprung eingesetzt werden: Sie biegen sich, während der Athlet langsam aufsteigt, und strecken sich wieder, um ihn über die hohe Latte zu katapultieren.)

Was den Alphafly und Vaporfly so schnell macht, ist die neue Pebax-Zwischensohle, die ungewöhnlich nachgiebig und rückfedernd ist. In einer Studie aus dem Jahr 2017, die in *Sports Medicine* veröffentlicht wurde, ließen Dr. Wouter Hoogkamer und seine Kollegen[225] 18 hochkarätige Läufer eine Reihe von Fünf-Minuten-Lauftests absolvieren, bei denen sie einen von drei Schuhen trugen: den Nike Zoom Streak 6 (Zwischensohle aus leichtem EVAC mit einer Rückfuß-Luftkammer und einer Bauhöhe von 23/15), den Adidas Adizero Adios Boost 2 (TPU-Zwischensohle mit einer Bauhöhe von 23/13) oder den Nike Vaporfly ZoomX (Pebax-Zwischensohle mit eingebetteter Carbonplatte und einer Bauhöhe von 31/21). Nachdem sie das Gewicht angepasst hatten, indem sie die leichteren Schuhe mit Bleikügelchen beschwerten, maßen die Forscher den Sauerstoffverbrauch und den CO_2-Ausstoß, während die Eliteläufer an verschiedenen Tagen mit verschiedenen Geschwindigkeiten liefen. Am Ende der Studie senkten die Probanden, die den Vaporfly trugen, ihren metabolischen Aufwand beim Laufen um unglaubliche vier Prozent. Noch beeindruckender ist, dass die Verbesserung um vier Prozent bei jedem Lauftempo an jedem Tag der Studie zu beobachten war. Der einzige Nachteil bestand darin, dass sich die Doppelschrittlängen und die Stoßkräfte der Sportler, die den Nike Vaporfly trugen, leicht erhöhten. Das könnte zu einer größeren Häufigkeit von Verletzungen der rückseitigen Oberschenkelmuskulatur und/oder Knie führen.

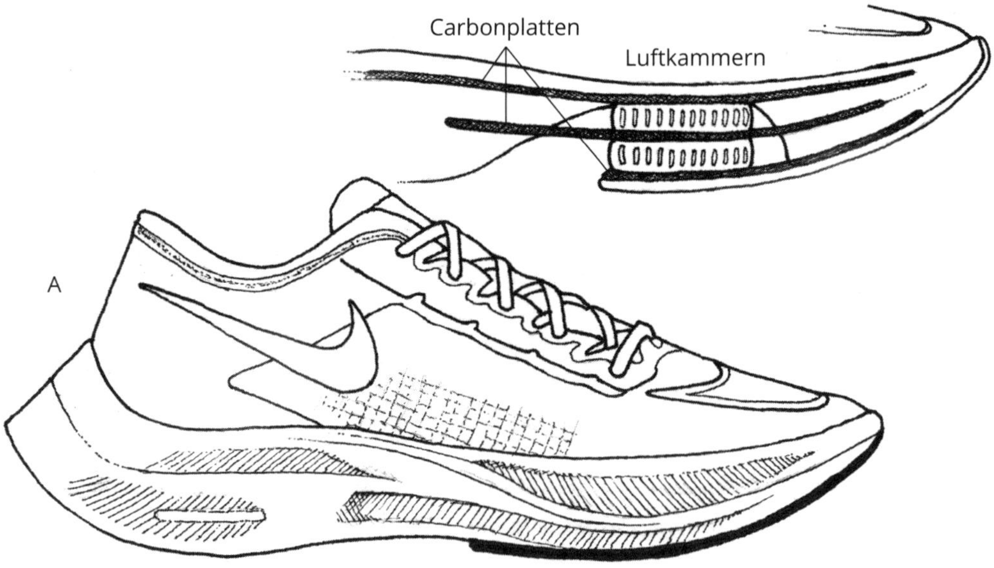

Beim Nike Vaporfly (A) ist im Vorfußbereich eine Carbonplatte zwischen zwei Schichten Pebax-Schaum eingebettet. Der Nike Air Zoom Alphafly NEXT% (oben) hat drei Carbonplatten (Pfeile) und vier separate Luftkammern unter dem Vorfuß (zwei auf jeder Seite).

Auch wenn die Carbonplatte eine kleine Rolle gespielt haben mag, ist die Ökonomieverbesserung höchstwahrscheinlich hauptsächlich auf die Pebax-Zwischensohle des Nike Vaporfly zurückzuführen, die genau die richtige Mischung aus Steifigkeit und Energiewiederabgabe bietet. Laut den Autoren muss eine Zwischensohle, die die Leistungsfähigkeit verbessern soll, ein hohes Maß an Nachgiebigkeit (die Fähigkeit, sich zu verformen) und an Rückfederung (die Fähigkeit, Energie wieder abzugeben) besitzen. Die Autoren erläutern dies mithilfe des Beispiels, auf einem Sandstrand zu laufen: Der Sand ist nachgiebig, sodass man einsinkt; aber er ist nicht rückfedernd, weshalb man hart arbeiten muss, um vorwärtszukommen. Dagegen kommen Pebax-Zwischensohlen der perfekten Mischung aus Nachgiebigkeit und Rückfederung sehr nahe – sie wirken ähnlich wie eine federnde Indoor-Bahn. Wegen des hohen Maßes an Nachgiebigkeit muss man die Knie und Hüften nicht beugen, um Stöße abzudämpfen, wohingegen die Rückfederung die Fußgewölbemuskeln entlastet, da freie Energie wieder abgegeben wird.

Dr. Hoogkamer und seine Kollegen untersuchten nicht die Gelenkbewegung. Deshalb kann man nicht genau sagen, warum die Läufer so effizient wurden. Welcher Mechanismus auch immer dahintersteckt – diese Schuhe stellen die innovativsten Veränderungen der Schuhproduktion dar, seit Goodyear Gummi entdeckte. Kritiker der neuen Technologien sagen, diese Schuhe böten einen unfairen Vorteil. Im Februar 2020 verbot der Leichtathletik-Weltverband World Athletics tatsächlich Schuhe, die mehr als eine eingebettete starre Platte enthielten, sowie Schuhe, deren Sohlen dicker als 40 Millimeter waren. Das Vorgehen von World Athletics erinnerte mich an die Olympischen Spiele 2008 in Peking, als Speedo einen Ganzkörperanzug einführte, der den Wasserwiderstand der Schwimmer verringerte. Nachdem Sportler, die diese Anzüge trugen, Dutzende von Weltrekorden gebrochen hatten, verbot der Internationale Schwimmverband nach wenigen Monaten alle Ganzkörperanzüge bei Wettkämpfen.

Ein wichtiger Punkt, den niemand anspricht, ist, dass alle Laufschuhtests bisher mit Elitesportlern durchgeführt wurden. Die Fähigkeit einer Zwischensohle, Energie zu speichern und wiederabzugeben, hängt von der Fähigkeit des Zwischensohlenmaterials (oder der Luftkammern) ab, sich im genau richtigen Maß zu komprimieren, damit die gespeicherte Energie wieder zurückgeleitet werden kann. Die Zwischensohlennachgiebigkeit und -rückfederung, die für einen 60 Kilogramm schweren Eliteläufer funktioniert, der 2:49 Minuten pro Kilometer läuft, ergibt sich vermutlich nicht so gut bei einem schwereren, langsameren Freizeitläufer. Man denke einmal an die Federn eines Pogo-Sticks, also eines Springstocks: Wenn ein 90-Kilogramm-Mann mit einem Pogo-Stick springen wollen würde, der auf ein 30 Kilogramm schweres Kind ausgelegt ist, würde er die Feder schnell maximal zusammendrücken, hätte eine Verzögerungsphase und müsste dann seine Beine nutzen, um hochzuspringen. Würde hingegen ein Kind mit einem Gewicht von 30 Kilogramm einen Pogo-Stick benutzen wollen, der für einen Mann mit 90 Kilogramm gedacht ist, könnte es die Feder nicht so stark belasten, dass der Pogo-Stick funktioniert. Zwischensohlenmaterialien sind in der Hinsicht mit Pogo-Stick-Federn vergleichbar, dass sie an das Gewicht des Nutzers angepasst werden müssen.

Aufs Laufen bezogen, müssten die Zwischensohle und die Luftkammern auch an die Laufgeschwindigkeit angepasst werden, die die Kräfte unter dem Fuß beeinflusst. Laut Nike sollen der Druck und die Größe der Luftkammern eines Tages regulierbar sein, um die Leistung jedes Einzelnen zu maximieren. Allerdings könnte diese individuelle Anpassung die Schuhe vielleicht unerschwinglich werden lassen. Meiner Meinung nach sollte man lieber spezielle Übungen und Trainings durchführen, um die Sehnenelastizität zu steigern. Ich finde das ergiebiger, als nach Schuhen zu suchen, die die Fähigkeit, Energie zu speichern und wieder abzugeben, verbessern. In dem Artikel aus dem Jahr 2017, in dem Dr. Hoogkamer und seine Kollegen den Vaporfly untersuchten, stellen sie fest: »Unabhängig davon, welche Schuhe man trägt, geschieht die Speicherung und Wiederabgabe mechanischer Energie beim menschlichen Laufen überwiegend innerhalb unserer natürlichen biologischen Strukturen.« Für mich spricht dieser Satz Bände.

Die richtige Wahl treffen

Wenn man kein Unternehmen wie Nike hinter sich hat, das alles dafür tut, den perfekten Laufschuh für die eigenen biomechanischen Voraussetzungen zu entwickeln, kann einen die Auswahl an den vielen verfügbaren Modellen von zahlreichen Marken durchaus überwältigen. Wie geht man vor bei der Suche nach dem passenden Laufschuh? Manche Fachleute behaupten noch immer, dass man einen Schuh ausgehend von der Fußgewölbehöhe aussuchen sollte, während andere empfehlen, die Laufschuhwahl davon abhängig zu machen, wie stark man proniert. Um die Debatte zu beenden, untersuchte Dr. Nigg das Verhältnis zwischen Laufschuhempfehlung und Laufverletzungen und kam zu dem Schluss, dass Läufer ein deutlich geringeres Verletzungsrisiko haben, wenn sie Laufschuhe nach dem Tragekomfort selbst auswählen.[226] Dr. Nigg zeigte auch, dass die allein ausgesuchten bequemen Laufschuhe die Effizienz verbessern, indem sie den Sauerstoffverbrauch reduzieren. Anscheinend muss man keine 250 Euro für ein Paar Vaporflys ausgeben, um leichte Effizienzverbesserungen zu erzielen.

Das einzige Problem an Dr. Niggs Analyse ist, dass sie nur Studien bis 2014 einschloss. Laut den neuesten Forschungsergebnissen sollten Freizeitläufer, die hohe Kilometerumfänge absolvieren, Schuhe ohne Sprengung vermeiden und bei Laufschuhen mit einer Fersenerhöhung von mindestens acht Millimetern bleiben, während für Läufer mit niedrigen Kilometerumfängen wahrscheinlich Schuhe mit einer Sprengung von null bis sechs Millimetern besser geeignet sind.[227] Da Maximalschuhe die Rückfußpronation beim Anfangskontakt erhöhen,[228] sollten Laufeinsteiger sie vermeiden, es sei denn, die Schuhe passen perfekt und die Läufer fühlen sich sehr wohl mit ihnen. Wenn das der Fall ist, kann man sie natürlich kaufen, sollte sich aber Zeit nehmen, sich langsam an sie zu gewöhnen. Man könnte auch darüber nachdenken, vorbeugend Übungen für den hinteren Schienbeinmuskel durchzuführen, um die Rückfußpronation zu reduzieren, die mit der Nutzung von Maximalschuhen einhergeht. Mir ist auch aufgefallen, dass Läufer, die übermäßig pronieren, stabilisierende Schuhe favorisieren, die sich allerdings von den Motion-Control-Modellen der 1980er- und 1990er-Jahre unterscheiden, während Läufer mit hohen Fußgewölben weiche Schuhe bevorzugen. Frühe Motion-Control-Modelle, wie der Brooks Beast, wurden durch bequemere, flexiblere Modelle ersetzt, die die Geschwindigkeit der Pronation verlangsamen und Unterstützung bieten können, ohne klobig zu sein. Weichere Modelle verringern nachweislich Stoßkräfte, weshalb Läufer mit hohen Fußgewölben sie so komfortabel finden.

Wollen ambitionierte Läufer die zusätzlichen vier Prozent nutzen, die der Nike Vaporfly verspricht, sollten sie erwägen, beim Einlaufen der Schuhe ihre Doppelschrittlänge in den ersten Wochen zu verkürzen. Wie erwähnt, zeigten Hoogkamer und seine Kollegen,[229] dass der Vaporfly für leichte Erhöhungen der Stoßkräfte und Doppelschrittlängen sorgt, was allerdings das Verletzungsrisiko für die rückseitige Oberschenkelmuskulatur vergrößert. Da Zerrungen in diesem Bereich eine jährliche Wiederverletzungsrate von über 70 Prozent haben, nutzt eine geringe Verbesserung der Leistungsfähigkeit nichts, wenn man letztendlich dadurch nicht mehr laufen kann. Wie beim Tragen von Schuhen, die eine Eversion (eine Anhebung) des Rückfußes bewirken, und beim Tragen von Maximalschuhen sollten sich die rückseitigen Oberschenkelmuskeln schnell an die leichte Verlängerung beim Doppelschritt anpassen, die mit der Nutzung des Vaporfly einhergehen kann. Präventiv kann man auch exzentrische Übungen für die rückseitige Oberschenkelmuskulatur durchführen, um Schädigungen vorzubeugen.

Der wichtigste Prädiktor für Komfort ist, dass der Schuh perfekt zum Fuß passt. Daher sollte man wissen, wie man die Größe, Weite und Passform der Fersenkappe überprüft. Um die Länge zu überprüfen, gilt es, den Laufschuh am größeren Fuß anzuprobieren (bei jedem Menschen unterscheidet sich die Schuhgröße des rechten und linken Fußes leicht). Im Stand sollte zwischen der Spitze des längsten Zehs und dem Ende des Schuhs etwa ein Daumennagel Platz sein. Die richtige Schuhweite auszuwählen – sowohl am Vorfuß als auch am Rückfuß – ist ebenfalls entscheidend. Was den Vorfußbereich anbelangt, sollte sich der breiteste Teil des Schuhs am Mittelfußköpfchen befinden. Wie zuvor erwähnt, ist es wichtig, einen Laufschuh zu finden, der die Ferse fest umschließt (Abbildung unten).

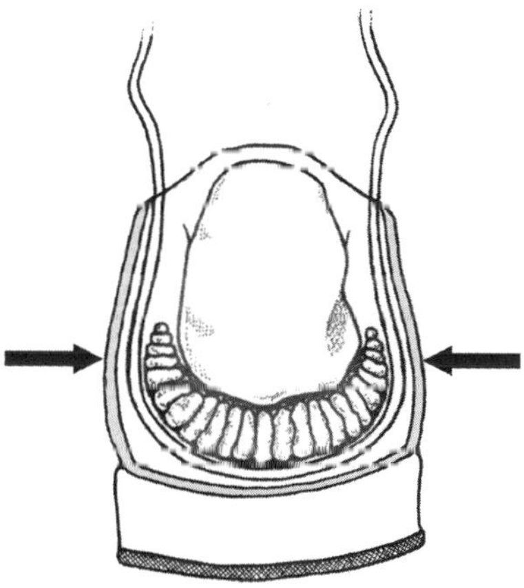

Eine feste Fersenkappe (Pfeile) drückt gegen die Seiten des Rückfußes und verhindert, dass sich das Fersenfettpolster unter dem Fuß verschiebt. Kein synthetisches Material kommt auch nur annähernd an die Stoßabsorptionsfähigkeiten des menschlichen Fettpolsters heran.

In einer Studie, die vor über 30 Jahren veröffentlicht wurde, zeigte Jørgenson,[230] dass eine fest sitzende Fersenkappe die Stoßkräfte beim Fußaufsatz reduzieren, die Aktivität des Quadrizeps und der Wadenmuskulatur während der Standphase verringern und die allgemeine Effizienz verbessern kann.[231] Die beeindruckenden Ergebnisse dieser Studie können direkt auf die Tatsache zurückgeführt werden, dass eine fest sitzende Fersenkappe eine Verschiebung des Fersenbeinfettpolsters verhindert, das nachweislich besser darin ist, Stöße abzudämpfen als jedes synthetische Material. Zu dem Zeitpunkt, als die Stoßabsorptionsfähigkeiten getestet wurden, existierte *Pebax* noch nicht – Pebax ist ein Kunststoff, der der Ferse in Laufschuhen mehr Dämpfung und gleichzeitig Rückprall ermöglicht. Dennoch bin ich mir sicher, dass bei einem direkten Vergleich zwischen dem Fersenfettpolster und Pebax das Fettpolster der klare Sieger wäre. Beim Kauf eines Laufschuhs kommt es vor allem darauf an, nicht blind Laufschuhfachleuten zu vertrauen, die einem sagen, welcher Schuh der richtige ist. Stattdessen soll man sich auf das eigene Gefühl verlassen. Denn genauso wie Läufer intuitiv ihre ideale Doppelschrittlänge selbst auswählen können, können sie anscheinend auch den idealen Laufschuh alleine finden.

KAPITEL 6

Behandlungsprotokolle

Unser Körper ist bemerkenswert gut darauf ausgelegt, mit den Kräften zurechtzukommen, die beim Laufen wirken, wenn dies als Freizeitaktivität ausgeübt wird. Dennoch verletzen sich jedes Jahr beinahe 50 Prozent der Läufer. Noch schlimmer ist, dass dies 90 Prozent aller Marathoneinsteiger beim Training für ihr großes Rennen passiert.[232] Nachdem van Mechelen[233] eine Literaturübersicht erstellt hatte, um die Faktoren zu identifizieren, die für Laufverletzungen verantwortlich sind, kam er zu dem Schluss: Bis zu 75 Prozent aller Laufverletzungen sind auf Übertraining zurückzuführen. Diese Erkenntnis stimmt mit mehreren Studien überein, die zeigen, dass das Verletzungsrisiko erheblich steigt, wenn man mehr als 55 bis 65 Kilometer pro Woche läuft.[234, 235] Diese Zahlen ergeben Sinn, wenn man bedenkt, dass unsere Vorfahren in den letzten zwei Millionen Jahren bei der Nahrungssuche nur etwa 13 Kilometer pro Tag zurücklegten,[236] den Großteil davon gehend.

Freizeitläufer, deren Ziel es ist, einen Marathon zu finishen, können es am leichtesten schaffen, indem sie einen Laufstil entwickeln, der den Körper möglichst wenig belastet. Ground Running und langsames hybrides Laufen ermöglichen zwar keine Weltrekorde, erhöhen aber die Wahrscheinlichkeit, die Ziellinie zu überqueren. Es ist auch wichtig, dass weniger erfahrene Marathonläufer dem richtigen Trainingsplan folgen, sobald sie ihre Kilometerumfänge erhöhen. Zu diesem Zweck entwickelten Fachleute von der Furman University[237] einen Ansatz, der das Training für einen ganzen und/oder Halbmarathon ermöglicht, ohne dass man dabei allzu viele Kilometer laufen muss. Mit Crosstraining-Techniken wie Schwimmen oder Radfahren erstellten die Autoren spezielle Trainingspläne – die konkrete Ausgestaltung hängt von den Zielen und der allgemeinen Fitness eines Läufers ab.

Nun können Freizeitläufer mit Trainingsplänen, die geringe Kilometerumfänge enthalten, und/oder einem Wechsel zum Ground Running oder hybriden Laufen, ihre Verletzungsquoten senken. Doch für Elite- und andere leistungsstarken sowie leistungsorientierten Langstreckenläufer besteht diese Option nicht. Um konkurrenzfähig zu sein, müssen diese Sportler durchschnittlich 130 bis 200 Kilometer pro Woche zurücklegen und dabei beinahe immer auch anstrengendes Tempotraining absolvieren. Um den Belastungen, die mit intensivem Training verbunden sind, standhalten zu können, müssen ehrgeizige Läufer hart arbeiten. Sie müssen Probleme beheben, die die spezifische Kraft betreffen, die Flexibilität, die Koordination und/oder die Knochenausrichtung, denn all diese erhöhen das Verletzungsrisiko. Wie in Kapitel 3 erläutert, korreliert es stark mit zukünftigen Verletzungen, sollte bei einem der verschiedenen funktionellen Tests Asymmetrie diagnostiziert werden. Auch dieses muss angegangen werden, um frei von Schaden zu bleiben. Für leistungsorientierte Läufer gilt es, den speziellen Laufstil zu entwickeln, der ihnen das Energiespeichern und -wiederabgeben ermöglicht und der die Krafteinwirkungen während der Bremsphase reduziert. Die Ganganalyse für Zuhause, wie sie in Kapitel 4 beschrieben wurde, kann dabei helfen.

Da der beste Prädiktor für eine zukünftige Verletzung immer eine frühere Verletzung ist,[238, 239] muss man jede einzelne Verletzung komplett ausheilen lassen und die Leistungsfähigkeit wiederherstellen – dies gilt in jedem Fall, egal ob man einen Marathon in sechs oder in zwei Stunden läuft. Wie erwähnt, kann die jährliche Wiederverletzungsrate bei Läufern mit Zerrungen der rückseitigen Oberschenkelmuskulatur bis zu 70 Prozent betragen. Aber wenn sie richtig behandelt werden, sinkt die Wiederverletzungsrate auf sieben Prozent.[240] Um Läufern zu helfen, sich von einer Verletzung zu erholen und wieder mit dem Laufen zu beginnen, werden im folgenden Abschnitt Behandlungsprotokolle für einige der häufigsten Laufverletzungen vorgestellt, die man zu Hause durchführen kann. Sicherheitshalber empfiehlt es sich, vor Beginn eines selbstständig absolvierten Programms einen Termin bei einem Sportchiropraktiker oder Physiotherapeuten zu vereinbaren, der sich mit der Behandlung von Laufverletzungen auskennt. So sichert man sich ab, dass man auch wirklich die richtige Diagnose zugrunde legt. Man sollte zudem darüber nachdenken, einige Einheiten mit einem erfahrenen Trainer zu absolvieren. Dieser achtet auf die richtige Ausführung von Dehn- und/oder Kräftigungsübungen.

Achillessehnenentzündung

Trotz ihrer großen Breite und beträchtlichen Länge verletzen sich Läufer die Achillessehne überraschend regelmäßig. Für eine Studie aus dem Jahr 2006 wurden 69 Kadetten während ihrer sechswöchigen Grundausbildung untersucht – die Ausbildung umfasste auch Langstreckenlaufen. Zehn der 69 Kadetten erlitten in diesem Zeitraum eine Achillessehnen-Überlastungsverletzung.[241] Die Häufigkeit der Verletzung ist leicht nachzuvollziehen, bedenkt man, welch großer Belastung für diese Sehne entsteht: Während der Abdrückphase des Laufens wird die Achillessehne einer Kraft ausgesetzt, die dem bis zu Achtfachen des Körpergewichts entspricht. Das ist nah an der maximalen Belastung, die die Sehne aushalten kann, ohne zu reißen. Kommen diese hohen Kräfte und die Tatsache zusammen, dass die Achillessehne mit zunehmendem Alter deutlich schwächer wird, wird nachvollziehbar, warum die Sehne so oft Schaden nimmt.

Anatomisch betrachtet ist die Achillessehne eine Vereinigung der Sehnen des Zwillingswaden- und des Schollenmuskels. An der Rückseite der Ferse, etwa zwölf Zentimeter über dem Ansatz der Achillessehne, verbinden sich die Sehnen dieser beiden Muskeln zu einer einzigen dicken Achillessehne (Abbildung rechts). Die zueinandergeführten Sehnen werden von einer Zellen-

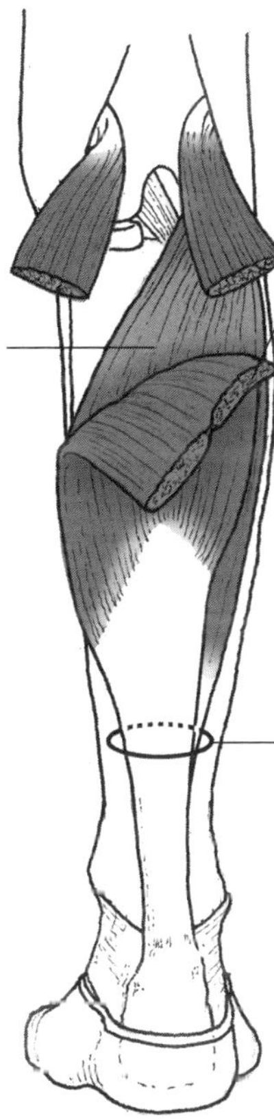

Die Achillessehne ist die Kombination der Sehnen des Zwillingswaden- und Schollenmuskels.

schicht ummantelt, die als *Paratenon* bezeichnet wird. Diese Sehnenhautummantelung ist reich an Blutgefäßen, über die die Sehne versorgt wird. Die Sehne selbst besteht hauptsächlich aus zwei Arten von Bindegewebe, *Kollagen Typ I* und *Kollagen Typ III*. In einer gesunden Achillessehne ist 95 Prozent des Kollagens vom Typ I, das stärker und flexibler ist als Typ III. Die starken Crosslinks und die parallele Anordnung der Kollagen-Typ-I-Fasern verleihen der Achillessehne ihre Steifigkeit.

Die Achillessehne unterscheidet sich in der Hinsicht von den meisten Sehnen im Körper, dass sie sich ungefähr an der Stelle, an der sich die Zwillingswaden- und Schollenmuskelsehnen vereinen, plötzlich dreht. Sie rotiert um 90 Grad, bevor sie an der Rückseite der Ferse ansetzt. Wie in Kapitel 3 erwähnt, verbessert diese extreme Drehung die Effizienz beim Laufen deutlich, weil sich die Sehne dadurch wie eine Feder verhalten kann: Während der frühen Phasen des Gangzyklus absorbiert sie Energie und während der Vortriebsphase gibt sie sie in Form von elastischer Rückstellung wieder ab.

Trotz ihrer raffinierten Gestalt und ihrer bedeutenden Stärke sorgen die extremen Kräfte, denen die Achillessehne ausgesetzt wird, häufig für ihre Beschädigung. Je nachdem, wo dieser Schaden auftritt, werden Achillessehnen-Überlastungsverletzungen in verschiedene Kategorien eingeteilt: *Insertionstendinitis* (eine Entzündung der Sehne am Knochen), *Paratenonitis* (Entzündung der Sehnenummantelung) und ansatzferne *Tendinose* (Sehnenveränderung).

Wie der Name schon sagt, bezeichnet eine Insertionstendinitis eine Entzündung am Ansatz der Achillessehne an der Ferse. Diese Art von Achillessehnenverletzung kommt häufig bei unflexiblen Menschen mit hohen Fußgewölben vor, vor allem wenn sie eine *Haglund-Deformität* (eine knöcherne Verdickung in der Nähe des Achillessehnenansatzes an der Ferse) besitzen. Da sich in der Nähe des Achillessehnenansatzes ein *Schleimbeutel* (ein kleines flüssigkeitsgefülltes Säckchen, das die Reibung zwischen Sehne und Knochen verringert) befindet, tritt eine Insertionstendinitis häufig zusammen mit einer Schleimbeutelentzündung auf (Abbildung unten links).

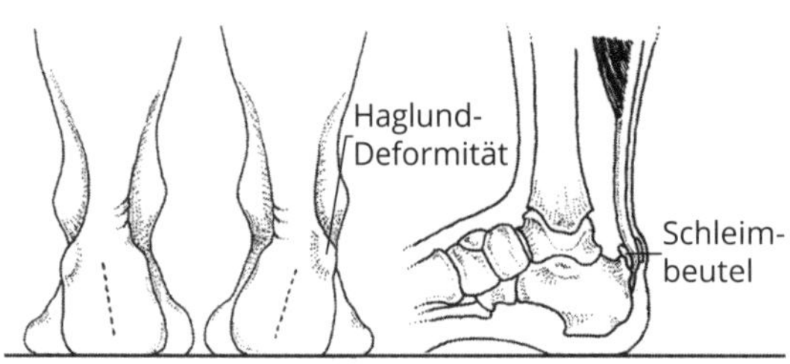

Eine Insertionstendinitis der Achillessehne hängt häufig mit einer knöchernen Verdickung namens Haglund-Deformität zusammen. Wegen chronischer Belastung am Ansatz der Achillessehne entzündet sich oft ein Schleimbeutel zwischen Achillessehne und Ferse.

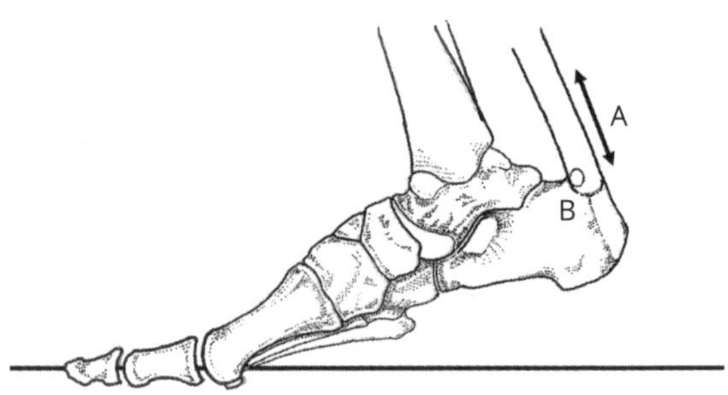

Lokalisation von Verletzungen am Achillessehnenansatz: Die Spannung in der Achillessehne während des Abdrückens belastet die Rückseite der Achillessehne (A) stärker. Paradoxerweise treten beinahe alle Verletzungen am Achillessehnenansatz im vorderen Bereich der Achillessehne (B) auf.

Bis vor Kurzem nahm man an, dass die Ursache für die Entstehung einer Insertionstendinitis sehr einfach ist: Übermäßiges Laufen führt dazu, dass die Achillessehne an der Rückseite des Achillessehnenansatzes beschädigt wird, da dort die Zugkräfte am größten sind. Auch wenn das Sinn ergibt, hat die Forschung gezeigt, dass das Gegenteil der Fall ist: Die Achillessehne wird beinahe immer an der Vorderseite beschädigt, also dort, wo die Zugkräfte am geringsten sind[242] (Abbildung Seite 194 rechts).

Forscher von der University of Carolina platzierten Dehnungsmessstreifen in verschiedene Abschnitte von Achillessehnen und belasteten die Sehnen, während das Sprunggelenk in verschiedene Winkel gebracht wurde. Dabei entdeckten sie, dass die Rückseite der Achillessehne deutlich größeren Belastungen ausgesetzt war (vor allem wenn das Sprunggelenk nach oben bewegt wurde). Die Vorderseite der Sehne, die bei einer Insertionstendinitis am häufigsten beschädigt wird, hatte dagegen lediglich sehr geringe Belastungen zu verbuchen. Die Autoren bezeichneten die geringe Belastung der Achillessehnenvorderseite als *tension shielding effect*, ins Deutsche kann man diese Bestimmung grob mit »Spannungsabschirmungseffekt« übersetzen. Mit ihm ist es, den Forschern nach, zu erklären, dass dieser Abschnitt schwächer und damit anfälliger ist. Aus diesem Grund sollte bei der Behandlung einer Insertionstendinitis der Achillessehne ihr vorderer Teil gekräftigt werden. Das kann man mit einer Reihe von Übungen mit exzentrischer Belastung tun, bei denen dann ein bestimmter Bewegungsumfang erreicht werden soll (Abbildung unten). Es ist besonders wichtig, dass die Achillessehne mit maximal plantarflektiertem Sprunggelenk trainiert wird (das heißt, so weit wie möglich auf den Zehenspitzen stehend), weil diese Position den häufiger beschädigten vorderen Teil der Sehne stärker belastet.

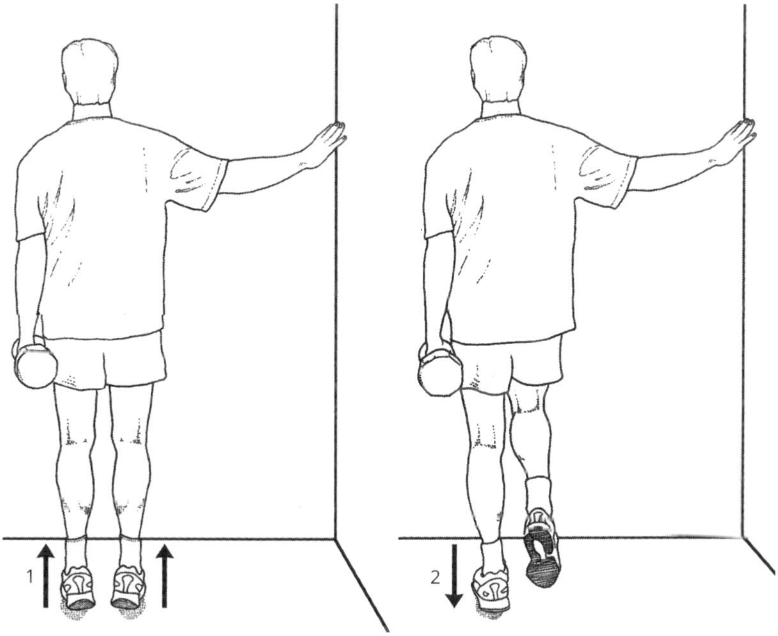

Übung bei Insertionstendinitis der Achillessehne: Auf einer ebenen Fläche stehen, in einer Hand ein Gewicht halten und mit der anderen an der Wand abstützen. Beide Fersen so hoch wie möglich anheben (1) und dann langsam nur auf dem verletzten Bein absenken (2). Jeden Tag drei Sätze mit je 15 Wiederholungen sowohl auf der verletzten als auch auf der unverletzten Seite durchführen. So viel Gewicht nutzen, dass Ermüdung eintritt.

Läufer mit hohen Fußgewölben sind besonders anfällig für Verletzungen am Achillessehnenansatz und reagieren sehr gut auf laterale Fersenkeile. Diese Keile, die im äußeren Bereich einer Innensohle angebracht werden, nehmen Druck von der Außenseite der Sehne weg. Konventionelle Fersenkeile sind immer eine Überlegung wert, aber man muss vorsichtig sein: Sie fühlen sich anfangs vielleicht gut an, aber die Wadenmuskeln gewöhnen sich schnell an ihre verkürzten Positionen und der positive Effekt des Fersenkeils geht verloren. Fersenkeile erhöhen auch die Belastung der Sesambeine und der Plantarfaszie und sollten daher nicht länger als wenige Wochen genutzt werden.

Statt verkürzten Waden mit Fersenkeilen zu begegnen, ist es ein besserer Ansatz, sanfte Dehnübungen für die Waden durchzuführen. Wie bereits einmal erwähnt, ist die diesbezüglich effektivste Übung für die Waden die Dehnung in neutraler Position. Diese kann mit gestrecktem oder gebeugtem Knie praktiziert werden, um den Zwillingswadenmuskel oder den Schollenmuskel anzusprechen (Abbildung Seite 113). Da intensives Stretching Ansatzstellen von Muskeln und Sehnen beschädigen kann, sollte bei den Übungen nur eine leichte Spannung zu fühlen sein. Diese Dehnroutine etwa eine Minute lang durchführen und den Prozess jeden Tag alle drei bis vier Stunden wiederholen. Wenn die Wadeninflexibilität extrem ist und Stretching nicht hilft, gilt es, eine Nachtschiene in Erwägung zu ziehen. Diese Schienen, die meist bei der Behandlung von Plantarfasziitis zum Einsatz kommen, sind eine effektive Möglichkeit, den Zwillingswaden- und Schollenmuskel zu dehnen. Meine Lieblingsnachtschiene heißt Cub und ist bequemer als andere kommerziell verfügbare Nachtschienen (Abbildung rechts).

Die nächste Art der Achillessehnen-Überlastungsverletzung ist die Paratenonitis. Diese Verletzung, die bei Läufern sehr häufig auftritt, äußert sich durch eine Entzündungsreaktion in der äußeren Ummantelung der Zellen, die die Sehne umgeben. Überpronierer sind besonders anfällig für diese Verletzung. Denn eine schnelle Pronation erzeugt eine peitschenartige Aktivität, die die Sehnenummantelung beschädigen kann (vor allem die Innenseite). Das erste Anzeichen der Verletzung ist eine tastbare Beule, die sich etwa fünf Zentimeter über dem Achillessehnenansatz bildet. Diese Beule ist eine lokale Verdickung als Reaktion auf ein Mikrotrauma. Läuft man weiter, wird die Beule größer und die Schmerzen werden irgendwann so stark, dass man nicht mehr laufen kann. Die Behandlung von Paratenonitis der Achillessehne besteht darin, die Schwellung sofort über häufiges Kühlen wieder zu verkleinern. Läufer mit Senkfüßen sollten auch über die Nutzung von Einlagen nachdenken (zunächst kann man frei verkäufliche Modelle ausprobieren). 2017 wurde nachgewiesen, dass eine übermäßige Pronation ein Verdrehen der Achillessehne bewirkt,[243] was ihr Blut entzieht –

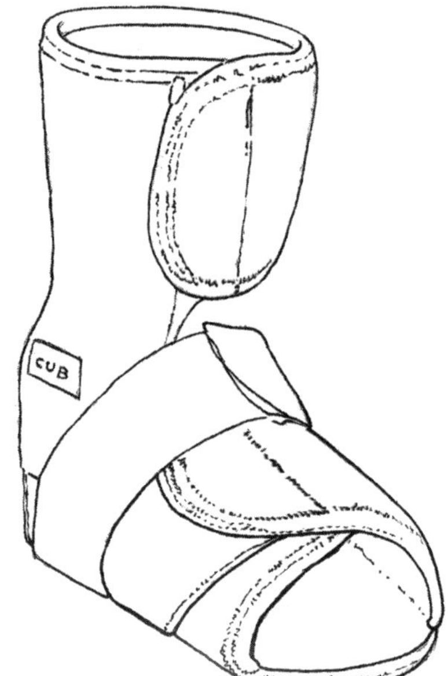

Nachtschiene

vergleichbar ist dies mit dem Auswringen eines nassen Handtuchs. Die gestörte Durchblutung erhöht wiederum das Risiko, dass die Verletzung chronisch wird. Nachtschienen sind bei Paratenonitis ebenfalls effektiv, weil ruhiggestellte Sehnen in gedehnten Positionen schneller heilen.[244]

Wenn sie rechtzeitig erkannt und das Problem behoben wird, ist eine Paratenonitis der Achillessehne keine große Sache. Unbehandelt kann sich diese Verletzung jedoch zu einer klassischen ansatzfernen Achillessehnentendinose entwickeln. Diese ist mit einem Verschleiß der Sehne etwa 2,5 bis 5 Zentimeter über dem Ansatz an der Ferse verbunden. Da dieser Abschnitt der Sehne so schlecht durchblutet wird, ist er verletzungsanfällig und heilt meist nur sehr langsam.

Im Gegensatz zu Insertionstendinitis und Paratenonitis ist die ansatzferne Tendinose eine degenerative nicht entzündliche Erkrankung (die Nachsilbe *-ose* bezieht sich auf Verschleiß, während sich *-itis* auf eine Entzündung bezieht). Als Reaktion auf das wiederholte Trauma, das durch das Laufen mit der Verletzung verursacht wird, dringen spezialisierte Reparaturzellen, die Fibroblasten, in die Sehne ein, wo sie Kollagen herstellen, um die verletzten Bereiche zu heilen. In der frühen Phase der Sehnenheilung stellen die Fibroblasten beinahe ausschließlich Kollagen Typ III her, was im Vergleich zu Kollagen Typ I, das man in gesunden Sehnen findet, relativ schwach und unflexibel ist. Falls alles richtig läuft, tauchen im Laufe des Heilungsprozesses immer mehr Fibroblasten auf und die Kollagenproduktion wechselt von Typ III zu Typ I. Leider geben viele Läufer der Sehne nicht genug Zeit, sich umzubauen (was bis zu sechs Monate dauern kann). Leider entstehen dann eine Reihe von kleinen Teilrissen, die paradoxerweise dazu führen können, dass sich die Sehne verlängert. Damit ist dann ein erhöhter Bewegungsumfang des Fußes nach oben verbunden. Zu diesem Zeitpunkt sind die Schmerzen stark und der Läufer muss gewöhnlich komplett mit dem Laufen aufhören.

Verschiedene Faktoren können Läufer anfällig für die Entstehung einer ansatzfernen Tendinose machen. In der schon erwähnten Studie mit Rekruten waren die Probanden, die Achillessehnenverletzungen bekamen, übermäßig flexibel und hatten wenig muskulöse Waden.[245] Diese beiden Faktoren erzeugen wahrscheinlich eine peitschenartige Aktivität, die die Achillessehnen belastet. In einer neueren Studie aus dem Jahr 2019 wiesen Forscher aus dem Vereinigten Königreich nach,[246] dass eine Schwäche des Schollenmuskels eine wichtige Rolle bei der Entstehung von Achillessehnenverletzungen spielt. Die Autoren verglichen die Kraft des Zwillingswaden- und Schollenmuskels von 38 Läufern mit Achillessehnenverletzungen mit 39 asymptomatischen Kontrollläufern und kamen zu dem Schluss, dass die verletzten Läufer isolierte Kraftdefizite im Schollenmuskel hatten. Wichtig ist, dass die Autoren feststellten, dass »die Schwäche des Schollenmuskels sehr wahrscheinlich vor der Verletzung vorhanden war«. Dieses Forschungsergebnis stimmt mit früheren Studien überein, die zeigten, dass die Sehnenfasern, die ihren Ursprung am Schollenmuskel haben, einer größeren Belastung ausgesetzt sind und mehr gedehnt werden als die Sehnenfasern, die ihren Ursprung am Zwillingswadenmuskel haben.[247, 248] Daher sollten Kraft- und Ausdauerdefizite des Schollenmuskels immer behoben werden, um jede Art der Achillessehnenverletzung erfolgreich zu behandeln.

Die gute Nachricht lautet, dass es nachweislich effektive Übungen gibt, die man bei einer ansatzfernen Tendinose zu Hause durchführen kann. Sie werden als »exzentrische Übungen mit schwerer Last« bezeichnet.[249] Dabei steht man mit einem beschwerten Rucksack auf dem Rücken so an der Kante einer Stufe, dass die Fersen von der Stufe hängen (Abbildung unten). An beiden Beinen gleichzeitig hebt man die Fersen so hoch wie möglich an und nimmt anschließend das unverletzte Bein von der Stufe. Dann senkt man das verletzte Bein langsam mit vollem Bewegungsumfang ab. Zum Abschluss stellt man das unverletzte Bein wieder auf die Stufe und geht erneut mit beiden Fersen gleichzeitig so weit nach oben, wie es möglich ist. Dieser Prozess wird mit gestrecktem und gebeugtem Knie wiederholt. Läufer sollten zwölf Wochen lang jeden Tag drei Sätze mit je 15 Wiederholungen durchführen. Der orthopädische Chirurg, der die exzentrischen Übungen als Erster veröffentlichte, Håkan Alfredson, empfiehlt, das Protokoll nur dann zu unterbrechen, wenn die Achillessehnenschmerzen eine Durchführung der Übung verhindern. Ich finde Alfredsons Ansatz ein bisschen zu extrem. Deshalb rate ich Sportlern, das Gewicht zu reduzieren, wenn die Schmerzen auf einer Skala von null bis zehn (wobei null keine Schmerzen und zehn unerträgliche Schmerzen sind) die Vier überschreiten.

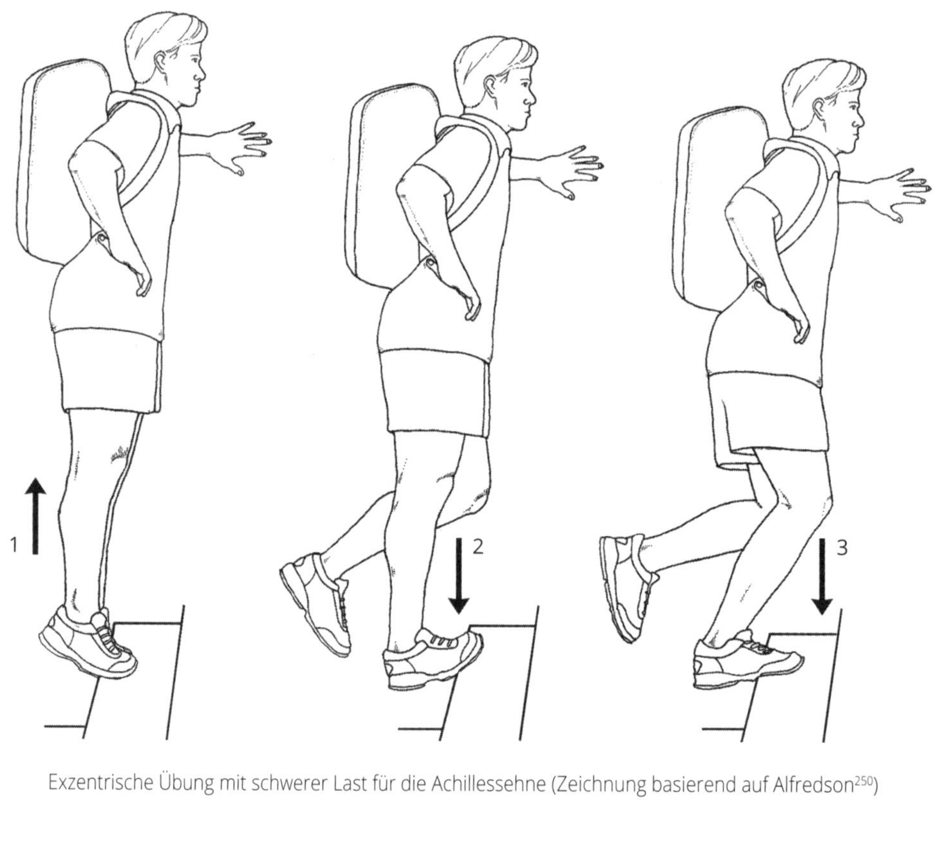

Exzentrische Übung mit schwerer Last für die Achillessehne (Zeichnung basierend auf Alfredson[250])

Während die drei Sätze mit 15 Wiederholungen für Freizeitläufer gut funktionieren, müssen Leistungssportler härter arbeiten, damit eine ansatzferne Achillessehnenverletzung heilt. In einer Studie aus dem Jahr 2014 untersuchten Forscher aus Taiwan die Sehnenelastizität bei verschiedenen Kräftigungsprotokollen und entdeckten, dass sich die Sehnenelastizität hochkarätiger Sportler erst verändert, wenn sie vier Sätze mit 80 Wiederholungen durchführen.[251] Dieses Forschungsergebnis erklärt, warum für Elitesportler konventionelle exzentrische Protokolle nicht so gut funktionieren wie für Freizeitsportler. (Beinahe alle Studien zu exzentrischen Übungen nutzen das Protokoll drei Sätze mit je 15 Wiederholungen.) Ich empfehle allen Läufern, die durchschnittlich mehr als 80 Kilometer pro Woche laufen, vier Sätze mit 80 Wiederholungen.

Ansatzferne Verletzungen der Achillessehne reagieren auch sehr gut auf die Kräftigungsübung für den hinteren Schienbeinmuskel, die in der Abbildung unten dargestellt ist. In einer Studie aus dem Jahr 2008 verglichen Forscher von der East Carolina University die dreidimensionale Bewegung von Läufern mit und ohne Achillessehnen-Tendinopathie und kamen zu dem Schluss, dass die Läufer mit Achillessehnen-Tendinopathie – im Gegensatz zur Kontrollgruppe – die Beine während der Abdrückphase nicht nach außen drehten.[252]

Die Autoren entwickelten die Theorie, dass eine Schwäche des hinteren Schienbeinmuskels das Bein zwingt, sich übermäßig nach innen zu drehen, was wiederum die Belastung der Achillessehne erhöht. Nachdem ich diesen Artikel gelesen hatte, fügte ich Übungen für den hinteren Schienbeinmuskel zu den Standardbehandlungsprotokollen für Achillessehnenentzündungen hinzu und stellte fest, dass sich die Heilungsdauern deutlich verringerten und die langfristigen Ergebnisse verbesserten.

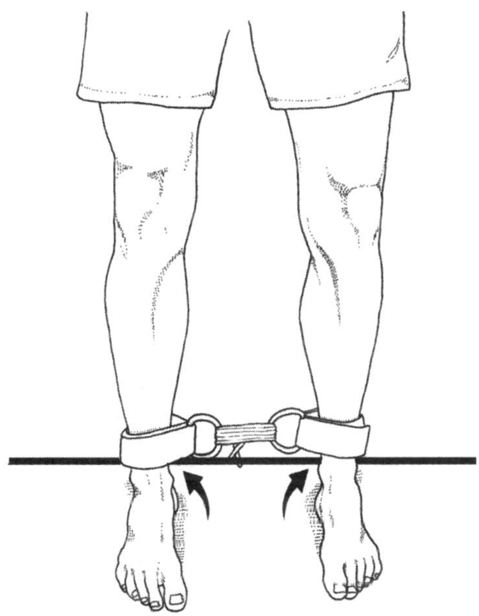

Übung für den hinteren Schienbeinmuskel in geschlossener Bewegungskette: Ein Widerstandsband mit zwei Fußschlaufen verbinden und abwechselnd die Fußgewölbe gegen den Widerstand des Bandes anheben und absenken. Drei Sätze mit je 25 Wiederholungen pro Tag reichen gewöhnlich, um den hinteren Schienbeinmuskel zu kräftigen.

Zusätzlich zu Kräftigungsübungen ist eine alternative Methode für die Verbesserung der Achillessehnenfunktion die *Deep-Tissue-Massage* (Tiefengewebsmassage). Die Theorie lautet, dass die intensive Massage die schwächeren Kollagenfasern vom Typ III abbaut und die Durchblutung fördert, sodass die Heilung einsetzen kann. Um diese Theorie zu testen, beschädigten Forscher vom Biomechanics Lab der Ball State University[253] bei operativen Eingriffen die Achillessehnen einer Gruppe Ratten. Bei einer Gruppe wurde am 21., 25., 29. und 33. Tag nach dem Eingriff drei Minuten lang eine intensive Tiefengewebsmassage durchgeführt. Die andere Gruppe diente als Kontrollgruppe. Eine Woche später wurden die Sehnen beider Rattengruppen mit einem Elektronenmikroskop untersucht. Wie zu erwarten war, zeigten die Sehnen, die Tiefengewebsmassagen erhalten hatten, eine erhöhte Fibroblasten-Vermehrung, was eine für die Sehnenreparatur günstige Umgebung schafft.

Eine technischere Methode, Narbengewebe abzubauen, ist die extrakorporale Stoßwellentherapie. Diese Technik umfasst die Nutzung teurer Geräte, die hochfrequente Schallwellen in die Achillessehne einbringen. Neuerer Forschung nach zeigen die Behandlung ansatzferner Achillessehnen-Tendinose mit Stoßwellentherapie und das Durchführen exzentrischer Übungen mit schwerer Last vergleichbare Ergebnisse. Daher wird die Stoßwellentherapie üblicherweise erst eingesetzt, wenn konventionelle Methoden versagt haben.

Unabhängig davon, ob die Achillessehnenverletzung am Ansatz oder nicht am Ansatz vorliegt, gibt es eine großartige Behandlungsmethode: Sie besteht darin, die Belastung der Achillessehne zu verringern, indem man die Zehenmuskeln kräftigt, vor allem den langen Zehenbeuger und den langen Großzehenbeuger. Diese Muskeln, deren Ursprung sich an der Rückseite des Unterschenkels befindet und deren Ansatz an den Zehen ist, liegen unter der Achillessehne. Sie arbeiten synergistisch mit dem Schollenmuskel, um während der Vortriebsphase die Ferse anzuheben. Eine Kontraktion des langen Großzehenbeugers und des langen Zehenbeugers während des Laufens verringert die Belastung der Achillessehne deutlich, weil sie die Dehnung der Sehne abbremsen. Am einfachsten kann man die langen Zehenmuskeln mit der ToePro Exercise Platform (Abbildung Seite 120) kräftigen. Alternativ kann man diese Muskeln auch trainieren, indem man auf einem Airex Balance-Pad steht, sich nach vorn gegen eine Wand lehnt und die Zehen nach unten drückt. Ich empfehle gewöhnlich drei Sätze mit je 25 Wiederholungen pro Tag.

Um sicherzugehen, dass die Zehenmuskeln richtig arbeiten, sollte ein verletzter Läufer während der Abdrückphase des Laufzyklus die Zehen kraftvoll nach unten in die Innensohle pressen. Das kräftigt die Zehenmuskeln auf natürliche Weise und verringert die Belastung der Achillessehne. Man kann leicht erkennen, ob die Zehenmuskeln schwach sind, wenn man sich die Innensohlen der Laufschuhe ansieht. Wenn die Zehenbeuger stark sind, sind normalerweise klare Vertiefungen unter den Zehenspitzen zu sehen, wohingegen sich bei Läufern mit wenig ausgeprägten Zehenbeugern keine Abdrücke unter den Zehen befinden. In diesem zweiten Fall sind nur unter der Mitte des Vorfußes deutliche Anzeichen für Verschleiß zu erkennen.

Es ist wichtig, zu betonen, dass Läufer mit Achillessehnenverletzungen fast ausnahmslos Kortisonspritzen vermeiden sollten. Denn diese schwächen die Sehne, indem sie die Kollagenproduktion von Typ I zu Typ III verschieben. In einer Studie, die im *Journal of Bone & Joint Surgery*[254] veröffentlicht wurde, konnte nachgewiesen werden, dass Kortison die Achillessehne bei geringerer Belastung reißen ließ. Besonders gefährlich war eine Verabreichung von Kortison auf beiden Seiten, weil es einen systemischen Effekt erzeugte, der die Sehne weiter schwächte.

Die Behandlung von Achillessehnenproblemen kann folgendermaßen zusammengefasst werden: Man sollte sich langsam aufwärmen, indem man auf den ersten 1,5 Kilometern mindestens 40 Sekunden pro Kilometer langsamer läuft als gewöhnlich. Zudem ist es von Vorteil, möglichst auf flachen Wegen zu bleiben. Mittelfuß- oder Vorfußläufer sollten überlegen, zu einem Rückfußaufsatz zu wechseln, da er die Belastung der Achillessehne während des Anfangskontakts reduziert. Da gezeigt wurde, dass eine übermäßige Pronation die Durchblutung der Achillessehne verringert,[255] sollten Überpronierer erwägen, stabilisierende Laufschuhe zu tragen, vor allem solche mit Dual-Density-Zwischensohlen und Spitzenhub (Abbildung Seite 175).

Überpronierer können sich Gedanken machen, ob sie nicht besser Einlagen tragen. Da Minimalschuhe und flache Wettkampfschuhe einen Vorfußkontaktpunkt unterstützen, gilt es, sie zu vermeiden. Wer tendenziell steif ist, sollte zusätzlich die Dehnung in neutraler Position durchführen, wie sie in Abbildung Seite 113 zu sehen ist. Wer übermäßig flexibel ist, profitiert von präventiv exzentrischen Übungen mit Last. Um die eigene Kraft zu analysieren, kann man mit jedem Bein 25-mal in den Zehenspitzenstand gehen, um zu sehen, ob man auf einer Seite schneller ermudet. Falls ein Bein schwächer ist, sollte man die Kraftasymmetrie mit der in Abbildung Seite 198 dargestellten Übung beheben.

Sesamoiditis

Unter der Diagnose *Sesamoiditis* fasst man schmerzhafte Beschwerden im Bereich der Sesambeine zusammen. Die Sesambeine sind die beiden sesamsamenförmigen Knochen unter den Köpfchen der ersten Mittelfußknochen. Sie liegen in den Sehnen des kurzen Großzehenbeugers und sind beim Laufen extrem wichtig, weil sie dem kurzen Großzehenbeuger einen mechanischen Vorteil verleihen. Tatsächlich können Sesambeine die Fähigkeit dieses Muskels, Kraft zu erzeugen, stark verbessern. Krafterzeugung unter der Großzehe kann den Druck unter der Mitte des Vorfußes um bis zu 30 Prozent senken. Daher sind richtig funktionierende Sesambeine nötig, um viele verschiedene Vorfußverletzungen zu verhindern, darunter fallen Ermüdungsbrüche der Mittelfußknochen ebenso wie das *Morton-Neurom*, eine sehr schmerzhafte Überlastung der Mittelfußnerven.

Läufer haben häufig Probleme mit den Sesambeinen, weil die Knochen in einem Bereich liegen, auf dem das volle Körpergewicht lastet. Während der Abdrückphase des Laufens werden diese immensen Kräften ausgesetzt. Läufer mit hohen Fußgewölben sind besonders anfällig für Sesamoiditis, weil hohe Fußgewölbe dafür sorgen, dass übermäßig viel Belastung konzentriert unter die Innenseiten der Vorfüße kommt (Abbildung Seite 202 links).

Das anfängliche Symptom von Sesamoiditis ist ein pochender Schmerz direkt unter dem Fußballen. Die Behandlung von Sesambeinverletzungen besteht darin, den Druck zu verringern, indem man ein

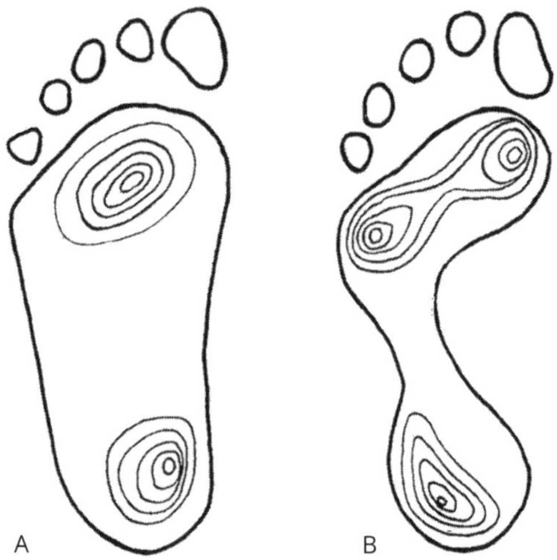

Die Druckzentrumsverteilung bei Läufern mit niedrigen (A) und hohen Fußgewölben (B)

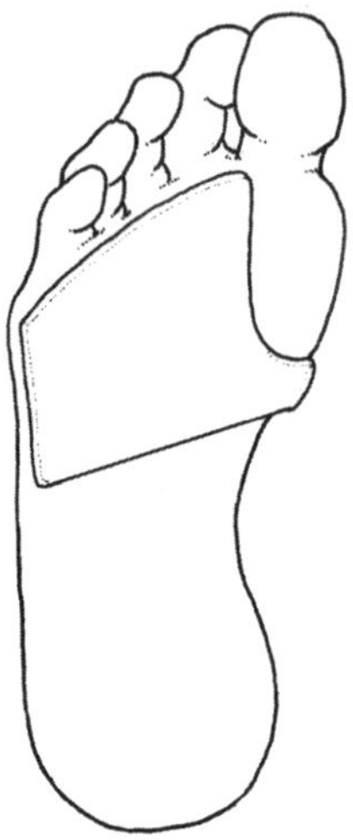

Vorfußpolster mit Aussparung

Polster unter das Köpfchen des ersten Mittelfußknochens legt (Abbildung oben rechts). Dieses Polster kann man zu Hause herstellen, indem man aus einem drei Millimeter dicken Stück Filz ein J-förmiges Polster schneidet und direkt unter der Innensohle des Laufschuhs befestigt. Wer nicht selbst ein Polster anfertigen möchte, kann auch online Vorfußpolster kaufen.

Läufer mit niedrigen Fußgewölben verletzen sich die Sesambeine seltener. Bei ihnen ist der häufigste Mechanismus, der hinter einer solchen Verletzung steckt, dass übermäßige Pronation den inneren Vorfuß mit mehr Kraft in den Boden rammt und das innere Sesambein quetscht (Abbildung unten). Maßgefertigte oder frei erhältliche Einlagen sind bei der Behandlung von Sesambeinverletzungen bei Läufern mit niedrigen Fußgewölben häufig effektiv, weil sie den Druck vom Sesambein auf das innere Fußlängsgewölbe übertragen.

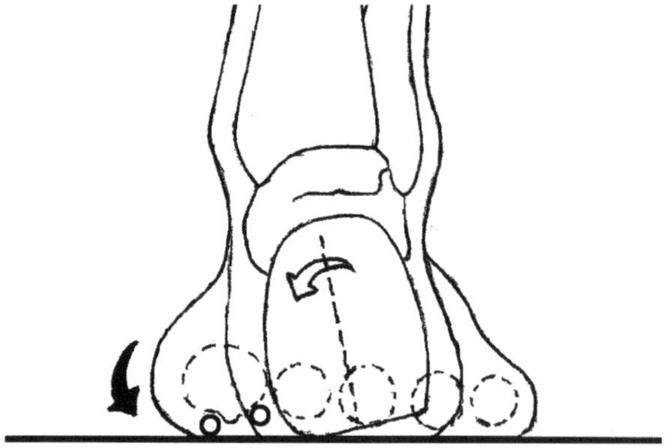

Übermäßige Pronation (weißer Pfeil) rammt das innere Sesambein in den Boden (schwarzer Pfeil).

Unabhängig von der Ursache reagiert der kurze Großzehenbeuger auf eine chronische Sesambeinverletzung beinahe immer, indem er sich reflexartig anspannt. Eine erhöhte Spannung in diesem Muskel verschlimmert die Sesambeinverletzung häufig. Denn tatsächlich sorgt sie dafür, dass das Sesambein in die Knochenfurche unter dem Köpfchen des ersten Mittelfußknochens gezogen wird, wenn sich die Großzehe beim Abdrücken nach oben bewegt. Ein ähnlicher Vorgang tritt auf, wenn eine chronische Verletzung der Kniescheibe dafür sorgt, dass sich der Quadrizeps anspannt, was wiederum dazu führt, dass die Kniescheibe gegen ihre Knochenfurche gedrückt wird. Eine Verkürzung des Quadrizeps sorgt nachweislich dafür, dass eine chronische Kniescheibenverletzung andauert. Jeder Sportmedizinspezialist weiß, wie wichtig es bei der Behandlung einer Kniescheibenverletzung ist, den Quadrizeps zu dehnen. Dieselben Sportexperten empfehlen jedoch selten, den kurzen Großzehenbeuger zu dehnen, um Sesamoiditis zu behandeln. Das ist bedauerlich, denn das Dehnen dieses Muskels ist eine einfache und effektive Möglichkeit, dieses Leiden zu therapieren.

Um zu prüfen, ob der kurze Großzehenbeuger verkürzt ist, biegt man sanft beide Großzehen nach hinten und vergleicht die Bewegungsumfänge beider Zehen. Falls die Seite mit dem schmerzenden Sesambein einen geringeren Umfang hat, muss der Muskel gedehnt werden. Dazu massiert man zunächst den kurzen Großzehenbeuger etwa eine Minute lang und zieht die Großzehe dann sanft nach hinten, bis man einen leichten Widerstand spürt (Abbildung unten). Diese Dehnung hält man 35 Sekunden lang und massiert gleichzeitig den Muskel.

Die Dehnung des kurzen Großzehenbeugers sollte sich immer angenehm anfühlen. Wenn sie mehr als leichte Schmerzen erzeugt, muss mittels Röntgen oder MRT ein Ermüdungsbruch oder eine Sehnenverletzung ausgeschlossen werden. Gelegentlich muss ein schwer verletztes Sesambein mit einer Fußorthese ruhiggestellt werden.

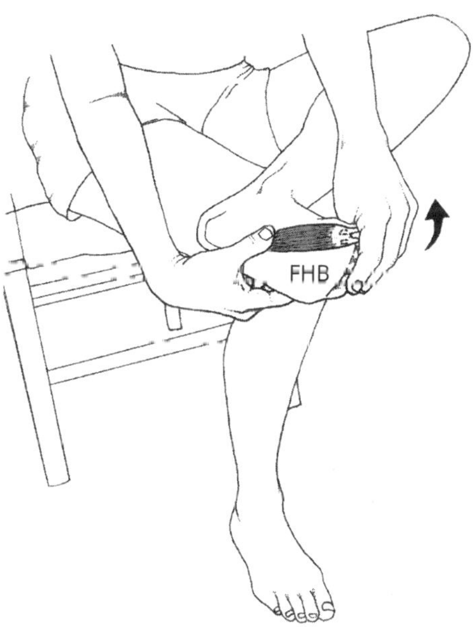

Mobilisierung des kurzen Großzehenbeugers: Den kurzen Großzehenbeuger (FHB) sanft massieren und anschließend durch leichtes Nach-hintenziehen der Großzehe (Pfeil) sanft dehnen. Man findet den kurzen Großzehenbeuger, indem man an der Basis der Großzehe beginnt und sich nach unten und hinten vorarbeitet, um den gesamten Muskel zu massieren. Mit Übung spürt man verspannte Stellen im Muskel auf.

Metatarsalgie und Ermüdungsbrüche der Mittelfußknochen

Wenn man bedenkt, dass während des Abdrückens das bis zu Siebenfache des Körpergewichts auf dem mittleren Vorfuß lastet, überrascht es nicht, dass in der Läufer-Community häufig Verletzungen der Mittelfußknochen zu finden sind. Metatarsalgie bezieht sich auf Schmerzen unter einem der Mittelfußknochen. Ermüdungsbrüche der Mittelfußknochen entstehen, wenn die Mittelfußknochen den Belastungen nicht mehr standhalten können und zu brechen beginnen. An den Köpfchen des zweiten und dritten Mittelfußknochens tritt Metatarsalgie am meisten auf, während die Schäfte des dritten und vierten Mittelfußknochens am häufigsten brechen. Metatarsalgie kann leicht diagnostiziert werden, indem man fest auf das Mittelfußköpfchen drückt, an dem der Verdacht besteht. Einen Ermüdungsbruch eines Mittelfußknochens kann man hingegen identifizieren, indem man an dem vermeintlich betroffenen Mittelfußknochen nach einer lokalen Schwellung tastet. Da auf Röntgenbildern rund 40 Prozent der Ermüdungsbrüche im frühen Stadium übersehen werden, sind sie in den ersten Tagen nach der Verletzung als Nachweisinstrument relativ nutzlos. Nach etwa einer Woche kann man erkennen, dass sich im gebrochenen Knochen die Reparaturlinie bildet.

Eine häufig übersehene Ursache für Metatarsalgie und Ermüdungsbrüche der Mittelfußknochen ist eine Verkürzung des Zwillingswadenmuskels. Ein verkürzter Zwillingswadenmuskel ist beim Laufen gefährlich, weil er die Ferse zwingt, den Boden zu früh zu verlassen. In der Folge wird der Vorfuß mit übermäßiger Kraft in den Boden gedrückt. In einer Studie, in der man die Prävalenz von steifen Sprunggelenken und Verletzungen der Mittelfußknochen untersuchte, wurde gezeigt, dass Menschen mit verkürzten Waden ein 4,6-mal höheres Risiko hatten, sich die Mittelfußknochen zu brechen, als eine flexiblere Kontrollgruppe.[256] Daher ist es ausgesprochen bedeutsam, dass Läufer ihre Zwillings-

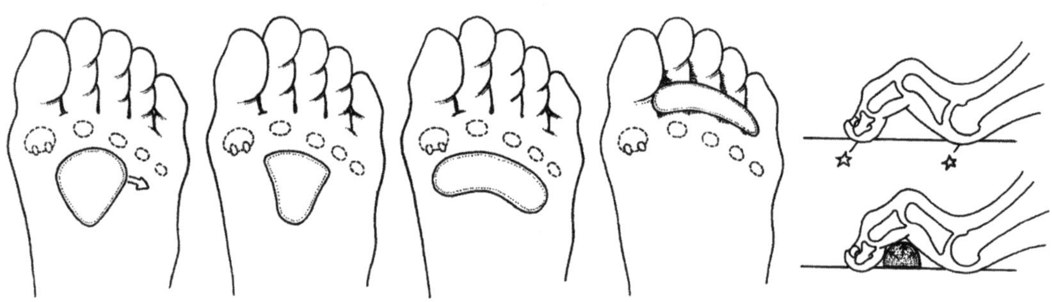

(A) Tropfen-, (B) T- und (C) nierenförmige Polster unter dem Mittelfuß nehmen von den Mittelfußköpfchen Druck weg. Diese Polster sollten so nah wie möglich an den Mittelfußköpfchen platziert werden. Zehenpolster (D) werden mit einer elastischen Schlaufe um den dritten Zeh befestigt. Indem sie Druck über den gesamten Zeh verteilen (E), reduzieren Zehenpolster den Druck unter den Mittelfußköpfchen und Zehenspitzen (Sterne).

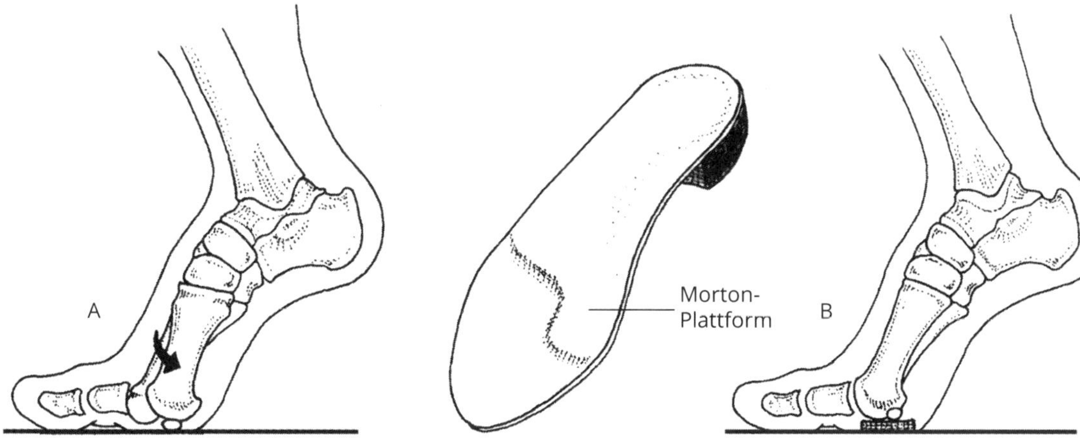

Morton-Plattform: Ein drei Millimeter dickes Stück Filz unter dem Köpfchen des ersten Mittelfußknochens nimmt den Druck vom benachbarten zweiten Mittelfußknochen. Es kann zu einer frei erhältlichen Einlage hinzugefügt oder unter der Unterseite der Innensohle platziert werden. Ein Sporteinlagenhersteller kann auch eine Morton-Plattform in eine maßgefertigte Einlage integrieren.

wadenmuskeln geschmeidig erhalten. Läufer mit chronisch verkürzten Waden sollten erwägen, gelegentlich mit Nachtschienen zu schlafen und/oder sich auf Schrägbrettern zu dehnen – wichtig dabei ist, lange in der Dehnung zu bleiben.

Die Mittelfußknochen sind auch verletzungsanfällig, wenn die Zehenmuskeln schwach sind. Wie erwähnt, leiten starke Zehenmuskeln Druck weg von den Mittelfußköpfchen zu den Zehenspitzen, während sie die Biegebelastung in den Schäften der Mittelfußknochen verringern (Abbildung Seite 71). Diese Muskeln können mit den Übungen, die in Abbildung Seite 120 dargestellt sind, gekräftigt werden. Um zu prüfen, ob schwache Zehen für eine Mittelfußknochenverletzung mitverantwortlich sind, kann man sich das Abnutzungsmuster der Laufschuh-Innensohlen ansehen: Unter den Zehen sollten deutliche Vertiefungen zu erkennen sein. Falls mehr Verschleiß unter der Mitte des Vorfußes und kaum oder keine Abdrücke unter den Zehen zu sehen sind, sollten zwingend Zehenkräftigungsübungen durchgeführt werden.

Neben der Verteilung des Drucks durch Kräftigung der Zehen besteht eine andere effektive Behandlungsmethode für Metatarsalgie darin, Polster unter dem Mittelfuß und/oder den Zehen zu tragen (Abbildung Seite 204).

In chronischen Fällen von Metatarsalgie kann man unter dem Köpfchen des ersten Mittelfußknochens eine Morton-Plattform anbringen (Abbildung oben). Da der erste Mittelfußknochen doppelt so breit und viermal so stark wie die benachbarten Mittelfußknochen ist, kann er die Umverteilung des Drucks und damit die Druckwegnahme von den schmerzenden Köpfchen der benachbarten Mittelfußknochen besser tolerieren. Dieser Zusatz ist besonders hilfreich, wenn der Schmerz direkt unter dem Köpfchen des zweiten Mittelfußknochens zu verorten ist.

Unabhängig von der Ursache sollten alle Verletzungen der Mittelfußknochen mit einer Verringerung der Doppelschrittlänge und einer Vermeidung von Vorfußkontaktpunkten behandelt werden. Läufer, die schon Mittelfußknochenverletzungen hatten, sollten auch Minimalschuhe vermeiden. Diese verleiten sie, zum Vorfußaufsatz zu wechseln, was die Last, die die Mittelfußknochen tragen müssen, stark erhöht. Minimalschuhe sind vor allem für Läufer mit schmalen Vorfüßen und verkürzten Waden problematisch. Bei allen Ermüdungsbrüchen ist zu beachten: Läufer sollten auf entzündungshemmende Medikamente verzichten, da diese die Knochenheilung stören können. Um die Knochengesundheit zu verbessern, gilt es, auf die Ernährung zu achten, vor allem auf die Zufuhr von Vitamin D3, Protein und Spurenelementen. Auf Ernährungsfaktoren und ihren Einfluss auf die Heilung von Ermüdungsbrüchen wird später in diesem Kapitel genauer eingegangen.

Morton-Neuralgie

Die *Morton-Neuralgie*, auch Morton-Neurom genannt, ist die Bezeichnung für eine chronische Irritation der interdigitalen Nerven im Bereich der Mittelfußköpfchen – interdigital bedeutet dabei: zwischen den Zehen. Interdigitale Störungen entstehen durch die Kompression eines oder mehrerer Interdigitalnerven im Vorfuß (Abbildung Seite 207 links). Auch wenn dieses Leiden jeden der Interdigitalnerven betreffen kann, ist der Nerv zwischen dem dritten und vierten Zeh am häufigsten betroffen.

Ein häufiges frühes Symptom dieses Leidens ist ein leichtes Kribbeln zwischen den Zehen. Betroffene Läufer klagen oft, ihre Socken würden sich am Vorfuß »knubbeln«, und sagen, das unangenehme Gefühl lasse nach, wenn sie die Schuhe ausziehen. Anfangs, wenn die Nervenstörung noch in einem leichteren Stadium ist, wird sie als Neuralgie bezeichnet – hier ist der Nerv entzündet, aber nicht ernsthaft beschädigt. Im Laufe der Zeit führt die chronische Reizung des Nervs zur Entstehung eines verdickten Narbengewebes im Nerv – hier ist nun vom Morton-Neurom die Rede. Die Entstehung eines Morton-Neuroms ist problematisch, weil es das Risiko für ein dauerhaftes Leiden erhöht. Denn der verdickte Nerv kann schneller eingeklemmt werden. Klinisch ist es häufig möglich, ein Neurom zu erkennen, indem man den Vorfuß zusammendrückt und testet, ob das sogenannte Mulder-Zeichen vorhanden ist: ein Schnappen, das zu hören ist, wenn ein geschwollener Schleimbeutel zwischen den Mittelfußköpfchen verschoben wird.

Bis vor Kurzem lautete die beliebteste Theorie über den Ursprung der Morton-Neuralgie, dass die Bewegung der Zehen nach oben während des Abdrückens die Interdigitalnerven gegen das *Ligamentum metatarsale transversum* (ein Band im Fuß) drückt (Abbildung Seite 207 rechts oben). Diese Theorie wurde 2007 widerlegt, als koreanische Forscher 17 Morton-Neurome sezierten, um herauszufinden, wo genau der Nerv eingeklemmt war.[257] In allen Fällen wurde gezeigt, dass der Nerv unter der Spitze des Mittelfußköpfchens und der Basis des Zehs komprimiert wurde, nicht unter dem *Ligamentum metatarsale transversum*, was jeden überraschte.

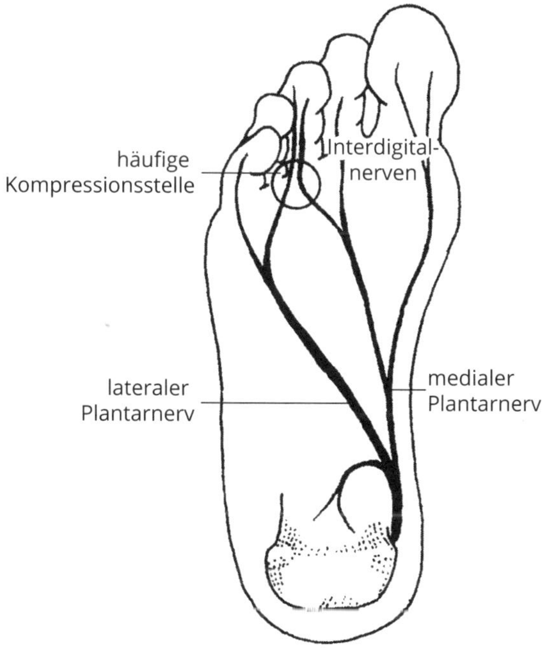

Die Interdigitalnerven sind Äste des medialen und des lateralen Plantarnervs, des *Nervus plantaris*.

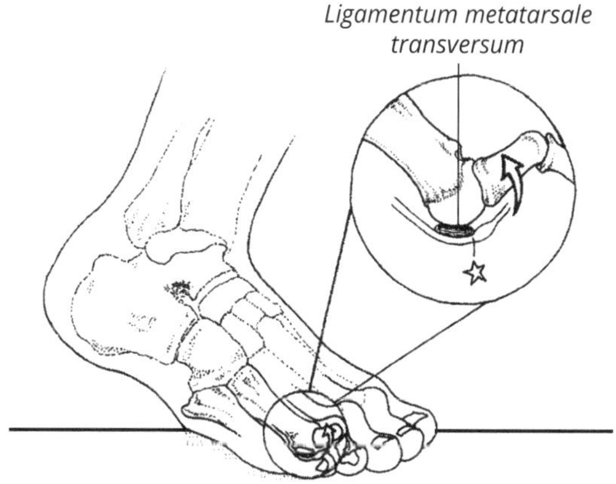

Bis vor Kurzem glaubte man, der Interdigitalnerv werde komprimiert, wenn er gegen das *Ligamentum metatarsale transversum* gedrückt werde.

Nachdem ich diesen Artikel gelesen hatte, veränderte ich meine Behandlungsform bei Interdigitalnerv-Störungen. Vor dieser Studie behandelte ich Morton-Neuralgie und Morton-Neurom wie die meisten Sportmediziner: Ich platzierte Polster hinter die betroffenen Mittelfußköpfchen, um das *Ligamentum metatarsale transversum* vom entzündeten Interdigitalnerv zu heben. Nachdem ich herausgefunden hatte, dass der Nerv in Wirklichkeit weiter abwärts eingeklemmt wird, begann ich, mit einer u-förmigen Filzstütze unter dem Vorfuß zu arbeiten (Abbildung unten).

Das Behandlungsprotokoll mit der Filzstütze erwies sich als wesentlich effektiver als konventionelle Polster unter dem Mittelfuß, weil diese Polster die Mittelfußköpfchen während der Vor-

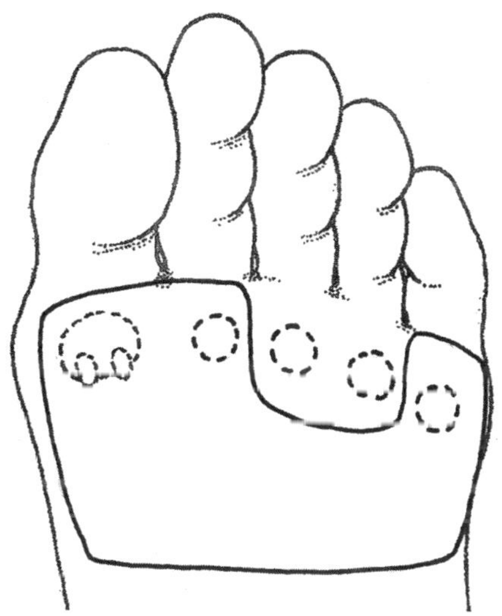

Ein u-förmiges Filzpolster nimmt während des Abdrückens Belastungen von den Köpfchen des dritten und vierten Mittelfußknochens.

triebsphase nicht unterstützen (sie sind zu weit hinten positioniert). Ein u-förmiges Polster unter dem Vorfuß nimmt hingegen während der Vortriebsphase, wenn die Interdigitalnerven komprimiert werden, den Druck von den betroffenen Mittelfußknochen weg. Die Dicke des Polsters hängt von der Schwere der Symptome ab. Ich fange gern mit einem drei Millimeter dicken Stück Filz an, wobei die u-förmige Aussparung direkt unter den Köpfchen der dritten und vierten Mittelfußknochen platziert wird. Wenn die Symptome anhalten, sollte man erwägen, ein 1,6 Millimeter dickes Stück Filz hinzuzufügen, um mehr Druck auf die benachbarten Mittelfußknochen zu verteilen. Nur in seltenen Fällen ist die Nervenverletzung so schwer, dass das verdickte Neurom operativ entfernt werden muss.

Wie bei Metatarsalgie ist ein häufig übersehener Faktor, der eine Morton-Neuralgie ewig andauern lässt, ein verkürzter Zwillingswadenmuskel. Wie zuvor erwähnt, führt eine Verkürzung dieses Muskels zu einem zu frühen Anheben der Ferse. Dies kann die Kräfte, die während des Abdrückens unter den Mittelfußköpfchen wirken, verstärken. Außerdem sollten Läufer, die an einer Morton-Neuralgie leiden, die Muskeln, die die Großzehe stabilisieren, kräftigen. Denn die Großzehe kann Druck von den Köpfchen der mittleren Mittelfußknochen nehmen. Ich vermeide normalerweise, die kleinen Zehen zu kräftigen, weil die Bewegung der Zehen während der Durchführung der Übung manchmal die Interdigitalnerven reizt.

Um den Druck unter den Mittelfußköpfchen bei Alltagsaktivitäten zu reduzieren, sollten Frauen keine Schuhe mit Absätzen tragen. Und Läufer mit Mittel- oder Vorfußaufsatz sollten erwägen, zu einem Rückfußaufsatz zu wechseln. Um während der Vortriebsphase den Druck auf den Nerv zu verringern, ist es ratsam, dass Läufer ihre Doppelschrittlänge verkürzen und ihre Schrittfrequenz erhöhen. Sobald die Nervenverletzung ausgeheilt ist, kann man allmählich wieder auf seinen natürlicheren Laufstil zurückschwenken. Man sollte die Waden aber flexibel halten, indem man regelmäßig Dehnübungen mit geradem Bein durchführt. Die Behandlung von Morton-Neuromen kann frustrierend sein, denn wenn der Nerv sich verdickt, verringert sich seine Größe nicht mehr und man ist auch zukünftig anfällig für diese Verletzung. Daher ist es wichtig, eine Morton-Neuralgie im frühen Stadium sehr intensiv und konsequent zu behandeln.

Ballenzehen

Der medizinische Begriff für einen Ballenzeh ist *Hallux abducto valgus*, vom lateinischen *hallux* für »Großzehe« und *abducto valgus* für »nach außen gezogen und rotiert« (Abbildung Seite 209 links). Auch wenn niemand ganz genau weiß, warum Ballenzehen entstehen, scheint eine ererbte Neigung zu lockeren Bändern ein Faktor zu sein. In einer Reihe interessanter Veröffentlichungen, die potenzielle Faktoren untersuchten, die mit der Entstehung von Ballenzehen zu tun haben könnten, fanden Forscher heraus, dass eine übermäßige Flexibilität des Daumens (ein Marker für übermäßige Gesamtkörperflexibilität) einer der besten Prädiktoren für die Entstehung von Ballenzehen war[258]

(Abbildung Seite 105). Eine übermäßige Flexibilität des Daumens erwies sich sogar als verlässlicherer Indikator für die zukünftige Entstehung von Ballenzehen als Vermessungen mithilfe von Röntgenbildern.

Es ist häufig schwierig, Läufer mit schmerzenden Ballenzehen zu behandeln, weil die nach innen gerichtete Großzehe kaum Kraft erzeugen kann. Dadurch wird der Druck, der normalerweise unter der Großzehe liegt, auf den mittleren Vorfuß übertragen. Im Laufe der Zeit entsteht unter dem mittleren Vorfuß eine schmerzende Schwiele, die das Risiko für Ermüdungsbrüche der Mittelfußknochen deutlich erhöht.

Einer der entscheidenden Faktoren, der bei beinahe allen Läufern mit Ballenzehen vorliegt, ist eine Schwäche des Großzehenspreizers (Abbildung unten rechts). Wenn dieser Muskel geschwächt ist, kann er die Großzehe nicht mehr stabilisieren. Dadurch verschlimmert sich der Ballenzeh.

Ein weiterer wichtiger Muskel für die Linderung von Ballenzehenschmerzen ist der lange Wadenbeinmuskel. Da dieser Muskel seinen Ansatz an der Basis des ersten Mittelfußknochens hat, kann er den inneren Vorfuß stabilisieren und den Ballenzeh vor übermäßiger Belastung schützen. Obwohl die ToePro Exercise Platform eine effektive Möglichkeit darstellt, sowohl den Großzehenspreizer als auch den langen Wadenbeinmuskel zu kräftigen, können die Ballenzehenschmerzen manchmal stärker werden, wenn ein Läufer mit der Ferse zu hoch kommt. Ich empfehle meist, die Ferse bei ToePro-Übungen nicht mehr als 2,5 Zentimeter vom Boden zu heben. Läufer mit großen Ballenzehen sollten darüber nachdenken, während der Durchführung der Übungen Zehentrenner zu tragen, um die Ausrichtung der Großzehe zu verbessern.

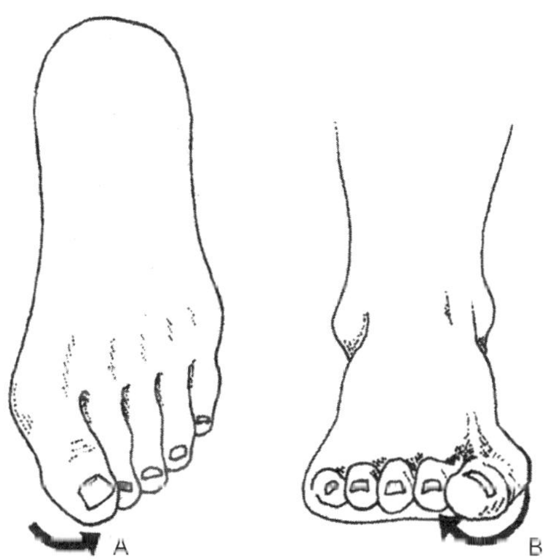

Hallux abducto valgus: Die Großzehe ist abduziert (A) und in einer Valgusstellung (B).

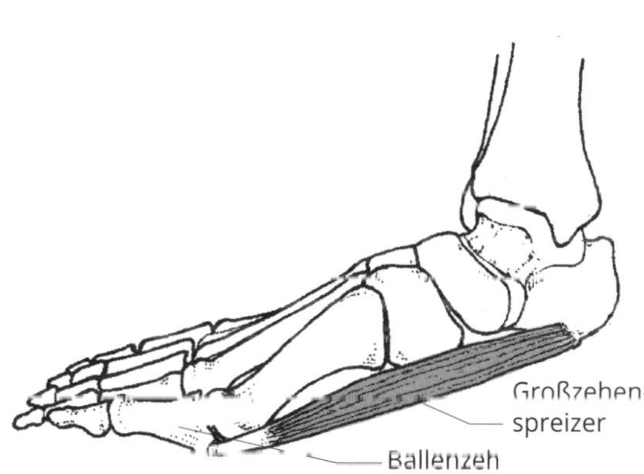

Auf die Großzehe zu rollen erzwingt die Nutzung des Großzehenspreizers, der bei Menschen mit Ballenzehen schwach ist.[259]

Obwohl es keine klinischen Beweise dafür gibt, dass maßgefertigte oder frei erhältliche Einlagen helfen, stellen sie die am häufigsten ergriffene Maßnahme bei Ballenzehen dar. Auch wenn es keine Forschungsergebnisse gibt, die belegen, dass Einlagen die langfristige Entwicklung von Ballenzehen beeinflussen, reagieren Läufer mit schmerzenden Ballenzehen häufig sehr gut auf diese. Ein möglicher Grund könnte sein, dass Einlagen den Druck über einen größeren Bereich verteilen[260]. Ebenso ist denkbar, dass sie die Aktivität des langen Wadenbeinmuskels steigern, wenn Menschen mit Senkfüßen sie tragen.[261] In Kombination vermögen es diese Faktoren, Druck vom überlasteten mittleren Vorfuß zu nehmen und die Stabilität des ersten Mittelfußknochens zu verbessern. Meiner Erfahrung nach bevorzugen Läufer meist Carbon- oder dünne Kunststoffeinlagen, weil sie wenig voluminös sind und die Ferse nicht erhöhen (selbst eine geringe Anhebung der Ferse verstärkt den Druck unter dem Köpfchen des ersten Mittelfußknochens). Bei großen Ballenzehen sind häufig Zehentrenner nötig, um zu verhindern, dass die Zehen gegeneinander drücken.

Wie bei allen Vorfußverletzungen ist es wichtig, den Zwillingswadenmuskel flexibel zu erhalten, damit während der Vortriebsphase weniger Druck auf den Vorfuß kommt. Schuhe müssen genug Platz für den breiteren Vorfuß bieten und Minimalschuhe sollten vermieden werden, weil sie für einen Wechsel vom Fersen- zum Vorfußaufsatz sorgen können. Um die Belastung des Vorfußes zu reduzieren, sollten Läufer mit Ballenzehen erwägen, ihre Doppelschrittlänge zu reduzieren und ihre Schrittfrequenz zu erhöhen. Auch wenn jedes Jahr in den USA über 200 000 Ballenzeh-Operationen durchgeführt werden, sollte eine operative Korrektur immer der letzte Ausweg sein, weil sie so häufig misslingt.[262] Meiner Erfahrung nach sind Läufer wegen der extremen Kräfte, die während des Abdrückens auf den Fuß wirken, besonders anfällig für schlechte Ergebnisse nach einer Ballenzeh-Operation.

Hallux limitus und Hallux rigidus

Der *Hallux limitus*, lateinisch für »begrenzte Beweglichkeit der Großzehe«, ist eine degenerative Erkrankung (Arthrose), bei der die Großzehe zunehmend steifer wird und immer stärker schmerzt. Der *Hallux rigidus* ist eine extreme Version dieser Erkrankung, bei der das Großzehengelenk vollständig starr ist. Während der *Hallux rigidus* vergleichsweise selten auftritt, ist der *Hallux limitus* in der Läufer-Community überraschend verbreitet. Außerdem kann beim Großzehengelenk schon eine leichte Einschränkung des Bewegungsumfangs für Läufer problematisch werden.

Gelegentlich ist der *Hallux limitus* auf ein Trauma zurückzuführen. Häufiger entsteht er aber bei Läufern mit ägyptischer Fußform. Diese haben eine lange Großzehe, die während der Vortriebsphase größeren Kräften ausgesetzt wird (Abbildung Seite 211 links). Die Erkrankung ist durchaus häufig, dennoch kennen viele Ärzte sie nicht und diagnostizieren einen *Hallux limitus* fälschlicherweise als einen Ballenzeh. Das ist unglücklich, da diese beiden Erkrankungen unterschiedliche Behandlungsmethoden erfordern.

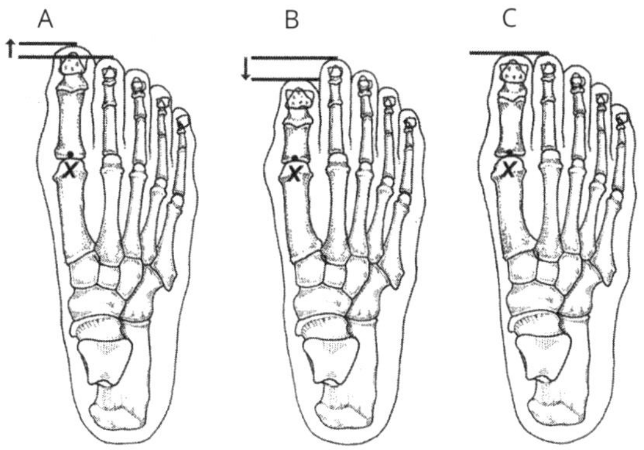

Unterschiede in der Zehenlänge: Bei einer ägyptischen Fußform ist die Großzehe länger als der zweite Zeh (A). Bei einer griechischen Fußform ist die Großzehe hingegen deutlich kürzer als der zweite Zeh (B). Bei einer römischen oder quadratischen Fußform sind der erste und zweite Zeh gleich lang (C). Wenn man sich ägyptische und griechische Statuen im Museum ansieht, stellt man fest, dass ägyptische Statuen beinahe immer lange Großzehen haben, während griechische Statuen kurze Großzehen haben.

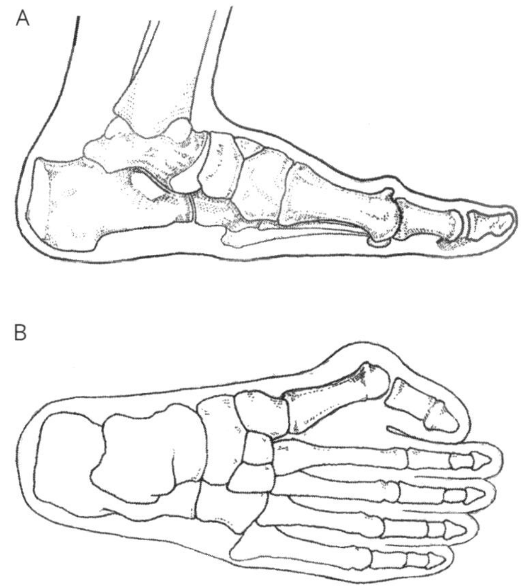

Knochenspornbildung beim *Hallux limitus* direkt oben auf dem Knochen (A) und Ballenzeh (B)

Am einfachsten lässt sich ein *Hallux limitus* über die Untersuchung des Bewegungsumfangs in den Großzehengelenken feststellen. Wenn ein *Hallux limitus* vorliegt, ist die Beweglichkeit zwischen dem rechten und linken Großzehengelenk asymmetrisch. Eine andere Möglichkeit, einen *Hallux limitus* von einem Ballenzeh zu unterscheiden, ist, zu untersuchen, wo auf dem Mittelfußköpfchen sich ein *Knochensporn (Osteophyt)* gebildet hat. Der Körper versucht Knorpelverlust über eine Produktion von neuem Knochengewebe auszugleichen – dem Knochensporn. Bei Vorliegen eines Ballenzehs bildet er sich an der Seite des Köpfchens, bei einem *Hallux limitus* hingegen entsteht er direkt auf dem Mittelfußköpfchen (Abbildung oben rechts).

Die Schwere eines *Hallux limitus* wird über die Messung des Bewegungsumfangs im Großzehengelenk bestimmt (Abbildung Seite 212 links). Da sich dieses Gelenk während der Vortriebsphase normalerweise um die 45 Grad bewegt, führt ein *Hallux limitus* meist zu Schmerzen, wenn der Bewegungsumfang des Großzehengelenks unter 40 Grad sinkt. Läufer mit niedrigen Fußgewölben sind besonders anfällig für einen schmerzhaften *Hallux limitus*. Denn bei ihnen wirkt während der Vortriebsphase mehr Kraft unter den Großzehen und ihre Großzehengelenke müssen sich in höheren Umfängen bewegen.[263, 264]

Das Behandlungsziel für einen *Hallux limitus* lautet, so viel Bewegungsumfang wie möglich wiederherstellen. Solange der Sporn auf dem Mittelfußköpfchen nicht allzu groß ist, kann man sich einen Bewegungsumfang von bis zu 30 Grad zurückerarbeiten, wenn man die Massage und Dehnung durchführt, die in Abbildung Seite 203 dargestellt ist. Zusätzlich zu einer Erhöhung des Bewegungsumfangs des Großzehengelenks ist es auch wichtig, den Bewegungsumfang des Sprunggelenks zu erhöhen. Meiner Erfahrung nach haben selbst Läufer mit einem schweren *Hallux limitus* selten Schmerzen, wenn ihre Sprunggelenke flexibel sind. In vielen Fällen muss man bis zu fünf Minuten pro Tag Schrägbrettübungen durchführen, um die Sprunggelenkbeweglichkeit zu erreichen, ab der ein *Hallux limitus* keine Schmerzen mehr verursacht.

Eine weitere beliebte Maßnahme bei einem *Hallux limitus* sind maßgefertigte oder frei erhältliche Einlagen. Ursprünglich nahm man an, dass Einlagen es der Großzehe ermöglichen, sich während der Vortriebsphase in einem größeren Umfang zu bewegen. Doch eine Untersuchung zur räumlichen Bewegung wies auf, dass dies nicht der Fall ist. Vor über einem Jahrzehnt führten Dr. Deb Nawoczenski und ich eine Pilotstudie durch, bei der wir die räumliche Bewegung im Großzehengelenk maßen, während Probanden verschiedene Arten von Einlagen trugen[265] (Abbildung rechts).

Vorläufige Ergebnisse deuteten zwar darauf hin, dass die Möglichkeit besteht, die Beweglichkeit zu verbessern. Doch Follow-up-Studien zeigten, dass der Umfang, in dem sich die Großzehengelenke der Probanden bewegten, unabhängig von den Einlagen blieb, die sie trugen. Dennoch wurde belegt, dass Einlagen die Schmerzen von Menschen mit einem *Hallux limitus* lindern. Daher hat man sie als nützliche Behandlungsmöglichkeit in Betracht zu ziehen.[266]

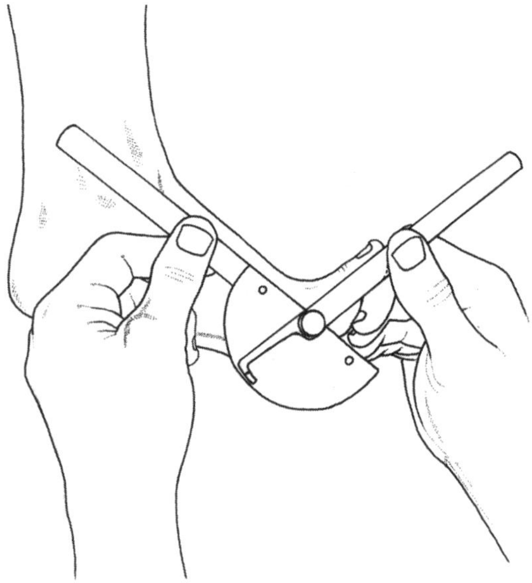

Messung des Bewegungsumfangs im Großzehengelenk: Ein Messgerät mit variablem Winkel bekommt man in jedem Baumarkt.

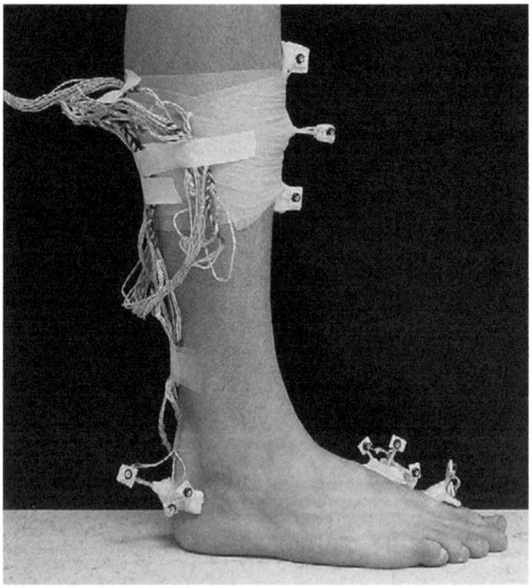

Die Messung dreidimensionaler Bewegung im Großzehengelenk.

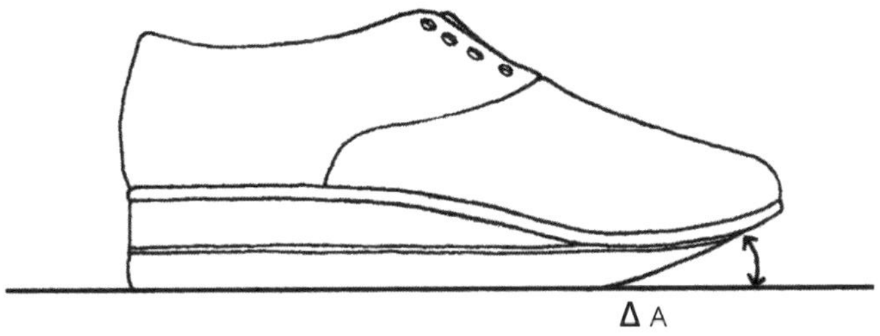

Ballenrolle: Die Schräge der Ballenrolle verläuft bis unter die Mittelfußknochen (A). So bietet sie einen Drehpunkt, dank dessen man in die Vortriebsphase übergehen kann, ohne die Großzehe allzu sehr bewegen zu müssem.

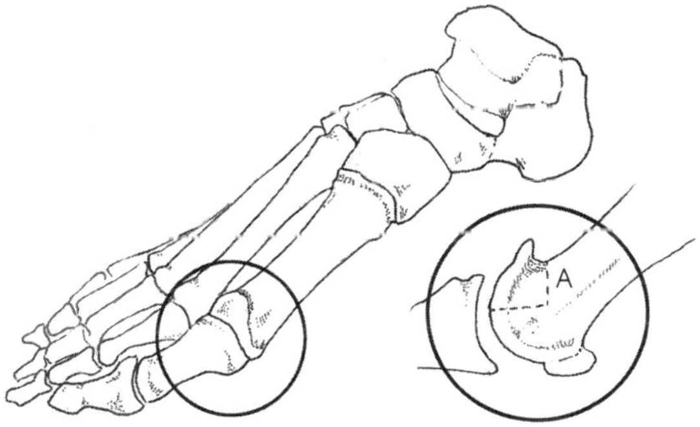

Eine *Cheilektomie* ist ein chirurgischer Eingriff, bei dem der Sporn auf dem ersten Mittelfußknochen entfernt wird (A).

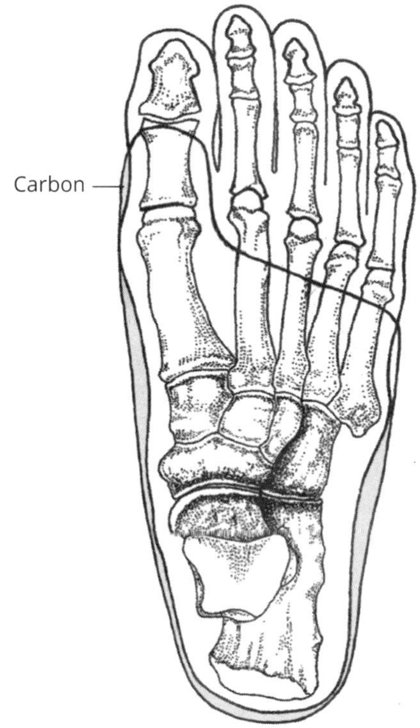

Die Rigidusfeder wird gewöhnlich aus einem carbonhaltigen Material hergestellt. Der Carbonfortsatz reduziert die Bewegung der Großzehe während des Abdrückens.

Wenn es nicht möglich ist, den Bewegungsumfang wiederherzustellen (beispielsweise, weil sich auf dem Mittelfußköpfchen bereits ein großer Sporn gebildet hat), lautet das Behandlungsziel: Auf das versteifte Gelenk Rücksicht nehmen. Am einfachsten kann man das tun, indem man Laufschuhe mit steifen Zwischensohlen und Abrollhilfe im Vorfußbereich nutzt. Denn beides unterbindet das Beugen der Großzehengelenke. In schwierigen Fällen kann man sich bei einem *Hallux limitus* von einem Schuhmacher eine Ballenrolle in die Zwischensohle des Laufschuhs einbauen lassen (Abbildung oben links).

Eine andere Option ist das Tragen einer Einlage mit Rigidusfeder (Abbildung rechts). Auch wenn dieser Behandlungsansatz die Belastung der Achillessehne leicht erhöht, kommen die meisten Läufer damit überraschend gut zurecht.

Falls diese Behandlungsprotokolle nicht helfen, kann ein chirurgischer Eingriff, eine sogenannte *Cheilektomie*, nötig sein (Abbildung links unten). Auch wenn die langfristigen Ergebnisse dieses Ansatzes ziemlich gut sind, sollte eine Operation immer die letzte Option sein.

Plantarfasziitis

Die mit Abstand häufigste Ursache für Fersenschmerzen bei Läufern ist Plantarfasziitis. Das Wort *fascia* ist lateinisch für »Band«, und der innere Teil der Plantarfaszie, die von der Ferse zur Basis der Großzehe verläuft, stellt den stärksten und am häufigsten verletzten Abschnitt des Bands dar. Bis vor Kurzem nahm man an, dass das übermäßige Absenken des inneren Fußlängsgewölbes bei Menschen mit Senkfüßen die Spannung in der Plantarfaszie erhöht und den Ansatz der Plantarfaszie am Fersenbein überlastet. Die erhöhte Spannung an der Ferse wurde für so groß gehalten, dass man dachte, sie würde letztendlich zur Entstehung eines Fersensporns führen.

Auch wenn die Verbindung zwischen erhöhter Plantarfaszienspannung und der Entwicklung von Fersenspornen in der Mediziner-Community allgemein akzeptiert ist, zeigten Forschungsergebnisse aus dem Jahr 2003, dass die Plantarfaszie die Entstehung des Sporns nicht verursacht. Eine ausführliche Studie von 22 Fersenbeinen mit Spornen deckte auf, dass sich die Knochensporne am Ursprung des kurzen Zehenbeugers bilden, nicht an der Plantarfaszie.[267] Diese Ergebnisse arbeiten heraus, dass es sehr wichtige Interaktionen zwischen der Plantarfaszie und den intrinsischen Fußgewölbemuskeln gibt: Die Plantarfaszie ist passiv, speichert Energie und gibt Energie wieder ab, während die Fußgewölbemuskeln eine dynamischere Rolle beim »variablen Aufteilen der Last« spielen. Anscheinend arbeiten die intrinsischen Fußgewölbemuskeln mit der Plantarfaszie zusammen, um zu verhindern, dass sich das Fußgewölbe während der frühen Standphase absenkt. Zudem unterstützen sie so gleichzeitig auch die Anhebung des Fußgewölbes bei der Vortriebsphase. Das erklärt, warum die Entstehung von Plantarfasziitis nicht mit der Fußgewölbehöhe korreliert. Tatsächlich ist der beste Prädiktor für die Entwicklung von Plantarfasziitis die Geschwindigkeit, mit der sich die Zehen während der Vortriebsphase nach oben bewegen.[268]

Wenn der kurze Zehenbeuger stark ist, bremst er während der Vortriebsphase die Bewegung der Zehen nach oben ab und verteilt den Druck gleichmäßig zwischen den Zehenspitzen und den Mittelfußköpfchen. Eine Schwäche dieses kleinen, aber wichtigen Muskels räumt den Zehen Raum ein, sich in größeren Umfängen schnell zu bewegen und mit mehr Kraft an der Plantarfaszie zu ziehen. Daher erfordert eine erfolgreiche Behandlung eine Kräftigung der Fußgewölbemuskulatur. So kann die Geschwindigkeit, mit der sich die Zehen nach oben bewegen, reduziert werden. Gleiches lässt sich auch durch einen Laufschuh mit einem hohen Spitzenhub erreichen.

In der bisher umfassendsten Studie zu Plantarfasziitis verglichen Sullivan et al.[269] 202 Menschen, die Fersenschmerzen hatten, mit 70 asymptomatischen Kontrollprobanden. Sie kamen zu dem Schluss, dass Menschen mit chronischen Fersenschmerzen nicht nur schwache Zehen und verkürzte Waden hatten. Überdies wiesen auch ihre Wadenbeinmuskeln eine erhebliche Schwäche auf. Diese Erkenntnis war bedeutsam, denn vor dieser Studie hatte niemand daran gedacht, dass die Wadenbeinmuskeln überhaupt nur die kleinste Rolle bei der Entstehung von Plantarfasziitis spielen könnten. Nachdem ich diesen Artikel gelesen hatte, beschloss ich, die ToePro Exercise Platform herzustellen, weil sie die Zehen und Wadenbeinmuskeln effektiv kräftigt und gleichzeitig die Wade dehnt. Ich lasse Läufer drei Sätze mit je 25 Wiederholungen auf dem ToePro durchführen und anschließend die Wadenrückseiten dehnen, indem sie die Fersen auf den Boden stellen, während die Vorfüße auf dem ToePro ruhen. Läufer mit extremer Wadenverkürzung sollten darüber nachdenken, mit einer Nachtschiene zu schlafen, vor allem, wenn sie mit Schmerzen aufwachen. Da die Plantarfaszie an der Basis der Großzehe befestigt ist, entwickelte eine Forschergruppe vom Ithaca College of Physical Therapy[270] eine raffinierte Behandlungsmethode für Plantarfasziitis, wobei die Großzehe 30-mal am Tag zehn Sekunden lang gedehnt wird (Abbildung unten). Im Vergleich zu konventionellen Behandlungsmethoden für Plantarfasziitis führte diese Stretching-Routine zu deutlich besseren Ergebnissen.

Zusätzlich zum Dehnen der Waden und Kräftigen der Zehen- und Wadenbeinmuskeln spricht eine chronische Plantarfasziitis häufig gut auf sogenanntes *Low-Dye-Taping* an – hier kommt ein Tapeverband (das englische Wort *tape* steht für »Band«) zum Einsatz, der auf spezifische Weise angebracht wird. Auch maßgefertigte und frei erhältliche Einlagen können positive Wirkungen erbringen – bei der kurzfristigen Behandlung der Erkrankung sind beide Maßnahmen gleich effektiv.[271] Wie Forscher vom Orthopedic Bioengineering Research Lab in Illinois zeigten,[272,273] reduziert die Unterstützung des Fußgewölbes und/oder ein Varus-Keil unter dem Rückfuß die Belastung der Plantarfaszie erheblich.

Wann immer möglich, sollten Läufer mit Plantarfasziitis einen Mittel- oder Vorfußaufsatz vermeiden, da diese Fußaufsatzmuster die Spannung in der Plantarfaszie deutlich erhöhen. Da eine Operation häufig zur allmählichen Zerstörung des inneren Längsgewölbes führt (die Plantarfaszie ist ein wichtiger Stabilisator des Fußgewölbes, und wenn sie chirurgisch durchtrennt wird, kollabiert das Fußgewölbe schließlich), sollte diese Art des Eingriffs lediglich ein letzter Ausweg sein. Eine wirksame Alternative zu einer Operation ist die Stoßwellentherapie, die die Reparatur stimulieren und Heilung beschleunigen soll. Viele Chiropraktiker, Physiotherapeuten und auf die Fußgesundheit spezialisierte Sportmediziner führen dieses Verfahren in ihren Praxen durch.

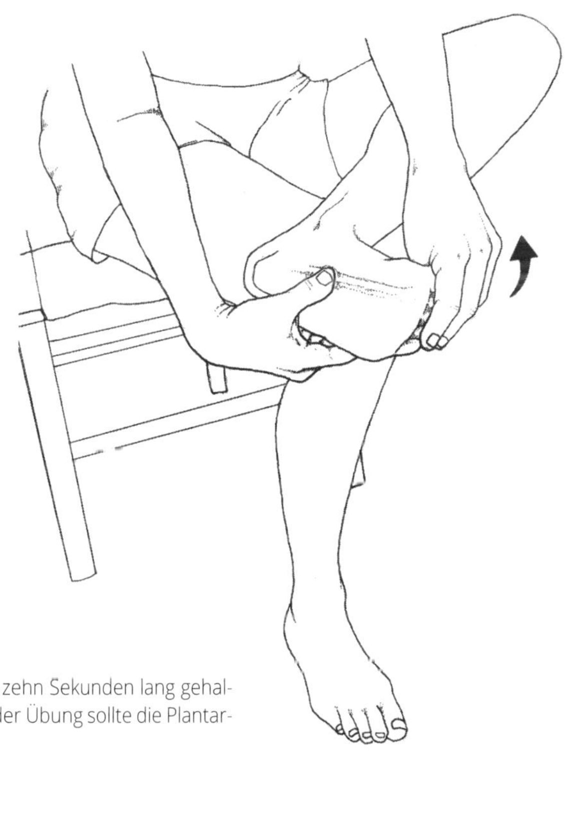

Stretching-Routine für die Plantarfaszie: Die Dehnung wird zehn Sekunden lang gehalten und 30-mal am Tag wiederholt. Während der Durchführung der Übung sollte die Plantarfaszie sanft massiert werden.

Fersensporn und Ermüdungsbruch des Fersenbeins

Die zweithäufigste Ursache für Fersenschmerzen sind Fersensporne. Diese Knochensporne treten meist bei leicht übergewichtigen älteren Läufern auf. Am einfachsten kann man Fersenspornschmerzen von Plantarfasziitis unterscheiden, indem man einige Schritte auf der Ferse und einige auf den Zehenspitzen geht. Da die Plantarfaszie während des Abdrückens verletzt wird und Fersensporne schmerzen, wenn der Fuß auf den Boden trifft, klagen Läufer mit Plantarfasziitis über Beschwerden, wenn sie auf den Zehen gehen, während es für Läufer mit Fersenspornen schmerzhaft ist, dies auf den Fersen zu tun. Fersensporn-Patienten setzen sogar häufig als Erstes den äußeren Vorfuß auf, um während des Anfangskontakts den Druck unter der Ferse zu verringern. Es ist wichtig, Plantarfasziitis und Fersensporn korrekt zu diagnostizieren, weil sich die Behandlungsprotokolle unterscheiden: Plantarfasziitis wird mit Einlagen, Dehn- und Kräftigungsübungen therapiert, während Fersensporne mit Fersenschalen und gut sitzenden Fersenkappen behandelt werden. In beiden Fällen sollten Kortisonspritzen ein letzter Ausweg sein. Vor allem für Menschen mit Fersensporn gilt dies, weil sie zu einem weiteren Abbau des Fersenfettpolsters führen können. In jedem Fall sollten Läufer mit Fersensporn Minimalschuhe vermeiden. Stattdessen empfiehlt es sich für sie, Laufschuhe mit zusätzlichem Zwischensohlenmaterial unter der Ferse zu tragen.

Chronische Fersenschmerzen können auch auf einen nicht diagnostizierten Ermüdungsbruch des Fersenbeins zurückzuführen sein. Eine Fersenbeinfraktur kann man durch einen Drücktest ausschließen. Da die äußere Knochenschicht der Ferse so dünn ist, ist es bei einem Ermüdungsbruch sehr unangenehm, wenn man mit Daumen und Zeigefinger gegen die Seiten des Fersenbeins drückt. Dieser Test sollte an beiden Füßen durchgeführt werden. Wenn bei gleichem Druck ein Fuß mehr schmerzt, besteht der nächste Schritt darin, durch Röntgen oder ein MRT zu prüfen, ob der Knochen gebrochen ist. Falls ein Ermüdungsbruch des Fersenbeins vorliegt, ist es wichtig, die Ursache des Ermüdungsbruchs herauszufinden (wie etwa Osteoporose oder ein Vitamin-D-Mangel).

Baxter-Neuropathie

Eine *Baxter-Neuropathie* liegt vor, wenn der Nerv, der den kleinen Zeh versorgt (auch als *Baxter-Nerv* bezeichnet), unter der Plantarfaszie eingeklemmt wird. (Der Begriff Neuropathie leitet sich vom griechischen Wort *neuron* ab, das für »Nerv« steht.) Auch wenn die Baxter-Neuropathie selten auftritt, bekommen Läufer mit hohen Kilometerumfängen sie gelegentlich. Da sich die meisten Sportmediziner nicht mit dieser Verletzung auskennen, kann sich die richtige Diagnose verzögern und der verletzte Läufer kann viel Zeit und Mühe mit unwirksamen Behandlungen verschwenden.

Um zu sehen, ob man vielleicht eine Baxter-Neuropathie hat, spreizt man aktiv die Zehen: Bei Vorliegen einer Baxter-Neuropathie kann man den vierten und fünften Zeh auf der betroffenen Seite nicht voneinander trennen (Abbildung oben). In diesem Fall helfen häufig maßgefertigte und frei erhältliche Einlagen, können diese darauf einwirken, dass der Nerv weniger stark gegen die Plantarfaszie gedrückt wird. Ich empfehle meist weiche, frei erhältliche Einlagen, da steife maßgefertigte Einlagen gelegentlich dort gegen den Baxter-Nerv drücken, wo er unter dem Fußgewölbe verläuft.

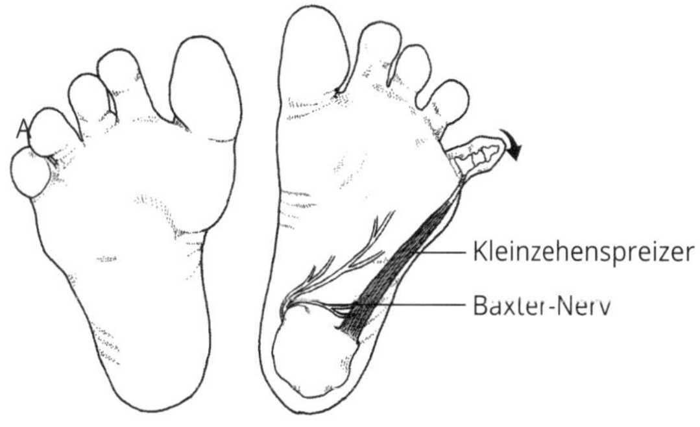

Baxter-Neuropathie-Test: Wird der Nerv, der den Kleinzehenspreizer versorgt, komprimiert, kann man den kleinen Zeh nicht abspreizen (A).

Eine alternative Behandlungsmethode für eine Baxter-Neuropathie findet sich in den Übungen zur Nervenmobilisation, die in der Abbildung unten dargestellt sind. Es wurde nachgewiesen, dass diese Technik Nerven in den Armen und Händen mobilisiert,[274] und man geht davon aus, dass sie die Verklebungen löst, die den Nerv in seiner Gleitfähigkeit einschränken.

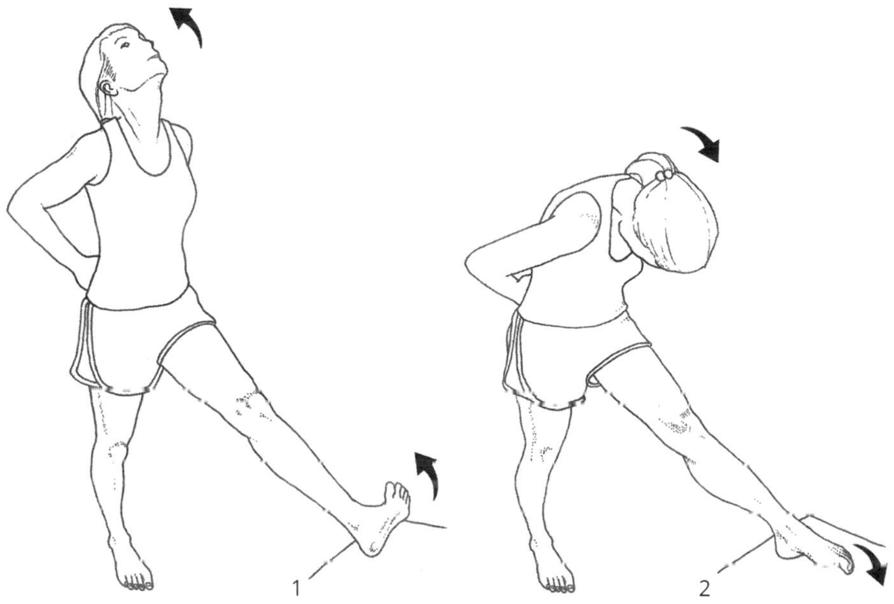

Nervenmobilisationstechnik: Um den Baxter-Nerv zu mobilisieren, die Ferse auf eine erhöhte Fläche stellen. Den Kopf nach hinten neigen und Sprunggelenk und Zehen in dieselbe Richtung bewegen (1). Diese Position fünf Sekunden lang halten. Anschließend Kopf und Rumpf nach vorn beugen und Sprunggelenk und Zehen nach unten strecken (2).

Falls eine konservative Therapie bei einer Baxter-Neuropathie nicht zu einer schnellen Reduktion der Symptome führt, sollte man einen Termin bei einem Fußchirurgen vereinbaren, der Erfahrung in der Behandlung dieser Erkrankung hat. Eine chirurgische Beseitigung des Narbengewebes, das für die Einklemmung des Baxter-Nervs verantwortlich ist, erzielt recht gute Ergebnisse. Je länger man die Behandlung hinauszögert, desto ungünstiger sind die Prognosen für einen chirurgischen Eingriff.

Entzündung der *Tibialis-posterior*-Sehne

Der hintere Schienbeinmuskel ist der tiefste und mittigste Muskel des Unterschenkels. Die Sehne des hinteren Schienbeinmuskels beginnt im unteren Drittel des Unterschenkels, zieht hinter dem Innenknöchel vorbei und scharf nach vorn (Abbildung unten). Sie ähnelt der Achillessehne in der Hinsicht, dass sie rotiert, bevor sie ansetzt, wodurch sie wie eine Feder Energie speichern und wieder abgeben kann.

Der hintere Schienbeinmuskel ist ein kräftiger Muskel mit verschiedenen Ansatzpunkten am Mittelfuß, wodurch er der wichtigste Stabilisator des Fußgewölbes ist. Trifft der Fuß beim Laufen auf den Boden, speichert der Muskel Energie, wenn das Fußgewölbe abflacht. Umgekehrt gibt er die Energie wieder ab, um das Fußgewölbe während der Vortriebsphase anzuheben. Meiner Erfahrung nach sind Läufer mit niedrigen Fußgewölben besonders anfällig für eine Entzündung der *Tibialis-posterior*-Sehne, wenn sie hohe Kilometerumfänge zurücklegen. Dies gilt vor allem, wenn sie dünn oder hypermobil sind (die Flexibilität des Daumens kann man mit dem Test auf Seite 104 überprüfen). Die übermäßige Kraft, die beim häufigen Absenken des Fußgewölbes wirkt, überlastet die Sehne schließlich. Zu den ersten Symptomen einer Entzündung der *Tibialis-posterior*-Sehne zählen Schmerzen unter dem Innenknöchel, vor allem beim Laufen auf unebenem Untergrund.

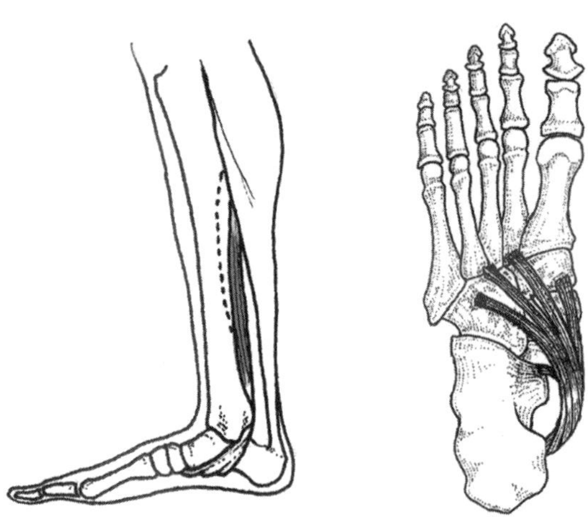

Die Sehne des hinteren Schienbeinmuskels: Sie hat mehrere Ansatzpunkte unter dem Fuß.

Bei der klinischen Diagnose gilt es als frühes Anzeichen für eine Entzündung der *Tibialis-posterior*-Sehne, wenn es nicht möglich ist, auf beiden Seiten gleich oft in den Zehenspitzenstand zu gehen. Im Anfangsstadium einer Verletzung der *Tibialis-posterior*-Sehne ist die Sehne entzündet, aber noch nicht verlängert, und die Fußgewölbe sind gleich hoch. Schreitet die Sehnenverletzung fort, fällt das Fußgewölbe auf der Seite der verletzten Sehne langsam in sich zusammen und der Läufer kann die Ferse nur noch unter erheblichen Beschwerden heben.

Zur Behandlung von Verletzungen der *Tibialis-posterior*-Sehne im frühen Stadium kann man frei erhältliche oder maßgefertigte Einlagen mit großen Varus-Keilen nutzen. Beinahe immer sind weiche Einlagen gegenüber harten Einlagen zu bevorzugen. Zusätzlich zu Einlagen sprechen Läufer mit leichten Verletzungen der *Tibialis-posterior*-Sehne gewöhnlich auch gut auf Kräftigungsübungen an. Die abwechselnde ToePro-Übung ist besonders hilfreich, und ich lasse Läufer nach dieser Übung meist vier 30-sekündige isometrische Kontraktionen mit gebeugtem Knie und der Ferse unten durchführen (Abbildung Seite 124, D). Dieselben Übungen lassen sich auch auf einem Airex Balance-Pad absolvieren, wobei man sich dabei seitwärts gegen die Wand lehnt und das Knie gebeugt hält. Da anstrengende Bewegungen die Sehne verletzen können, sollte man vor einem Programm mit Kräftigungsübungen einen Sportspezialisten zurate ziehen, der sich mit der Behandlung von Verletzungen des hinteren Schienbeinmuskels auskennt.

Auch wenn sich leichte bis moderate Verletzungen der *Tibialis-posterior*-Sehne meist gut mit Einlagen und Übungen behandeln lassen, können schwere Verletzungen der *Tibialis-posterior*-Sehne gefährliche Folgen haben. Eine frühe Diagnose ist entscheidend, damit man weiterhin laufen kann. Verletzungen der *Tibialis-posterior*-Sehne verschlimmern sich fortschreitend. Auch wenn ich kein Befürworter von teuren Untersuchungen bin, sollten Läufer mit chronischen Verletzungen der *Tibialis-posterior*-Sehne ein MRT machen lassen, damit das Ausmaß des Schadens an der Sehne beurteilt werden kann. Es ist sehr wichtig, in diesem Bereich Schäden früh zu diagnostizieren.

Supinationstrauma

Allein in den USA knicken jeden Tag 23 000 Menschen um (Abbildung Seite 220), was zu 1,6 Millionen Arztbesuchen pro Jahr führt.[275] Die direkten und indirekten Kosten (wie Krankentage bei der Arbeit), die mit der Behandlung von Supinationstraumata – also mit der Behandlung des Umknickens – verbunden sind, betragen etwa eine Milliarde Euro pro Jahr.[276] Diese Zahlen berücksichtigen nicht einmal die langfristigen gesundheitlichen Folgen, die häufig mit Supinationstraumata einhergehen. In einer Follow-up-Untersuchung von Patienten, die zehn Jahre zuvor ein Supinationstrauma erlitten hatten, zeigten 72 Prozent Anzeichen für Sprunggelenkbeschwerden.[277]

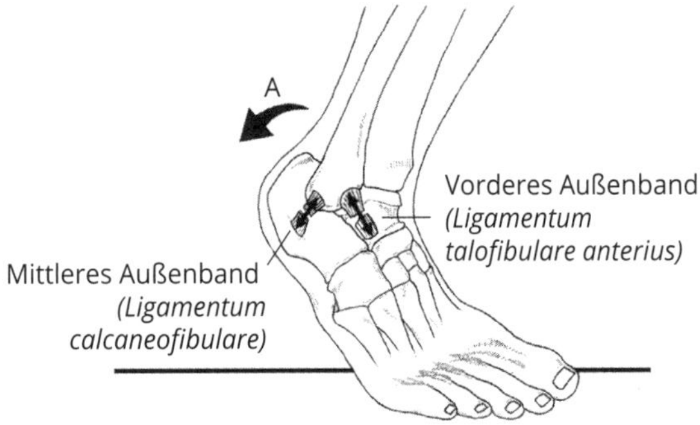

Supinationstrauma: Auch wenn man in jede Richtung umknicken kann, kommt es am häufigsten vor, dass der Rückfuß zur Mittellinie des Körpers hin umkippt (Pfeil A). Die plötzliche Bewegung kann das vordere Außenband (*Ligamentum talofibulare anterius*) beschädigen und/oder das *Ligamentum calcaneofibulare,* hierbei handelt es sich um einen starken Gewebestrang, der das Sprunggelenk unterstützt.

Angesichts der schwerwiegenden langfristigen Folgen, die mit einem Supinationstrauma verbunden sind, ist es wichtig zu wissen, welche Läufer zu dieser Verletzung neigen. Auch wenn gezeigt wurde, dass viele Faktoren mit Supinationstraumata korrelieren (wie hohe Fußgewölbe, ein beeinträchtigter Gleichgewichtssinn, verkürzte Waden und eine geringe Herz-Kreislauf-Fitness), sind die mit Abstand besten Prädiktoren für ein zukünftiges Supinationstrauma frühere Supinationstraumata und Übergewicht. Übergewichtige Sportler, die schon einmal ein Supinationstrauma erlitten haben, haben ein 19-mal höheres Risiko, sich erneut ein solches zuzuziehen.[278] Da die Kraft, die beim Laufen auf das Sprunggelenk wirkt, das mehr als Siebenfache des Körpergewichts betragen kann, erhöhen schon ein paar zusätzliche Kilogramm das Risiko für ein Supinationstrauma erheblich.

Ein früheres Supinationstrauma kann zu einer gestörten Koordination und Wadenverkürzung führen – beides bedeutet eine größere Gefahr, sich erneut zu verletzen. In einer Analyse der dreidimensionalen Bewegung beim Gehen hat man Fuß und Sprunggelenk analysiert und dabei festgestellt: Bei Menschen, die schon einmal ein Supinationstrauma erlitten hatten, war der vertikale Abstand zwischen Fuß und Boden während der Schwungphase verringert, und der Fuß war übermäßig nach innen gekippt, wenn er auf den Boden traf.[279]

Trotz des starken Zusammenhangs zwischen einem früheren Supinationstrauma und einem zukünftigen Supinationstrauma gibt es wider Erwarten eine umgekehrte Beziehung zwischen der Schwere des Bänderschadens und dem Risiko für eine Wiederverletzung. In einer Follow-up-Studie mit 202 Elite-Läufern, denen zwei Jahre zuvor ein Supinationstrauma widerfahren war, kamen die Forscher zu dem Schluss, dass sich Läufer mit den schlimmsten Bänderrissen selten erneut verletzten (die Wiederverletzungsraten in dieser Gruppe lagen zwischen null und fünf Prozent). Bei Läufer mit weniger schweren Supinationstraumata gab es allerdings eine deutlich höhere Wiederverletzungsrate (18 Prozent der Läufer mit moderaten Supinationstraumata zogen sich in den zwei Jahren dieselbe Art der Verletzung erneut zu).[280] Frühere Forschungsergebnisse haben jedoch gezeigt, dass Patienten mit komplett gerissenen Bändern im Sprunggelenk, die mit einer operativen Rekonstruktion behandelt wurden, schlechtere kurz- und langfristige Ergebnisse hatten als Personen, die den chirurgischen Eingriff nicht haben durchführen lassen.[281] Läufer mit schweren Bänderverletzungen im Sprunggelenk sollten daher versuchen, eine Operation zu vermeiden.

Reha-Programm für das Sprunggelenk[282]

Phase 1: Auf dem verletzten Fuß kann noch kein Gewicht lasten

1. Eine Kompressionsbandage mit einem u-förmigen Filzpolster um das Wadenbein herum nutzen. Alle vier Stunden wechseln.
2. Zehen 5 Sekunden lang aktiv abduzieren/adduzieren. Zehnmal wiederholen.
3. Alphabet mit den Zehen schreiben. Fünfmal pro Tag.
4. Auf dem Ergometer fahren. 15 Minuten pro Tag.
5. Im Sitzen (ohne Gewichtsbelastung) Übungen mit dem Ankle Rockboard durchführen, 30 Kreise, im Uhrzeigersinn und gegen den Uhrzeigersinn, zweimal pro Tag. Im Stand 3 Minuten auf dem unverletzten Bein trainieren (es wurde gezeigt, dass das Trainieren des unverletzten Sprunggelenks auf dem Rockboard die Stabilität im verletzten Bein erhöht).

Phase 2: Man kann mit minimalen Schmerzen gehen und das betroffene Sprunggelenk hat 90 Prozent des vollen Bewegungsumfangs

1. Alle steifen Gelenke in den Beinen und Hüften dehnen.
2. Übungen mit Widerstandsband (Abbildung Seite 222) in alle Richtungen durchführen. 3 Sätze mit 25 Wiederholungen in jede Richtung.
3. Mit beiden Beinen und anschließend einbeinig mit dem verletzten Bein in den Zehenspitzenstand gehen. 3 Sätze mit 10 Wiederholungen, zweimal pro Tag.
4. Im Stand mit geschlossenen Augen Gleichgewichtsübung durchführen. 30 Sekunden lang, fünfmal pro Tag.
5. Im Stand einbeinig auf dem Ankle Rockboard trainieren. 1 Minute lang, fünfmal pro Tag.

Phase 3: Man kann ohne Schmerzen auf dem betroffenen Bein hüpfen

1. Mit 80 Prozent des normalen Tempos laufen. Landung auf dem Vorfuß vermeiden.
2. Auf einem Mini-Trampolin trainieren. 3 Sätze mit 30 Sprüngen nach vorn, nach hinten und von Seite zu Seite. Mit beiden Beinen beginnen, dann nur auf einem Bein.
3. Plyometrische Übung auf einer 50 Zentimeter und einer 25 Zentimeter hohen Box durchführen, die einen Abstand von 90 Zentimetern haben. Von einer Box auf den Boden und dann auf die andere Box springen und so weich wie möglich landen. 3 Sätze mit 5 Wiederholungen durchführen. Dies ist eine Übung für Fortgeschrittene, die vorsichtig durchgeführt werden sollte.

Unabhängig vom Schweregrad des Bandschadens lautet das Ziel bei der Behandlung eines Supinationstraumas: So schnell wie möglich beginnen, Kraft, Flexibilität, Gleichgewicht und Ausdauer wiederherzustellen – und zwar bereits in den ersten Tagen nach der Verletzung. Es wurde gezeigt, dass es die Dauer bis zur vollständigen Heilung um 50 Prozent reduzieren kann, wenn zusätzlich zu einer herkömmlichen Aircast-Schiene eine elastische Binde zum Einsatz kommt.[283] In der Tabelle auf Seite 221 wird ein bewährtes Behandlungsprotokoll für die Rehabilitation von Supinationstraumata vorgestellt. In der Abbildung unten ist eine effektive Übung mit Widerstandsband dargestellt, die durchgeführt werden kann, sobald die Symptome des akuten Supinationstraumas reduziert wurden.

Neben den üblichen Übungsroutinen ist es außerdem wichtig, Gleichgewichtsprobleme zu beheben. Schon das einfache Training auf einem günstigen Balance-Pad aus Schaumstoff kann das Verletzungsrisiko deutlich verringern. In einer Studie sank die Wiederverletzungsrate übergewichtiger Sportler, die bereits einmal ein Supinationstrauma erlitten hatten, um 77 Prozent, nachdem sie über einen Zeitraum von vier Wochen auf jedem Bein je fünf Minuten lang Gleichgewichtstraining auf einem Balance-Pad aus Schaumstoff durchgeführt hatten.[284] Eine Studie aus den Niederlanden[285] kam zu dem Ergebnis, dass Personen, die Balance-Board-Übungen durchführten, ihre Wiederverletzungsraten um 47 Prozent reduzieren konnten.

Da Balance-Pads und Balance-Boards den Fuß nicht in seinem vollen Bewegungsumfang herausfordern, bevorzuge ich das Two-to-One Ankle Rockboard. Im Gegensatz zu konventionellen Rockboards, die den Fuß in beide Richtungen gleich weit bewegen, zwingt das Two-to-One Ankle Rockboard den Fuß, doppelt so viel zu invertieren, wie er evertiert. Genau darauf ist das Sprunggelenk auch ausgelegt. Mit gestreckter Hüfte und gestrecktem Knie bewegt man das Sprunggelenk so, dass der

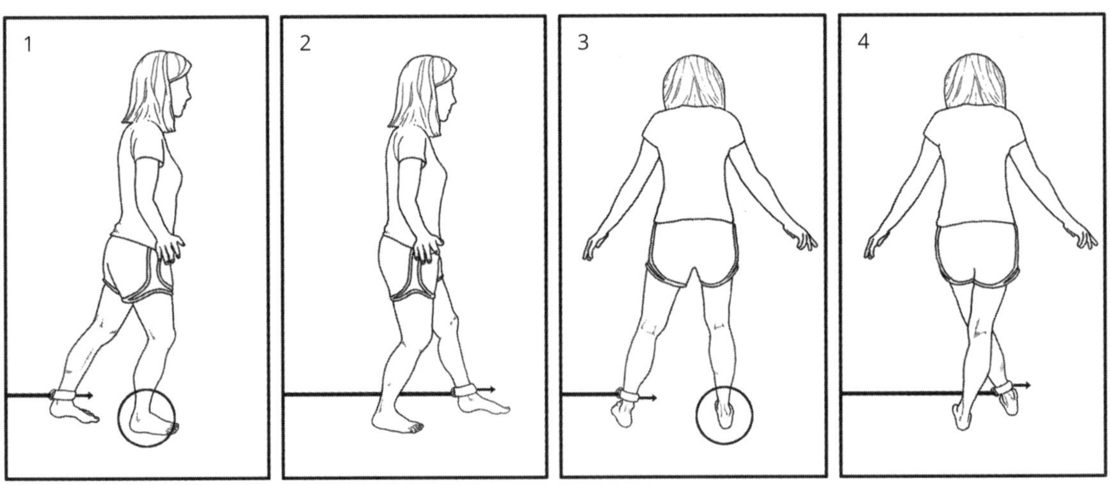

Sprunggelenkübung: Das Bein mit dem betroffenen Sprunggelenk (umkreist) steht auf dem Boden. Eine Fußschlaufe mit Widerstandsband wird um das gegenüberliegende Sprunggelenk gelegt (1). Auf dem verletzten Bein stehen und mit dem unverletzten Bein das Widerstandsband nach vorn (2) und zur Seite (3 und 4) ziehen. Wieder in die Ausgangsposition gehen und sich dann um 180 Grad drehen. Die Übung wiederholen, indem man das unverletzte Bein nach hinten und anschließend zur Seite zieht. Auch wenn ich Widerstandsbänder normalerweise nicht so gern mag, erzeugt diese Übung eine Torsionsbeanspruchung im betroffenen Sprunggelenk, die den Kräften ähnelt, die beim Gehen und Laufen auf instabilen Untergründen wirken.

Außenrand des Boards den Boden berührt. Das Rockboard bringt den Fuß in die Position eines zukünftigen Umknickens und zwingt den Nutzer, sich mit seiner Muskelkraft aus der riskanten Position zu manövrieren. Zunächst muss man diese Übung vielleicht im Sitzen durchführen, aber nach einigen Tagen kann man sie im Stand absolvieren.

Ein letzter Aspekt: Läufer mit einem Supinationstrauma entwickeln gelegentlich ein sogenanntes *Weichteil-Impingement-Syndrom* im äußeren Bereich des Sprunggelenks. Bei diesem Syndrom bildet sich im Sprunggelenk Narbengewebe, das eingeklemmt werden kann, wenn sich das Sprunggelenk nach oben bewegt. Läuft die betroffene Person bergauf, wird das Impingement-Syndrom besonders störend. Zwar kann man dieses Leiden nicht auf einem Röntgenbild oder MRT sehen, doch mithilfe eines einfachen Tests ist es möglich, einen Verdacht zu bestätigen oder auszuräumen: Für den Test richtet man die Füße im Stand gerade nach vorn aus und geht langsam in die Hocke, während die Fersen auf dem Boden bleiben. Liegt ein Impingement-Syndrom im äußeren Bereich des Sprunggelenks vor, spürt man Schmerzen in einem genau abgegrenzten Bereich kurz vor dem Außenknöchel. Leider spricht das Impingement-Syndrom nicht gut auf konventionelle Therapien an. Häufig muss man das Narbengewebe mit einer Arthroskopie entfernen. Die langfristigen Ergebnisse dieses Verfahrens sind allerdings herausragend.

Kompartmentsyndrome

Die Muskeln des Unterschenkels befinden sich in fünf verschiedenen Kompartimenten. Manchmal wird statt von Kompartimenten auch von Logen gesprochen. Doch welche Bezeichnung auch verwendet wird, fest steht: Kompartimenten beziehungsweise Logen sind durch spezielle Faszienwände voneinander abgegrenzt (Abbildung Seite 224).

Sportliche Betätigung kann das Muskelvolumen um bis zu 20 Prozent erhöhen. Daher müssen sich die Faszienhüllen, die jedes Kompartiment umgeben, dehnen können, um auch voluminösere Muskelkompartimente unterbringen zu können. Sind die Faszienhüllen steif und können sich nicht ausreichend ausweiten, steigt der Druck im betroffenen Kompartiment, wodurch die Kapillaren und Venen abgedrückt werden. Ohne einen ausreichenden venösen Abstrom steigt der Druck im Kompartiment immer weiter und es entstehen Muskel- und/oder Nervenschäden.

Kompartmentsyndrome werden in zwei verschiedene Arten unterteilt: akut und chronisch. Die akute Form des Kompartmentsyndroms ist ein chirurgischer Notfall, weil der Druck im Muskel schnell so hoch wird, dass dieser schwer beschädigt werden kann. Auch wenn Sportfachleute und Läufer sich des Risikos für akute Kompartmentsyndrome bewusst sein müssen, tritt diese Art der Verletzung nur selten auf. Häufiger entwickeln Läufer chronische Kompartmentsyndrome, bei denen der erhöhte Druck unangenehm ist, aber nicht zu langfristigen Muskelschäden führt.

Jugendliche Läufer sind besonders anfällig für Kompartmentsyndrome. Das vordere und tiefe hintere Kompartiment sind am häufigsten betroffen. Zunächst klagt der Läufer gewöhnlich über pochende Schmerzen in der Mitte des Unterschenkels. Wenn sich das Leiden verschlimmert, können sich bei Läufern mit Kompartmentsyndromen Anzeichen für Nervenschäden zeigen: Kribbeln im Bein und/ oder extreme Muskelschwäche. Etwa 45 Prozent der Menschen mit chronischen Kompartmentsyndromen haben auch *Muskelhernien*, bei denen ein kleiner Teil des Muskels aus seinem Kompartiment hervortritt. Dies sieht aus, als ob sich eine kleine Murmel unter der Haut befindet. Glücklicherweise sind Muskelhernien häufig asymptomatisch und können sogar schützen, weil sie eine Drucksenkung im Muskel ermöglichen.

Die Behandlung eines chronischen Kompartmentsyndroms hängt von dem betroffenen Kompartiment und der Fußform des Läufers ab: Läufer mit Senkfüßen, bei denen eines der hinteren Kompartimente betroffen ist, sollten mit frei erhältlichen oder maßgefertigten Einlagen, die Varus-Keile enthalten, behandelt werden. Bei Läufern mit hohen Fußgewölben, bei denen es um das laterale Kompartiment geht, unterscheidet sich das Vorgehen insofern, als das bei ihnen Valgus-Keile unter den Innensohlen angebracht werden. Unabhängig von der Fußgewölbehöhe gilt für Läufer, bei denen das vordere Kompartiment betroffen ist, die Empfehlung, beim Laufen den Mittelfuß zuerst auf den Boden zu bringen. Läufer, bei denen es um das oberflächliche oder tiefe hintere Kompartiment geht, sollten die Ferse zuerst aufsetzen. In jedem Fall möchte ich Läufern mit einem chronischen Kompartmentsyndrom ans Herz legen, ihre Doppelschrittlängen zu reduzieren und einen Laufschuh zu finden, mit dem sie gut zurechtkommen.

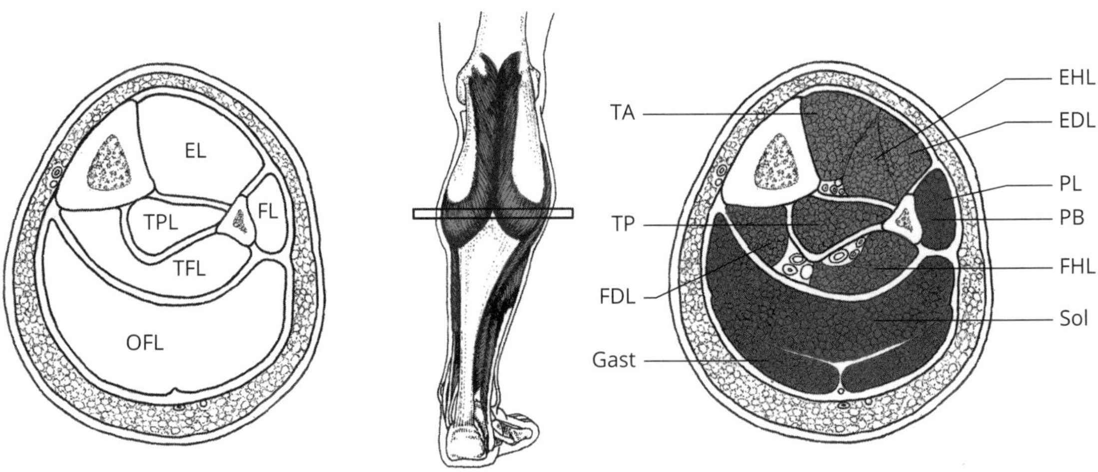

Querschnitt durch die Mitte des Unterschenkels, der die fünf Kompartimente zeigt: EL = Extensorenloge (vorderes Kompartiment), TPL = Tibialis-posterior-Loge, FL = Fibularis-Loge (laterales Kompartiment), TFL = tiefe Flexorenloge (tiefes hinteres Kompartiment), OFL = oberflächliche Flexorenloge (oberflächliches hinteres Kompartiment). Muskelabkürzungen (rechts): TA = vorderer Schienbeinmuskel; EHL = langer Großzehenstrecker; EDL = langer Zehenstrecker; FL = langer Wadenbeinmuskel; FB = kurzer Wadenbeinmuskel; FHL = langer Großzehenbeuger; Sol = Schollenmuskel; Gast = Zwillingswadenmuskel; FDL = langer Zehenbeuger; TP = hinterer Schienbeinmuskel

Da Kompartmentsyndrome meist chronisch sind, muss man häufig Crosstraining-Techniken einsetzen, wie das Radfahren auf einem Ergometer und/oder Laufen im Schwimmbecken mit Auftriebsweste. Ich rate Läufern mit dieser Verletzung meist vom Schwimmen ab. Denn der Beinschlag beim Kraul- und Rückenschwimmen kann das tiefe hintere Kompartiment belasten, was die Dauer bis zur vollständigen Heilung verlängert. Um die Flexibilität der Faszienhüllen zu verbessern, ist ein Programm aus Dehnübungen und Selbstmassage, das man zu Hause durchführen kann, äußerst wertvoll (Abbildung unten).

Da sich die Kompartmentmuskulatur schwer dehnen lässt, sollten Läufer mit Kompartmentsyndromen regelmäßig Massage-Sticks und/oder Faszienrollen einsetzen, um die Faszie effektiver zu erreichen (eine Autopoliermaschine eignet sich ebenfalls wunderbar, siehe Seite 111). Das betroffene Kompartiment vor der Nutzung von Massage-Sticks und/oder Faszienrollen zu erwärmen verkürzt die Zeit, die man für die Dehnung der Faszie benötigt. Man muss allerdings vorsichtig sein, wenn man das laterale Kompartiment massiert, weil der oberflächliche Wadenbeinnerv (*Nervus fibularis superficialis)* leicht gereizt werden kann (Abbildung Seite 226). Wer bei der Bearbeitung des lateralen Kompartiments ein Kribbeln auf dem Fuß oder an der Beinaußenseite spürt, sollte sofort aufhören, diesen Bereich zu massieren.

Wenn die Symptome eines Kompartmentsyndroms anhalten, empfehlen Chirurgen häufig eine *Fasziotomie*, bei der dann eine oder mehrere Faszienhüllen gespalten werden. Auch wenn diese Art des Eingriffs in etwa 60 Prozent der Fälle Schmerzen lindert,[286] treten bei 13 Prozent der Patienten postoperative Komplikationen auf. Aus unbekannten Gründen haben Frauen weniger gute Ergebnisse als Männer.

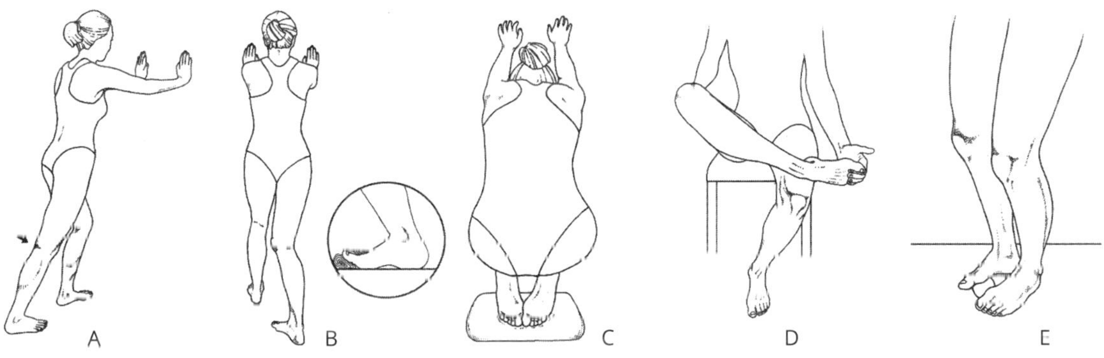

Kompartiment-Dehnübungen: Der Zwillingswadenmuskel wird mit gestrecktem Knie gedehnt (Pfeil in A), während der Schollenmuskel und hintere Schienbeinmuskel mit gebeugtem Knie und nach innen gedrehtem Fuß gedehnt werden (B). Der lange Zehenbeuger wird isoliert gedehnt, indem man bei Übung B ein zusammengerolltes Handtuch unter die Zehen legt (Einsatzbild). Das vordere Kompartiment wird gedehnt, indem man ein Handtuch unter die Zehen legt und den Oberkörper nach hinten schiebt (C) oder indem man im Sitzen ein Bein über das andere schlägt (sodass der Fuß der betroffenen Seite das gegenüberliegende Knie berührt) und die Zehen nach hinten zieht (D). Der lange Wadenbeinmuskel wird gedehnt, indem man sich einen Tennisball unter die Vorfüße legt und die Knie beugt (E).

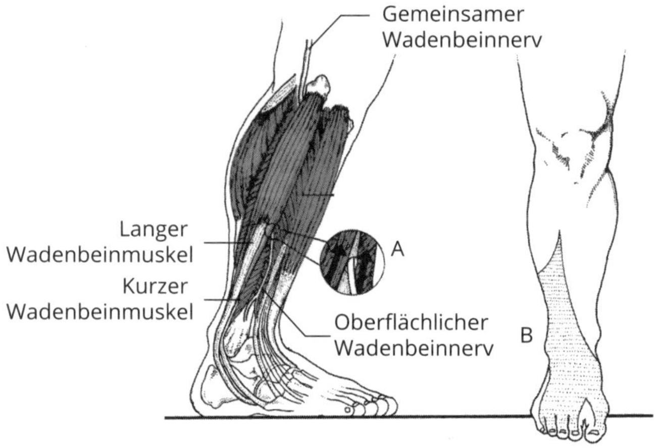

Verlauf des oberflächlichen Wadenbeinnervs *(Nervus fibularis superficialis)* (A): Wenn man Massage-Sticks oder Faszienrollen nutzt, sollte man den mittleren Teil der Unterschenkelaußenseite nicht zu kraftvoll massieren, da dies den oberflächlichen Wadenbeinnerv reizen kann. Man merkt, wenn man den Nerv komprimiert, weil es ein Kribbeln an der Unterschenkelaußenseite und auf dem Fußrücken auslöst (B).

Mediales Schienbeinkantensyndrom

Das *mediale Schienbeinkantensyndrom* hat mit Schmerzen an der Innenseite des unteren Schienbeins zu tun. Das klassische Anzeichen für diese Verletzung ist ein deutlicher Druckschmerz über einen Bereich von 5 bis 7,5 Zentimetern kurz über dem Innenknöchel. Ursprünglich glaubte man, diese Schmerzen würden vom Schollenmuskel und/oder langen Zehenbeuger verursacht, die am Periost (der empfindlichen Knochenhaut, die über die Außenflächen aller Knochen geht) zögen. Die Forschung hat jedoch gezeigt, dass das mediale Schienbeinkantensyndrom den Knochen selbst betrifft. In einer ausführlichen Studie, in der die Knochengeometrie verletzter und unverletzter Sportler verglichen wurde, kamen Franklyn et al.[287] zu dem Ergebnis, dass Läufer mit medialem Schienbeinkantensyndrom schmalere Schienbeine haben als die Mitglieder einer unverletzten sportlich aktiven Kontrollgruppe. Insofern lässt sich festhalten, dass das mediale Schienbeinkantensyndrom auch eine Knochenverletzung ist, nicht nur eine Weichteilgewebeverletzung. Das wird ebenfalls von anderen Studien bestätigt, die ebenfalls belegen, dass die Schienbeine von Probanden mit medialem Schienbeinkantensyndrom poröser sind als die von Kontrollprobanden.[288]

In der Läufer-Community ist diese Verletzung überraschend weit verbreitet. In einer Online-Umfrage unter 748 High-School-Leichtathleten gaben 41 Prozent der weiblichen und 34 Prozent der männlichen Teilnehmer an, unter dem medialen Schienbeinkantensyndrom zu leiden. Die Verletzung der inneren Schienbeinkante kommt vier- bis sechsmal häufiger vor als Achillessehnenentzündungen und Verletzungen der Plantarfaszie, und der beste Prädiktor für die Entwicklung des medialen Schienbeinkantensyndroms ist ein höherer wöchentlicher Kilometerumfang und schnelleres Laufen. Auch wenn keine einzelne Ursache identifiziert wurde, gibt es verschiedene Theorien über die Entstehung dieser Verletzung, darunter Muskelschwäche- oder verkürzung, verringerte Knochendichte, Hormonungleichgewicht und übermäßige Pronation. Äußere Faktoren wie das Laufen auf Asphalt oder Straßen mit Querneigung wurden mit diesem Leiden zudem in Verbindung gebracht.

Um potenzielle Ursachen für die Entstehung von Schmerzen an der inneren Schienbeinkante zu untersuchen, wurde eine prospektive klinische Studie durchgeführt, in der 122 männliche und 36 weibliche Kadetten nachbeobachtet wurden, nachdem eine Reihe von biomechanischen Risikofaktoren gemessen worden waren. Es wurden beispielsweise Daten zur Sprunggelenkflexibilität, Beinlängendifferenz und Fußform erhoben.[289] Am Ende eines 12-monatigen Trainingsprogramms hatten 23 Kadetten Schmerzen an der inneren Schienbeinkante. Unter den Frauen gab es keine Faktoren, die die Verletzung vorhersagten, doch bei den verletzten Männern war die Wahrscheinlichkeit hoch, dass diese sich durch größere Hüftrotationsumfänge und geringere Wadendurchmesser auszeichneten. Die Forschungsergebnisse legen insofern nah, dass männliche Läufer mit medialem Schienbeinkantensyndrom Hüft- und Wadenkräftigungsübungen durchführen sollten. Meiner Erfahrung nach profitieren sowohl Läufer als auch Läuferinnen mit dieser Erkrankung von Kräftigungstraining für den langen Zehenbeuger.

Obwohl bei der Behandlung des medialen Schienbeinkantensyndroms beinahe immer Einlagen empfohlen werden, hat die Forschung bezüglich ihrer Effektivität unterschiedliche Ergebnisse hervorgebracht. 2011 bestätigte eine große, gut geplante Studie, dass Einlagen die Entstehung des medialen Schienbeinkantensyndroms verhindern können.[290] In einer randomisierten kontrollierten Studie mit 400 Kadetten, die eine siebenwöchige Grundausbildung absolvierten, verschrieben Forscher maßgefertigte Schaumstoffeinlagen, die mit Keilen, Fußgewölbestützen und Fersenschalen modifiziert wurden. Diese Zusätze wurden individuell je nach der Menge des Drucks unter jedem Fuß hinzugefügt. Eine Kontrollgruppe Kadetten wurde mit Standardinnensohlen ausgestattet. Nach sieben Wochen Grundausbildung hatten 22 Kadetten aus der Kontrollgruppe ein mediales Schienbeinkantensyndrom, wohingegen es nur zwei aus der Einlagengruppe hatten. Allein aufgrund der Ergebnisse dieser Studie sollten alle Läufer, die schon einmal ein mediales Schienbeinkantensyndrom hatten, Einlagen in Erwägung ziehen.

Die gängigste Behandlungsmethode für das mediale Schienbeinkantensyndrom, die sich zu Hause durchführen lässt, ist noch immer Stretching. Trotz seiner Beliebtheit haben mehrere Studien gezeigt, dass Dehnen nicht vor der Entstehung einer Verletzung der inneren Schienbeinkante schützt.[291] Sobald die Verletzung vorliegt, ist es dennoch wichtig, den Schollenmuskel und den langen Zehenbeuger wieder so flexibel zu machen, wie sie vor der Verletzung waren. Die Übungen, die in Abbildung Seite 225, B (und Einsatzbild), dargestellt sind, dehnen diese beiden Muskeln isoliert. Nachtschienen sind bei der Behandlung dieses Leidens ebenfalls hilfreich. Und ein Keil kann unter die Zehen gelegt werden, um die langen Zehenmuskeln zu dehnen.

Die Entstehung des medialen Schienbeinkantensyndroms wurde mit höheren wöchentlichen Kilometerumfängen und schnellerem Laufen in Verbindung gebracht. Daher sollten Läufer, die diese Verletzung haben, ihre Trainingsumfänge und -intensitäten reduzieren, bis die Symptome abgeklungen sind. Neopren-Wadenstulpen sind dienlich, sobald man wieder mit dem Sporttreiben beginnt. Auch ist es nützlich, die Innenseite des Unterschenkels zu tapen, weil es die Propriozeption verbessern kann, also unser Empfinden zu Lage, Haltung und Bewegungen des Körpers im Raum. Um die Muskeln des medialen Kompartiments zu entlasten, sollten verletzte Läufer auf weichem Untergrund laufen. Da das mediale Schienbeinkantensyndrom mit einer reduzierten Knochendichte verbunden ist, ist es wichtig, die Ernährung zu analysieren und insbesondere einen Blick auf die Tageszufuhr an Vitamin D, Kalzium, Magnesium und Protein zu werfen (man braucht täglich mindestens 50 Gramm Protein). Obwohl häufig entzündungshemmende Medikamente zur Behandlung dieses Leidens verschrieben werden, zeigt eine preisgekrönte Studie von Cohen et al.,[292] dass viele nicht steroidale Antirheumatika bei Labortieren die Sehne-zu-Knochen-Heilung negativ beeinflussen. Von einer regelmäßigen Einnahme dieser Medikamente ist abzuraten.

Ermüdungsbrüche

Jedes Jahr erleidet mehr als jeder fünfte Läufer einen Ermüdungsbruch.[293] Allein in den USA bedeutet dies beinahe zwei Millionen Ermüdungsbrüche pro Jahr.[294] In einer der bisher größten Studien untersuchten Matheson und seine Kollegen[295] 320 Sportler mit Ermüdungsbrüchen und stellten fest, dass vier Prozent der Ermüdungsbrüche beim Basketballspielen, fünf Prozent beim Tennisspielen, acht Prozent beim Aerobic und überraschende 69 Prozent beim Laufen entstanden. Auch wenn im Allgemeinen angenommen wird, Läufer bekämen Ermüdungsbrüche, weil die hohen Stoßkräfte, die beim Laufen wirkten, den Knochen beschädigten, ist das nicht immer der Fall. In Mathesons bekannter Studie mit 320 Sportlern mit Ermüdungsbrüchen konnten nur 20 Prozent der Ermüdungsbrüche auf eine Erhöhung des Kilometerumfangs und/oder den Übergang zu Training auf einem harten Untergrund zurückgeführt werden.[296]

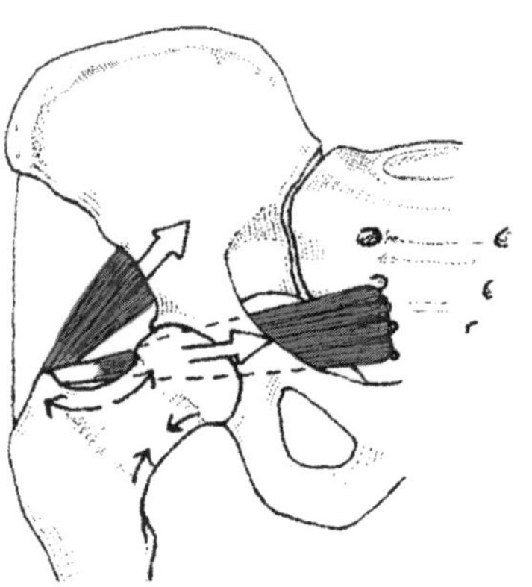

Der birnenförmige Muskel und der mittlere Gesäßmuskel (weiße Pfeile) erzeugen eine Druckkraft, die den Oberschenkelhals beim Laufen vor Ermüdungsbrüchen schützt (schwarze Pfeile).

In den meisten Fällen sind Ermüdungsbrüche nicht das Ergebnis von schwachen Knochen, die brechen, da sie übermäßiger Belastung ausgesetzt werden. Sie sind eher das Ergebnis verschiedener biomechanischer Faktoren, die dafür sorgen, dass gesunde Knochen bei Stoßkräften nachgeben, mit denen sie eigentlich ansonsten gut zurechtkommen. Auch wenn sie selten genauer betrachtet wird, spielt Muskelkraft eine wichtige Rolle bei der Prävention von Ermüdungsbrüchen. In einer interessanten Studie zu Muskelvolumen und dem Entstehen von Ermüdungsbrüchen kamen Forscher aus Australien[297] zu dem Schluss, dass eine Reduktion des Wadenumfangs um zehn Millimeter mit einer viermal höheren Häufigkeit von Ermüdungsbrüchen des Schienbeins einherging. Das stimmt mit Studien überein, die zeigen, dass bestimmte Muskeln Schienbeinfrakturen verhindern, indem sie sich an Knochenvibrationen anpassen und sich vor dem Fersenaufsatz anspannen.[298, 299]

Muskeln dämpfen einerseits die potenziell gefährlichen Knochenschwingungen nach dem Fersenaufsatz und spielen andererseits auch eine entscheidende Rolle bei der Erzeugung von Druckkräften – von solchen Druckkräften, die verschiedene Knochen dabei unterstützen, sich vor den Biegebelastungen beim Laufen zu schützen. Beispielsweise wurde gezeigt, dass der birnenförmige Muskel im Hüftbereich den Oberschenkelhals verstärkt und verhindert, dass dieser beim Wirken vertikaler Kräfte nachgibt (Abbildung Seite 228).

Ohne eine angemessene Unterstützung des birnenförmigen Muskels und des benachbarten Hüftabduktors kann der Oberschenkelhals brechen, wenn er den normalen Biegekräften ausgesetzt wird, die während der mittleren Standphase beim Laufen wirken. Die besten Möglichkeiten, die Muskeln zu kräftigen, die für den Schutz des Oberschenkelhalses verantwortlich sind, sind in der Abbildung unten dargestellt.

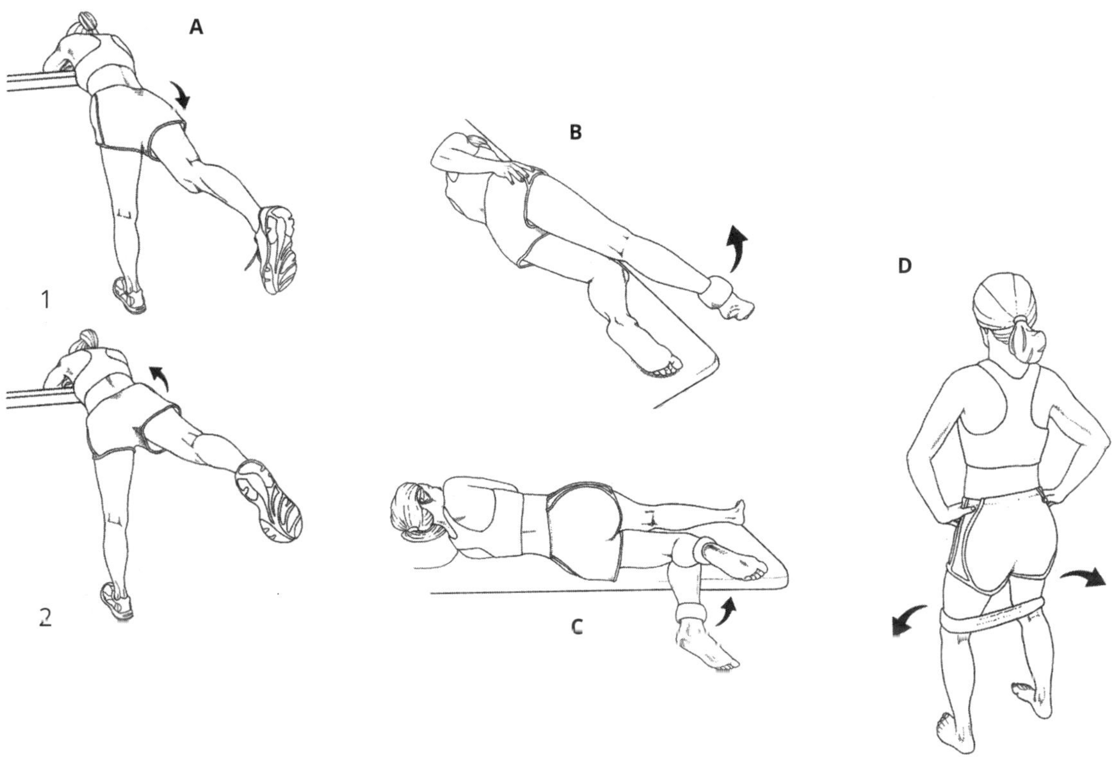

Kräftigungsübungen für den birnenförmigen Muskel und den mittleren Gesäßmuskel: A) Birnenförmiger Muskel im Stand: Auf dem betroffenen Bein stehen und das gegenüberliegende Becken heben und absenken (1 und 2). B) Mittlerer Gesäßmuskel in Seitlage: An die Kante eines Betts oder einer Bank legen und das obere Bein heben und absenken (Pfeil). Um den Widerstand zu erhöhen, kann diese Übung mit einer Gewichtsmanschette ums Fußgelenk durchgeführt werden. C) Birnenförmiger Muskel in Seitlage: Auf die Seite legen und bei 90 Grad gebeugtem Knie das Sprunggelenk heben und absenken (Pfeil). D) Birnenförmiger Muskel im Stand: Ein Widerstandsband über den Knien um die Beine legen und die Knie gegen den Widerstand des Bands auseinanderbringen (Pfeile).

Während der birnenförmige Muskel nachweislich den Oberschenkelhals schützt, wurde vor Kurzem gezeigt, dass der *Tractus iliotibialis* eine stabilisierende Kraft erzeugt, die den Schaft des Oberschenkelknochens beim Laufen vor Ermüdungsbrüchen bewahrt (Abbildung unten).

Während der mittleren Standphase erzeugen der Schenkelbindenspanner und der große Gesäßmuskel eine Druckkraft im *Tractus iliotibialis*, die verhindert, dass sich der Oberschenkelknochen biegt. Daher kann eine Schwäche bestimmter Hüftmuskeln das Risiko für einen Ermüdungsbruch des Oberschenkelschafts erhöhen. Die Übungen in Abbildung Seite 229 helfen, den Oberschenkelknochen vor dieser Verletzung zu schützen.

Wie zuvor erwähnt, spielen die Zehenmuskeln eine wichtige Rolle, um die Schäfte der Mittelfußknochen vor Ermüdungsbrüchen zu schützen. Läufer, die schon einmal einen Ermüdungsbruch in einem der Mittelfußknochen hatten, sollten hart daran arbeiten, alle Zehenmuskeln zu kräftigen. Um zu erkennen, ob die Zehen richtig arbeiten, kann man die Innensohlen seiner Laufschuhe betrachten. Im Idealfall sollten unter allen Zehenspitzen Vertiefungen zu sehen sein.

Auch bestimmte Ermüdungsbrüche haben mit einer Verkürzung des Zwillingswadenmuskels zu tun. Diese Ursache wird gern unterschätzt. Eine verkürzte Wade erhöht nicht nur das Risiko einer Fraktur des Mittelfußknochens um mehr als 400 Prozent,[300] sondern auch das Risiko, eine solche im

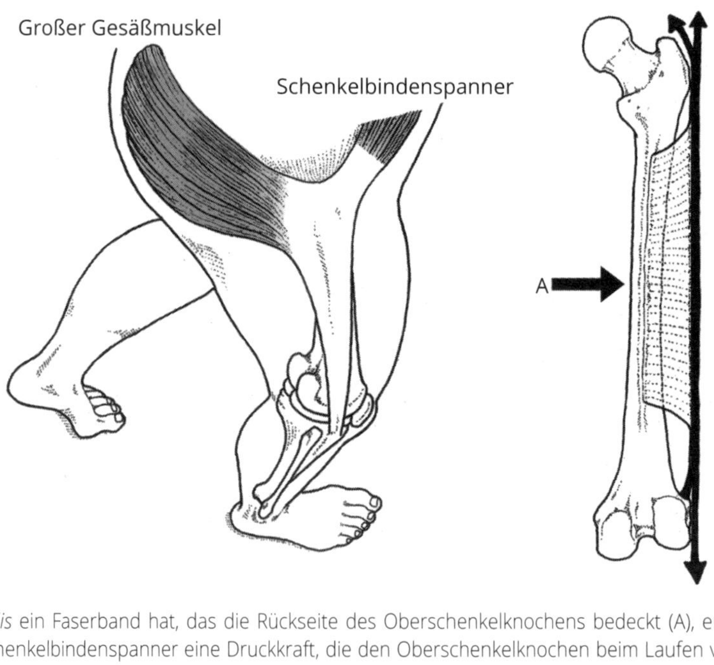

Da der *Tractus iliotibialis* ein Faserband hat, das die Rückseite des Oberschenkelknochens bedeckt (A), erzeugen der große Gesäßmuskel und der Schenkelbindenspanner eine Druckkraft, die den Oberschenkelknochen beim Laufen vor Ermüdungsbrüchen schützt.

Kahnbein zu erleiden.[301] Ermüdungsbrüche des Kahnbeins sind für Läufer extrem gefährlich, da sie meist schlecht heilen, denn der Knochen ist von Natur aus nicht gut durchblutet. In manchen Fällen beginnt der Heilungsprozess im Kahnbein erst, nachdem der mittlere Teil des Knochens mit einer Metallschraube verstärkt wurde. 45 Prozent der Sportler, die einen Ermüdungsbruch des Kahnbeins erlitten haben, fangen nicht wieder mit dem Trainieren an.[302] Unflexible Läufer sollten diese Verletzung zu verhindern versuchen, indem sie regelmäßig die Waden dehnen.

Nun sind Kräftigungs- und Dehnübungen bei der Behandlung verschiedener Ermüdungsbrüche zwar hilfreich. Dennoch ist es schwierig, Schienbeinfrakturen zu verhindern, vor allem bei jungen Frauen. Es ist bedauerlich, dass sich hier kaum Präventionsmöglichkeiten finden, weil Ermüdungsbrüche des Schienbeins sehr häufig vorkommen. In ihrer zwölfmonatigen Studie mit 111 Leichtathleten stellten Forscher von der University of Melbourne[303] fest, dass beinahe 50 Prozent aller Ermüdungsbrüche im Schienbein auftraten.

Um herauszufinden, warum Läufer so häufig Ermüdungsbrüche im Schienbein erleiden, führten Forscher der University of Tennessee[304] dreidimensionale Bewegungsanalysen bei Läuferinnen durch. Manche der untersuchten Frauen hatten schon einmal einen Ermüdungsbruch im Schienbein, manche noch nie. Tatsächlich versuchten Läuferinnen, bei denen es bereits einmal einen Ermüdungsbruch im Schienbein gegeben hat, beständig, Stöße abzudämpfen, indem sie die gegenüberliegende Hüfte übermäßig absenkten, statt das Knie zu beugen.

Meiner Meinung nach ist die Hauptursache für Ermüdungsbrüche des Schienbeins, dass die Füße beim Laufen die Mittellinie überkreuzen. Wie in Kapitel 4 beschrieben, führt dieses Gangmuster dazu, dass das Bein beim Bodenkontakt schräg ist, was die Kraftübertragung durch das Schienbein verändert. Diese Varianz in der Kraftübertragung kann in chronischem Maß zu Wiederverletzungen führen. Eine Sportlerin suchte mich auf, nachdem sie innerhalb von zwei Jahren sechs Ermüdungsbrüche im Schienbein gehabt hatte (zwei auf einer Seite und vier auf der anderen). Obwohl sie schon in verschiedenen Einrichtungen behandelt wurde, hatte niemand je eine Ganganalyse durchgeführt. Natürlich zeigte die Ganganalyse, dass sie beim Laufen mit den Füßen so weit die Mittellinie überquerte, dass die Innenseiten ihrer Fersenkappen ganz abgenutzt waren. Während der Schwungphase berührten sich ihre Füße. Ich riet ihr, mit Kreide eine Linie in der Mitte eines Laufbands zu zeichnen und darauf zu achten, dass der innere Teil ihrer Laufschuhe diesen Strich nie überquerte. Jahre später kam sie wegen einer anderen Verletzung zu mir. Sie konnte aber wieder hohe Kilometerumfänge laufen, ohne dass sie nochmals einen Ermüdungsbruch im Schienbein erlitt. Wie für alle Verletzungen gilt, dass Läufer mit Ermüdungsbrüchen eine ausführliche Ganganalyse durchführen lassen sollten, um mögliche Ursachen zu erkennen.

Wenn Sportler nach einem Ermüdungsbruch wieder mit dem Sporttreiben beginnen möchten, empfehlen viele Ärzte noch immer die 10-Prozent-Regel, die besagt: Ein verletzter Läufer solle seine Laufumfänge um zehn Prozent pro Woche erhöhen. Auch wenn die meisten Sportfachleute die

10-Prozent-Regel noch immer nutzen, zeigte eine Studie, die 2007 im *American Journal of Sports Medicine* veröffentlicht wurde, dass dieser Ansatz die Wiederverletzungsraten nicht verändert.[305] Noch komplizierter wird es dadurch, dass die gemeinhin angewandten Formeln zur Berechnung der Genesungszeit extrem ungenau sind, was bestimmte Ermüdungsbrüche anbelangt. Beispielsweise geben einige Fachleute fälschlicherweise an, Ermüdungsbrüche der Mittelfußknochen heilten in sechs Wochen und Ermüdungsbrüche des Oberschenkelknochens täten dies in zwölf Wochen. Da die Knochen keiner zwei Läufer gleich schnell heilen, sind diese Formeln nutzlos.

Glücklicherweise haben drei aufs Laufen spezialisierte Ärzte – sie gehören zu den besten der Welt – das meiner Meinung nach hilfreichste Protokoll entwickelt, das je veröffentlicht wurde. Dieses Protokoll leitet an, wie man nach einer Verletzung wieder zum Laufen zurückkehren kann.[306] Das Programm besteht aus einer Vorbereitungsphase und drei Laufphasen. Die Vorbereitungsphase setzt voraus, dass der Läufer fünf aufeinanderfolgende Tage bei normalen Alltagsaktivitäten keine Schmerzen hat. Danach beginnt das fünfwöchige Programm, das in Tabelle Seite 233 beschrieben wird. Ich finde diese Veröffentlichung so gut, dass ich verletzten Läufern empfehle, sich den Originalartikel zu beschaffen. Dieser enthält viele ausführliche Informationen und großartige Abbildungen, die die verschiedenen Ursachen und Therapien für Ermüdungsbrüche wiedergeben.

Wie erwähnt, sollten Läufer mit Ermüdungsbrüchen immer ausführliche biomechanische Untersuchungen und Ganganalysen durchführen lassen, um Risikofaktoren zu erkennen, die eine Verletzung begünstigen. Aber auch die Ernährung sollte ins Visier genommen werden. Bei einem Bluttest gilt für Läufer, dass sie auf einen Vitamin-D-Spiegel von 30 bis 40 Nanogramm pro Milliliter kommen sollten. Auch wenn manche Läufer ihr Vitamin D lieber durch Aufenthalte in der Sonne selbst bilden möchten, ist es für Bewohner von Städten wie Boston, New York, Chicago oder Seattle keine Option. Das Sonnenlicht hat in den meisten nördlichen Staaten der USA von November bis April nicht die nötige UV-B-Strahlung, um einen sicheren Vitamin-D-Spiegel zu erzeugen.[307] Generell gilt für Menschen, die in kälteren Klimazonen leben, dass die Vitamin-D-Spiegel im März am niedrigsten sind, was manche Fachleute als Ursache für die Häufigkeit von Erkältungen und Grippeerkrankungen in diesem Monat ansehen (Vitamin D ist auch wichtig fürs Immunsystem).

Manche Ernährungsberater empfehlen Läufern, hohe Dosen Vitamin D einzunehmen, aber neue Forschungsergebnisse zeigen, dass diese die Knochendichte sogar verringern können. In einer Studie aus dem Jahr 2019, in der 311 Teilnehmer über drei Jahre hinweg täglich 400, 4000 oder 10 000 IE Vitamin D erhielten, fanden kanadische Forscher[308] heraus, dass die Probanden, die die höchsten Dosen einnahmen, die größten Reduktionen der Knochendichte hatten. Da ein Vitamin-D-Mangel mit schnellerem Muskelverlust und einem vermehrten Sturzrisiko[309] korreliert, sollten Läufer im Winter ihren Vitamin-D-Spiegel testen lassen, vor allem in den kälteren nördlichen Klimazonen. Auch wenn er furchtbar schmeckt, ist Lebertran eine der besten natürlichen Quellen für Vitamin D.

Ein stufenweises Laufprogramm, das einem Läufer am Ende wieder 30 Minuten schmerzfreies Laufen ermöglicht		
Phase	**Tag**	**Beschreibung**
0		Vor Beginn des stufenweisen Laufprogramms Fünf aufeinanderfolgende Tage keine Schmerzen beim Gehen während normaler Alltagsaktivitäten
1		**Anfängliche Belastung und Joggen (50 % des normalen Tempos) mit steigender Dauer**
	1	30 Minuten gehen
	2	Ruhe
	3	9 Minuten gehen und 1 Minute joggen (3 Wiederholungen)
	4	Ruhe
	5	8 Minuten gehen und 2 Minuten joggen (3 Wiederholungen)
	6	Ruhe
	7	7 Minuten gehen und 3 Minuten joggen (3 Wiederholungen)
	8	Ruhe
	9	6 Minuten gehen und 4 Minuten joggen (3 Wiederholungen)
	10	Ruhe
	11	4 Minuten gehen und 6 Minuten joggen (3 Wiederholungen)
	12	Ruhe
	13	2 Minuten gehen und 8 Minuten joggen (3 Wiederholungen)
	14	Ruhe
2		**Laufen mit steigender Intensität**
	1	30 Minuten joggen
	2	Ruhe
	3	30 Minuten mit 60 % des normalen Tempos laufen
	4	Ruhe
	5	30 Minuten mit 60 % des normalen Tempos laufen
	6	Ruhe
	7	30 Minuten mit 70 % des normalen Tempos laufen
	8	Ruhe
	9	30 Minuten mit 80 % des normalen Tempos laufen
	10	Ruhe
	11	30 Minuten mit 90 % des normalen Tempos laufen
	12	Ruhe
	13	30 Minuten mit dem normalen Tempo laufen
	14	Ruhe
3		**An aufeinanderfolgenden Tagen laufen**
	1	30 Minuten mit dem normalen Tempo laufen
	2	30 Minuten mit dem normalen Tempo laufen
	3	Ruhe
	4	30 Minuten mit dem normalen Tempo laufen
	5	30 Minuten mit dem normalen Tempo laufen
	6	Ruhe
	7	30 Minuten mit dem normalen Tempo laufen
4		**Wiedereinstieg ins Laufen**

Modifiziert nach Warden et al.[310]

Nicht nur hohe Dosen Vitamin D sind für die Knochengesundheit problematisch. Neueste Forschungsergebnisse deuten darauf hin, dass sich eine ketogene Ernährung sehr negativ auf die Knochendichte auswirkt.[311] Diese Ernährungsweise, die wenig Kohlenhydrate und viel Fett beinhaltet, ist bei Ultraläufern beliebt, ermöglicht sie es den Sportlern, ihre Fettspeicher effektiver als Energiequelle zu nutzen. Wenn man 160 Kilometer laufen möchte, ist das natürlich praktisch. Leider kann eine ketogene Ernährung den Knochen bereits schaden, wenn sie über einen kurzen Zeitraum durchgeführt wird. Im Jahr 2020 mussten 30 Weltklasse-Geher im Rahmen einer Studie entweder eine kohlenhydratreiche oder eine kohlenhydratarme, fettreiche Diät (die typische ketogene Diät) einhalten. Nach weniger als vier Wochen hatten die Sportler, die sich ketogen ernährten, schon einen schnelleren Knochenabbau und einen beeinträchtigten Knochenumbau. Die Autoren der Studie stellen fest, dass die schädlichen Auswirkungen einer ketogenen Ernährung »schwerwiegende Folgen für die Gesundheit und Leistungsfähigkeit« haben könnten. Zwar ist der beste Weg, die Knochen gesund zu erhalten, eine ausgewogene Ernährung. Dennoch habe ich ein Lieblingsnahrungsergänzungsmittel für Sportler, die sich von Ermüdungsbrüchen erholen – ein Produkt namens Bone Up, hergestellt von Jarrows Formulation. Dieses Nahrungsergänzungsmittel enthält das Mineral Hydroxylapatit, Magnesium, Bor, Molybdän, Zink und eine Reihe von Mikronährstoffen, die für die Knochenreparatur wichtig sind. Knochen sind viel mehr als nur Kalzium, und um richtig zu heilen, benötigen sie eine große Bandbreite an Nährstoffen.

Der mit Abstand größte Grund zur Sorge bei Ermüdungsbrüchen beziehungsweise ihrer Behandlung sind unbehandelte Essstörungen. Diese kommen in der Läufer-Community besonders unter Studierenden durchaus häufig vor. Leider kann ich im Rahmen dieses Buchs nicht genauer auf diese komplexen Störungen eingehen. Aber Trainer und Freunde sollten die Möglichkeit dieser Diagnose offen ansprechen und betroffene Sportler an Fachleute verweisen. Tatsächlich sagten in den 1980er- und 1990er-Jahren Trainer Läufern noch regelmäßig, sie würden »ein bisschen schneller unterwegs sein, wenn sie nur dünner wären«. Zum Glück hat die verstärkte Aufklärung über Essstörungen dies geändert. Und die Verfügbarkeit von Fachleuten hat die Aussichten auf eine erfolgreiche Therapie für diese äußerst schwer zu behandelnden Störungen verbessert.

Patellofemorales Schmerzsyndrom

Das *patellofemorale Schmerzsyndrom* (das sind Schmerzen hinter der Kniescheibe) betrifft 25 Prozent aller Läufer. Ein klassisches Anzeichen für diese Verletzung ist, dass die Kniescheibe wehtut, wenn man längere Zeit sitzt, und dass die Schmerzen verschwinden, wenn man das Bein streckt. Obwohl sich Forscher schon seit Jahrzehnten mit patellofemoralen Schmerzen beschäftigen, war es schwierig, die Ursache für dieses Leiden zu identifizieren. Frühe Forschungsergebnisse deuteten darauf hin, dass das patellofemorale Schmerzsyndrom wahrscheinlich davon verursacht wird, dass sich die Kniescheibe seitwärts in den unteren Bereich des Oberschenkelknochens schiebt. Die Faktoren, die am häufigsten für die anormale Bewegung der Kniescheibe verantwortlich gemacht wurden, waren ein erhöhter *Q-Winkel* (Quadrizeps-Winkel) und/oder eine Schwäche des inneren Quadrizeps-Muskels, genauer gesagt des kniewärts gelegenen Abschnitts des inneren breiten Oberschenkelmuskels (*Musculus vastus medialis obliquus*, kurz: VMO) (Abbildung rechts).

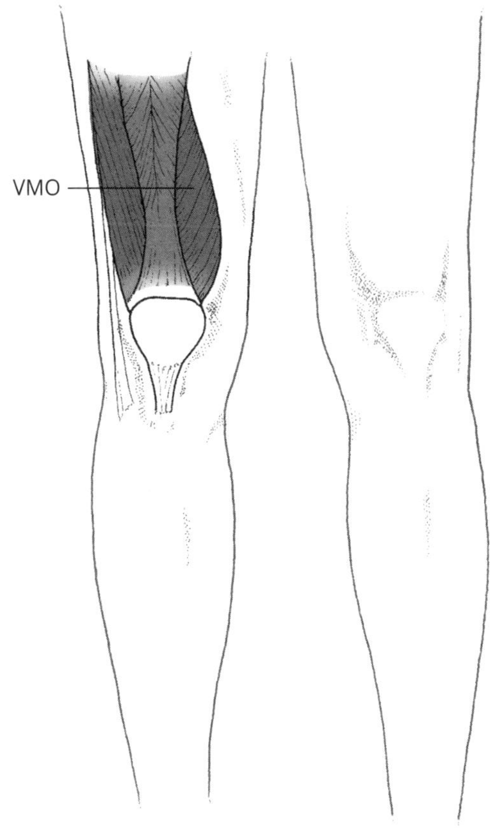

Der kniewärts gelegene Abschnitt des inneren breiten Oberschenkelmuskels (VMO)

Um die anormale Seitwärtsbewegung der Kniescheibe zu korrigieren, empfehlen Sportfachleute eine Reihe von VMO-Kräftigungsübungen, wie Beinstrecken mit den Zehen nach außen zeigend und Kniebeugen an der Wand, während man einen Ball an diese drückt. Leider haben Dutzende Studien gezeigt, dass diese Übungen den VMO nicht ansprechen. Stattdessen kräftigen sie effektiv den äußeren Quadrizeps-Muskel, was die patellofemoralen Schmerzen verschlimmern kann, sollte der gestärkte äußere Quadrizeps-Muskel die Kniescheibe mit mehr Kraft zur Seite ziehen. Obwohl die Ineffektivität der VMO-Übungen aufgezeigt wurde, gehören sie noch immer zu den beliebtesten Therapiemethoden, auf die bei patellofemoralen Schmerzsyndromen zurückgegriffen wird.

Um besser zu verstehen, was bei patellofemoralen Verletzungen wirklich passiert, untersuchten Forscher Menschen in speziellen MRT-Geräten. Dabei analysierten sie die Bewegung von Kniescheibe und Oberschenkelknochen beim Beugen der Knie.[312] Überraschenderweise zeigten die MRTs, dass es bei patellofemoralen Problemen keineswegs so ist, dass sich die Kniescheibe zum statisch seienden Oberschenkelknochen schiebt. Umgekehrt besteht die Hauptursache des Leidens vielmehr darin, dass die äußere Seite des Oberschenkelknochens zur sich nicht bewegenden Kniescheibe kommt. CT- und funktionelle MRT-Untersuchungen aus den Jahren 2008 und 2010 bestätigen diese Beobachtung, insofern bleibt festzustellen: Höchstwahrscheinlich sind patellofemorale Schmerzen beim Laufen auf eine anormale Bewegung des Oberschenkelknochens zurückzuführen und nicht auf eine veränderte Bewegung der Kniescheibe.[313, 314]

Eine schwache Hüftmuskulatur wurde als die wahrscheinlichste Ursache für die übermäßige Rotation des Oberschenkelknochens genannt. In einer dreidimensionalen Analyse von Läufern mit und ohne patellofemorales Schmerzsyndrom zeigten Forscher von der Indiana University,[315] dass es Läufer mit schwachen Hüftabduktoren zulassen, dass sich ihre Oberschenkelknochen übermäßig nach innen drehen. Das Rotationsausmaß erhöht sich zudem, wenn die Läufer erschöpft sind. Läufer mit erhöhter Femur-Antetorsion, Tibia-Außentorsion und/oder schwachen Hüftrotatoren (die man mit dem in Abbildung Seite 118 dargestellten Test untersuchen kann) sind besonders anfällig für Verletzungen hinter der Kniescheibe.

Wie zuvor erwähnt, sollten Läufer mit einer übermäßigen Innenrotation der Hüften die in Abbildung Seite 141 aufgeführten Kräftigungsübungen durchführen. Zusätzlich sollten sie den Laufstil bewusst umstellen und sich darauf konzentrieren, das gestörte Bewegungsmuster zu verbessern. Der Forward-Step-Down-Test (Abbildung Seite 140) ist eine einfache Möglichkeit, herauszufinden, ob eine schwache Hüftmuskulatur einen Läufer anfällig für patellofemorale Verletzungen macht. Dieser Test ist zudem nützlich, um die eigenen Fortschritte zu überwachen. Man sollte erwägen, Crosstraining durchzuführen, bis man beim Forward-Step-Down-Test Hüfte und Knie in ihren neutralen Positionen halten kann.

Als Ursache für Schmerzen hinter der Kniescheibe werden häufig niedrige Fußgewölbe genannt. Man glaubt, weil Läufer mit niedrigen Fußgewölben mehr pronierten, müssten sich ihre Unterschenkel übermäßig nach innen drehen und würden die Kniescheibe gegen den Oberschenkelknochen ziehen. Auch wenn es logisch erscheinen mag, basiert die Verbindung zwischen übermäßiger Pronation und erhöhter Innenrotation des Unterschenkels auf der Gehrungsscharnier-Analogie (Abbildung Seite 91), die sich als falsch erwiesen hat. Wie in Kapitel 5 erläutert, zeigte eine Studie aus dem Jahr 2001, dass Läufer mit niedrigen Fußgewölben zwar mehr pronieren, ihre Unterschenkel aber genauso viel rotieren wie die von Menschen mit hohen Fußgewölben.[316] Daher haben Läufer mit niedrigen und hohen Fußgewölben dasselbe Risiko, sich das patellofemorale Schmerzsyndrom zuzuziehen. Dass das Ausmaß der Schienbeinrotation bei Läufern mit hohen und niedrigen Fußgewölben gleich ist, erklärt, warum so viele Studien in der letzten Zeit einen begrenzten Bezug von Pronation und patellofemoralen Schmerzen aufgezeigt haben.

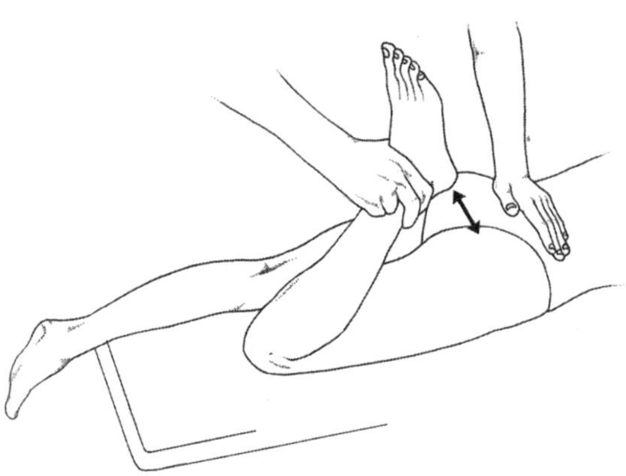

So wird die Quadrizeps-Flexibilität gemessen.

Trotz des beschränkten Zusammenhangs zwischen Pronation und Schmerzen hinter der Kniescheibe berichten Läufer mit schmerzenden Kniescheiben häufig, dass Einlagen ihre Beschwerden lindern. Läufer mit dem patellofemoralen Schmerzsyndrom können am einfachsten herausfinden, ob eine Einlage ihnen Hilfe bringt, indem sie eine frei erhältliche Einlage tragen und einige einbeinige Kniebeugen durchführen. Laut australischen Forschern[317] steigt die Wahrscheinlichkeit, dass Einlagen eine deutliche Linderung von Knieschmerzen bewirken, von 25 Prozent auf 45 Prozent, wenn man sich bei der Durchführung der Kniebeugen mit Einlagen wohler fühlt. Eine neue Studie zeigt, dass die besten Ergebnisse bei der Behandlung von Schmerzen hinter der Kniescheibe mit frei erhältlichen Einlagen erzielt werden, wenn man diese noch mit einigen einfachen Fußübungen kombiniert.[318] Diese Studie stützt frühere Forschungsergebnisse, die zu der Schlussfolgerung kamen: Die Wahrscheinlichkeit guter Resultate durch das Tragen von Einlagen steigt, wenn man gleichzeitig auch Fußübungen durchführt.

Der letzte Aspekt, den es bei der Behandlung von chronischen patellofemoralen Schmerzen in Augenschein zu nehmen gilt, ist die Flexibilität des Quadrizeps. Belgische Forscher[319] analysierten verschiedene Faktoren, die mit der Entstehung von patellofemoralen Schmerzen verbunden sind. Sie kamen zu dem Schluss, dass Verkürzungen im Quadrizeps ein eindeutiger Risikofaktor sind. Quadrizeps-Inflexibilität war sogar ein verlässlicherer Prädiktor für patellofemorale Schmerzen als ein erhöhter Q-Winkel, den Ärzte häufig operativ korrigieren.

Die Quadrizeps-Flexibilität kann man testen, indem man sich auf den Bauch legt und den Abstand zwischen der Rückseite der Ferse und der Hüfte misst (Abbildung Seite 236). Die Messung sollte auf beiden Seiten erfolgen, und in den meisten Fällen sollte man die Fersen mindestens zehn Zentimeter an die Hüfte heranbringen können. Falls der Quadrizeps auf einer Seite unflexibel ist, sollte man über den verkürzten Muskel mit einer Faszienrolle oder einem Massage-Stick gehen und anschließend die Dehnübung aus der Abbildung rechts durchführen. Die Dehnung dann 30 Sekunden lang halten und fünfmal pro Tag wiederholen.

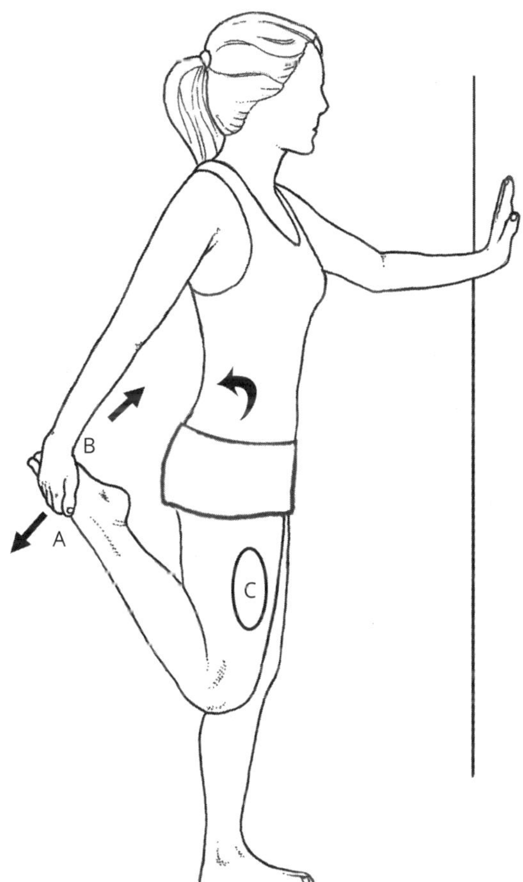

Der mittlere Quadrizeps-Muskel (der gerade Oberschenkelmuskel) wird gedehnt, wenn man das Becken nach hinten kippt (Pfeil). Um dies beim äußeren breiten Oberschenkelmuskel zu erreichen, muss man die Ferse zur gegenüberliegenden Hüfte ziehen. Vor dem Dehnen des äußeren breiten Oberschenkelmuskels sollte man den mittleren Teil dieses Muskels (C) mit einer Autopoliermaschine (siehe Seite 111) aufwärmen. Die Muskel-Energie-Dehnung wird durchgeführt, indem man den Fuß leicht in die Hand drückt (Pfeil A), dann entspannt und die Ferse sanft näher an die gegenüberliegende Hüfte heranzieht (Pfeil B). Anschließend geht man zurück in die Ausgangsposition und führt die Dehnung insgesamt dreimal durch.

Ein häufiger Fehler besteht darin, nur den unteren Teil des Quadrizeps zu massieren. Da der äußere Quadrizeps-Muskel (der äußere breite Oberschenkelmuskel) bis zur Außenseite der Hüfte verläuft (Abbildung unten links), ist es wichtig, den gesamten Muskel zu bearbeiten. Immerhin ist der Muskel von entscheidender Bedeutung für die Stoßdämpfung und es kommt besonders darauf an, seinen mittleren Teil zu lockern.

Um die Belastung des patellofemoralen Gelenks beim Laufen zu verringern, sollte man darüber nachdenken, die Doppelschrittlänge zu verkürzen. Es kann sehr dienlich sein, zu einem Kontaktpunkt zu wechseln, der weiter vorn am Fuß liegt. Schon eine Erhöhung der Schrittfrequenz um fünf Prozent,

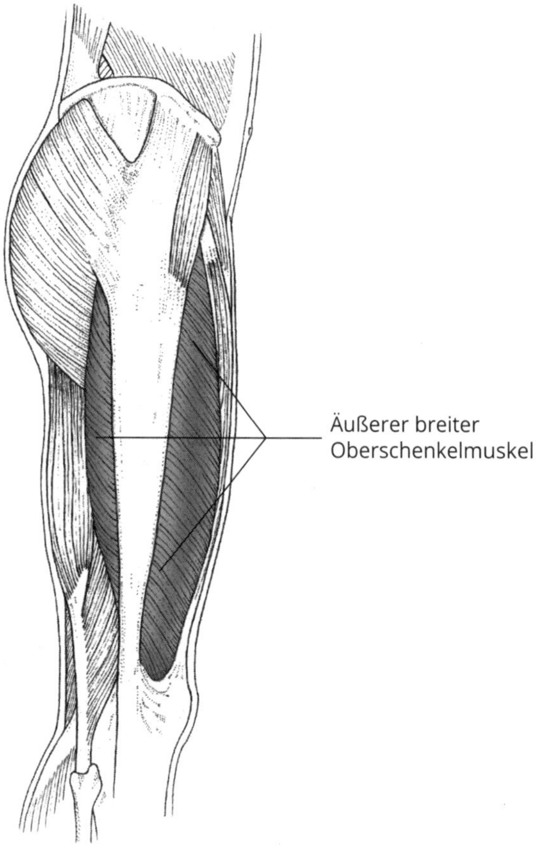

Der äußere breite Oberschenkelmuskel ist ein großer Muskel, der von der Hüfte bis zur Knieaußenseite verläuft.

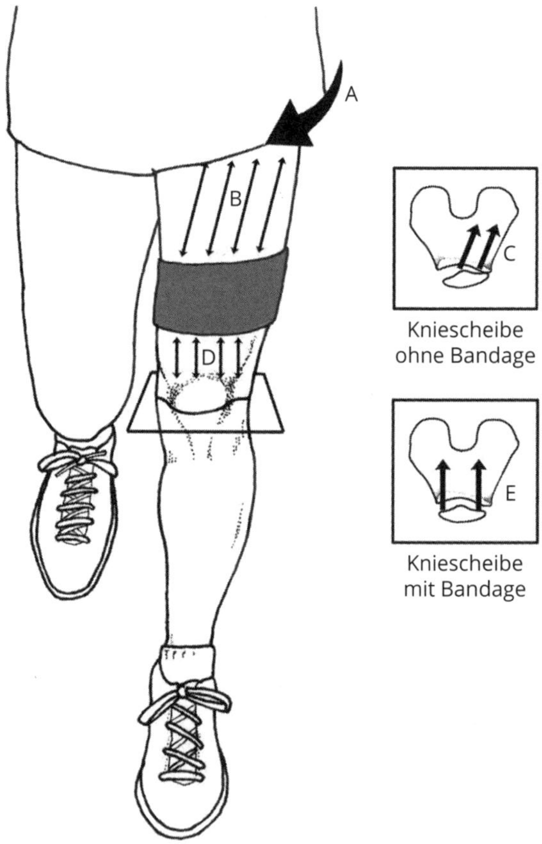

Die Behandlung von patellofemoralen Schmerzen mit dem Triple Stick Strap: Eine übermäßige Innenrotation des Oberschenkels beim Laufen (A) sorgt dafür, dass der Quadrizeps die Kniescheibe zur Seite zieht (B und C). Wenn man die Bandage sicher über der Kniescheibe anbringt, komprimiert er den Quadrizeps, was eine bessere Ausrichtung der Kniescheibe ermöglicht (D und E).

so wurde nachgewiesen, verringert die Belastung des Knies.[320] Da sich die Stoßkräfte beim Laufen verfünffachen, empfiehlt es sich für übergewichtige Läufer, ein paar Kilo abzunehmen. Schon kleine Verringerungen des Körpergewichts können den Druck hinter der Kniescheibe deutlich reduzieren. Wenn man nach einer Verletzung hinter der Kniescheibe wieder mit dem Sporttreiben beginnt, kann man eine Neopren-Kniebandage tragen oder Kinesiotape über den oberen Bereich der Kniescheibe kleben. Der Triple Stick Strap ist eine Kompressionsbandage, die leicht zu nutzen ist und bei der Kniestabilisierung hilft, während man sich von einer Verletzung erholt (Abbildung Seite 238 rechts). Wie für beinahe alle Verletzungen gilt, dass man vor dem Laufen ein aktives dynamisches Warm-up (Abbildung Seite 152) durchführen und die ersten 1,5 Kilometer mindestens 40 Sekunden pro Kilometer langsamer als gewöhnlich unterwegs sein sollte.

Patellasehnen-Tendinopathie

Eine Patellasehnen-Tendinopathie, auch Patellaspitzensyndrom genannt, ist eine degenerative Erkrankung, die sich durch Druckschmerz der Patellasehne äußert, und zwar an ihrem Ansatz an der Kniescheibe. Da die Belastung der Sehne am größten ist, wenn das Knie übermäßig gebeugt wird, kommt diese Verletzung häufiger bei Sprintern und Ausdauerläufern mit hohen Kilometerumfängen vor als bei Freizeitläufern. Um mögliche Risikofaktoren für die Entstehung einer Patellasehnen-Tendinopathie zu identifizieren, fertigte van der Worp[321] eine ausführliche systematische Literaturübersicht an. Dabei fand er gewisse Hinweise darauf, dass eine Verringerung des Körpergewichts, eine Erhöhung der Oberschenkelflexibilität und die Nutzung von Einlagen zur Kontrolle übermäßiger Pronation effektiv das Verletzungsrisiko senken können. Hinweise, dass ein gesenktes Verletzungsrisiko klar mit einer bestimmten Behandlungsmethode in Beziehung steht, waren jedoch schwach. Wie beim patellofemoralen Schmerzsyndrom kann man nicht vorhersagen, ob eine Einlage die Symptome einer Patellasehnen-Tendinopathie in einem guten Sinn beeinflussen kann. Deshalb sollten Einlagen nur verschrieben werden, wenn man bei bestimmten funktionellen Tests positiv auf das Tragen einer Fußgewölbestütze reagiert; beispielsweise ist hier an das wiederholte Heruntersteigen von einer zehn Zentimeter hohen Stufe mit und ohne frei erhältliche Einlagen zu denken.

Eine kräftige Tiefengewebsmassage, gefolgt von häufigem Dehnen des Quadrizeps, hilft beinahe immer, da ein flexibler Quadrizeps Kräfte aufnimmt, die sonst von der Patellasehne absorbiert werden müssten. In einem der besten Artikel zu Patellasehnenverletzungen zeigten Forscher aus Hong Kong,[322] dass eine Verkürzung des äußeren Quadrizeps-Muskels eine sehr große Rolle bei der Entstehung dieser Verletzung spielt. Mit einem High-Tech-Ultraschallgerät maßen die Forscher die Elastizität in verschiedenen Abschnitten des Quadrizeps. Bei dieser Untersuchung zeigte sich, dass sich der äußere Quadrizeps-Muskel – der äußere breite Oberschenkelmuskel – erheblich mehr dehnt als die anderen Quadrizeps-Muskeln, wenn das Knie während des Bodenkontakts gebeugt wird, um Kräfte abzudämpfen. Die klinische Bedeutung dieser Erkenntnis ist, dass bei einer Verkürzung des äußeren breiten Oberschenkelmuskels mehr Kraft auf die Patellasehne wirkt, was das Verletzungsrisiko deutlich erhöht. Die Forscher untersuchten mehr als 65 Sportler und kamen zu dem Schluss, dass Sportler, die unter einer Patellasehnen-Tendinopathie litten, eine 26,5 Prozent stärkere Spannung im äußeren breiten Oberschenkelmuskel haben. Dies wurde mit der Entstehung einer Patellasehnen-Tendinopathie in Verbindung gebracht. Die Autoren stellen allerdings fest, dass »traditionelles Stretching des gesamten Quadrizeps eventuell nicht die verkürzten Muskelköpfe anspricht«.

Den äußeren breiten Oberschenkelmuskel kann man sehr effektiv dehnen, wenn man wie folgt vorgeht: Man massiert den mittleren Bereich des Muskels fünf Minuten lang mit einer Autopoliermaschine (Abbildung Seite 111) und führt anschließend eine Reihe von sanften Dehnübungen mit abwechselndem Halten und Entspannen durch. Am besten geht man für diese Dehnübungen in die Position, die in Abbildung Seite 237 gezeigt wird.

Indem man die Flexibilität des äußeren breiten Oberschenkelmuskels verbessert, kann man die Belastung reduzieren, der die Sehne beim Laufen ausgesetzt ist. Zusätzlich empfiehlt sich das Tragen einer Kompressionskniebandage (Abbildung Seite 238 rechts). Mehrere Studien haben gezeigt, dass Kompressionsbandagen ebenfalls entlastend wirken, da sie die durch Muskelkontraktion erzeugten Kräfte über einen größeren Bereich verteilen.[323, 324]

Von allen vorgeschlagenen Behandlungsprotokollen besteht die effektivste Möglichkeit, eine Patellasehnen-Tendinopathie zu heilen, darin, die Patellasehne selbst zu kräftigen. In einer ausführlichen Studie zu den Auswirkungen von Krafttraining mit schweren Gewichten auf Sportler mit Patellasehnen-Tendinopathie untersuchten dänische Forscher[325] mit Elektronenmikroskopen Sehnenfragmente. Diese Fragmente stammten von Menschen mit und ohne Patellasehnen-Tendinopathie, bevor und nachdem diese an einem zwölfwöchigen Krafttrainingsprogramm teilgenommen hatten. Das Training bestand aus Kniebeugen, Beinpressen und Hackenschmidt-Kniebeugen, die dreimal wöchentlich durchgeführt wurden. Die Probanden absolvierten vier Sätze jeder Übung, mit zwei bis drei Minuten Pause zwischen den Sätzen. Vor und nach diesem harten Trainingsprogramm wurden Sehnen-Gewebeproben der Patienten mit Patellasehnen-Tendinopathie mit Sehnen-Gewebeproben einer gesunden Kontrollgruppe verglichen. Wie mit Elektronenmikroskopen gezeigt wurde, entwickelte die trainierende Gruppe in einem höheren Maße kleine Sehnenfasern, die die allgemeine Flexibilität der Patellasehne erhöhten (Abbildung unten).

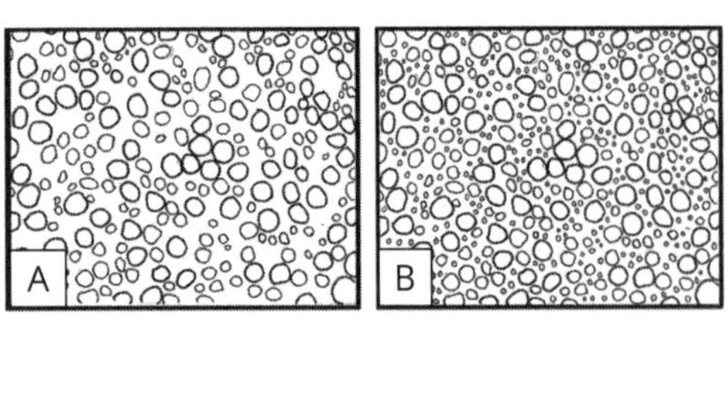

Elektronenmikroskopie von Sehnen-Gewebeproben, die vor (A) und nach (B) einem zwölfwöchigen Krafttrainingsprogramm entnommen wurden. Man erkennt eine deutliche Zunahme kleiner Fibrillen nach dem Krafttraining.

Die Veränderungen der Patellasehne machten sie deutlich elastischer, wodurch die Sportler mit erheblich weniger Sehnenschmerzen und -schwellung trainieren konnten. Die Autoren vermuteten, dass eine Überlastung kleine Risse in der Patellasehne verursachen kann, wodurch sich weniger neue Fibrillen bilden (daher die älteren, dickeren, weniger zahlreichen Fibrillen). Es wurde die Theorie aufgestellt, dass langsames Krafttraining mit schweren Gewichten zu einer Erhöhung der Sehnenproduktion führt, die durch die Bildung zahlreicher kleiner Fibrillen eine größere Anzahl von Sehnenfasern hervorbringt. Die Veränderungen der Sehnenfaserdichte geschahen schnell, sodass nach zwölf Wochen kein Unterschied zwischen der Patellasehnen-Tendinopathie-Gruppe und der Kontrollgruppe bestand. Die dänischen Forscher[326] führten die geringere Sehnensteifigkeit auf die erhöhte Produktion neuer Fibrillen zurück: Da zwischen den kleineren Fibrillen weniger Crosslinks bestehen, wird die Sehne selbst elastischer, da weniger Crosslinks eine größere Flexibilität ermöglichen.

Auch wenn Krafttraining mit schweren Gewichten die Sehnenflexibilität erhöht und Schmerzen lindert, können die schweren Gewichte, die dieses Programm beinhaltet, bei Freizeitläufern zu Verletzungen führen. Eine Alternative zur Kräftigung der Patellasehne sind die langen Ausfallschritte ohne Vorwärtsbewegung, die in der Abbildung unten dargestellt sind.

Es wurde gezeigt, dass der lange Ausfallschritt nach vorn die Belastung der Kniescheibe verringert. Ich empfehle, dass Läufer mit einer Patellasehnen-Tendinopathie diese Übung 50-mal pro Tag durchführen, wobei jede Wiederholung sechs Sekunden dauert (eine dreisekündige exzentrische Phase gefolgt von einer dreisekündigen konzentrischen Phase). Meiner Erfahrung nach ist dieses Übungsprotokoll genauso effektiv wie das Krafttrainingsprogramm mit schweren Gewichten, das die dänischen Forscher beschrieben. Da aber nur leichte Gewichte eingesetzt werden, besteht ein deutlich geringeres Risiko für eine Verletzung der Kniescheibe.

Wie bei patellofemoralen Schmerzen sollten Läufer mit einer Patellasehnen-Tendinopathie erwägen, zu einem Vorfußaufsatz zu wechseln, die Doppelschrittlänge zu verringern und/oder die selbst gewählte Schrittfrequenz um fünf Prozent zu erhöhen. Frei erhältliche Kniebandagen und/oder Kinesiotape über die Patellasehne zu kleben, könnte beides die Schmerzen bei der Rückkehr zum Laufen ein wenig lindern.

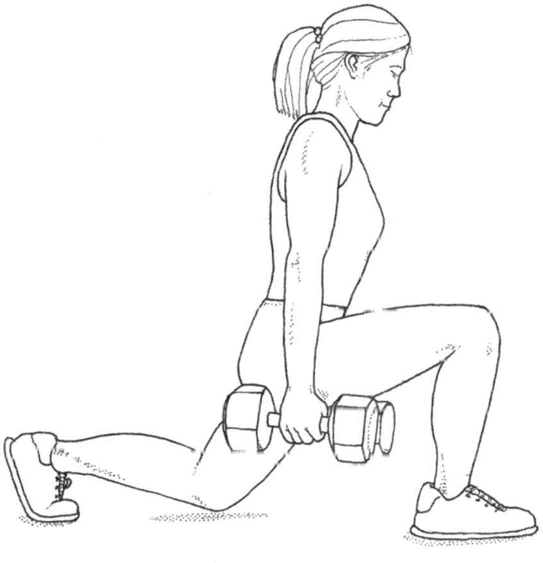

Der lange Ausfallschritt nach vorn: Während die Füße stehen bleiben, wird der Körper angehoben und abgesenkt, indem die Beine gestreckt beziehungsweise gebeugt werden. (Zeichnung basierend auf Escamilla et al.[327])

Tractus-iliotibialis-Syndrom

Der *Tractus iliotibialis* ist eine interessante Faserstruktur, die ihren Ursprung am großen Gesäßmuskel, mittleren Gesäßmuskel und Schenkelbindenspanner hat und an zwei verschiedenen Stellen an der Knieaußenseite befestigt ist (Abbildung unten).

Läufer, die unter dem *Tractus-iliotibialis*-Syndrom, auch Läuferknie oder Iliotibiales-Band-Syndrom (ITBS) genannt, leiden, beschreiben die Schmerzen häufig als brennenden Schmerz an der Knieaußenseite. In den meisten Sportbüchern steht, dass Läufer diese Verletzung bekommen, wenn sich der *Tractus iliotibialis* über einem kleinen Knochenvorsprung an der Knieaußenseite hin- und herbewegt (wodurch ein darunter eingeklemmter Schleimbeutel verletzt wird). Allerdings zeigen neuere Forschungsergebnisse, dass der *Tractus iliotibialis* nicht hin- und herschnellt und dass der Schmerz nicht auf einen eingeklemmten Schleimbeutel zurückzuführen ist.

In einer gründlichen Analyse der Anatomie und Funktionsweise des *Tractus iliotibialis* zeigten Forscher von der University of Wales,[328] dass es zwar während der Knieflexion so wirkt, als ob es zu einer Verschiebung des *Tractus iliotibialis* nach vorn und hinten käme. Tatsächlich ist dies aber eine Illusion, die entsteht, weil der Schenkelbindenspanner und der große Gesäßmuskel wechselnde Spannungen erzeugen (Abbildung Seite 243). Mit einem MRT bewiesen die Autoren schlüssig, dass der *Tractus iliotibialis* nicht hin- und herschnellt, sondern gegen die Außenseite des Oberschenkels gedrückt wird, wenn das Knie gebeugt wird. Dabei geschieht die größte Kompression bei 30 Grad Flexion.

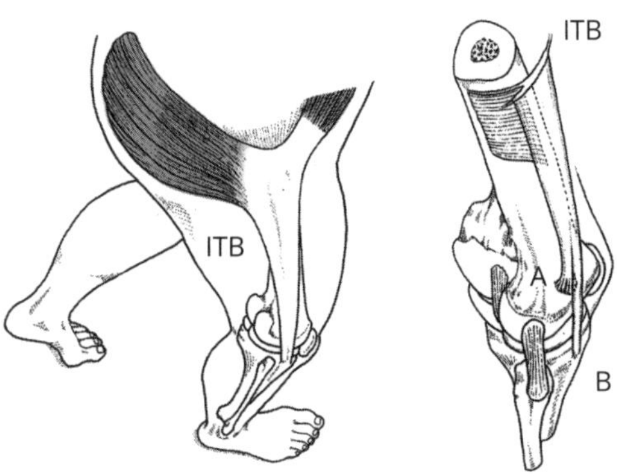

Der *Tractus iliotibialis* hat zwei Ansatzpunkte an der Knieaußenseite (A und B).

Um die biomechanischen Faktoren zu identifizieren, die möglicherweise für die Entstehung dieser häufigen Verletzung verantwortlich sind, führten Reed Ferber und seine Kollegen[329] dreidimensionale Bewegungsanalysen bei 35 Läuferinnen mit *Tractus-iliotibialis*-Syndrom durch. Sie verglichen deren Rückfuß-, Knie- und Hüftbewegungen mit 35 Kontrollprobandinnen im selben Alter. Im Unterschied zur Kontrollgruppe zeigte die *Tractus-iliotibialis*-Syndrom-Gruppe ein deutlich stärkeres Abfallen der gegenüberliegenden Hüfte und eine erhöhte Innenrotation des Knies auf der betroffenen Seite. Wichtig ist, dass bezüglich der Rückfußpronation kein nennenswerter Unterschied zwischen den beiden Gruppen bestand. Läuferinnen mit *Tractus-iliotibialis*-Syndrom hatten sogar ein leicht geringeres Pronationsausmaß als die Kontrollgruppe, was mit Forschungsergebnissen übereinstimmt, die darauf hindeuten, dass Menschen mit hohen Fußgewölben anfälliger für diese Verletzung sind.[330] Die Autoren stellten fest, dass das übermäßige Absinken der gegenüberliegenden Hüfte und das Verdrehen des Knies auf der betroffenen Seite dafür sorgen, dass der *Tractus iliotibialis* stärker gegen die Knieaußenseite gedrückt wird. Um diese Verletzung zu behandeln, sollten Läufer dann ihre Hüftmuskulatur kräftigen und die ab Seite 156 beschriebenen Techniken zur Umstellung des Laufstils anwenden.

Auch wenn Kräftigungsübungen und eine Umstellung des Laufstils eine bedeutende Rolle bei der Therapie des *Tractus-iliotibialis*-Syndroms spielen, ist es ebenfalls wichtig, die Flexibilität der Hüftabduktoren zu untersuchen. Denn Verkürzungen des Schenkelbindenspanners, mittleren Gesäßmuskels und großen Gesäßmuskels können die Zugbelastung des *Tractus iliotibialis* erhöhen. In einer äußerst ausführlichen Studie zu den Auswirkungen des Dehnens auf den *Tractus iliotibialis* und die rumpfwärts gelegenen Muskeln implantierten Forscher bei 20 Leichnamen Dehnungsmessstreifen in den *Tractus iliotibialis* und analysierten die Effekte dreier verschiedener Dehnübungen auf die Verlängerung des *Tractus iliotibialis*.[331] Mit speziellen Ultraschallgeräten erfassten dieselben Forscher auch

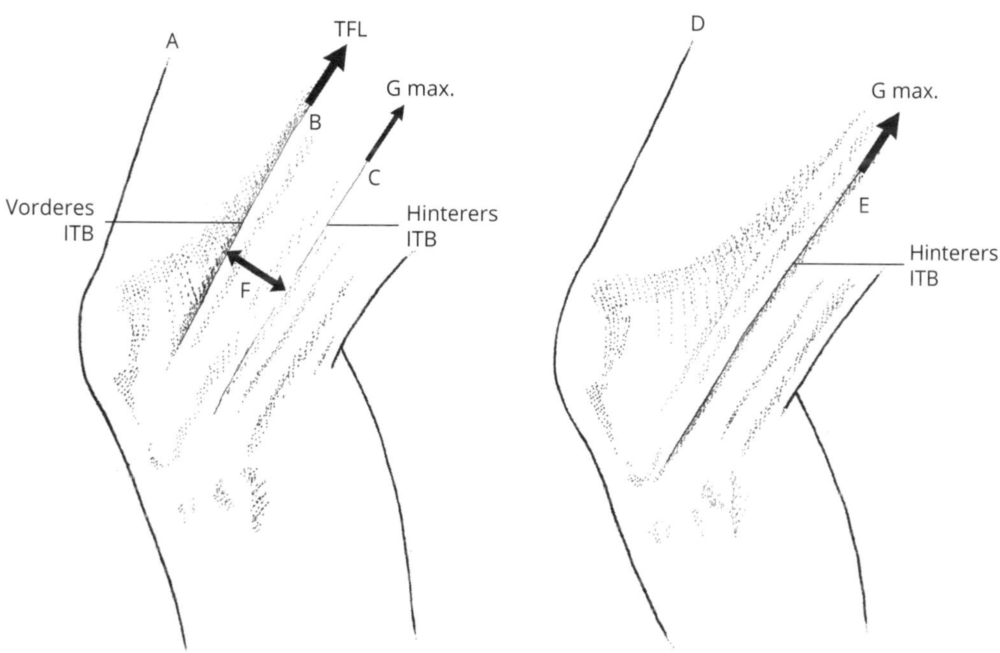

Der *Tractus iliotibialis*: Wenn das Knie leicht gebeugt ist (A), zieht der Schenkelbindenspanner (TFL) mit mehr Kraft als der große Gesäßmuskel (G max.), wodurch der vordere Teil des ITB stärker angespannt wird (vergleiche B und C). Wenn das Knie in höherem Maße gebeugt wird (D), wird im großen Gesäßmuskel eine größere Spannung erzeugt und der hintere Teil des ITB wird weiter angespannt (E). Das Verschieben der Spannung vom vorderen zum hinteren Teil des ITB (F) bringt die Illusion hervor, dass er nach vorn und hinten schnellt.

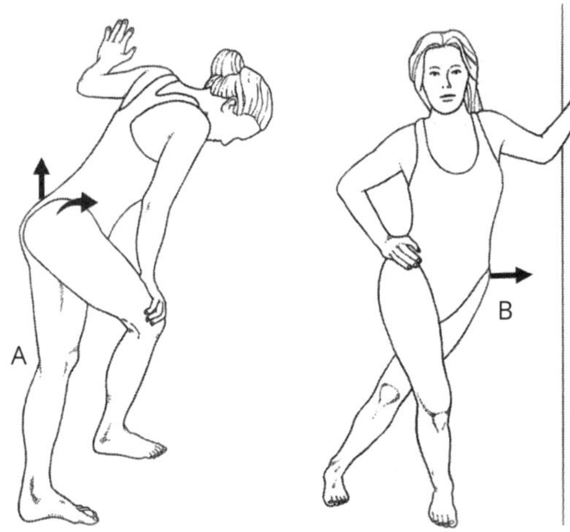

Dehnübungen für den *Tractus iliotibialis:* Das betroffene Bein gestreckt halten und aus der Hüfte nach vorn beugen. Um den hinteren Teil des ITB zu dehnen, die Hüfte in Richtung Wand ziehen (A). Um den Schenkelbindenspanner-Anteil des *Tractus iliotibialis* zu dehnen, die Hüfte bei aufrechter Wirbelsäule in Richtung Wand bewegen (B).

die Elastizität des *Tractus iliotibialis* bei lebenden Sportlern. Ihre ausführliche Analyse zeigte, dass der *Tractus iliotibialis* selbst extrem steif ist und sich der Dehnung widersetzt. Tatsächlich verlängert er sich um weniger als 0,2 Prozent, wenn die Hüftmuskeln mit maximaler Kraft an ihm ziehen. Wegen der extremen Inflexibilität des *Tractus iliotibialis* betonen die Autoren, dass Therapien, die darauf abzielen, die Spannung in ihm zu verringern, Zeitverschwendung sind, da Massagen ihn nicht lockern.

Andere Fachleute bestätigen, dass es physisch unmöglich ist, den *Tractus iliotibialis* selbst zu lockern, weil er aus Bindegewebe besteht, das so stark ist wie Kevlar, das Material, das für schusssichere Westen verwendet wird.[332] Statt unnötigerweise den *Tractus iliotibialis* zu massieren, ist es effektiver, die Spannung in dessen muskulärem Anteil zu verringern, indem man dafür Triggerpunkte im großen Gesäßmuskel, mittleren Gesäßmuskel und Schenkelbindenspanner wählt. Nach einigen Minuten der Massage ist es empfehlenswert, diese Muskeln mit den oben abgebildeten Übungen zu dehnen.

Zerrung der rückseitigen Oberschenkelmuskulatur

Von allen Muskelverletzungen, die mit dem Gang verbunden sind, haben Zerrungen der rückseitigen Oberschenkelmuskulatur die höchste Wiederverletzungsrate. Ein Drittel der betroffenen Läufer zieht sich innerhalb der ersten Wochen nach dem Wiedereinstieg ins Training eine erneute Verletzung zu. Bei Doppelschrittlängen von mehr als 4,5 Metern sind Sprinter besonders anfällig für diese Verletzung und es bedarf bis zu vier Monate lang intensiv durchgeführter Rehabilitationsübungen, bevor eine Wiederaufnahme des Trainings möglich ist.

Auch wenn die rückseitige Oberschenkelmuskulatur aus vier verschiedenen Muskeln besteht, verletzen sich Läufer beinahe ausschließlich den äußeren rückseitigen Oberschenkelmuskel, den langen Kopf des zweiköpfigen Oberschenkelmuskels. Der Grund für die höhere Verletzungsrate des äußeren rückseitigen Oberschenkelmuskels war bis 2005 ein Rätsel. Dann kamen Forscher der University of Wisconsin allerdings zu dem Schluss, dass der zweiköpfige Oberschenkelmuskel durch seinen tieferen Ansatz am Bein stärker belastet wird, wenn sich das Schwungbein nach vorn bewegt[333] (Abbildung unten).

In einer MRT-Studie aus dem Jahr 2008, die untersuchte, wo sich verschiedene Sportler einen rückseitigen Oberschenkelmuskel gezerrt hatten, gab es nur einen einzigen Läufer, bei dem ein anderer Muskel als der zweiköpfige Oberschenkelmuskel betroffen war. Bei einem älteren Mann war der innere rückseitige Oberschenkelmuskel stark gezerrt, allerdings war dies beim Dehnen vor dem Laufen passiert und nicht während des Laufens.[334] Diese Gegebenheiten stimmen mit Forschungsergebnissen überein, die zeigen, dass bei Tänzern beinahe immer der innere rückseitige Oberschenkelmuskel Schaden nimmt, der sehr anfällig für Dehnungsverletzungen ist.

Läufer zerren sich den zweiköpfigen Oberschenkelmuskel typischerweise kurz bevor der Fuß des Schwungbeins auf den Boden trifft, wenn die Spannung in dem äußeren rückseitigen Oberschenkelmuskel am höchsten ist. Wie bei den meisten Verletzungen ist der mit Abstand beste Prädiktor einer zukünftigen Verletzung eine vorherige Verletzung, möglicherweise, weil der verletzte Muskel nach seiner Heilung über weniger Flexibilität und/oder eine beeinträchtigte Koordination verfügt.

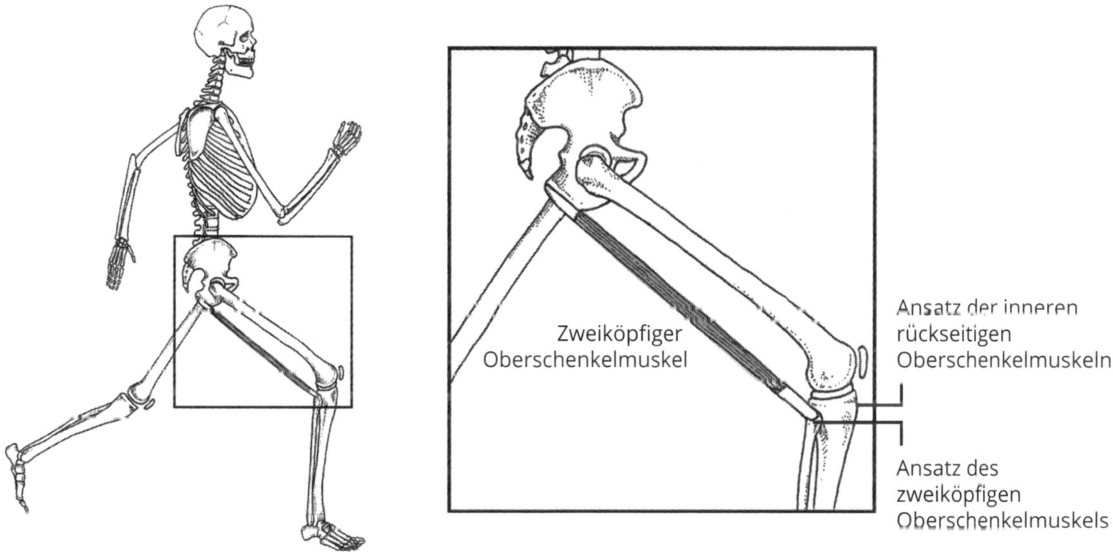

Da der Ansatz des zweiköpfigen Oberschenkelmuskels weiter unten am Bein liegt, zerren sich Läufer beinahe ausschließlich diesen rückseitigen Oberschenkelmuskel.

Wegen der extrem hohen Wiederverletzungsrate bei Zerrungen des zweiköpfigen Oberschenkelmuskels muss die Rehabilitation dieser Verletzung umfassend sein. Sie muss alle möglichen Faktoren abdecken, die dazu führen, dass diese Verletzung chronisch wird. Auch wenn eine Inflexibilität der rückseitigen Oberschenkelmuskulatur häufig als mögliche Ursache genannt wird, gibt es kaum Beweise für diese Theorie. Neuere Forschungsergebnisse zeigen, dass Kraft (und nicht Muskelsteifigkeit) die wichtigste Rolle bei der Prävention von Verletzungen der rückseitigen Oberschenkelmuskulatur spielt.

In einer beeindruckenden Studie, die den Erfolg verschiedener Behandlungsstrategien bei akuten Zerrungen der rückseitigen Oberschenkelmuskulatur verglich, zeigten Sherry und Best,[335] dass ein Trainingsprotokoll, das Agility- und Rumpfstabilisierungsübungen enthält (zusammengefasst in Tabelle Seite 247), zu deutlich besseren kurz- und langfristigen Ergebnissen führt als ein herkömmliches Programm mit statischen Dehnübungen sowie Kräftigungsübungen für die rückseitige Oberschenkelmuskulatur.

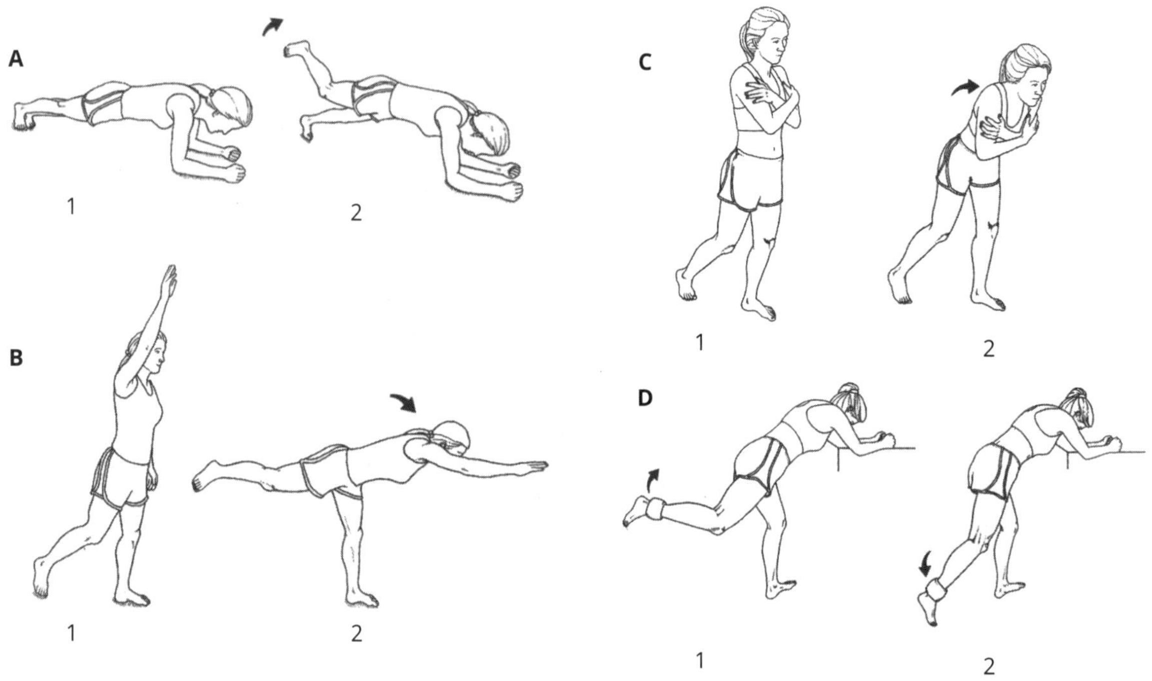

Übungen für die rückseitige Oberschenkelmuskulatur: A) Marschieren im Unterarmstütz: Im Unterarmstütz abwechselnd die Beine jeweils fünf Sekunden lang anheben. B) Standwaage: Auf dem betroffenen Bein stehen, aus der Hüfte nach vorn beugen und den gegenüberliegenden Arm und das gegenüberliegende Bein in einer Linie halten. C) Übung für die oberen rückseitigen Oberschenkelmuskeln: Auf dem betroffenen Bein stehen und das gegenüberliegende Knie leicht beugen. Die Krümmung im unteren Rücken beibehalten und aus der Hüfte mit dem Oberkörper nach vorn gehen (Pfeil). Der gegenüberliegende Fuß sollte bei dieser Übung nur leicht den Boden berühren. D) Übung für die unteren rückseitigen Oberschenkelmuskeln: Die Arme auf einer stabilen Fläche abstützen und das Knie des betroffenen Beins anwinkeln und strecken. Dabei das Bein nach innen und außen drehen.

Trainingsprotokoll für die rückseitige Oberschenkelmuskulatur

Phase 1

1. Side-Steps mit niedriger bis mittlerer Intensität, 3 × 1 Minute.
2. Kreuzschritte mit niedriger bis mittlerer Intensität (in Seitwärtsbewegung das in Laufrichtung hintere Bein abwechselnd vor und hinter das vordere Bein bringen), in beide Richtungen, 3 × 1 Minute.
3. Schritte nach vorn und hinten über eine Tape-Linie, dabei seitwärts bewegen, mit niedriger bis mittlerer Intensität, 2 × 1 Minute.
4. Einbeiniger Stand, erst mit offenen, dann mit geschlossenen Augen, 4 × 20 Sekunden.
5. Brücke mit Gesicht nach unten (mithilfe der Bauch- und Hüftmuskulatur den Körper im Unterarmstütz halten, wobei nur Ellbogen und Füße den Boden berühren), 4 × 20 Sekunden.
6. Brücke mit Gesicht nach oben (Abbildung Seite 129, X), 4 × 20 Sekunden.
7. Seitstütz (Abbildung Seite 129, W), 4 × 20 Sekunden auf jeder Seite.
8. 20 Minuten kühlen, wobei die rückseitige Oberschenkelmuskulatur in einer gedehnten Position ist.

Phase 2

1. Side-Steps mit mittlerer bis hoher Intensität, 3 × 1 Minute.
2. Kreuzschritte mit mittlerer bis hoher Intensität, 3 × 1 Minute.
3. Standwaage (Abbildung Seite 246, B), 4 × 20 Sekunden.
4. Stabilisierung im Liegestütz mit Rumpfrotation (in der Liegestützposition mit gestreckten Armen beginnen; einen Arm heben und in Richtung Decke strecken; die Brust zu der Seite drehen, auf der der Arm angehoben ist; die Position halten und in die Ausgangsposition zurückkehren), 2 × 15 Wiederholungen pro Seite.
5. Schnelles Laufen auf der Stelle (mit steigender Geschwindigkeit auf der Stelle laufen, dabei die Füße nur wenige Zentimeter vom Boden anheben), 4 × 20 Sekunden.
6. Symptomfreies Training ohne allzu schnelle Bewegungen.
7. 20 Minuten kühlen, falls lokale Erschöpfung oder Beschwerden vorliegen.

Erklärung:

- Niedrige Intensität: Bewegungsgeschwindigkeit langsamer als oder ähnlich wie normales Gehen.
- Mittlere Intensität: Bewegungsgeschwindigkeit schneller als normales Gehen, aber langsamer als bei sportlicher Aktivität.
- Hohe Intensität: Bewegungsgeschwindigkeit ähnlich wie bei sportlicher Aktivität.
- Kriterium für nächste Phase: Die Probanden wechselten von den Übungen in Phase 1 zu den Übungen in Phase 2, als sie mit einem normalen Gangmuster gehen und ohne Schmerzen mit hohem Kniehub auf der Stelle marschieren konnten.

Wie von Sherry und Best beschrieben[336]

Im Vergleich zu gängiger Rehabilitation konnte die Gruppe, die Agility- und Stabilisierungsübungen durchgeführt hatte, früher wieder mit dem Sporttreiben beginnen (22 Tage versus 37 Tage) und hatte in den ersten beiden Wochen nach dem Wiedereinstieg weniger Wiederverletzungen (55 Prozent der Personen in der Gruppe, die eine konventionelle Reha absolviert hatte, verletzten sich erneut, während niemand in der Gruppe, die progressive Agility- und Rumpfstabilisierungsübungen auf dem Programm stehen hatte, eine Wiederverletzung erlitt).

Die positiven Auswirkungen der Agility- und Stabilisierungsübungen hielten auch ein Jahr nach dem Wiedereinstieg in den Sport noch an. Hatten sich 70 Prozent der Athleten, die mit herkömmlichen Dehn- und Kräftigungsübungen behandelt worden waren, erneut verletzt, war dies nur bei 7,7 Prozent der Athleten, die das progressive Agility- und Rumpfstabilisierungsprogramm absolviert hatten, der Fall. Die alternativen Übungen für die rückseitige Oberschenkelmuskulatur, die in Abbildung Seite 246 dargestellt sind, sind auch bei der Therapie von Verletzungen der rückseitigen Oberschenkelmuskulatur hilfreich.

Die Tatsache, dass eine Inflexibilität der rückseitigen Oberschenkelmuskulatur keine Zerrungen bei dieser verursacht, bedeutet nicht, dass ein verletzter rückseitiger Oberschenkelmuskel nie gedehnt werden sollte. Ganz im Gegenteil: Da ein flexibler Muskel höhere exzentrische Kräfte mit weniger Muskelschaden tolerieren kann[337] und Menschen mit flexibler rückseitiger Oberschenkelmuskulatur weniger anfällig für verschiedene Verletzungen sind,[338] ist das sanfte Dehnen der rückseitigen Oberschenkelmuskulatur beinahe immer nützlich. Die Dehnübung, die in der Abbildung unten dargestellt ist, isoliert den langen Kopf des zweiköpfigen Oberschenkelmuskels. Um Steifigkeit im oberen Bereich der rückseitigen Oberschenkelmuskeln zu reduzieren, sollte diese Dehnübung mit 45 Grad und 90 Grad gebeugtem Knie durchgeführt werden.

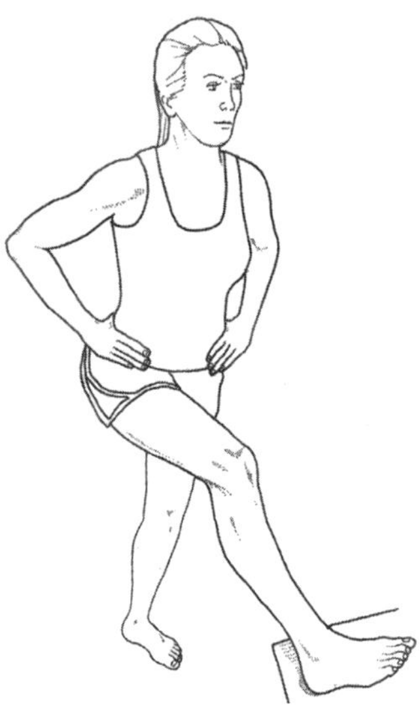

Dehnübung für den langen Kopf des zweiköpfigen Oberschenkelmuskels: Die Wirbelsäule in neutraler Position halten. Aus der Hüfte heraus nach vorn beugen. Das Bein ist dabei nach innen gedreht und das Knie leicht angewinkelt.

Da Erschöpfung das Risiko für eine Verletzung der rückseitigen Oberschenkelmuskulatur erhöht, empfehlen Verrall et al.,[339] die rückseitige Oberschenkelmuskulatur während sportlicher Aktivität 15 Sekunden lang zu dehnen, wobei das Knie mit verschiedenen Winkeln gebeugt wird. Über einen Zeitraum von zwei Jahren beobachteten die Autoren deutlich gesunkene Verletzungsraten der rückseitigen Oberschenkelmuskulatur bei Australian-Rules-Football-Spielern, wenn diese die Dehnübungen während des Trainings und im Wettkampf durchführten. Da dies auch für Läufer gilt, deuten die Ergebnisse der Studie darauf hin, dass man das Wiederverletzungsrisiko senken kann, indem man bei langen Läufen gelegentliche Pausen einlegt, in denen man den äußeren rückseitigen Oberschenkelmuskel dehnt.

In einer anderen Studie mit Australian-Rules-Football-Spielern wiesen Hoskins et al. nach,[340] dass vereinzelte chiropraktische Behandlungen die Rate von Verletzungen und Wiederverletzungen der rückseitigen Oberschenkelmuskulatur verringern können. In einer einjährigen Studie mit fast 60 Australian-Rules-Football-Spielern zeigten die Autoren, dass Spieler, die während der gesamten Saison immer wieder mal von einem Chiropraktiker behandelt wurden, deutlich weniger Verletzungen (eine versus fünf) und Wiederverletzungen (keine versus zwei) der rückseitigen Oberschenkelmuskulatur hatten als eine Kontrollgruppe im selben Alter.

Auch wenn Dehnübungen und chiropraktische Behandlungen bei der Therapie und Prävention von Verletzungen der rückseitigen Oberschenkelmuskulatur hilfreich sein können, spielen umfassende Kräftigungsübungen bei Zerrungen der rückseitigen Oberschenkelmuskulatur die wichtigste Rolle. Da nicht steroidale Antirheumatika die Sehnenheilung beeinträchtigen können,[341] sollte man noch einmal über die regelmäßige Einnahme dieser nachdenken. Eine sicherere Alternative, die sich positiv auf die Heilung auswirkt, ist eine Tiefengewebsmassage direkt über der beschädigten Sehne, da dies die Reparatur stimulieren kann, ohne die Sehne zu schwächen.[342, 343]

Piriformis-Syndrom

Der birnenförmige Muskel (lateinisch: *Musculus piriformis*, wobei *piriformis* »birnenförmig« bedeutet) heißt so, weil seine breite Ursprungsfläche und sein spitz zulaufender Ansatz an eine Birne erinnern. Dieser kleine, aber wichtige Muskel erzeugt eine Druckkraft, die verhindert, dass der Oberschenkelhals beim Laufen bricht (Abbildung Seite 27). Auch wenn der birnenförmige Muskel den Oberschenkelhals schützt, verursacht er bei Läufern häufig Probleme, weil er direkt auf dem Ischiasnerv liegt, dem größten Nerv im Körper (Abbildung Seite 250 oben).

Bei etwa zwei Prozent aller Menschen verlässt der Ischiasnerv sogar direkt durch die Mitte des birnenförmigen Muskels das Becken, was das Risiko für Schmerzen und Begleitbeschwerden, die vom Ischiasnerv ausgehen – also für eine Ischialgie – deutlich erhöht. Die verstärkte Aktivität des Muskels

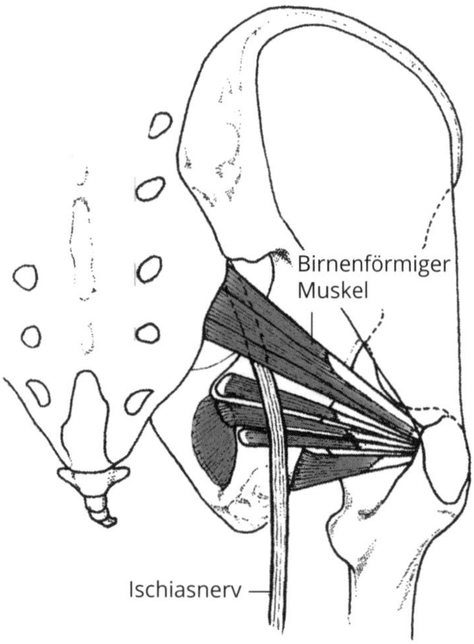

Der Ischiasnerv tritt direkt unter dem birnenförmigen Muskel durch das Becken.

während des Laufens kann zu einem chronischen Einklemmen des Nervs führen. Zu den Symptomen einer vom birnenförmigen Muskel verursachten Ischialgie zählen mit Zahnschmerzen vergleichbare Schmerzen an der Außenseite des Beins und/oder ein Kribbeln, das sich bis zum Fuß erstrecken kann.

Um das Piriformis-Syndrom von anderen Ursachen für eine Ischialgie (wie einem Bandscheibenvorfall im unteren Rücken) zu unterscheiden, kann man einen einfachen Test durchführen: Dazu legt man sich auf den Rücken und zieht das Knie auf der betroffenen Seite zur gegenüberliegenden Schulter. Diese Position hält man etwa 30 Sekunden lang. Liegt ein Piriformis-Syndrom vor, spürt man ein leichtes Kribbeln an der Beinaußenseite. Meiner Erfahrung nach haben Läufer deutlich häufiger ein Piriformis-Syndrom als einen Bandscheibenvorfall.

Auch wenn die meisten Forscher das Piriformis-Syndrom für eine allein vom birnenförmigen Muskel verursachte Reizung des Ischiasnervs halten, kamen österreichische Forscher zu dem Schluss, dass sich dieser Muskel bei mehr als 40 Prozent der Menschen mit dem benachbarten inneren Verstopfermuskel und/oder dem mittleren Gesäßmuskel vereinigt[344] (Abbildung unten unten). Diese Forscher zeigten, dass der Ischiasnerv nicht nur unter dem birnenförmigen Muskel eingeklemmt, sondern ebenfalls gegen den inneren Verstopfermuskel gedrückt werden kann.

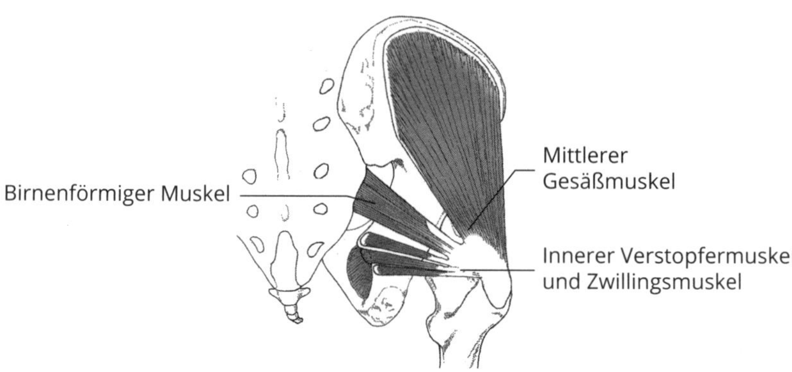

Die Sehne des birnenförmigen Muskels vereinigt sich häufig mit den Sehnen des inneren Verstopfermuskels und des mittleren Gesäßmuskels.

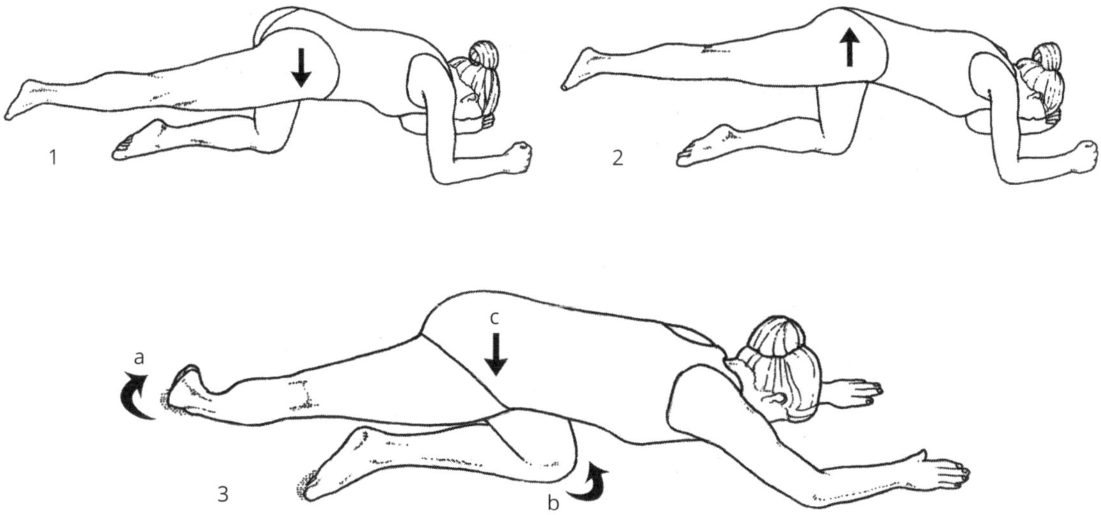

Muskel-Energie-Dehnung der Hüftrotatoren: Diese Dehnübung ist wichtig, weil sie den Zugang zu den verschiedenen Fasern der Hüftaußenrotatoren ermöglicht. Um die linken Hüftaußenrotatoren zu dehnen, auf alle viere gehen, wobei das Gewicht auf dem linken Knie lastet. Anfangs das rechte Bein in einer waagrechten Position halten. Dann mithilfe der linken Hüftaußenrotatoren die rechte Hüfte anheben und absenken (1 und 2). Sobald die linke Hüfte leicht erschöpft ist (nach etwa einer Minute), das rechte Bein nach hinten und links ziehen (Pfeil a) und so auf dem Boden ablegen. Das Ausmaß der Knie- und Hüftbeugung variieren (Pfeile b und c), denn derart lassen sich bestimmte Muskelfasern, die für die eingeschränkte Beweglichkeit verantwortlich sind, isoliert ansprechen (3). Die in Abbildung Seite 109, P, dargestellte Dehnübung für den birnenförmigen Muskel ist auch eine effektive Möglichkeit, die Hüftaußenrotatoren in die Länge zu bringen.

Unabhängig davon, welche Muskeln beteiligt sind, betonen herkömmliche Behandlungsmethoden beim Piriformis-Syndrom die Dehnung der Hüftrotatoren, um den Druck auf den Ischiasnerv zu reduzieren. Da der mittlere Gesäßmuskel, der birnenförmige Muskel und der innere Verstopfermuskel zusammen dieses Syndrom verursachen, ist es wichtig, sowohl die Hüftabduktoren als auch die Hüftrotatoren zu dehnen. Die effektivste Methode, die Hüftaußenrotatoren hier anzusprechen, ist die in der Abbildung oben dargestellte Muskel-Energie-Dehnung.

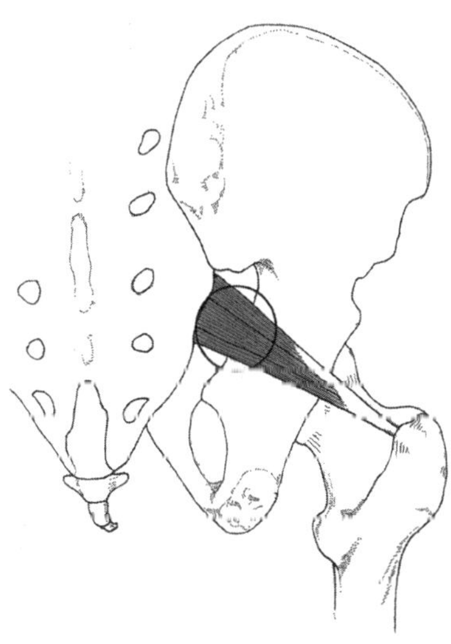

Vor dem Dehnen ist es wichtig, den Bereich des birnenförmigen Muskels zu lockern, der am nächsten am Kreuzbein liegt (Kreis).

Vor der Durchführung der Dehnübung für die Hüftrotatoren lasse ich Läufer den birnenförmigen Muskel und den mittleren Gesäßmuskel mit einem Softball massieren. Da der birnenförmige Muskel dort am dicksten ist, wo er das Kreuzbein verlässt, ist es von Bedeutung, diesen Bereich des Muskels vor dem Dehnen zu lockern (Abbildung unten).

Bei der Massage des birnenförmigen Muskels sollte man vorsichtig vorgehen, damit man den Ischiasnerv nicht reizt: Die Massage sollte sich auf den Bereich in der Nähe des Kreuzbeins und die Hüftaußenseite konzentrieren. Man merkt, wenn man versehentlich den Ischiasnerv trifft, weil das Bein dann leicht taub wird. Um den Nerv nicht zu reizen, kommt es darauf an, in der Dehnung nicht länger als 20 oder 30 Sekunden zu bleiben. Zu langes Dehnen kann den Nerv einklemmen. Dehnübungen sollten daher immer wieder im Laufe des Tages durchgeführt, aber nur kurz gehalten werden.

Auch wenn Sportärzte behaupten, das Piriformis-Syndrom könne man allein mit Dehnübungen korrigieren, muss man bei der Behandlung dieses Leidens beinahe immer die Hüftmuskulatur kräftigen. Einige großartige Forschungsergebnisse haben nachgewiesen, dass Hüftkräftigungsübungen – im Vergleich zu herkömmlichen Dehnübungen allein – die Regeneration beschleunigen und zu besseren Ergebnissen bei der Behandlung des Piriformis-Syndroms führen.[345, 346] Die Abbildung unten zeigt spezielle Übungen, die den mittleren und großen Gesäßmuskel trainieren. Diese Übungen sind besonders wichtig für Läufer, die in dem in Abbildung Seite 118 dargestellten Test nicht 20 Prozent ihres Körpergewichts erzeugen können.

Um ihr Wiederverletzungsrisiko zu senken, müssen Läufer mit Piriformis-Syndrom häufig ihre Art zu sitzen oder schlafen verändern. Da das Rotieren der Hüfte nach oben und außen die Spannung im birnenförmigen Muskel reduziert, neigen Läufer mit dieser Verletzung dazu, beim Sitzen und Schlafen mit dem Fuß der verletzten Seite das gegenüberliegende Knie zu berühren. Auch wenn diese Position den Druck auf den Ischiasnerv verringert und sich angenehm anfühlt, ist sie problematisch,

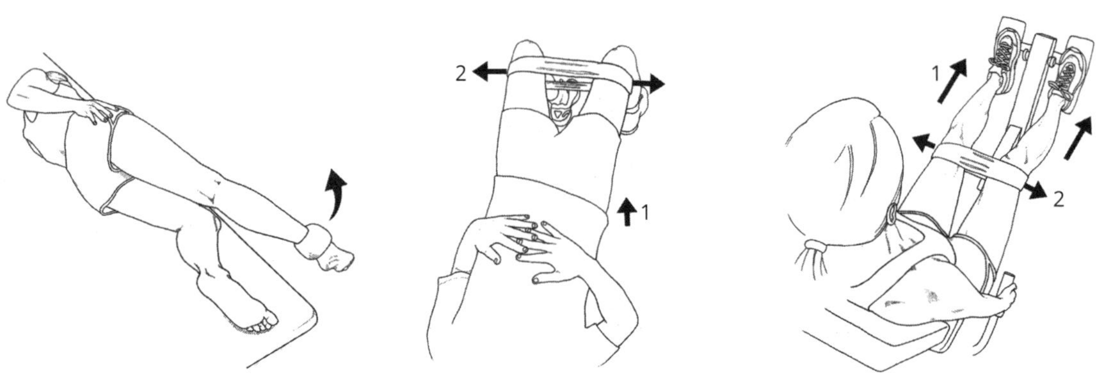

A B C

Kräftigungsübungen für den großen und mittleren Gesäßmuskel: A) Das obere Bein über den Rand einer Bank oder Liege hängen lassen und anschließend mit einem Bewegungsumfang von 45 Grad heben und absenken. Das Becken dabei nicht bewegen. B) Durch Anheben des Beckens in eine Schulterbrücke gehen, wobei die Schultern flach liegend mit dem Boden in Kontakt bleiben (1). Dann die Knie gegen den Widerstand eines Widerstandsbands nach außen drücken und dadurch aktiv die Hüften abduzieren (2). C) Diese Übung erfordert eine Beinpresse, die es in den meisten Fitnessstudios gibt. Auf der Beinpresse die Knie die letzten 30 Grad der Streckung durchführen lassen (das heißt, die Beinpresse mit fast gestreckten Knien praktizieren). Während des Drückens der Presse (1) gleichzeitig die Beine aus der Hüfte heraus mit Kraft gegen ein Widerstandsband spreizen (2).

weil sich dadurch der birnenförmige Muskel noch mehr verspannt und die Beschwerden eventuell verschlimmert. Den meisten Läufern ist nicht bewusst, dass sie die verletzte Seite nach außen drehen, und es kann Monate dauern, die ungünstigen Sitz- und Schlafpositionen zu korrigieren. Um das Risiko zu senken, dass die Verletzung chronisch wird, sollten Läufer mit Piriformis-Syndrom auf der Seite schlafen und sich ein gefaltetes Kissen zwischen die Knie legen. Beim Sitzen sollten sie die Knie gerade halten. Da das Piriformis-Syndrom meist leichte Beschwerden verursacht, die allerdings über Monate anhalten können, ist es gewöhnlich möglich, mit dieser Verletzung trotzdem weiterzulaufen. Um die Belastung für den birnenförmigen Muskel beim Laufen zu verringern, gilt es, zu erwägen, die Doppelschrittlänge zu verkürzen, indem man die Schrittfrequenz um zehn Prozent erhöht.

Trochanter-major-Schmerzsyndrom

Der große Rollhügel *(Trochanter major)* ist der beachtliche Knochenvorsprung, den man an der Hüftaußenseite ertasten kann. Als das *Trochanter-major*-Schmerzsyndrom bezeichnet man chronische Schmerzen im Weichteilgewebe um diesen Knochenvorsprung herum. Neben Arthrose ist das *Trochanter-major*-Schmerzsyndrom die häufigste Hüftverletzung bei älteren Läufern, vor allem bei Frauen. Bis vor Kurzem nahm man an, dass diese Verletzung von einem chronischen Einklemmen des Schleimbeutels verursacht wird, der sich zwischen dem großen Rollhügel und dem *Tractus iliotibialis* befindet. Man vermutete, dass dieser Schleimbeutel komprimiert wird, wenn der obere Teil des *Tractus iliotibialis* beim Laufen über den großen Rollhügel schnellt (Abbildung rechts). Die übliche medizinische Behandlung bestand darin, Kortikosteroide in den entzündeten Schleimbeutel zu injizieren.

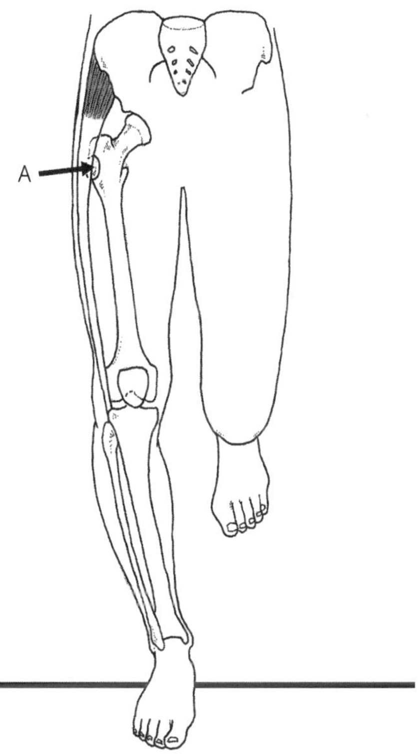

Bis vor Kurzem nahm man an, das *Trochanter-major*-Schmerzsyndrom sei darauf zurückzuführen, dass der *Tractus iliotibialis* einen Schleimbeutel an der Außenseite der Hüfte (A) komprimiert.

Auch wenn Kortikosteroid-Injektionen kurzfristig helfen, wurde gezeigt, dass sie zu schlechten langfristigen Ergebnissen führen. Jüngere Forschung hat außerdem gezeigt, dass nicht der Schleimbeutel die chronischen Schmerzen verursacht, die mit diesem Syndrom einhergehen. Neuseeländische Forscher verglichen MRT-Ergebnisse des schmerzenden großen Rollhügels und des gegenüberliegenden symptomfreien großen Rollhügels und kamen zu dem Schluss, dass eine Entzündung des Schleimbeutels nichts mit dieser Verletzung zu tun hatte und dass die Schmerzen in jedem Fall auf eine Degeneration der Sehne des mittleren Gesäßmuskels zurückzuführen waren.[347] Daher sollte die Behandlung eines *Trochanter-major*-Schmerzsyndroms darauf abzielen, die Sehnenfunktion zu verbessern, nicht eine Entzündung des Schleimbeutels zu reduzieren.

Heimtrainingsprogramm beim *Trochanter-major*-Schmerzsyndrom

1. **Dehnübung für den birnenförmigen Muskel:** In Rückenlage beide Knie beugen und den Fuß des unverletzten Beins flach auf den Boden stellen. Das Sprunggelenk des verletzten Beins auf das Knie des unverletzten Beins legen. Den Oberschenkel des unverletzten Beins umfassen und das Knie zur Brust ziehen. Die Dehnung ist am Gesäß und möglicherweise an der Oberschenkelaußenseite der verletzten Seite zu spüren. Die Dehnung 30 bis 60 Sekunden halten. 3 Wiederholungen durchführen.
2. **Dehnübung für den Tractus iliotibialis im Stand:** Das unverletzte Bein vor das verletzte Bein stellen, sodass sich die Beine kreuzen. Nach unten beugen und die Zehen berühren. Die Hände über den Boden zur unverletzten Seite bewegen, um mehr Dehnung an der Oberschenkelaußenseite der verletzten Seite zu spüren. Diese Position 30 Sekunden lang halten. In die Ausgangsposition zurückkehren. 3 Wiederholungen durchführen.
3. **Gestrecktes Bein anheben:** In Rückenlage den oberen Teil der Oberschenkelmuskeln auf der verletzten Seite anspannen. Die Zehen zur Decke zeigen lassen und das Bein etwa 25 Zentimeter vom Boden anheben. Das Knie gestreckt lassen. Das Bein langsam wieder auf den Boden absenken. 3 Sätze mit je 10 Wiederholungen durchführen.
4. **Wand-Kniebeuge mit Ball:** An eine Wand stellen, sodass Rücken, Schultern und Kopf die Wand berühren, und gerade nach vorn blicken. Die Schultern sind entspannt und die Füße stehen schulterbreit auseinander etwa 30 Zentimeter von der Wand entfernt. Ein zusammengerolltes Kissen oder einen Ball zwischen die Oberschenkel legen. Langsam eine Kniebeuge durchführen und dabei das Kissen oder den Ball zusammendrücken. Der Kopf berührt weiterhin die Wand. So weit in die Hocke gehen, bis die Oberschenkel parallel zum Boden sind. Diese Position 10 Sekunden halten. Langsam wieder aufstehen. Während der gesamten Übung das Kissen oder den Ball zusammendrücken. 20 Wiederholungen durchführen.
5. **Kräftigungsübung für die Gesäßmuskeln:** In Bauchlage die Beine mit gestreckten Knien auf den Boden legen. Die Gesäßmuskeln anspannen und das verletzte Bein 20 Zentimeter vom Boden anheben. Das Knie bleibt dabei gestreckt. 5 Sekunden halten, dann entspannen und in die Ausgangsposition zurückkehren. 3 Sätze mit je 10 Wiederholungen durchführen.

Alle Übungen werden 12 Wochen lang zweimal täglich praktiziert.

Empfohlen von Rompe et al., wie von den Autoren beschrieben abgedruckt.[348]

Am effektivsten lässt sich dieses häufige Leiden mit den Dehn- und Kräftigungsübungen behandeln, die in der Tabelle auf Seite 254 beschrieben sind. In einem Artikel im *American Journal of Sports Medicine* aus dem Jahr 2009 kamen die Autoren zu dem Ergebnis, dass Kräftigungsübungen für die langfristige Behandlung des *Trochanter-major*-Schmerzsyndroms wirksamer sind als eine Kortikosteroid-Injektion.[349]

Zusätzlich zu diesen Übungen ist eine Tiefengewebsmassage des Sehnenansatzes eine gute Möglichkeit, die Reparatur zu stimulieren. Am liebsten bearbeite ich die Sehne des mittleren Gesäßmuskels, während ein Läufer auf dem Rücken liegt und die Hüfte leicht nach außen zieht. Dann gehe ich mit dem Daumen direkt an den Ansatz der Sehne des mittleren Gesäßmuskels und führe eine *Querfriktion* (eine spezielle physiotherapeutische Behandlung von Muskeln und Sehnen) durch. Alternativ kann man die Reparatur in dieser Sehne ebenfalls mit einer Stoßwellentherapie stimulieren. Auch wenn Krafttraining großartige langfristige Ergebnisse hervorbringt, erzielt die Stoßwellentherapie in den ersten vier Monaten deutlich bessere Erfolge als Kräftigungsübungen allein.[350]

Da das *Trochanter-major*-Schmerzsyndrom berüchtigt dafür ist, mehr als sechs Monate anzuhalten, muss man häufig Crosstraining durchführen, beispielsweise Radfahren oder Schwimmen, während man langsam die Sehne stärkt. Viele Läufer mit diesem Leiden berichten, dass sie weniger Beschwerden haben, wenn sie ihre Doppelschrittlänge reduzieren und die Schrittfrequenz um zehn Prozent erhöhen, um eine Wiederverletzung zu vermeiden. Das *Trochanter-major*-Schmerzsyndrom lässt sich überraschend schwer behandeln. Es ist sehr wichtig, geduldig zu bleiben, während diese Verletzung langsam ausheilt.

Zerrung der Adduktoren

Die Muskelgruppe der Adduktoren befindet sich im oberen Oberschenkel und besteht aus dem langen, kurzen und großen Adduktor. Zerrungen der Adduktoren sind die häufigste Ursache für Leistenschmerzen bei Läufern. Schnelle Läufer mit langen Doppelschritten sind besonders anfällig für diese Verletzung. Auch wenn jeder der Adduktoren betroffen sein kann, ist der lange Adduktor derjenige, der mit Abstand am häufigsten verletzt ist. Manche Fachleute gehen zwar davon aus, dass der lange Adduktor besonders gefährdet ist, weil er so schlecht durchblutet wird. Doch der wahre Grund, warum dieser Muskel so häufig Schaden nimmt, ist, dass seine Sehne so schmal ist. In einer gründlichen dreidimensionalen Studie der Querschnittsform der Sehne des langen Adduktors beobachteten Forscher von der New York University,[351] dass die Sehne des langen Adduktors innerhalb von 2,5 Zentimetern nach ihrem Ansatz am Becken rasch dünner wird und einen Durchmesser von weniger als drei Millimetern hat. Die schnelle Verjüngung seiner oberen Sehne macht den langen Adduktor anfällig für Zerrungen, vor allem, wenn die Adduktoren zur Einleitung der Schwungphase bei der Hüftbeugung helfen.

Kräftigungsprogramm für die Adduktoren

Woche 1 und 2

1. In Rückenlage einen Fußball zwischen die Knöchel legen und 30 Sekunden lang zusammendrücken. 10-mal wiederholen.
2. In Rückenlage einen Fußball zwischen die Knie legen und 30 Sekunden lang zusammendrücken. 10-mal wiederholen.
3. Sit-ups, sowohl gerade als auch schräg. 5 Sätze mit je 10 Wiederholungen.
4. Kombination aus Sit-up und Hüftbeugung: In Rückenlage mit einem Fußball zwischen den Knien einen Sit-up machen und gleichzeitig Hüfte und Rumpf beugen (Sit-ups mit angewinkelten Beinen in der Luft). 5 Sätze mit je 10 Wiederholungen.
5. Gleichgewichtstraining auf einem Balance-Board. 5 Minuten.
6. Mit parallel stehenden Füßen einbeinig auf dem Sliding Board (Gleitbrett) zur Seite gleiten. 5 Sätze von je 1 Minute mit ununterbrochener Bewegung durchführen, jedes Bein übernimmt jede Position beziehungsweise jeden Ablauf. Da die meisten Läufer keinen Zugriff auf ein Sliding Board haben, empfehle ich die Kreuzschritte, die unten in Abbildung Seite 152 zu sehen sind.

Woche 3 bis 12

(Von jeder Übung zwei Sätze, die bei jeder Trainingseinheit zweimal durchgeführt werden.)

1. Schritt 2 von oben weitermachen.
2. In Bauchlage auf einer Workout-Bank oder einem Gymnastikball Extensionsübungen für den unteren Rücken durchführen. 5 Sätze mit je 10 Wiederholungen. (Abbildung Seite 128, R).
3. Einbeiniges Ziehen eines Gewichts durch Abduktion/Adduktion im Stand. 5 Wiederholungen pro Bein (Abbildung Seite 126, L, und Abbildung Seite 127, N).
4. Sit-ups, sowohl gerade als auch schräg. 5 Sätze mit je 10 Wiederholungen.
5. Einbeinige Koordinationsübung: Ein Knie beugen und strecken und die Arme im selben Rhythmus schwingen (Skilanglauf auf einem Bein). 5 Sätze mit je 10 Wiederholungen pro Bein.
6. Training in Seitwärtsbewegung auf einem Ski Trainer von Fitter (Gerät, bei dem eine Plattform seitwärts über Schienen rollt; die Schienen sind auf einem gewölbten Untergestell angebracht), 5 Minuten lang. Falls nicht verfügbar, 5 Minuten lang die Kreuzschritte durchführen, die unten in Abbildung Seite 152 aufgeführt sind.
7. Gleichgewichtstraining auf einem Balance-Board. 5 Minuten.
8. Skating-Bewegungen auf einem Sliding Board. 5 Sätze von je 1 Minute ununterbrochener Bewegung.

Modifiziert nach Holmich et al.[352]

Auch wenn frühe Forschungsergebnisse nahelegten, dass mangelnde Flexibilität die Wahrscheinlichkeit für eine Adduktorenzerrung erhöht, wies eine neuere Untersuchung aus dem Jahr 2010 darauf hin, dass eine frühere Verletzung und/oder eine Schwäche der Adduktoren die Gefahr einer Adduktorenverletzung beeinflusst. In ihrer Analyse verschiedener Risikofaktoren, die für die Entstehung von Adduktorenverletzungen verantwortlich sind, kamen Engebretsen et al.[353] zu dem Schluss: Menschen, die schon einmal eine Adduktorenverletzung hatten, tragen ein doppelt so hohes Risiko, sich erneut eine Adduktorenverletzung zuzuziehen; Menschen mit schwachen Adduktoren besitzen ein viermal höheres Verletzungsrisiko. Das stimmt mit einer im *American Journal of Sports Medicine* veröffentlichten Studie überein, laut der Sportler mit schwachen Adduktoren ein 17-mal höheres Risiko haben, sich einen Adduktor zu zerren. Es wurde hier keine Korrelation zwischen Adduktoreninflexibilität und zukünftiger Verletzung entdeckt.[354]

Dass Adduktorenverletzungen auf schwache, nicht auf verkürzte, Adduktoren zurückzuführen sind, stimmt auch mit einer Analyse von Übungsprotokollen überein, die Holmich et al. durchführten.[355] Die Autoren verglichen ein gängiges Behandlungsprogramm bestehend aus Massage, Dehnübungen und verschiedenen physiotherapeutischen Maßnahmen mit einem zwölfwöchigen Kräftigungsprogramm und zeigten, dass die herkömmliche Behandlung mit Massage und Dehnen ineffektiv war. Allerdings erreichten 79 Prozent der Sportler, die das Kräftigungsprogramm absolviert hatten, innerhalb von fünf Monaten wieder ihr früheres Leistungsniveau in ihrer Sportart. In der Tabelle auf Seite 256 sind die in dieser Studie genutzten Übungen aufgeführt.

Faktoren, die einem Behandlungserfolg entgegenwirken, sollten vermieden werden, dazu gehört das Schlafen in Seitlage, bei dem die verletzte Hüfte zur Körpermitte herangeführt wird, also adduziert ist. Auch das Sitzen auf Stühlen sollte vermieden werden, wenn dabei die Knie höher kommen als die Hüfte. Intensives Kräftigungstraining sollte erst durchgeführt werden, nachdem das volle Ausmaß der Hüftabduktion wiederhergestellt ist. Während man darauf wartet, dass die Adduktorenverletzung ausheilt, können Neopren-Kompressionsbandagen um den Oberschenkel die Belastung der Adduktorensehne reduzieren und das Laufen kurzer Strecken ermöglichen. Da die Adduktorensehne beim Einleiten der Schwungphase belastet wird, ist es wichtig, mit kurzen Doppelschritten zu laufen. Sobald dieses Leiden ausgeheilt ist, empfiehlt es sich, regelmäßig vor dem Laufen die Kreuzschritte durchzuführen, die unten in Abbildung Seite 152 aufgeführt sind. Wie erwähnt, ist die Adduktorensehne, wenn sie einmal verletzt war, anfällig für chronische Wiederverletzungen. Daher muss man sie sorgfältig aufwärmen.

Schambeinentzündung

Eine Schambeinentzündung (lateinisch: *Osteitis pubis*) tritt auf, wenn eine übermäßige Bewegung der Beckenknochen Schmerzen in der Schambeinfuge und um sie herum verursacht (Abbildung links).

Im frühen Stadium einer Schambeinentzündung klagt der Läufer über diffuse Schmerzen im Unterbauch und/oder Beschwerden mit den Adduktoren. Wenn die Symptome fortschreiten, sind die Schmerzen stärker auf die Schambeinfuge konzentriert und können durch Laufen auf unebenem Untergrund, wie auf *Trails* (unbefestigten Wegen), verstärkt werden. Gelegentlich kann die Schambeinfuge ein Klickgeräusch machen, wenn man aus dem Sitzen aufsteht. Da die Schambeinfuge gut dafür ausgelegt ist, mit den beim Laufen wirkenden Kräften zurechtzukommen, tritt eine Schambeinentzündung meist nur bei Langstreckenläufern mit hohen Kilometerumfängen auf. Eliteläuferinnen, die nach einer Entbindung wieder in den Sport einsteigen, sind deswegen besonders anfällig für diese Verletzung.

Die häufigsten biomechanischen Ursachen für eine Schambeinentzündung sind eine Beinlängendifferenz und muskuläre Dysbalancen. Beinlängendifferenzen belasten die Schambeinfuge stark, weil die Beckenknochen in entgegengesetzte Richtungen rotieren, um die Differenz auszugleichen[356] (Abbildung unten rechts).

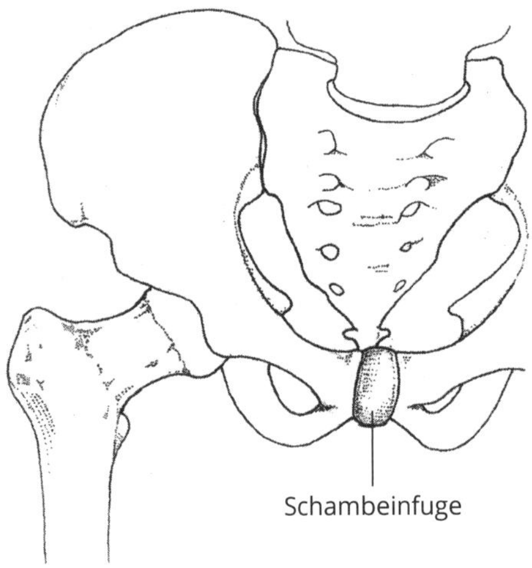

Die Schambeinfuge ist eine Faserknorpelscheibe im vorderen Bereich des Beckens.

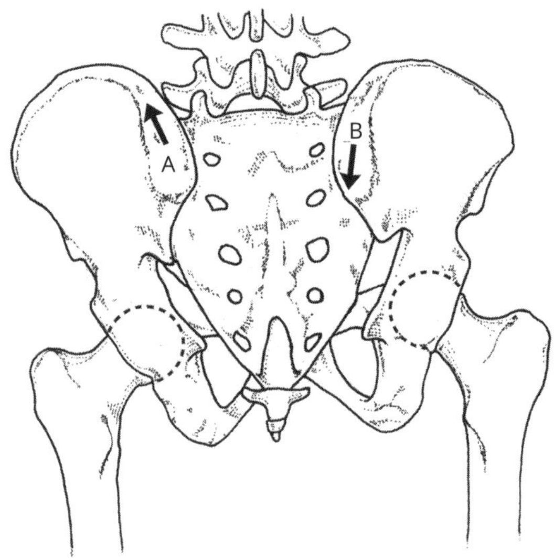

Um eine Beinlängendifferenz auszugleichen, kippt das Becken auf der Seite des kürzeren Beins nach vorn (A), während das Becken auf der Seite des längeren Beins nach hinten kippt (B).

Die entgegengesetzten Rotationen der Beckenknochen machen das Becken zwar gerade und entlasten die Lendenwirbelsäule, aber sie verdrehen die Schambeinfuge und erhöhen das Risiko für eine Schambeinentzündung. Daher sollten die Beinlängen sorgfältig analysiert und auch eine möglicherweise asymmetrische Pronation als Ursache für eine Beinlängendifferenz untersucht werden. Wenn nötig, sollte man eine asymmetrische Pronation mit einem geeigneten Keil und/oder einer geeigneten Einlage behandeln.

Eine typische muskuläre Dysbalance, die für die Entstehung einer Schambeinentzündung verantwortlich ist, ist eine Schwäche der Core-Muskulatur, gepaart mit einer übermäßigen Verkürzung der Hüftbeuger. Diese Kombination ermöglicht es dem Becken, sich während der späten mittleren Standphase zu überstrecken, was eine Scherbeanspruchung der Schambeinfuge verursacht (Abbildung rechts). In diesem Fall umfasst die Behandlung eine Verbesserung der Hüftflexibilität und Kräftigung der Core-Muskulatur. Leider kann eine Schambeinentzündung selbst mit der richtigen Therapie sechs Monate oder länger andauern. Am besten verhindert man, dass sie überhaupt auftritt, indem man die Hüfte flexibel und den Core stark erhält.

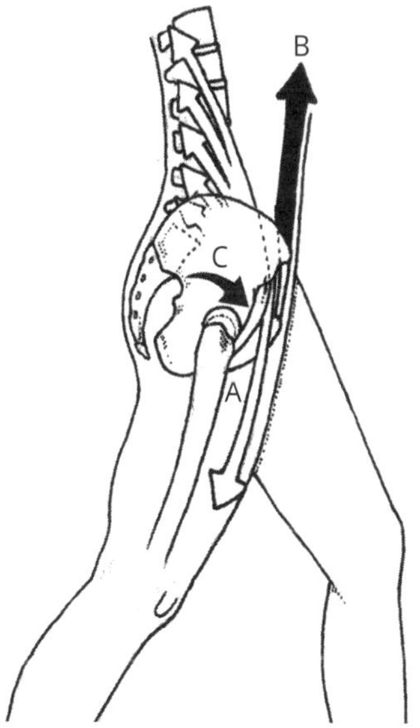

Verkürzungen der Hüftbeuger (A) zusammen mit einem schwachen Core (B) belasten die Schambeinfuge, weil das Becken auf dieser Seite während der Vortriebsphase überstreckt wird (C).

Beschwerden im unteren Rücken

Im Laufe der letzten sieben Millionen Jahre wurde der untere Rücken allmählich so umgestaltet, dass er mit den Stoßkräften, die beim Gehen und Laufen wirken, problemlos umgehen kann. Das Risiko ist höher, sich durch langes Sitzen einen Bandscheibenvorfall zuzuziehen als durch Laufen mit großen Kilometerumfängen. Dennoch treten auch laufbedingte Rückenverletzungen auf, die gewöhnlich auf verschiedene mechanische Faktoren zurückgeführt werden können, wie schwache, verkürzte Muskeln oder die Kompensation für eine Beinlängendifferenz.

Eine häufige Ursache für Schmerzen im unteren Rücken bei Läufern sind schwache Core-Muskeln. Wenn der Fuß auf den Boden trifft, lassen diese es zu, dass sich die untersten Lendenwirbel nach vorn schieben, wodurch die Gelenke des unteren Rückens möglicherweise beschädigt werden. Die Wahrscheinlichkeit, dass schwache Core-Muskeln Schmerzen im unteren Rücken verursachen, ist besonders hoch, wenn die Hüftbeuger verkürzt sind, weil sich die Lendenwirbelsäule dann bei jedem Schritt überstrecken muss. Ein klassisches Anzeichen für einen schwachen Core ist, wenn die Schmerzen im unteren Rücken beim Bergablaufen stärker und beim Bergauflaufen schwächer werden.

Um die Core-Kraft zu testen, kann man versuchen, auf jeder Seite 60 Sekunden lang in einen Seitstütz zu gehen. Wer es nicht schafft, ihn die gesamten 60 Sekunden zu halten, sollte anfangen, die in unten dargestellten Übungen durchzuführen. Zu Beginn wird jede Position 20 Sekunden lang gehalten und dreimal täglich wiederholt. Nach einigen Wochen sollte man problemlos in der Lage sein, den Seitstütz 60 Sekunden lang zu praktizieren.

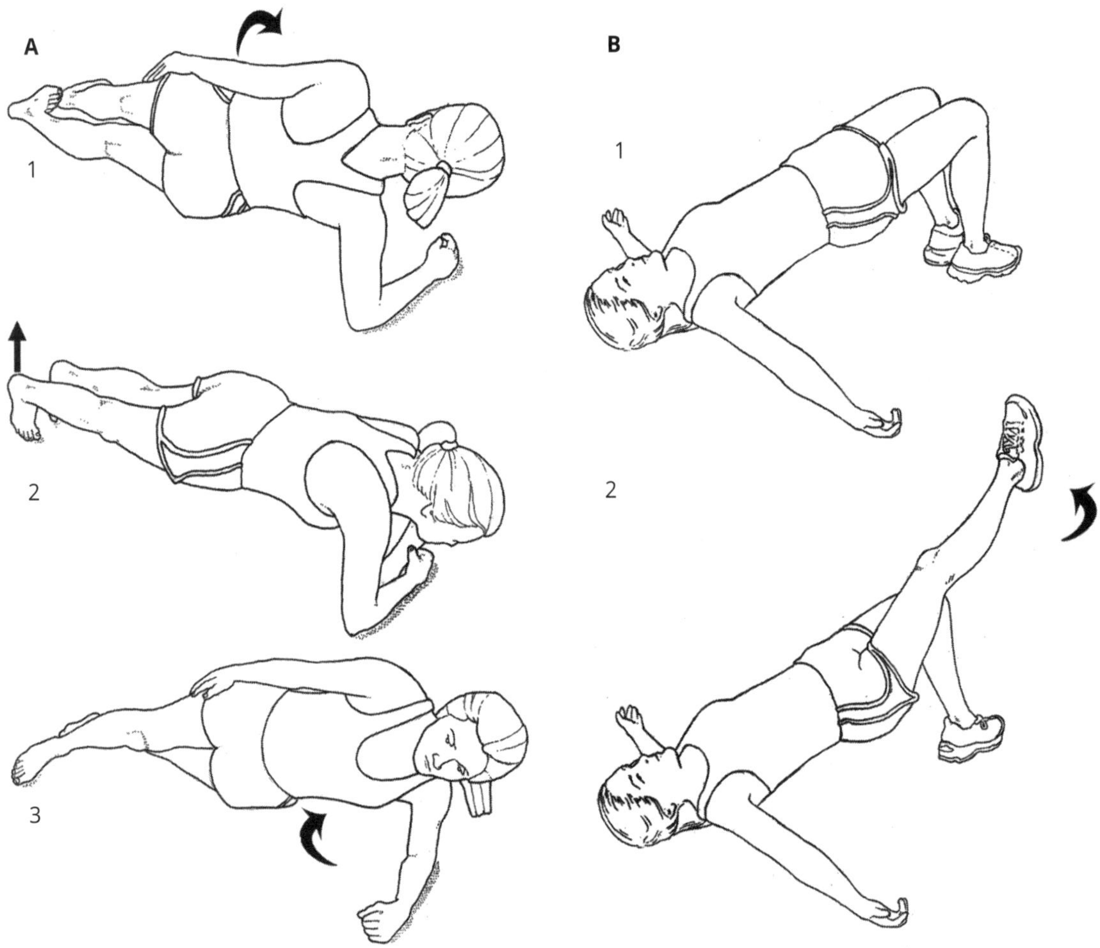

Core-Übungen: 20 Sekunden lang einen Seitstütz halten, wobei die Ferse des oberen Beins die Zehen des unteren Beins berührt (1). Die Arme parallel zueinander legen und den Rumpf 90 Grad in den Unterarmstütz rotieren. In dieser Position 20 Sekunden lang verbleiben und dabei die Beine abwechselnd je fünf Sekunden lang anheben (2). Danach erneut 90 Grad rotieren (3) und den abschließenden Seitstütz 20 Sekunden lang durchführen. Diese Abfolge wird gewöhnlich dreimal wiederholt. Eine andere hervorragende Core-Übung ist eine herkömmliche Brücke (B1), wobei der Unterschenkel angehoben wird (2). Das Bein fünf Sekunden lang so halten und das Becken dabei nicht bewegen. Drei Sätze mit je fünf Wiederholungen durchzuführen, wobei die Beine abwechselnd nach oben kommen, reicht in der Regel, um den Core zu kräftigen.

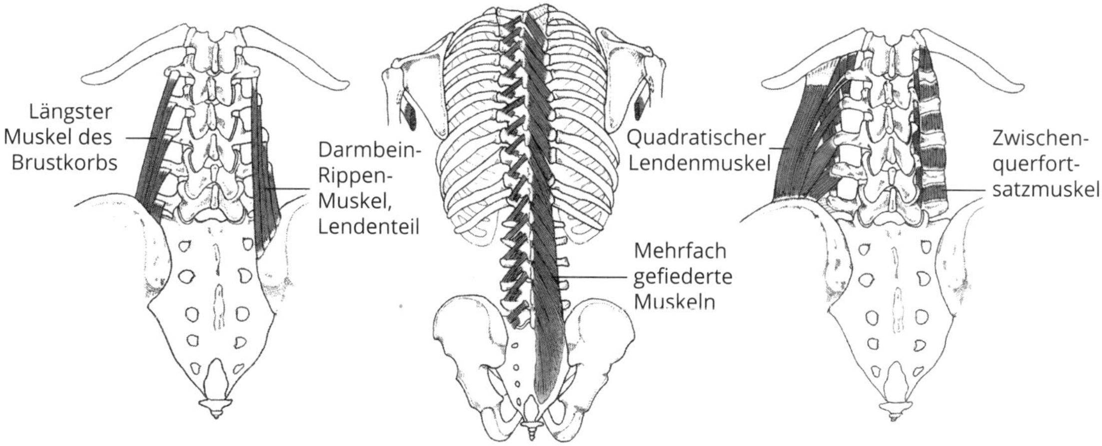

Die Wirbelsäulenstabilisatoren

Eine weitere Ursache für Schmerzen im unteren Rücken bei Läufern sind Verkürzungen der Wirbelsäulenstabilisatoren (Abbildung oben). Da diese Muskeln helfen, Stoßkräfte zu absorbieren, indem sie die Vorwärtsbewegung der Wirbelsäule abbremsen, haben beinahe alle Läufer mit hohen Kilometerumfängen verkürzte Wirbelsäulenstabilisatoren. Verkürzungen dieser Muskeln können zu Delayed-Onset Muscle Soreness nach langen Läufen und sogar zu Schmerzen während des Laufens führen, da eine übermäßige Verkürzung dieser Muskeln die Gelenke des unteren Rückens komprimieren kann.

Um die Flexibilität der Wirbelsäulenstabilisatoren zu testen, neigt man den Oberkörper im Stand zur Seite, während man die Hand zur Außenseite des Knies bewegt (Abbildung rechts). Diese Neigebewegung wiederholt man auf der anderen Seite und vergleicht die Flexibilität. Wer die Hand auf einer Seite weiter bewegen kann als auf der anderen Seite, sollte die in Abbildung Seite 262 dargestellten Dehnübungen durchführen. Jede Dehnübung wird üblicherweise rund 20 Sekunden lang gehalten und mindestens dreimal täglich wiederholt. Meist muss man sich etwa einen Monat lang regelmäßig dehnen, um die Flexibilität zu verbessern. Anschließend gilt es, die Übungen präventiv durchzuführen, um die Geschmeidigkeit zu erhalten.

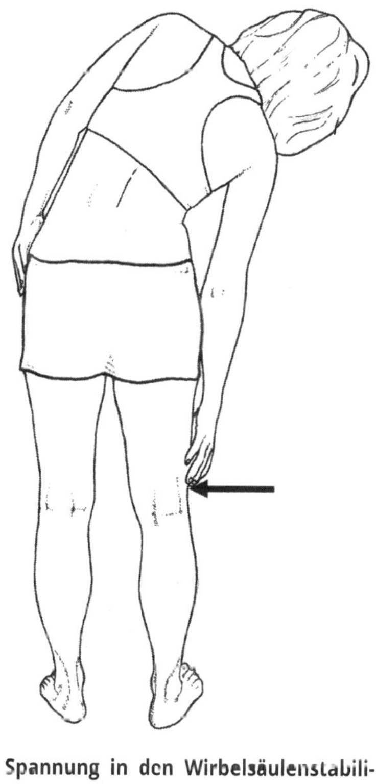

Spannung in den Wirbelsäulenstabilisatoren testen: Man vergleicht, wie weit man auf beiden Seiten die Hand an der Oberschenkelaußenseite nach unten bewegen kann (Pfeil). Dazu darf man sich nur zur Seite, nicht nach vorn oder hinten neigen.

Trotz seiner starken Bänder verursacht auch das Iliosakralgelenk gelegentlich Schmerzen bei Läufern. Obwohl sie sich schwer diagnostizieren lässt, erzeugt eine Verstauchung des Iliosakralgelenks gewöhnlich Schmerzen, die denen bei Zahnproblemen ähneln, direkt über dem Gelenk. Die Bänder, die die Rückseite des Gelenks bedecken, sind häufig druckschmerzempfindlich. Von einer sitzenden in eine stehende Position zu wechseln ist überraschend unangenehm und der Läufer lehnt sich oft zur gegenüberliegenden Seite und humpelt, um das entzündete Iliosakralgelenk nicht zu komprimieren. Vom Iliosakralgelenk ausgehende Schmerzen kommen bei älteren Läufern selten vor, weil das Gelenk bei Personen über 50 Jahre verschmolzen ist. Häufiger treten Probleme bei jüngeren Langstreckenläuferinnen auf, vor allem nach einer Entbindung, weil die sogenannten *Relaxine* – das sind Hormone, die während der Schwangerschaft ausgeschüttet werden – die Gelenke des Beckens lockern, um die Geburt zu erleichtern.

Eine Verstauchung des Iliosakralgelenks zu behandeln, kann schwierig sein, weil das Iliosakralgelenk beinahe ausschließlich von Bändern stabilisiert wird. Einer der wenigen Muskeln, die Schutz bieten können, wenn das Iliosakralgelenk instabil ist, ist der querverlaufende Bauchmuskel, dessen Muskelfasern über die Vorderseite des Kreuzbeins verlaufen. Ob der querverlaufende Bauchmuskel schwach ist, kann man mit dem Vleeming-Test prüfen, der in Abbildung Seite 116 dargestellt ist. Wenn das Becken mehr als ein paar Grad vom Tisch abhebt, sollte man die in Abbildung Seite 260 dargestellten Kräftigungsübungen durchführen.

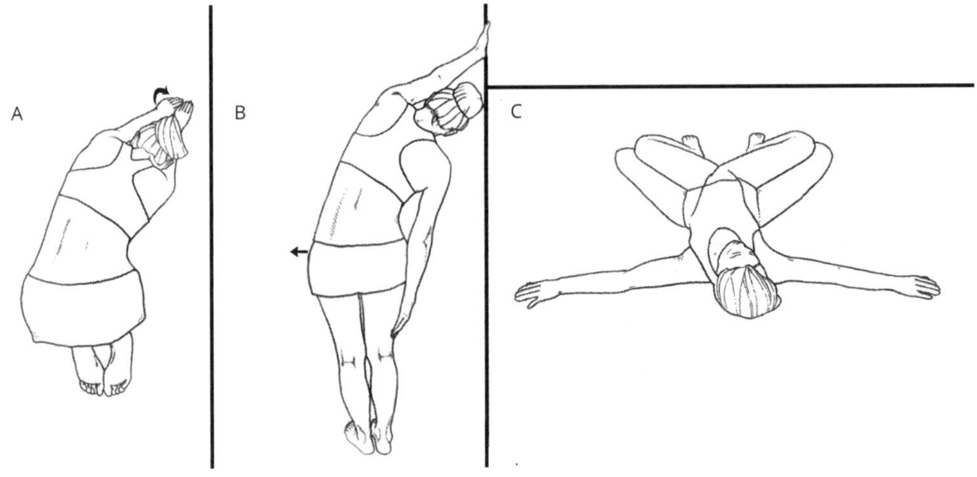

Dehnübungen für den unteren Rücken: A) Dehnung des quadratischen Lendenmuskels im Knien: Hinknien, sodass sich die Hüfte direkt über den Fersen befindet. Mit den Händen den Rumpf zur Seite ziehen (Pfeil). Die Bewegung nach rechts dehnt den linken quadratischen Lendenmuskel, die nach links spricht den rechten quadratischen Lendenmuskel an. B) Dehnung des quadratischen Lendenmuskels im Stand: So hinstellen, dass die Füße einander berühren, und sich oben an einem Türrahmen festhalten. Dann das Becken vom Türrahmen wegschieben (Pfeil). Den Türrahmen an verschiedenen Stellen greifen und das Ausmaß der Wirbelsäulenflexion verändern, um verschiedene Wirbelsäulenstabilisatoren zu dehnen. C) Rotationsdehnung der Lendenwirbelsäule: In Rückenlage die gebeugten Knie sanft von einer Seite zur anderen bewegen. Diese Bewegung dehnt die mehrfach gefiederten Muskeln. Falls eine Asymmetrie bei der Drehbewegung auftritt, mehr Zeit damit verbringen, sich zur eingeschränkten Seite hin zu bewegen.

Ein wichtiger Faktor, der Schmerzen im Iliosakralgelenk andauern lässt und korrigiert werden muss, ist eine Verkürzung des birnenförmigen Muskels. Da er vorn am Kreuzbein seinen Ursprung hat, kann ein verkürzter birnenförmiger Muskel das Kreuzbein zu einer Seite ziehen und das Iliosakralgelenk chronisch belasten. Die in Abbildung Seite 251 oben dargestellte Muskel-Energie-Dehnung ist die einfachste Möglichkeit, einen verkürzten birnenförmigen Muskel zu dehnen.

Um eine Diagnose und möglicherweise auch die Behandlung zu unterstützen, sollten Läufer mit Schmerzen im Iliosakralgelenk darüber nachdenken, einen Gurt zu tragen, der das Iliosakralgelenk stabilisiert. Wer sich besser fühlt, wenn er diesen Gurt trägt, hat wahrscheinlich eine Verletzung am Iliosakralgelenk. Läufer mit einer Verstauchung des Iliosakralgelenks sollten den Halt gebenden Gurt tragen, bis sie Probleme wie Core-Schwäche und/oder Verkürzungen des birnenförmigen Muskels korrigiert haben. Theoretisch üben diese Gurte eine stabilisierende Druckkraft aus, die ein instabiles Iliosakralgelenk vor den übermäßigen Scherkräften schützt, die beim Laufen wirken. Auch wenn ich gemischte Ergebnisse mit diesen Gurten beobachte, lohnt es sich, einen auszuprobieren, denn eine chronische Verstauchung des Iliosakralgelenks lässt sich häufig schwer behandeln.

Obwohl kleine Beinlängendifferenzen bei den meisten Menschen sehr selten Schmerzen im unteren Rücken auslösen, können sie bei Läufern chronische Schmerzen verursachen. In einer Studie, in der Metallkügelchen am Kreuzbein und Becken von Probanden angebracht wurden und diese auf Fersenkeilen mit unterschiedlichen Höhen standen, kamen Forscher zu dem Schluss, dass sich das Becken in bestimmte Richtungen verschiebt, wenn Beinlängendifferenzen vorliegen[357] (Abbildung unten).

Daher sollten Läufer mit Beinlängendifferenzen Keile tragen und zusätzlich die in Abbildung Seite 264 oben dargestellten Dehnübungen durchführen. Manchmal können chiropraktische Behandlungen nötig sein, um Beweglichkeit wiederherzustellen und Spannung in den umgebenden Muskeln und Bändern zu reduzieren.

Ironischerweise verletzen sich viele Läufer den unteren Rücken, während sie Dehn- und Kräftigungsübungen durchführen, die Schmerzen dort verhindern sollen. Beispielsweise empfehlen viele Yogalehrer unpassenderweise Übungen zur Wirbelsäulenentspannung, bei denen die Wirbelsäule langsam nach vorn gebeugt wird. Wie der Wirbelsäulenforscher Stuart McGill feststellte,[358] sind die Bandscheiben der Lendenwirbelsäule nicht für Vorbeugen ausgelegt. Um verletzungsfrei zu bleiben, sollte man übermäßiges Vorbeugen vermeiden. Abbildung Seite 264 unten zeigt Dehnübungen mit erhöhtem Verletzungsrisiko.

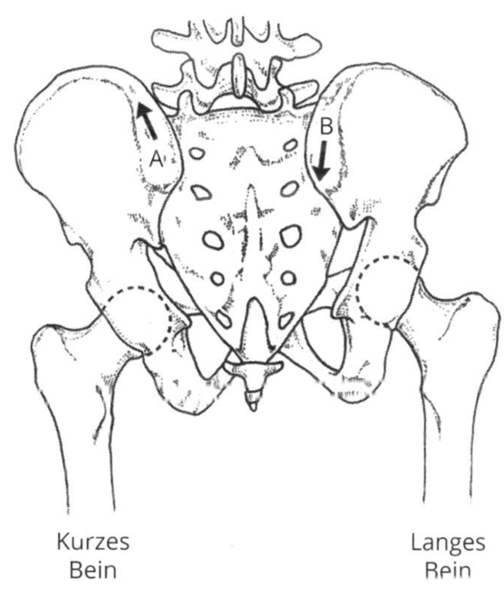

Beckenbewegungen als Kompensation für eine Beinlängendifferenz: Das Becken auf der Seite des kurzen Beins kippt nach vorn (A), während es auf der Seite des langen Beins sich nach hinten neigt (B).

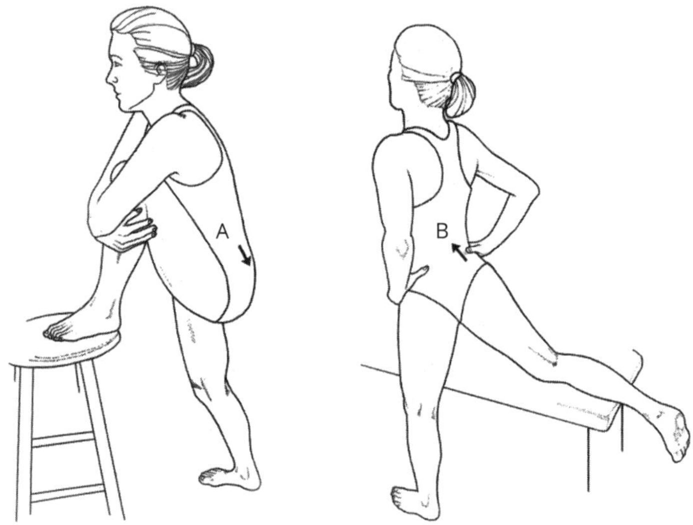

Mobilisierungsübungen bei einer Beinlängendifferenz, die man zu Hause durchführen kann: Auf der Seite des kurzen Beins das Knie zur Brust ziehen (A). Diese Bewegung beugt das Becken auf dieser Seite. Auf der Seite des langen Beins das Knie auf einen Stuhl oder eine Workout-Bank legen und die Hüfte auf der Seite strecken (B). Diese Dehnübungen werden üblicherweise 20 Sekunden lang gehalten und fünfmal pro Tag durchgeführt.

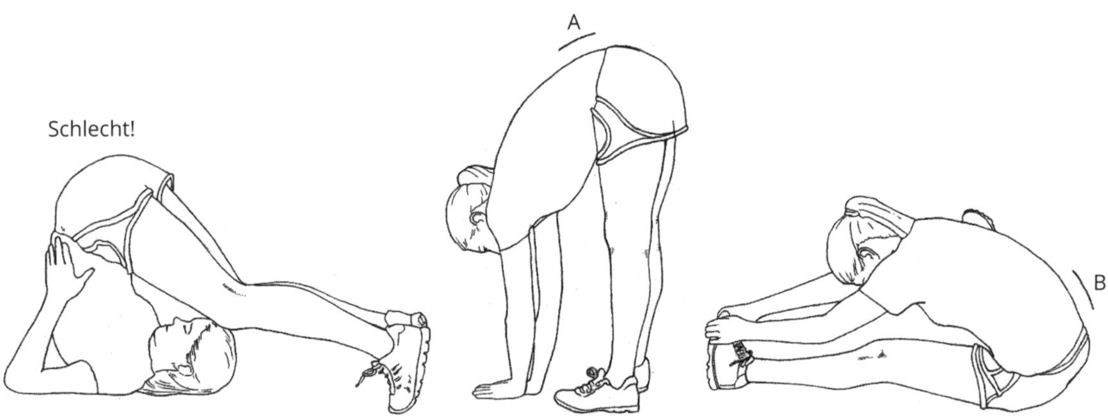

Der Pflug | Rückseitige Oberschenkelmuskulatur im Stand | Rückseitige Oberschenkelmuskulatur im Sitzen

Häufig durchgeführte Dehnübungen, die übermäßiges Vorbeugen beinhalten: Der Pflug ist immer problematisch, wohingegen die Dehnübungen der rückseitigen Oberschenkelmuskulatur im Stand und im Sitzen nützlich sein können, solange man die Lendenwirbelsäule nicht stärker beugt (A und B).

Eine weitere häufige Empfehlung, die unbeabsichtigt Verletzungen im unteren Rücken hervorrufen kann, ist, dass Läufer mit flacher Wirbelsäule und eingezogenem Bauchnabel laufen sollten. Diese Konzepte wurden aus dem Tai Chi und Pilates übernommen, wo die Annahme vorherrscht, das Einziehen des Bauchnabels spanne den querverlaufenden Bauchmuskel an und stabilisiere den unteren Rücken. Leider gibt es für diese Annahme keinen Beleg, da die Wirbelsäule am stabilsten ist, wenn sie eine leichte Krümmung aufweist. Es wurde gezeigt, dass eine dezente Beugung im unteren Rücken Kraft gleichmäßiger zwischen den Bandscheiben und Gelenken verteilt, während der gelartige Bestandteil der Bandscheibe nach vorn geschoben wird (Abbildung links).

Wenn man beim Laufen eine leichte Krümmung beibehält, wird der Druck effektiv zwischen den Gelenken und den Bandscheiben verteilt und die Muskeln des unteren Rückens können effizienter arbeiten (Abbildung rechts).

Wie für alle Laufverletzungen gilt auch für Schmerzen im unteren Rücken: Um sie zu lindern, sollte man alle möglichen Verletzungsursachen erkennen und beheben. Wie in diesem Buch gezeigt wurde, muss die jährliche Wiederverletzungsrate für Läufer nicht bei 70 Prozent liegen. Indem man Laufverletzungen schnell mit bewährten Therapieprotokollen behandelt, kann man das Wiederverletzungsrisiko erheblich senken. Laufen, wie Freizeitsportler es betreiben, belastet den Körper schließlich nicht mehr als schnelles Gehen. Und wenn man sich ein bisschen Mühe gibt, besteht kein Grund, warum es einem nicht auch mit über 80 oder 90 Jahren möglich sein sollte zu laufen.

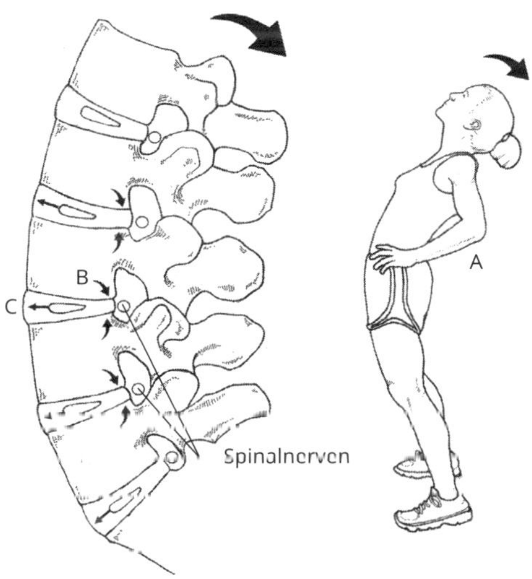

Seitenansicht der Lendenwirbelsäule: Wenn man die Wirbelsäule in die Extension bringt (A), wird der hintere Teil der Bandscheiben zwischen den Lendenwirbeln komprimiert (B), wodurch die gelartigen Kerne der Bandscheiben nach vorn geschoben werden (C), weg von den Spinalnerven.

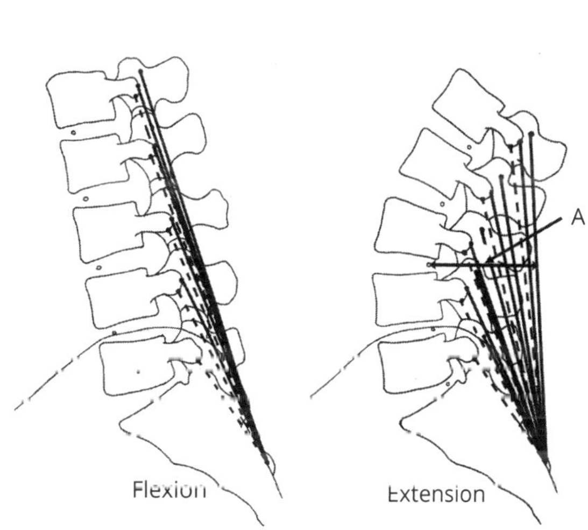

Die Extension der Lendenwirbelsäule verbessert die Muskeleffizienz, indem sie Hebelarmlängen für die stabilisierende Muskulatur vergrößert (A).

Quellen

1 Folland J, Allen S, Black M et al. (2017): *Running technique is an important component of running economy and performance.* Medicine & Science in Sports & Exercise, 49. S. 1412–1423

2 Bonnaerens S, Fiers P, Galle S et al. (2019): *Grounded running reduces musculoskeletal load.* Medicine & Science in Sports & Exercise, 51. S. 708–715

3 Sullivan J et al. (2015): *Musculoskeletal and activity-related factors associated with plantar heel pain.* Foot & Ankle International, 36. S. 37–45

4 Mølgaard C, Rathleff M, Andreasen J et al. (2018): *Foot exercises and foot orthoses are more effective than knee focused exercises in individuals with patellofemoral pain.* Journal of Science and Medicine in Sport, 21. S. 10–15

5 Glerup H, Mikkelsen K, Poulsen L et al. (2000): *Hypovitaminosis D myopathy without biochemical signs of osteomalacic bone involvement.* Calcified Tissue International, 66. S. 419–424

6 Heikura I, Burke L, Hawley J et al. (2020): *A short-term ketogenic diet impairs markers of bone health in response to exercise.* Frontiers in Endocrinology, 10:880. Link: https://doi.org/10.3389/fendo.2019.00880

7 Saunders JB, Inman VT, Eberhart HT (1953): *The major determinants in normal and pathological gait.* The Journal of Bone & Joint Surgery, 35. S. 543–558

8 McMahon T, Valiant G, Fredrick E (1987): Groucho running. Journal of Applied Physiology, 62. S. 2326–2337

9 Taylor C (1994): *Relating mechanics and energetics during exercise.* Advances in Veterinary Science and Comparative Medicine, 38A. S. 181–215

10 Srinivasan M, Ruina A (2006): *Computer optimization of a minimal biped model discovers walking and running.* Nature, 439. S. 72–75

11 Schace A, Doran T, Williams G et al. (2014): *Lower-limb muscular strategies for increasing running speed.* Journal of Orthopaedic & Sports Physical Therapy, 44. S. 813–824

12 McMahon T (1987): The spring in the human foot. Nature, 325. S. 108–109

13 Shorten MR, Pisciotta E (2017): *Running biomechanics: what did we miss?* ISBS Proceedings Archive, 35(1). S. 34–37

14 Bonnaerens S, Fiers P. Galle S et al. (2019): *Grounded running reduces musculoskeletal load.* Medicine & Science in Sports & Exercise, 51. S. 708–715

15 Gazendam MG, Hof AL (2007): *Averaged EMG profiles in jogging and running at different speeds.* Gait & Posture, 25. S. 604–614

16 Neptune R, Sasaki K (2005): *Ankle plantar flexor force production is an important determinant of the preferred walk-to-run transition speed.* Journal of Experimental Biology, 208. S. 799–808

17 Weyand P, Sternlight D, Belizzi J, Wright S (2000): Faster top running speeds are achieved with greater ground forces not more rapid leg movements. Journal of Applied Physiology, 89. S. 1991–1999

18 Anderson T (1996): *Biomechanics and running economy.* Sports Medicine, 22. S. 76–89

19 Stiffler-Joachim M, Wille C, Kliethermes S et al. (2019): *Foot angle and loading rate during running demonstrate a nonlinear relationship.* Medicine & Science in Sports & Exercise, 51. S. 2067–2072

20 Hamill J, Gruber A (2017): *Is changing foot strike pattern beneficial to runners?* Journal of Sport and Health Science, 6(2). S. 146–153

21 Cunningham C, Schilling N, Anders C et al. (2010): *The influence of foot posture on the cost of transport in humans.* Journal of Experimental Biology, 213. S. 790–797

22 Miller R, Russell E, Gruber A et al. (2009): *Foot-strike pattern selection to minimize muscle energy expenditure during running: a computer simulation study.* Annual Meeting of the American Society of Biomechanics, State College, PA

23 Delgado T, Kubera-Shelton E, Robb R et al. (2013): *Effects of foot strike on low back posture, shock attenuation, and comfort in running.* Medicine & Science in Sports & Exercise, 45(3). S. 490–496

24 Goss D, Lewek M, Yu B et al. (2012): *Accuracy of self-reported foot strike patterns and loading rates associated with traditional and minimalist running shoes.* Human Movement Science Research Symposium, University of North Carolina, Chapel Hill

25 Bennett M, Harris J, Richmond B et al. (2009): *Early hominin foot morphology based on 1.5-million-year-old footprints from Ileret, Kenya.* Science, 323. S. 1197–1201

26 Gefen A, Megido-Ravid M, Itzchak Y (2001): *In-vivo biomechanical behavior of the human heel pad during the stance phase of gait.* Journal of Biomechanics, 34. S. 1661–1665

27 DeClercq D, Aerts P, Kunnen M (1994): *The mechanical behavior characteristics of the human heel pad during foot strike in running: an in vivo cineradiographic study.* Journal of Biomechanics, 27. S. 1213–1222

28 Gefen A, Megido-Ravid M, Itzchak Y (2001): *In-vivo biomechanical behavior of the human heel pad during the stance phase of gait.* Journal of Biomechanics, 34. S. 1661–1665

29 Hasselman C, Best T, Seaber A et al. (1995): *A threshold and continuum of injury during active stretch of rabbit skeletal muscle.* The American Journal of Sports Medicine, 23. S. 65–73

30 Roukis T, Hurless J, Page J (1995): *Torsion of the tendon of tibialis posterior.* Journal of the American Podiatric Medical Association, 85. S. 464–469

31 Hasselman C, Best T, Seaber A et al. (1995): *A threshold and continuum of injury during active stretch of rabbit skeletal muscle.* The American Journal of Sports Medicine, 23. S. 65–73

32 Garrett W (1996): *Muscle strain injuries.* The American Journal of Sports Medicine, 24(6). S. 2–8

33 Roukis T, Hurless J, Page J (1995): *Torsion of the tendon of tibialis posterior.* Journal of the American Podiatric Medical Association, 85. S. 464–469

34 Wilson A, McGuigan M, Su A et al. (2001): *Horses damp the spring in their step.* Nature, 414. S. 895–899

35 Lake M, Coyles V, Lees A (2001): *High frequency characteristics of the lower limb during running.* Proceedings of the 18th Congress of the International Society of Biomechanics, S. 200–201

36 Zhang Z, Ng G, Lee W et al. (2016): *Increase in passive muscle tension of the quadriceps muscle heads in jumping athletes with patellar tendinopathy.* Scandinavian Journal of Medicine & Science in Sports, 10. S. 1099–1104

37 van den Bogert A, Reinschmidt C, Lundberg A (2000): *Helical axes of skeletal knee joint motion during running.* Journal of Biomechanics, 41. S. 1632–1638

38 Callaghan J, Patla A, McGill S (1999): *Low back three-dimensional joint forces, kinematics and kinetics during walking.* Clinical Biomechanics, 14. S. 203–216

39 Williams K, Cavanagh P (1987): *Relationship between distance running mechanics, running economy, and performance.* Journal of Applied Physiology, 63. S. 1236–1246

40 McGill S (2002): *Low Back Disorders: Evidence Based Prevention and Rehabilitation.* Human Kinetics Publishing

41 Roberts T, Marsh R, Weyand P et al. (1997): *Muscular force in running turkeys: the economy of minimizing work.* Science, 275. S. 1113–1115

42 Ker R, Bennett M, Bibby S et al. (1987): *The spring in the arch of the human foot.* Nature, 325. S. 147–149

43 Arndt A, Wolf P, Liu A et al. (2007): *Intrinsic foot kinematics measured in vivo during the stance phase of slow running.* Journal of Biomechanics, 40. S. 2672–2678

44 Lundgren P, Nester C, Liu A et al. (2008): *Invasive in vivo measurements of rearfoot, mid and forefoot motion during walking.* Gait & Posture, 28. S. 93–100

45 Farris D, Kelly L, Cresswall A et al. (2019): *The functional importance of human foot muscles for bipedal locomotion.* PNAS, 116. S. 1645–1650

46 Roberts T, Marsh R, Weyand P et al. (1997): *Muscular force in running turkeys: the economy of minimizing work.* Science, 275. S. 1113–1115

47 Neptune R, Kautz S, Zajac F (2001): *Contributions of individual ankle plantar flexors to support, forward progression and swing initiation during walking.* Journal of Biomechanics, 34. S. 1387–1398

48 Ferris L, Sharkey N, Smith T et al. (1995): *Influence of extrinsic plantar flexors on forefoot loading during heel rise.* Foot & Ankle International, 16. S. 464–473

49 Jacob H (2001): *Forces acting in the forefoot during normal gait: an estimate.* Clinical Biomechanics, 16. S. 783–792

50 Reber L, Perry J, Pink M (1993): *Muscular control of the ankle in running.* The American Journal of Sports Medicine, 21. S. 805–810

51 Bojsen-Møller F (1979): *Calcaneocuboid joint and stability of the longitudinal arch of the foot at high and low gear push off.* Journal of Anatomy, 129. S. 165–176

52 Pontzer H, Holloway J, Raichlen D, Lieberman D (2009): *Control and function of arm swing in human walking and running.* Journal of Experimental Biology, 212. S. 523–534

53 Williams K, Cavanagh P (1987): *Relationship between distance running mechanics, running economy, and performance.* Journal of Applied Physiology, 63. S. 1236–1246

54 Anderson T, Tseh W (1994): *Running economy, anthropometric dimensions and kinematic variables (abstract).* Medicine & Science in Sports & Exercise, 26 (Supplement 5). S. 170

55 Thelen D, Chumanov E, Best T et al. (2005): *Simulation of biceps femoris musculotendon mechanics during the swing phase of sprinting.* Medicine & Science in Sports & Exercise, 37. S. 1931–1938

56 Thelen D, Chumanov E, Hoerth D et al. (2005): *Hamstring muscle kinematics during treadmill sprinting.* Medicine & Science in Sports & Exercise, 37. S. 108–114

57 Napier C, MacLean C, Maurer J et al. (2018): *Kinetic risk factors of running-related injuries in female recreational runners.* Scandinavian Journal of Medicine & Science in Sports, 28. S. 2164–2172

58 Heiderscheit BC, Chumanov ES, Michalski MP et al. (2011): *Effects of step rate manipulation on joint mechanics during running.* Medicine & Science in Sports & Exercise, 43. S. 296–302

59 Pandy M, Berme N (1989): Quantitative assessment of gait determinants during single stance via a three-dimensional model: Part 1. Normal gait. Journal of Biomechanics, 22. S. 717–724

60 Sherry M, Best T (2004): *A comparison of 2 rehabilitation programs in the treatment of acute hamstring strains.* Journal of Orthopaedic & Sports Physical Therapy, 34. S. 116–125

61 DiGiovani C, Kuo R, Tejwani N et al. (2002): *Isolated gastrocnemius tightness.* The Journal of Bone & Joint Surgery, 84A. S. 962–971

62 Nigg B, Cole G, Nachbauer W (1993): *Effects of arch height of the foot on angular motion of the lower extremities in running.* Journal of Biomechanics, 26. S. 909–916

63 Kolata G (17. Januar 2011): *Close look at orthotics raises a welter of doubts.* The New York Times

64 Williams D, McClay I (2000): *Measurements used to characterize the foot and the medial longitudinal arch: reliability and validity.* Physical Therapy, 80. S. 864–871

65 Williams D, McClay I, Hamill J (2001): *Arch structure and injury patterns in runners.* Clinical Biomechanics, 16. S. 341–347

66 Nielsen R, Buist I, Parner E et al. (2014): *Foot pronation is not associated with increased injury risk in novice runners wearing a neutral shoe: a 1-year prospective cohort study.* British Journal of Sports Medicine, 48(6). S. 440–447

67 Ridge S, Olsen M, Bruening A et al. (2019): *Walking in minimalist shoes is effective for strengthening foot muscles.* Medicine & Science in Sports & Exercise, 51. S. 104–113

68 Zhang X, Pauel R, Deschamps K et al. (2019): *Differences in foot muscle morphology and foot kinematics between symptomatic and asymptomatic pronated feet.* Scandinavian Journal of Medicine & Science in Sports, 29(11). S. 1766–1773

69 Sulowska I, Milka A, Oleksy Ł et al. (2019): *The influence of plantar short foot muscle exercises on the lower extremity muscle strength and power in proximal segments of the kinetic chain in long-distance runners.* BioMed Research International, S. 1–11

70 Franklyn-Miller A, Wilson C, Bilzon J, McCrory P (2011): *Foot orthoses in the prevention of injury in initial military training: a randomized controlled trial.* The American Journal of Sports Medicine, 39. S. 30–37

71 MacLean C, McClay I, Hamill J (2006): *Influence of custom foot orthotic intervention on lower extremity dynamics in healthy runners.* Clinical Biomechanics, 21. S. 623–630

72 Verhagen E, van der Beek A, Twisk J et al. (2004): *The effect of proprioceptive balance board training for the prevention of ankle sprains.* The American Journal of Sports Medicine, 32. S. 1385–1393

73 Tsai L, Yu B, Mercer V, Gross M (2006): *Comparison of different structural foot types for measures of standing postural control.* Journal of Orthopaedic & Sports Physical Therapy, 36. S. 942–953

74 Brantingham J, Adams K, Cooley J et al. (2007): *A single-blind pilot study to determine risk and association between navicular drop, calcaneal eversion, and low back pain.* Journal of Manipulative and Physiological Therapeutics, 30. S. 380–385

75 Williams D, McClay I, Hamill J, Buchanan T (2001): *Lower extremity kinematic and kinetic differences in runners with high and low arches.* Journal of Applied Biomechanics, 17. S. 153–163

76 Landorf K, Keenan AM, Herbert R. (2006): *The effectiveness of foot orthoses to treat plantar fasciitis: a randomized trial.* Archives of Internal Medicine, 166. S. 1305–1310

77 Braga U, Mendonca L, Mascarenhas R et al. (2019): *Effects of medially wedged insoles on the biomechanics of the lower limbs of runners with excessive foot pronation and foot varus alignment.* Gait & Posture, 74. S. 242–249

78 Trivers R, Manning J, Thornhill R et al. (1999): *Jamaican symmetry project: long-term study of fluctuating asymmetry in rural Jamaican children.* Human Biology, 71. S. 417–430

79 Perttunen J, Antilla E, Sodergard J et al. (2004): *Gait asymmetry in patients with limb length discrepancy.* Scandinavian Journal of Medicine & Science in Sports, 14. S. 49–56

80 Friberg O (1982): *Leg length asymmetry in stress fractures: a clinical and radiographic study.* Journal of Sports Medicine and Physical Fitness, 22. S. 485–488

81 Tallroth K, Ylikoski M et al. (2005): *Preoperative leg-length inequality and hip osteoarthritis: a radiographic study of 100 consecutive arthroplasty patients.* Skeletal Radiology, 34. S. 136–139

82 Wang Q, Whittle M, Cunningham J et al. (1996): *Fibula and its ligaments in load transmission and ankle joint stability.* Clinical Orthopaedics and Related Research, 330. S. 261–270

83 Friberg O (1982): *Leg length asymmetry in stress fractures: a clinical and radiographic study.* Journal of Sports Medicine and Physical Fitness, 22. S. 485–488

84 Giles L, Taylor J (1984): *The effect of postural scoliosis on lumbar apophyseal joints.* Scandinavian Journal of Rheumatology, 13. S. 209–220

85 Neely K, Wallmann H, Backus C (2013): *Validity of measuring leg length with tape measure compared to CT scan.* Journal of Orthopaedic & Sports Physical Therapy, 43. S. A113

86 Cummings G, Scholz J, Barnes K (1993): *The effect of imposed leg length difference on pelvic bone symmetry.* Spine, 18. S. 368–373

87 Malachy P, McHugh M, Connolly D et al. (1999): *The role of passive muscle stiffness in symptoms of exercise-induced muscle damage.* The American Journal of Sports Medicine, 27. S. 594–599

88 ebd.

89 Jones B, Knapik J (1999): *Physical training and exercise-related injuries: surveillance, research and injury prevention in military populations.* Sports Medicine, 27. S. 111–125

90 La Roche D, Connolly D (2006): *Effects of stretching on passive muscle tension and response to eccentric exercise.* The American Journal of Sports Medicine, 34. S. 1000–1007

91 Malachy P, McHugh M, Connolly D et al. (1999): *The role of passive muscle stiffness in symptoms of exercise-induced muscle damage.* The American Journal of Sports Medicine, 27. S. 594–599

92 Kubo K, Kanehisa H, Kawakami Y, Fukunaga T (2001): Influence of static stretching on viscoelastic properties of human tendon structures in vivo. *Journal of Applied Physiology*, 90. S. 520–527

93 Radwan A, Buonomo H, Tataevic E et al. (2013): *Evaluation of intrasubject difference in hamstring flexibility in patients with low back pain: an exploratory study.* Journal of Orthopaedic & Sports Physical Therapy, 43. S. A85

94 Taylor D, Dalton J, Seaber A et al. (1990): *Viscoelastic properties of muscle-tendon units: the biomechanical effects of stretching.* The American Journal of Sports Medicine, 18. S. 300–309

95 Bandy WD, Irion JM, Briggler M (1997): *The effect of time and frequency of static stretching on flexibility of the hamstring muscles.* Physical Therapy, 77. S. 1090–1096

96 Stecco C (2015): *Functional Atlas of the Human Fascial System.* Churchill Livingstone

97 Kay A, Husbands-Beasley J, Blazevich A (2015): *Effects of PNF, static stretch, and isometric contractions on muscle-tendon mechanics.* Medicine & Science in Sports & Exercise, 47. S. 2181–2190

98 Oranchuk D, Storey A, Nelson A, Cronin J (2018): *Isometric training and long-term adaptations: effects of muscle length, intensity, and intent: a systematic review.* Scandinavian Journal of Medicine & Science in Sports, 29(4). S. 484–503

99 Kubo K, Kanehisa H, Fukunaga T (2001): *Effects of different duration isometric contractions on tendon elasticity in human quadriceps muscles.* The Journal of Physiology, 536(2). S. 649–655

100 ebd.

101 Oranchuk D, Storey A, Nelson A, Cronin J (2018): *Isometric training and long-term adaptations: effects of muscle length, intensity, and intent: a systematic review.* Scandinavian Journal of Medicine & Science in Sports, 29(4). S. 484–503

102 Turki O, Chaouachi D, Behm D et al. (2012): *The effect of warm-ups incorporating different volumes of dynamic stretching on 10-and 20-m sprint performance in highly trained male athletes.* The Journal of Strength and Conditioning Research, 26. S. 63–72

103 Pereles D, Roth A, Thompson D (2012): *A large, randomized, prospective study of the impact of a pre-run stretch on the risk of injury on teenage and older runners.* USATF Press Release

104 Fritz JM, Cleland JA, Childs JD (2007): *Subgrouping patients with low back pain: evolution of a classification approach to physical therapy.* Journal of Orthopaedic & Sports Physical Therapy, 37. S. 290–302

105 Janssens L, Brumagne S, McConnell AK et al. (2013): *Greater diaphragm fatigability in patients with recurrent low back pain.* Respiratory Physiology & Neurobiology, 188(2). S. 119–123

106 Harms CA, Babcock MA, McClaran SR et al. (1997): *Respiratory muscle work compromises leg blood flow during maximal exercise.* Journal of Applied Physiology, 82. S. 1573–1583

107 ebd.

108 Borghi-Silva A, Oliveira C, Carrascosa C et al. (2008): *A respiratory muscle unloading improves leg muscle oxygenation during exercise in patients with COPD.* Thorax, 63. S. 910–915

109 Janssens L, McConnell AK, Pijnenburg K et al. (2014): *Inspiratory muscle training affects proprioceptive use and low back pain.* Medicine & Science in Sports & Exercise, 47. S. 12–19

110 Edwards A, Wells C, Butterly R (2008): *Concurrent inspiratory muscle and cardiovascular training differentially improves both perceptions of effort and 5000 m running performance compared with cardiovascular training alone.* British Journal of Sports Medicine, 42. S. 823–827

111 Johnson M, Sharp G, Brown P (2007): *Inspiratory muscle training improved cycling time-trial performance and anaerobic work capacity but not critical power.* European Journal of Applied Physiology, 101. S. 761–770

112 Kilding AE, Brown S, McConnell AK (2010): *Inspiratory muscle training improves 100 and 200 m swimming performance.* European Journal of Applied Physiology, 108. S. 505–511

113 Leetun D, Ireland M, Willson J et al. (2004): *Core stability measures as risk factors for lower extremity injury in athletes.* Medicine & Science in Sports & Exercise, 36. S. 926–934

114 Khayambashi K, Ghoddosi N, Straub R et al. (2015): *Hip muscle strength predicts noncontact anterior cruciate ligament injury in male and female athletes: a prospective study.* The American Journal of Sports Medicine, 44(2). S. 355–361

115 Moon D, Kim K, Lee S (2014): *Immediate effect of short-foot exercise on dynamic balance of subjects with excessively pronated feet.* Journal of Physical Therapy Science, 26(1), S. 117–119

116 Sulowska I, Oleksy Ł, Mika A et al. (2016): *The influence of plantar short foot muscle exercises on foot posture and fundamental movement patterns in long-distance runners, a non-randomized, non-blinded clinical trial.* PLoS ONE, 11(6). S. 1–12

117 Kokkonen J et al. (1988): *Improved performance through digit strength gains.* Research Quarterly for Exercise and Sport, 59. S. 57–63

118 Goldmann J, Sanno M, Willwacher S et al. (2012). *The potential of toe flexor muscles to enhance performance.* Journal of Sports Sciences, 31. S. 424–433

119 Sulowska I, Milka A, Oleksy Ł et al. (2019): *The influence of plantar short foot muscle exercises on the lower extremity muscle strength and power in proximal segments of the kinetic chain in long-distance runners.* BioMed Research International, S. 1–11

120 Yuasa Y, Kurihara T, Isaka T (2018): *Relationship between toe muscular strength and the ability to change direction in athletes.* Journal of Human Kinetics, 64. S. 47–55

121 Houck J, Seidl L, Montgomery A (September 2017): *Can foot exercises alter foot posture, strength, and walking foot pressure patterns in people with severe flat foot?* Foot & Ankle Orthopaedics

122 Spink MJ et al. (2011): *Effectiveness of a multifaceted podiatry intervention to prevent falls in community dwelling older people with disabling foot pain: randomized controlled trial.* BMJ Clinical Research, 342. d3411

123 Kitai T, Sale D (1989): *Specificity of joint angle in isometric training.* European Journal of Applied Physiology and Occupational Physiology, 58(7). S. 744–748

124 Reber L, Perry J, Pink M (1993): *Muscular control of the ankle in running.* The American Journal of Sports Medicine, 21. S. 805–810

125 Paquette M, DeVita P, Williams D (2018): *Biomechanical implications of training volume and intensity in aging runners.* Medicine & Science in Sports & Exercise, 50(3). S. 510–515

126 Menz H, Zammit G, Munteanu S, Scott G (2006): *Plantar flexion strength of the toes: age and gender differences and evaluation of a clinical screening test.* Foot & Ankle International, 27. S. 1103–1108

127 Song J, Gorelik S, Husang D, Morgan T (2019): *Effects of eccentric exercises on foot structure, balance, and dynamic plantar loading.* Gait Study Center, Temple University School of Podiatric Medicine (im Druck)

128 Ridge S, Olsen M, Bruening A et al. (2019): *Walking in minimalist shoes is effective for strengthening foot muscles.* Medicine & Science in Sports & Exercise, 51. S. 104–113

129 Nadler S, Malanga G, Fienberg J et al. (2001): *Relationship between hip muscle imbalance and occurrence of low back pain in collegiate athletes: a prospective study.* American Journal of Physical Medicine & Rehabilitation, 80. S. 572–577

130 Chang A, Hayes K et al. (2005): *Hip abduction moments and protection against medial tibiofemoral osteoarthritis progression.* Arthritis and Rheumatism, 52. S. 3515–3519

131 Alfredson H, Pietila T, Jonsson P et al. (1998): *Heavy-load eccentric calf muscle training for the treatment of chronic Achilles tendinosis.* The American Journal of Sports Medicine, 26(3). S. 360–366

132 American College of Sports Medicine (2006): *ACSM'S Guidelines for Exercise Testing and Prescription.* Lippincott Williams & Wilkins

133 Burd N, West D, Staples AW et al. (2010): *Low-load high-volume resistance exercise stimulates muscle protein synthesis more than high-load low-volume resistance exercise in young men.* PLoS ONE, 5(8). e12033

134 ebd.

135 Tsuzuku S, Kajioka T, Sakakibara H, Shimaoka K (2018): *Slow movement resistance training using body weight improves muscle mass in the elderly: a randomized controlled trial.* Scandinavian Journal of Medicine & Science in Sports, 28. S. 1339–1344

136 Takarada Y, Ishii N (2002): *Effects of low-intensity resistance exercise with short interset rest period on muscular function in middle-aged women.* The Journal of Strength and Conditioning Research, 16. S. 123–128

137 Holm L, Reitelseder S, Pedersen T et al. (2008): *Changes in muscle size and MHC composition in response to resistance exercise with heavy and light loading intensity.* Journal of Applied Physiology, 105(5). S. 1454–1461

138 Mitchell C, Churchward-Venne T, West D et al. (2012): *Resistance exercise load does not determine training-mediated hypertrophic gains in young men.* Journal of Applied Physiology, 113(1). S. 71–77

139 Van Roie E, Delecluse C, Coudyzer W et al. (2013): *Strength training at high versus low external resistance in older adults: effects on muscle volume, muscle strength, and force-velocity characteristics.* Experimental Gerontology, 48(11). S. 1351–1361

140 Danneels LA, Vanderstraeten GG, Cambier DC et al. (2001): *Effects of three different training modalities on the cross-sectional area of the lumbar multifidus muscle in patients with chronic low back pain.* British Journal of Sports Medicine, 35(3). S. 186–191

141 Oranchuk D, Storey A, Nelson A, Cronin J (2018): *Isometric training and long-term adaptations: effects of muscle length, intensity, and intent: a systematic review.* Scandinavian Journal of Medicine & Science in Sports, 29(4). S. 484–503

142 Goldmann J, Sanno M, Willwacher S et al. (2012): *The potential of toe flexor muscles to enhance performance.* Journal of Sports Sciences, 31. S. 424–433

143 Delahunt E, Monaghan K, Caulfield B (2006): *Altered neuromuscular control and ankle joint kinematics during walking in subjects with functional instability of the ankle joint.* The American Journal of Sports Medicine, 34. S. 1970–1976

144 Sung W, Hicks G, Ebaugh D et al. (2019): *Individuals with and without low back pain use different motor control strategies to achieve spinal stiffness during the prone instability test.* Journal of Orthopaedic & Sports Physical Therapy, 49. S. 899–907

145 McHugh M, Tyler T, Mirabella M et al. (2007): *The effectiveness of balance training intervention in reducing the incidence of noncontact ankle sprains in high school football players.* The American Journal of Sports Medicine, 35. S. 1289–1294

146 Matsusaka N, Yokoyama S, Tsurusaki T et al. (2001): *Effect of ankle disk training combined with tactile stimulation to the leg and foot on functional instability of the ankle.* The American Journal of Sports Medicine, 29. S. 25–30

147 Nelson-Wong E, Flynn T, Callaghan J (2009): *Development of active hip abduction as a screening test for identifying occupational low back pain.* Journal of Orthopaedic & Sports Physical Therapy, 39. S. 649–657

148 Hertel J, Braham R, Hale S, Olmsted- Kramer L (2006): *Simplifying the star excursion balance test: analysis of subjects with and without chronic ankle instability.* Journal of Orthopaedic & Sports Physical Therapy, 36. S. 131–137

149 McNevin NH, Wulf G (2002): *Attentional focus on suprapostural tasks affects postural control.* Human Movement Science, 21. S. 187–202

150 Crossley K, Zhang W, Schache A et al. (2011): *Performance on the single-leg squat task indicates hip abductor muscle function.* The American Journal of Sports Medicine, 39. S. 866–873

151 Noehren B, Scholz J, Davis I (2011): *The effect of real-time gait retraining on hip kinematics, pain and function in subjects with patellofemoral pain syndrome.* British Journal of Sports Medicine, 45. S. 691–696

152 Anderson T (1996): *Biomechanics and running economy.* Sports Medicine, 22. S. 76–89

153 Williams K, Cavanagh P (1987): *Relationship between distance running mechanics, running economy, and performance.* Journal of Applied Physiology, 63. S. 1236–1246

154 Cavanagh P, Pollock M, Landa J (1977): *A biomechanical comparison of elite and good distance runners.* Annals of the New York Academy of Sciences, 301. S. 328–345

155 Anderson T, Tseh W (1994): *Running economy, anthropometric dimensions and kinematic variables (abstract).* Medicine & Science in Sports & Exercise, 26(5). S170

156 Sano K, Ishikawa M, Nobue A et al. (2013): *Muscle-tendon interaction and EMG profiles of world class endurance runners during hopping.* European Journal of Applied Physiology, 113(6). S. 1395–1403

157 Miyashita M, Miura M, Murase Y et al. (1978): *Running performance from the viewpoint of aerobic power.* Folinsbe L (Hrsg.) Environmental Stress. Academic Press, S. 183–193

158 Folland J, Allen S, Black M et al. (2017): *Running technique is an important component of running economy and performance.* Medicine & Science in Sports & Exercise, 49. S. 1412–1423

159 ebd.

160 Weyand P, Sternlight D, Belizzi J, Wright S (2000): *Faster top running speeds are achieved with greater ground forces not more rapid leg movements.* Journal of Applied Physiology, 89. S. 1991–1999

161 Salo A, Bezodis I, Batterham, A et al. (2011): *Elite sprinting: are athletes individually step-frequency or step-length reliant?* Medicine & Science in Sports & Exercise, 43. S. 1055–1062

162 Abe T, Fukashiro S, Harada Y et al. (2001): *Relationship between sprint performance and muscle fascicle length in female sprinters.* Journal of Physiological Anthropology, 20. S. 141–147

163 Kumagai K, Abe T, Brechue W et al. (2000): *Sprint performance is related to muscle fascicle length in male 100-meter sprinters.* Journal of Applied Physiology, 88. S. 811–816

164 Kubo K, Ohgo K, Takeishi R et al. (2006): *Effects of isometric training at different knee angles on the muscle-tendon complex in vivo.* Scandinavian Journal of Medicine & Science in Sports, 16. S. 159–167

165 Lee S, Piazza S. (2009): *Built for speed: musculoskeletal structure and sprinting ability.* Journal of Experimental Biology, 212. S. 3700–3707

166 Pellegrino J, Ruby B, Dumke C (2016): *Effect of plyometrics on the energy cost of running and MHC and titin isoforms.* Medicine & Science in Sports & Exercise, 48(1). S. 49–56

167 Barnes K, Hopkins W, McGuigan M et al. (2015): *Warm-up with a weighted vest improves running performance via leg stiffness and running economy.* Journal of Science and Medicine in Sport, 18(1). S. 103–108

168 Turki O, Chaouachi D, Behm D et al. (2012): *The effect of warm-ups incorporating different volumes of dynamic stretching on 10-and 20-m sprint performance in highly trained male athletes.* The Journal of Strength and Conditioning Research, 26. S. 63–72

169 Escamilla R, Zheng N, Macleod T et al. (2008): *Patellofemoral joint force and stress between a short- and long-step forward lunge.* Journal of Orthopaedic & Sports Physical Therapy, 38. S. 681–690

170 Boyer E, Derrick T (2015): *Select injury-related variables are affected by stride length and foot strike style during running.* The American Journal of Sports Medicine, 43. S. 2310–2317

171 Creaby M, Dixon S (2008): *External frontal plane loads may be associated with tibial stress fracture.* Medicine & Science in Sports & Exercise, 40(9). S. 1669–1674

172 Williams K, Cavanagh P (1987): *Relationship between distance running mechanics, running economy, and performance.* Journal of Applied Physiology, 63. S. 1236–1246

173 Bramah C, Preece S, Gill N et al. (2019): *A 10% increase in step rate improves running kinematics and clinical outcomes in runners with patellofemoral pain at 4 weeks and 3 months.* The American Journal of Sports Medicine, 47. S. 3406–3413

174 Heiderscheit B, Chumanov E, Michalski M et al. (2011): *Effects of step rate manipulation on joint mechanics during running.* Medicine & Science in Sports & Exercise, 43(2). S. 296–302

175 Stiffler-Joachim M, Wille C, Kliethermes S et al. (2019): *Foot angle and loading rate during running demonstrate a nonlinear relationship.* Medicine & Science in Sports & Exercise, 51. S. 2067–2072

176 Hanley B, Smith L, Bissas A (2011): *Kinematic variations due to changes in pace during men's and women's 5 km road running.* International Journal of Sports Science & Coaching, 6. S. 243–252

177 Folland J, Allen S, Black M et al. (2017): *Running technique is an important component of running economy and performance.* Medicine & Science in Sports & Exercise, 49. S. 1412–1423

178 ebd.

179 ebd.

180 Pipkin A, Kotecki K, Hetzel S et al. (2016): *Reliability of qualitative video analysis for running.* Journal of Orthopaedic & Sports Physical Therapy, 46. S. 556–561

181 Elsais W (2019): *EMG measurement of the adductor muscles during walking and running.* PhD-Dissertation. University of Salford, Salford, Vereinigtes Königreich

182 Hanley B, Smith L, Bissas A (2011): *Kinematic variations due to changes in pace during men's and women's 5 km road running.* International Journal of Sports Science & Coaching, 6. S. 243–252

183 Folland J, Allen S, Black M et al. (2017): *Running technique is an important component of running economy and performance.* Medicine & Science in Sports & Exercise, 49. S. 1412–1423

184 Chang A, Hayes K et al. (2005): *Hip abduction moments and protection against medial tibiofemoral osteoarthritis progression.* Arthritis and Rheumatism, 52. S. 3515–3519

185 Turner CH, Wang T, Burr DB (2001): *Shear strength and fatigue properties of human cortical bone determined from pure shear tests.* Calcified Tissue International, 69. S. 373–378

186 Creaby M, Dixon S (2008): *External frontal plane loads may be associated with tibial stress fracture.* Medicine & Science in Sports & Exercise, 40(9). S. 1669–1674

187 Zhang X, Pauel R, Deschamps K et al. (2019): *Differences in foot muscle morphology and foot kinematics between symptomatic and asymptomatic pronated feet.* Scandinavian Journal of Medicine & Science in Sports, 29(11). S. 1766–1773

188 D'Aout K, Pataky T, DeClerq D, Aerts P (2009): *The effects of habitual footwear use: foot shape and function in native barefoot walkers.* Footwear Science, 1(2). S. 81–94

189 Zipfel B, Berger L (2007): *Shod versus unshod: the emergence of forefoot pathology in modern humans?* The Foot, 17. S. 205–213

190 Changizi M, Weber R, Kotecha R et al. (2011): *Are wet-induced wrinkled fingers primate rain treads?* Brain, Behavior and Evolution, 77. S. 286–290

191 Trinkaus E, Shang H (2008): *Anatomical evidence for the antiquity of human footwear: Tianyuan and Sunghir.* Journal of Archaeological Science, 35. S. 1928–1933

192 Trinkaus E, Shang H (2008): *Anatomical evidence for the antiquity of human footwear: Tianyuan and Sunghir.* Journal of Archaeological Science, 35. S. 1928–1933

193 *Crisp Sayings* (2. September 1887). The New York Times

194 Nigg B, Morlock M (1987): *The influence of lateral heel flare of running shoes on pronation and impact forces.* Medicine & Science in Sports & Exercise, 19. S. 294–302

195 Frederick EC (1989): *The running shoe: dilemmas and dichotomies in design.* In: Segesser B, Pforringer W (Hrsg.). *The Shoe in Sport.* Yearbook Medical Publishers, S. 31

196 Knapik J, Trone D, Swedler D et al. (2010): *Injury reduction effectiveness of assigning running shoes based on plantar shape in Marine Corps basic training.* The American Journal of Sports Medicine, 38. S. 1759–1767

197 Ryan M, Valiant G, McDonald K, Taunton J (2011). *The effect of three different levels of footwear stability on pain outcomes in women runners: a randomized control trial.* British Journal of Sports Medicine, 45(9). S. 715–721

198 Robbins S, Waked E (1997): *Balance and vertical impact in sport: role of shoe sole materials.* Archives of Physical Medicine and Rehabilitation, 78(5). S. 463–467

199 Robbins S, Hanna A (1987): *Running related injury prevention through barefoot adaptation.* Medicine & Science in Sports & Exercise, 19. S. 148–156

200 Robbins S, Waked E (1997): *Balance and vertical impact in sport: role of shoe sole materials.* Archives of Physical Medicine and Rehabilitation, 78(5). S. 463–467

201 Mennit-Gray J, Yokoi T (1989): *The influence of surface characteristics on the impulse characteristics of drop landings.* Proceedings of the American Society of Biomechanics Annual Meeting. Burlington, VT. S. 92–93

202 DeClercq D, Aerts P, Kunnen M (1994): *The mechanical behavior characteristics of the human heel pad during foot strike in running: an in vivo cineradiographic study.* Journal of Biomechanics, 27. S. 1213–1222

203 Tung K, Franz J, Kram R (2012): *A test of the metabolic cost of cushioning hypothesis in barefoot and shod running.* Proceedings of the American Society of Biomechanics Annual Meeting. Gainesville, FL

204 Robbins S, Waked E (1997): *Balance and vertical impact in sport: role of shoe sole materials.* Archives of Physical Medicine and Rehabilitation, 78(5). S. 463–467

205 Chambon N, Delattre N, Gueguen N et al. (2015): *Shoe drop has opposite influence on running pattern when running overground or on a treadmill.* European Journal of Applied Physiology, 115(5). S. 911–918

206 Malisoux L et al. (2016): *Influence of the heel-to-toe drop of standard cushion running shoes on injury risk in leisure-time runners: a randomized controlled trial with 6-month follow-up.* The American Journal of Sports Medicine, 44. S. 2933–2940

207 Lieberman D, Venkadesan M, Werbel W et al. (2010): *Foot strike patterns and collision forces in habitually barefoot versus shod runners.* Nature, 463(7280). S. 531–535

208 McCarthy C et al. (September 2011): *Like barefoot, only better.* ACE Certified News. S. 8–12

209 Goss D, Lewek M, Yu B, Gross M (2012): *Accuracy of self-reported foot strike patterns and loading rates associated with traditional and minimalist running shoes.* Proceedings of the American Society of Biomechanics Annual Meeting. Gainesville, FL

210 Tung K, Franz J, Kram R (2012): *A test of the metabolic cost of cushioning hypothesis in barefoot and shod running.* Proceedings of the American Society of Biomechanics Annual Meeting. Gainesville, FL

211 Ridge S, Johnson A, Mitchell U et al. (2013): *Foot bone marrow edema after 10-week transition to minimalist running shoes.* Medicine & Science in Sports & Exercise, 45(7). S. 1363–1368

212 Fuller G, Thewlis J, Buckley D et al. (2017): *Body mass and weekly training distance influence the pain and injuries experienced by runners using minimalist shoes: a randomized controlled trial.* The American Journal of Sports Medicine, 45. S. 1162–1170

213 Fuller J, Thewlis D, Tsiris M et al. (2019): *Longer-term effects of minimalist shoes on running performance, strength and bone density: a 20-week follow-up study.* European Journal of Sport Science, 19. S. 402–412

214 Ridge S, Olsen M, Bruening D et al. (2019): *Walking in minimalist shoes is effective for strengthening foot muscles.* Medicine & Science in Sports & Exercise, 51(1). S. 104–113

215 ebd.

216 Histen K, Arntsen J, L'Hereux L et al. (2017): *Achilles tendon properties of minimalist and traditionally shod runners.* Journal of Sport Rehabilitation, 26. S. 159–164

217 Paquette M, DeVita P, Williams D (2018): *Biomechanical implications of training volume and intensity in aging runners.* Medicine & Science in Sports & Exercise, 50(3). S. 510–515

218 Pollard C, Ter Har J, Hannigan J et al. (2018): *Influence of maximal running shoes on biomechanics before and after a 5K run.* Orthopaedic Journal of Sports Medicine, 6. S. 1–5

219 Kulmala J-P, Kosonen J, Nurminen J et al. (2018): *Running in highly cushioned shoes increases leg stiffness and amplifies impact loading.* Scientific Reports, 8(1). S. 1–7

220 Hannigan JJ, Pollard CD (2019): *A 6-week transition to maximal running shoes does not change running biomechanics.* The American Journal of Sports Medicine, 47(4). S. 968–973

221 Hannigan J, Pollard C (2020): *Differences in running biomechanics between a maximal, traditional, and minimal running shoe.* Journal of Science and Medicine in Sport, 23. S. 15–19

222 Kuhman DJ, Paquette MR, Peel SA et al. (2016): *Comparison of ankle kinematics and ground reaction forces between prospectively injured and uninjured collegiate cross-country runners.* Human Movement Science, 47. S. 9–15

223 Becker J, Nakajima M, Wu WFW (2018): *Factors contributing to medial tibial stress syndrome in runners: a prospective study.* Medicine & Science in Sports & Exercise, 50(10). S. 2092–2100

224 Hoogkamer W, Kipp S, Farina E et al. (2018): *A comparison of the energetic cost of running in marathon racing shoes.* Sports Medicine, 48(4). S. 1009–1019

225 ebd.

226 Nigg B, Baltich J, Enders H et al. (2015): *Running shoes and running injuries: myth busting and a proposal for 2 new paradigms: »preferred movement path« and »comfort filter.* British Journal of Sports Medicine, 49. S. 1290–1294

227 Malisoux L et al. (2016): *Influence of the heel-to-toe drop of standard cushion running shoes on injury risk in leisure-time runners: a randomized controlled trial with 6-month follow-up.* The American Journal of Sports Medicine, 44. S. 2933–2940

228 Hannigan J, Pollard C (2020): *Differences in running biomechanics between a maximal, traditional, and minimal running shoe.* Journal of Science and Medicine in Sport, 23. S. 15–19

229 Hoogkamer W, Kipp S, Farina E et al. (2018): *A comparison of the energetic cost of running in marathon racing shoes.* Sports Medicine, 48(4). S. 1009–1019

230 Jørgenson J. (1990): *Body in heel-strike running: the effect of a firm heel counter.* The American Journal of Sports Medicine, 18. S. 177–181

231 Nigg B, Baltich J, Enders H et al. (2015): *Running shoes and running injuries: myth busting and a proposal for 2 new paradigms: »preferred movement path« and »comfort filter.«* British Journal of Sports Medicine, 49. S. 1290–1294

232 Fredericson M, Anuruddh M (2007): *Epidemiology and etiology of marathon running injuries.* Sports Medicine, 37. S. 437–439

233 van Mechelen W (1992): *Running injuries: a review of the epidemiological literature.* Sports Medicine, 4. S. 320–335

234 Fredericson M, Anuruddh M (2007): *Epidemiology and etiology of marathon running injuries.* Sports Medicine, 37. S. 437–439

235 van Mechelen W (1992): *Running injuries: a review of the epidemiological literature.* Sports Medicine, 4. S. 320–335

236 Leonard W, Robertson M (1997): *Rethinking the energetics of bipedality.* Current Anthropology, 38. S. 304–309

237 Pierce B, Murr S, Moss R. (2007): *Run Less Run Faster.* Rodale Books

238 van Gent R, Siem G, van Middelkoop M et al. (2007): *Incidence and determinants of lower extremity running injuries in long distance runners: a systematic review.* British Journal of Sports Medicine, 41. S. 469–480

239 Reinking M, Austin T, Hayes A (2007): *Exercise-related leg pain in collegiate cross-country athletes: extrinsic and intrinsic factors.* Journal of Orthopaedic & Sports Physical Therapy, 37. S. 670–678

240 Sherry M, Best T (2004): *A comparison of 2 rehabilitation programs in the treatment of acute hamstring strains.* Journal of Orthopaedic & Sports Physical Therapy, 34. S. 116–125

241 Mahieu NN, Witvruow E, Stevens V et al. (2006): *Intrinsic risk factors for the development of Achilles tendon overuse injuries.* The American Journal of Sports Medicine, 34(2). S. 226–235

242 Lyman J, Weinhold P, Almekinders LC (2004): *Strain behavior of the distal Achilles tendon.* The American Journal of Sports Medicine, 32(2). S. 457–461

243 Wezenbeek E, Willems T, Mahieu N et al. (2017): *Is Achilles tendon blood flow related to foot pronation?* Scandinavian Journal of Medicine & Science in Sports, 27(12). S. 1970–1977

244 Tabary J, Tabary C, Tardieu C et al. (1972): *Physiological and structural changes in the cat's soleus muscle due to immobilization at different lengths by plaster casts.* The Journal of Physiology, 224. S. 231–244

245 Mahieu NN, Witvruow E, Stevens V et al. (2006): *Intrinsic risk factors for the development of Achilles tendon overuse injuries.* The American Journal of Sports Medicine, 34(2). S. 226–235

246 O'Neill S, Barry S, Watson (2019): *Plantar flexor strength and endurance deficits associated with the mid-portion Achilles tendinopathy: the role of soleus.* Physical Therapy in Sport, 37. S. 69–76

247 Slane L, Thelen D (2014): *Non-uniform displacements within the Achilles tendon observed during passive and eccentric loading.* Journal of Biomechanics, 47. S. 2831–2835

248 Slane L, Thelen D (2015): *Achilles tendon displacement patterns during passive stretch and eccentric loading are altered in middle-aged adults.* Medical Engineering & Physics, 37(7), S. 712–716

249 Alfredson H, Pietila T, Jonsson P et al. (1998): *Heavy-load eccentric calf muscle training for the treatment of chronic Achilles tendinosis.* The American Journal of Sports Medicine, 26(3). S. 360–366

250 ebd.

251 Yin N, Chen W, Wu Y et al. (2014): *Increased patellar tendon microcirculation and reduction of tendon stiffness following knee extension eccentric exercises.* Journal of Orthopaedic & Sports Physical Therapy, 44. S. 304–312

252 Williams D, Zambardino J, Banning V (2008): *Transverse-plane mechanics at the knee and tibia in runners with and without a history of Achilles tendinopathy.* Journal of Orthopaedic & Sports Physical Therapy, 38. S. 761–767

253 Davidson CJ, Ganion LR, Gehlsen GM et al. (1997): *Rat tendon morphological and functional changes resulting from soft tissue mobilization.* Medicine & Science in Sports & Exercise, 29(3). S. 313–319

254 Hugate R, Pennypacker J, Saunders M, Juliano P (2004): *The effects of intratendinous injections of corticosteroid on the biomechanical properties of rabbit Achilles tendons.* The Journal of Bone & Joint Surgery. American volume, 86. S. 794–801

255 Wezenbeek E, Willems T, Mahieu N et al. (2017): *Is Achilles tendon blood flow related to foot pronation?* Scandinavian Journal of Medicine & Science in Sports, 27(12). S. 1970–1977

256 Hughes L (1985): *Biomechanical analysis of the foot and ankle for predisposition to developing stress fractures.* Journal of Orthopaedic & Sports Physical Therapy, 3. S. 96–101

257 Kim J, Choi J, Park J et al. (2007): *An anatomical study of Morton's interdigital neuroma: the relationship between the occurring site and the transverse metatarsal ligament (DTML).* Foot & Ankle International, 28. S. 1007–1010

258 Carl A, Ross S, Evanski P et al. (1988): *Hypermobility in hallux valgus.* Foot & Ankle International, 8. S. 264–270

259 Stewart S, Ellis R, Heath M, Rome K (2013): *Ultrasonic evaluation of the abductor hallucis muscle in hallux valgus: a cross-sectional observational study.* BMC Musculoskeletal Disorders, 14. 45. Link: https://doi.org/10.1186/1471-2474-14-45

260 Redmond A, Lumb P, Landorf K (2000): *The effect of cast and noncast foot orthoses on plantar pressures and force during gait.* Journal of the American Podiatric Medical Association, 90. S. 441–449

261 Gray E, Basmajian J (1968): *Electromyography and cinematography of the leg and foot (»normal« and flat) during walking.* The Anatomical Record, 161. S. 1–15

262 Okuda R, Kinoshita M, Yasuda T et al. (2011): *Hallux valgus angle as a predictor of recurrence following proximal metatarsal osteotomy.* Journal of Orthopaedic Science, 16. S. 760–764

263 Hugate R, Pennypacker J, Saunders M, Juliano P (2004): *The effects of intratendinous injections of corticosteroid on the biomechanical properties of rabbit Achilles tendons.* The Journal of Bone & Joint Surgery. American volume, 86. S. 794–801

264 Hughes L (1985): *Biomechanical analysis of the foot and ankle for predisposition to developing stress fractures.* Journal of Orthopaedic & Sports Physical Therapy, 3. S. 96–101

265 Michaud T, Nawoczenski D (2006): *The influence of two different types of foot orthoses on first metatarsophalangeal joint kinematics during gait in a single subject.* Journal of Manipulative and Physiological Therapeutics, 29. S. 60–65

266 Welsh B, Redmond A, Chockalingam N, Keenan A (2010): *A case-series study to explore the efficacy of foot orthoses in treating first metatarsophalangeal joint pain.* Journal of Foot and Ankle Research, 3. 17. Link: https://doi.org/10.1186/1757-1146-3-17

267 Abreu M, Chung C, Mendes L et al. (2003): *Plantar calcaneal enthesophytes: new observations regarding sites of origin based on radiographic, MR imaging, anatomic, and paleopathologic analysis.* Skeletal Radiology, 32. S. 13–21

268 Wearing S, Smeathers J, Yates B et al. (2004): *Sagittal movement of the medial longitudinal arch is unchanged in plantar fasciitis.* Medicine & Science in Sports & Exercise, 36. S. 1761–1767

269 Sullivan J et al. (2015): *Musculoskeletal and activity-related factors associated with plantar heel pain.* Foot & Ankle International, 36. S. 37–45

270 DiGiovanni B, Nawoczenski D, Lintal M et al. (2003): *Tissue-specific plantar fascia-stretching exercise enhances outcomes in patients with chronic heel pain. A prospective, randomized study.* The Journal of Bone & Joint Surgery. American volume, 85(7). S. 1270–1277

271 Landorf K, Keenan AM, Herbert R (2006): *The effectiveness of foot orthoses to treat plantar fasciitis: a randomized trial.* Archives of Internal Medicine, 166. S. 1305–1310

272 Kogler G, Solomonidis S, Paul J (1996): *Biomechanics of longitudinal arch support mechanisms in foot orthoses and their effect on plantar aponeurosis strain.* Clinical Biomechanics, 11. S. 243–252

273 Kogler G, Veer F, Solomonidis S, Paul J (1999): *The influence of medial and lateral placement of orthotic wedges on loading of the plantar aponeurosis.* The Journal of Bone & Joint Surgery. American volume, 81. S. 1403–1413

274 Coppieters M, Hough A, Dilley A (2009): *Different nerve-gliding exercises induce different magnitudes of median nerve longitudinal excursion: an* in vivo *study using dynamic ultrasound imaging.* Journal of Orthopaedic & Sports Physical Therapy, 39. S. 164–171

275 McKeon PC, Mattacola CG (2008): *Interventions for the prevention of first time and recurrent ankle sprains.* Clinics in Sports Medicine, 27. S. 371–382

276 Heiderscheit B, Chumanov E, Michalski M et al. (2011): *Effects of step rate manipulation on joint mechanics during running.* Medicine & Science in Sports & Exercise, 43. S. 296–302

277 Harrington KD (1979): Degenerative arthritis of the ankle secondary to long-standing lateral ligament instability. The Journal of Bone & Joint Surgery Am., Apr; 61(3). S. 354–361

278 Tyler TF, McHugh MP, Mirabella MR et al. (2006): *Risk factors for noncontact ankle sprains in high school football players: the role of previous ankle sprains and body mass index.* The American Journal of Sports Medicine, 34. S. 471–475

279 Delahunt E, Monaghan K, Caulfield B (2006): *Altered neuromuscular control and ankle joint kinematics during walking in subjects with functional instability of the ankle joint.* The American Journal of Sports Medicine, 34. S. 1970–1976

280 Malliaropoulos N, Ntessalen M, Papacostas E et al. (2009): *Reinjury after acute lateral ankle sprains in elite track and field athletes.* The American Journal of Sports Medicine, 37. S. 1755–1761

281 Magnusson H, Westlin N, Nyqvist F et al. (2001): *Abnormally decreased regional bone density in athletes with medial tibial stress syndrome.* The American Journal of Sports Medicine, 29. S. 712–715

282 Malliaropoulos N, Ntessalen M, Papacostas E et al. (2009): Reinjury after acute lateral ankle sprains in elite track and field athletes. The American Journal of Sports Medicine, 37, S. 1755–1761

283 Beynnon B, Renstrom P, Haugh L et al. (2006): *A prospective, randomized clinical investigation of the treatment of first-time ankle sprains.* The American Journal of Sports Medicine, 34. S. 1401–1412

284 McHugh M, Tyler T, Mirabella M et al. (2007): *The effectiveness of a balance training intervention in reducing the incidence of noncontact ankle sprains in high school football players.* The American Journal of Sports Medicine, 35. S. 1289–1294

285 Verhagen E, van der Beek A, Twisk J et al. (2004): *The effect of proprioceptive balance board training for the prevention of ankle sprains.* The American Journal of Sports Medicine, 32. S. 1385–1393

286 Styf J. (1989): *Chronic exercise-induced pain in the anterior aspect of the lower leg: an overview of diagnosis.* Sports Medicine, 7. S. 331–339

287 Franklyn M, Oakes B, Field B et al. (2008): *Section modulus is the optimum geometric predictor for stress fractures and medial tibial stress syndrome in both male and female athletes.* The American Journal of Sports Medicine, 36. S. 1179–1189

288 Magnusson H, Westlin N, Nyqvist F et al. (2001): *Abnormally decreased regional bone density in athletes with medial tibial stress syndrome.* The American Journal of Sports Medicine, 29. S. 712–715

289 Burne S, Khan K, Boudville P et al. (2004): *Risk factors associated with exertional medial tibial pain: a 12-month prospective clinical study.* British Journal of Sports Medicine, 38. S. 441–445

290 Franklyn-Miller A, Wilson C, Bilzon J, McCrory P (2011): *Foot orthoses in the prevention of injury in initial military training: a randomized controlled trial.* The American Journal of Sports Medicine, 39. S. 30–37

291 Andrish JT, Bergfeld JA, Walheim J (1974): *A prospective study on the management of shin splints.* The Journal of Bone & Joint Surgery. American volume, 56. S. 1697–1700

292 Cohen D, Kawamura S, Ehteshami J, Rodeo S (2006): *Indomethacin and celecoxib impair rotator cuff tendon-to-bone healing.* The American Journal of Sports Medicine, 34. S. 362–369

293 Bennell K, Malcolm S, Thomas S et al. (1996): *The incidence and distribution of stress fractures in competitive track and field athletes. A twelve-month prospective study.* The American Journal of Sports Medicine, 24. S. 211–217

294 Crowell H, Milner C, Hamill J, Davis I (2010): *Reducing impact loading during running with the use of real-time visual feedback.* Journal of Orthopaedic & Sports Physical Therapy, 40. S. 206–213

295 Matheson GO, Clement DB, McKenzie DC (1987): *Stress fractures in athletes. A study of 320 cases.* The American Journal of Sports Medicine, 15. S. 46–58

296 Matheson GO, Clement DB, McKenzie DC (1987): *Stress fractures in athletes. A study of 320 cases.* The American Journal of Sports Medicine, 15. S. 46–58

297 Burne S, Khan K, Boudville P et al. (2004): *Risk factors associated with exertional medial tibial pain: a 12-month prospective clinical study.* British Journal of Sports Medicine, 38. S. 441–445

298 Wakeling J, Nigg B (2001): *Modifications of soft tissue vibrations in the leg by muscular activity.* Journal of Applied Physiology, 90. S. 412–420

299 Wakeling J, Liphardt A, Nigg B (2003): *Muscle activity reduces soft-tissue resonance at heel-strike during walking.* Journal of Biomechanics, 36. S. 1761–1769

300 Hughes L (1985): *Biomechanical analysis of the foot and ankle for predisposition to developing stress fractures.* Journal of Orthopaedic & Sports Physical Therapy, 3. S. 96–101

301 Agosta J, Morarty R (1999): *Biomechanical analysis of athletes with stress fracture of the tarsal navicular bone: a pilot study.* Australasian Journal of Podiatric Medicine, 33(1). S. 13–18

302 Burne S, Mahoney C, Forster B et al. (2005): *Tarsal navicular stress injury: long-term outcome and clinical radiological correlation using both computed tomography and magnetic resonance imaging.* The American Journal of Sports Medicine, 33. S. 1875–1881

303 Bennell K, Malcolm S, Thomas S et al. (1996): *The incidence and distribution of stress fractures in competitive track and field athletes. A twelve-month prospective study.* The American Journal of Sports Medicine, 24. S. 211–217

304 Milner C, Hamill J, Davis I (2010): *Distinct hip and rearfoot kinematics in female runners with a history of tibial stress fracture.* Journal of Orthopaedic & Sports Physical Therapy, 40. S. 59–66

305 Bulst I, Bredeweg S, van Mechelen W et al. (2007): *No effect of a graded training program on the number of running-related injuries in novice runners. A randomized controlled trial.* The American Journal of Sports Medicine, 16. S. 1–7

306 Warden S, Davis I, Fredericson M (2014): *Management and prevention of bone stress injuries in long-distance runners.* Journal of Orthopaedic & Sports Physical Therapy, 44. S. 749–765

307 Kroll M, Bi C, Garber C et al. (2015): *Temporal relationship between vitamin D status and parathyroid hormone in the United States.* PLoS ONE, 10. e0118108

308 Bert L, Billington E, Rose M et al. (2019): *Effect of high-dose vitamin D supplementation on volumetric bone density and bone strength: a randomized controlled trial.* JAMA, 322(8). S. 736–745

309 Glerup H, Mikkelsen K, Poulsen L et al. (2000): *Hypovitaminosis D myopathy without biochemical signs of osteomalacic bone involvement.* Calcified Tissue International, 66. S. 419–424

310 Warden S, Davis I, Fredericson M (2014): *Management and prevention of bone stress injuries in long-distance runners.* Journal of Orthopaedic & Sports Physical Therapy, 44. S. 749–765

311 Heikura I, Burke L, Hawley J et al. (2020): *A short-term ketogenic diet impairs markers of bone health in response to exercise.* Frontiers in Endocrinology, 10:880. Link: https://doi.org/10.3389/fendo.2019.00880

312 Powers C, Ward S, Fredericson M et al. (2003): *Patellofemoral kinematics during weight-bearing and non-weight-bearing knee extension in persons with lateral subluxation of the patella: a preliminary study.* Journal of Orthopaedic & Sports Physical Therapy, 33. S. 677–685

313 Lin YF, Jan MH, Lin DH, Cheng CK (2008): *Different effects of femoral and tibial rotation on the different measurements of patella tilting: an axial computed tomography study.* Journal of Orthopaedic Surgery and Research, 3. 5. Link: https://doi.org/10.1186/1749-799X-3-5

314 Souza R, Draper C, Fredericson M et al. (2010): *Femur rotation and patellofemoral joint kinematics: a weight-bearing magnetic resonance imaging analysis.* Journal of Orthopaedic & Sports Physical Therapy, 40. S. 277–285

315 Dierks T, Manal K, Hamill J, Davis I (2008): *Proximal and distal influence on the hip and knee kinematics in runners with patellofemoral pain during a prolonged run.* Journal of Orthopaedic & Sports Physical Therapy, 38. S. 448–456

316 Williams D, McClay I, Hamill J, Buchanan T (2001): *Lower extremity kinematic and kinetic differences in runners with high and low arches.* Journal of Applied Biomechanics, 17. S. 153–163

317 Collins N, Crossley K, Beller E et al. (2008): *Foot orthoses and physiotherapy in the treatment of patellofemoral pain syndrome: a randomised clinical trial.* BMJ, 337. a1735

318 Mølgaard C, Rathleff M, Andreasen J et al. (2018): *Foot exercises and foot orthoses are more effective than knee focused exercises in individuals with patellofemoral pain.* Journal of Science and Medicine in Sport, 21. S. 10–15

319 Witvrouw E, Lysens R, Bellemans J et al. (2000): *Intrinsic risk factors for the development of anterior knee pain in an athletic population: a 2-year prospective study.* The American Journal of Sports Medicine, 28. S. 480–489

320 Heiderscheit B, Chumanov E, Michalski M et al. (2011): *Effects of step rate manipulation on joint mechanics during running.* Medicine & Science in Sports & Exercise, 43. S. 296–302

321 van der Worp H, Ark M, Roerink S et al. (2011): *Risk factors for patellar tendinopathy: a systematic review of the literature.* British Journal of Sports Medicine, 45(5). S. 446–462

322 Zhang Z, NG G, Lee W, Fu S (2017): *Increase in passive muscle tension of the quadriceps muscle heads in jumping athletes with patellar tendinopathy.* Scandinavian Journal of Medicine & Science in Sports, 27(10). S. 1099–1104

323 Takasaki H, Aoki M, Oshiro S et al. (2008): *Strain reduction of the extensor carpi radialis brevis tendon proximal origin following the application of a forearm support end.* Journal of Orthopaedic & Sports Physical Therapy, 38. S. 257–261

324 Wadsworth C, Nielsen D, Burns L et al. (1989): *Effect of the counterforce armband on wrist extension and grip strength and pain in subjects with tennis elbow.* Journal of Orthopaedic & Sports Physical Therapy, 5. S. 192–197

325 Kongsgard M, Qvortup K, Larsen J et al. (2010): *Fibril morphology and tendon mechanical properties in patellar tendinopathy. Effects of heavy slow resistance training.* The American Journal of Sports Medicine, 38. S. 749–756

326 ebd.

327 Escamilla R, Zheng N, Macleod T et al. (2008): *Patellofemoral joint force and stress between a short and long-step forward lunge.* Journal of Orthopaedic & Sports Physical Therapy, 38. S. 681–690

328 Fairclough J, Hayashi K, Toumi H et al. (2006): *The functional anatomy of the iliotibial band during flexion and extension of the knee: implications for understanding iliotibial band syndrome.* Journal of Anatomy, 208. S. 309–316

329 Ferber R, Noehren B, Hamill J et al. (2010): *Competitive female runners with a history of iliotibial band syndrome demonstrate atypical hip and knee kinematics.* Journal of Orthopaedic & Sports Physical Therapy, 40. S. 52–58

330 Williams D, McClay I, Hamill J (2001): *Arch structure and injury patterns in runners.* Clinical Biomechanics, 16. S. 341–347

331 Falvey E, Clark R, Franklyn-Miller A et al. (2010): *Iliotibial band syndrome: an examination of the evidence behind a number of treatment options.* Scandinavian Journal of Medicine & Science in Sports, 20. S. 580–587

332 Chaudhry H, Schleip R, Ji Z et al. (2008): *Three-dimensional mathematical model for deformation of human fasciae in manual therapy.* The Journal of the American Osteopathic Association, 108. S. 379–390

333 Thelen D, Chumanov E, Best T et al. (2005): *Simulation of biceps femoris musculotendon mechanics during the swing phase of sprinting.* Medicine & Science in Sports & Exercise, 37. S. 1931–1938

334 Askling C, Tengvar M, Saartok T, Thorstensson A. (2008): *Proximal hamstring strains of stretching type in different sports: injury situations, clinical and magnetic resonance imaging characteristics, and return to sport.* The American Journal of Sports Medicine, 36. S. 1799–1804

335 Sherry M, Best T (2004): *A comparison of 2 rehabilitation programs in the treatment of acute hamstring strains.* Journal of Orthopaedic & Sports Physical Therapy, 34. S. 116–125

336 ebd.

337 McHugh M, Connolly D, Eston R et al. (1999): *The role of passive muscle stiffness and symptoms of exercise-induced muscle damage.* The American Journal of Sports Medicine, 27. S. 594–599

338 Hreljac A, Marshall RN, Hume PA (2000): *Evaluation of lower extremity overuse injury potential in runners.* Medicine & Science in Sports & Exercise, 32(9). S. 1635–1641

339 Verrall GM, Slavotinek JP, Barnes PG (2005): *The effect of sport specific training on reducing the incidence of hamstring injuries in professional Australian Rules football players.* British Journal of Sports Medicine, 39. S. 363–368

340 Hoskins W, Pollard H, Orchard J (2006): *The effect of sports chiropractic on the prevention of hamstring injuries: a randomized controlled trial.* Medicine & Science in Sports & Exercise, 38. S27

341 Cohen D, Kawamura S, Ehteshami J, Rodeo S (2006): *Indomethacin and celecoxib impair rotator cuff tendon-to-bone healing.* The American Journal of Sports Medicine, 34. S. 362–369

342 Davidson CJ, Ganion LR, Gehlsen GM et al. (1997): *Rat tendon morphological and functional changes resulting from soft tissue mobilization.* Medicine & Science in Sports & Exercise, 29(3). S. 313–319

343 Loghmani M, Warden S (2009): *Instrument-assisted cross-fiber massage accelerates knee ligament healing.* Journal of Orthopaedic & Sports Physical Therapy, 39. S. 506–514

344 Windisch G, Braun E, Anderhuber F (2007): *Piriformis muscle: clinical anatomy and consideration of the piriformis syndrome.* Surgical and Radiologic Anatomy, 29. S. 37–45

345 Tonley J, Yun S, Kochevar R et al. (2010): *Treatment of an individual with piriformis syndrome focusing on hip muscle strengthening and movement reeducation: a case report.* Journal of Orthopaedic & Sports Physical Therapy, 40. S. 103–111

346 Hallin RP (1983): Sciatic pain and the piriformis muscle. Postgraduate Medicine, 74. S. 69–72

347 Woodley S, Nicholson H, Livingstone V et al. (2008): *Lateral hip pain: findings from magnetic resonance imaging and clinical examination.* Journal of Orthopaedic & Sports Physical Therapy, 38. S. 313–328

348 Rompe J, Segal N, Cachio A et al. (2009): *Home training, local corticosteroid injection, or radio shock wave therapy for greater trochanteric pain syndrome.* The American Journal of Sports Medicine, 37. S. 1981–1990

349 ebd.

350 ebd.

351 Strauss E, Campbell K, Bosco J (2007): *Analysis of the cross-sectional area of the adductor longus tendon: a descriptive anatomic study.* The American Journal of Sports Medicine, 35. S. 996–999

352 Holmich P, Uhrskou P, Ulnits L et al. (1999): *Effectiveness of active physical training as treatment for long-standing adductor related groin pain in athletes: a randomized trial.* Lancet, 353. S. 439–443

353 Engebretsen A, Myklebust G, Holme I et al. (2010): *Intrinsic risk factors for groin injuries among male soccer players: a prospective cohort study.* The American Journal of Sports Medicine, 38. S. 2051–2057

354 Tyler T, Nicholas S, Campbell R, McHugh M (2001): *The association of hip strength and flexibility with the incidence of adductor muscle strains in professional ice hockey players.* The American Journal of Sports Medicine, 29. S. 124–128

355 Holmich P, Uhrskou P, Ulnits L et al. (1999): *Effectiveness of active physical training as treatment for long-standing adductor related groin pain in athletes: a randomized trial.* Lancet, 353. S. 439–443

356 Cummings G, Scholz J, Barnes K (1993): *The effect of imposed leg length difference on pelvic bone symmetry.* Spine, 18. S. 368–373

357 ebd.

358 McGill S (2002): *Low Back Disorders: Evidence-Based Prevention and Rehabilitation.* Human Kinetics Publishing

Register

Über den Autor

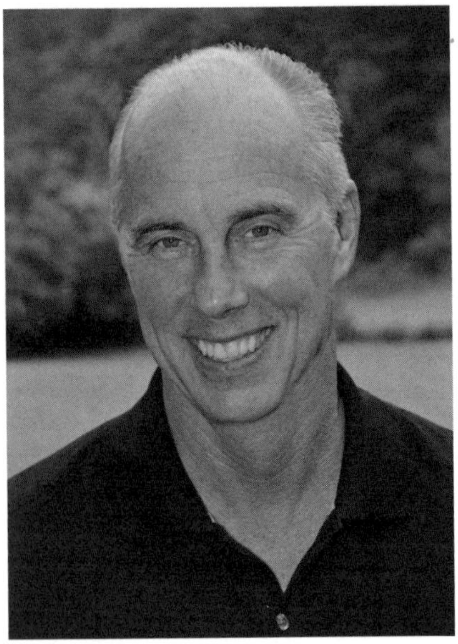

Seit seinem Abschluss am Western States Chiropractic College 1982 hat Dr. Tom Michaud zahlreiche Buch- und Zeitschriftenartikel zu unterschiedlichen Themen, wie beispielsweise zur Therapie von Tibia-Stressfrakturen bei Läufern oder auch zur konservativen Behandlung von Schulterverletzungen bei Baseballspielern, veröffentlicht.

Neben seiner internationalen Lehrtätigkeit im Bereich der klinischen Biomechanik war Michaud Redaktionsmitglied für *Chiropractic Sports Medicine* und das *Australasian Journal of Podiatric Medicine*. Er ist außerdem Autor von *Foot Orthoses and Other Forms of Conservative Foot Care* sowie von *Human Locomotion: The Conservative Management of Gait-Related Disorders.*